国家科学技术学术著作出版基金资助出版

耳源性眩晕新进展

主　编　李华伟　聂国辉

副主编　李文妍　吴沛霞　王武庆

编　者　（按姓氏笔画排序）

于慧前（复旦大学附属眼耳鼻喉科医院）
马芃遥（复旦大学附属眼耳鼻喉科医院）
王　丹（复旦大学附属眼耳鼻喉科医院）
王　会（复旦大学附属眼耳鼻喉科医院）
王　璟（复旦大学附属眼耳鼻喉科医院）
王云峰（复旦大学附属眼耳鼻喉科医院）
王辰楠（复旦大学附属眼耳鼻喉科医院）
王武庆（复旦大学附属眼耳鼻喉科医院）
王锟琨（复旦大学附属眼耳鼻喉科医院）
尤　丹（复旦大学附属眼耳鼻喉科医院）
毛世航（复旦大学附属眼耳鼻喉科医院）
田　亮（复旦大学附属眼耳鼻喉科医院）
史夙铭（复旦大学附属眼耳鼻喉科医院）
任冬冬（复旦大学附属眼耳鼻喉科医院）
孙　珊（复旦大学附属眼耳鼻喉科医院）
孙博文（复旦大学附属眼耳鼻喉科医院）
李文妍（复旦大学附属眼耳鼻喉科医院）
李华伟（复旦大学附属眼耳鼻喉科医院）
吴沛霞（复旦大学附属眼耳鼻喉科医院）
吴净芳（复旦大学附属眼耳鼻喉科医院）
余　菁（复旦大学附属眼耳鼻喉科医院）
余方舟（复旦大学附属眼耳鼻喉科医院）
张毅博（复旦大学附属眼耳鼻喉科医院）
林海亮（复旦大学附属眼耳鼻喉科医院）
周玉娟（复旦大学附属眼耳鼻喉科医院）
周凌霄（深圳大学微纳光电子学研究院）
郝维明（复旦大学附属眼耳鼻喉科医院）
俞娇旦（复旦大学附属眼耳鼻喉科医院）
姜　涛（复旦大学附属眼耳鼻喉科医院）
聂国辉（深圳市第二人民医院）
倪玉苏（复旦大学附属眼耳鼻喉科医院）
高英琦（复旦大学附属眼耳鼻喉科医院）
郭　平（复旦大学附属眼耳鼻喉科医院）
郭　瑾（复旦大学附属眼耳鼻喉科医院）
戴春富（复旦大学附属眼耳鼻喉科医院）

人民卫生出版社
·北　京·

图书在版编目（CIP）数据

耳源性眩晕新进展 / 李华伟，聂国辉主编. —北京：人民卫生出版社，2024.9
ISBN 978-7-117-35932-0

Ⅰ. ①耳… Ⅱ. ①李…②聂… Ⅲ. ①内耳眩晕症-诊疗 Ⅳ. ①R764.33

中国国家版本馆CIP数据核字（2024）第026317号

耳源性眩晕新进展
Eryuanxing Xuanyun Xinjinzhan

主　　编：李华伟　聂国辉
出版发行：人民卫生出版社（中继线 010-59780011）
地　　址：北京市朝阳区潘家园南里 19 号
邮　　编：100021
E - mail：pmph @ pmph.com
购书热线：010-59787592　010-59787584　010-65264830
印　　刷：天津市光明印务有限公司
经　　销：新华书店
开　　本：889 × 1194　1/16　　印张：16
字　　数：451 千字
版　　次：2024 年 9 月第 1 版
印　　次：2024 年 12 月第 1 次印刷
标准书号：ISBN 978-7-117-35932-0
定　　价：118.00 元
打击盗版举报电话：010-59787491　E-mail：WQ @ pmph.com
质量问题联系电话：010-59787234　E-mail：zhiliang @ pmph.com
数字融合服务电话：4001118166　E-mail：zengzhi @ pmph.com

前言

眩晕是影响人类健康和生活质量的重大疾病，发病率高，诊治需求巨大。眩晕的病因错综复杂，其中大部分为外周前庭器官功能受损所致，即耳源性眩晕。长期以来，此领域需要一本系统介绍和归纳耳源性眩晕相关理论与实践的著作，以促进其向纵深发展。与此同时，国际上前庭医学领域近年发展迅速，不断有新的框架体系形成、新的实践指南发布，许多疾病得以重新命名并有了更为深入的理解，亟须业界与时俱进，重塑知识结构，更新实践理念。本书正是基于上述背景编写而成。

全书分为四部分，共二十七章，每个章节均基于广泛的文献阅读和深入的临床思考，重点梳理研究动态、关键理论、前沿进展、有争议的观点。在疾病概述部分，除了简要介绍病因、发病机制，还对流行病学与疾病负担进行充分阐述；在诊断与治疗部分，既全面回顾了疾病诊疗指南的历史、现状、关键点，还总结了现存的、悬而未决的问题，并指出未来实践与研究的方向。影像学图片来自复旦大学附属眼耳鼻喉科医院多年的典藏资料，帮助读者真实感受临床病例的独特魅力。

各位编者在编写过程中竭尽智慧和心血，历时三年，几易其稿，反复打磨，投入了巨大的热情和宝贵的时间，在此表示衷心的感谢。

最后，囿于水平有限，书中疏漏难免，敬请广大读者不吝赐教。期待各方建言、斧正，共同推动我国耳源性眩晕研究与实践的进步。

李华伟　聂国辉

2024 年 2 月

目录

第一部分 基础知识

第一章 前庭解剖与功能

一、概述

前庭系统是一个复杂的感觉系统，包括外周的前庭器官，中枢的前庭核、小脑和皮质以及它们之间的纤维投射通路结构。通常所说的前庭多指外周前庭器官，即内耳膜迷路的 3 个半规管、椭圆囊和球囊（图 1-1）。半规管和椭圆囊、球囊分别位于骨迷路的前庭部和骨半规管部。前庭位于沿颞骨岩部长轴排列的骨迷路中，为一占据骨迷路中部的空腔，骨半规管为 3 个弓状弯曲的互呈直角的骨管，分别称为前骨半规管、后骨半规管和外骨半规管，每个半规管两端均开口于前庭。前庭器官的神经冲动通过树突发送到前庭神经节神经元的胞体，此处亦是前庭神经两个分支的起源。前庭上神经分布于椭圆囊斑、前半规管和外半规管壶腹嵴以及球囊斑前上部；前庭下神经分布于球囊斑和后半规管壶腹嵴。小脑下前动脉或基底动脉分出迷路动脉支配全部膜迷路和大部分骨迷路，其中前庭支支配椭圆囊、球囊、前半规管和外半规管；前庭蜗支支配球囊、后半规管以及部分耳蜗，耳颞动脉分支支配骨迷路的外半规管部分。

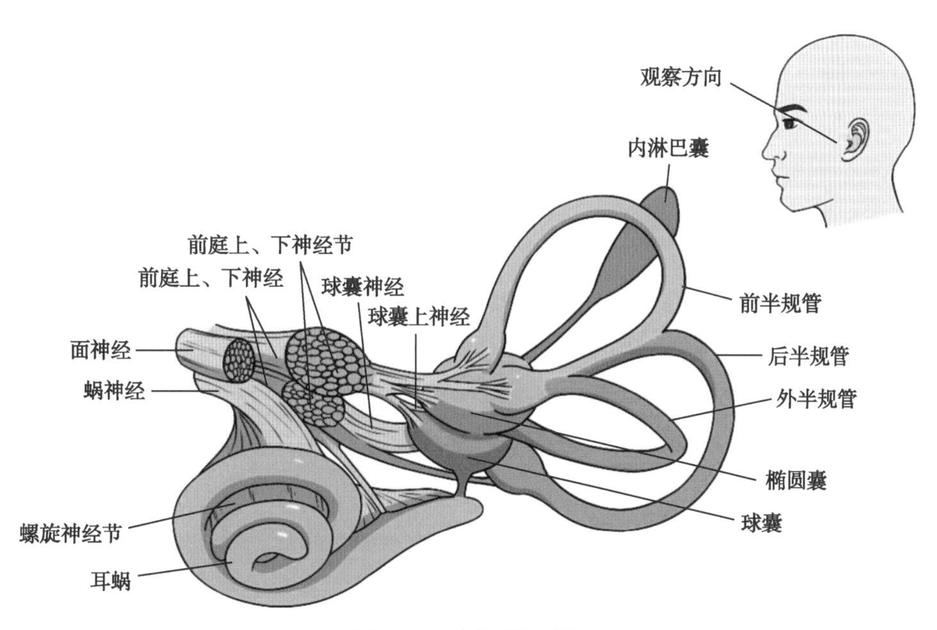

图 1-1　前庭系统结构

由于精细的结构及其解剖上独特的造型，前庭器官能准确地将头部直线和角加速运动的信息上传至中枢神经系统形成前庭觉，并与视觉系统、本体感觉共同调控骨骼肌张力以调整姿势，维持机体平衡和视觉清晰，并且能在视觉环境改变或移动时维持视觉清晰稳定并在其中起到主要作用；同时，前庭系统自身内在的复杂联系以及与其他系统的互相协调作用，使得它还参与诸如定位定向、空间记忆等高级认知功能。

二、前庭器官的结构和功能

内耳的结构较特殊，其中充满液体。骨迷路中充满了成分与脑脊液相似的外淋巴液，并经由蜗小管与邻近的蛛网膜下腔相通。膜迷路悬挂在骨迷路的外淋巴液中，而其内则充满内淋巴液，内淋巴液由蜗管内血管纹的细胞及前庭暗细胞产生，并被血管纹和内淋巴囊吸收，其成分与细胞内液相似。在骨性的椭圆囊隐窝和球囊隐窝之间有一小孔，为前庭水管内口，其外口位于颞骨岩部后面，内耳门的外下方；从膜迷路的椭圆囊球囊管的中部发出一管，即内淋巴管，其经前庭水管走行，到达前庭水管外口后末端膨大形成内淋巴囊。前庭器官感受适宜刺激依赖于其与内淋巴液的相互作用。

椭圆囊和球囊都各自有一个感觉上皮区域即位觉斑，分别是椭圆囊斑和球囊斑，前者位于外半规管开口附近，主要感受水平面的运动；后者较前者小，位于前庭下方至椭圆囊内侧壁，主要感受垂直面的运动。位觉斑的感觉上皮均由支持细胞和毛细胞组成，毛细胞上方覆盖着一层胶体膜，是为耳石膜，其由碳酸钙结晶为主的耳石与糖胺聚糖凝合而成，因此椭圆囊和球囊又称为耳石器。毛细胞的纤毛嵌入耳石膜底部，而耳石比内淋巴液密度更大，因此当头部转动或倾斜时，耳石膜与内淋巴液的相对位移能带动毛细胞动纤毛弯曲偏转，兴奋感受器从而发放感觉信号。椭圆囊斑主要感受水平方向上的倾斜和直线变速运动，而球囊斑主要感受重力作用以及竖直方向上的直线变速运动。每个半规管都有一个膨大末端，称之为壶腹，其中一侧黏膜向腔内突出形成横位镰状隆起，即壶腹嵴，是半规管中的感觉上皮区域，其也由支持细胞和毛细胞构成，组织学结构与囊斑类似，但是与耳石器不同的是，覆盖在毛细胞上的是胶质性的终帽，较耳石器的胶质膜为厚且其中无耳石，壶腹嵴毛细胞纤毛嵌入其中，其主要感受头部旋转的角加速运动。

前庭毛细胞分为杯状的Ⅰ型毛细胞和柱状的Ⅱ型毛细胞（图 1-2）。Ⅰ型毛细胞主要位于壶腹嵴中央区及位觉斑微纹区，通常认为哺乳动物Ⅰ型毛细胞被传入神经盏完全包裹而没有直接与传出神经末梢接触，其不规则放电，频率高，主要传输高频运动信号。Ⅱ型毛细胞主要位于壶腹嵴和囊斑外周区域，末端与扣状神经纤维末梢接触，规则放电，频率低，主要感受头位的变化。耳石器的毛细胞顶端均有呈阶梯排列的 1 根动纤毛及 70~100 根静纤毛。毛细胞依靠“顶端链接”将相邻的纤毛连接起来，当头部运动导致毛细胞静纤毛向动纤毛方向弯曲时，“顶端链接”的移动导致机械性通道开放，大量 K^+ 流入使细胞去极化，同时 Ca^{2+} 通道开放。研究者发现 Ca^{2+} 内流能够刺激神经递质释放，增加前庭传入神经纤维的放电率。而反过来，静纤毛向相反方向弯曲时，机械通道闭合导致毛细胞超极化，神经递质释放减少，前庭传入神经纤维放电率下降。位觉斑中心都有一条狭窄的弯曲细胞带，称为微纹区。椭圆囊斑的耳石在微纹区处最薄，毛细胞纤毛也较短，并不与耳石膜接触，其两侧的毛细胞动纤毛都朝向微纹区；而球囊斑的耳石在微纹区处最厚，毛细胞动纤毛方向背离微纹区，因此位觉斑微纹区两侧的毛细胞极性正好相反。外半规管壶腹嵴的毛细胞动纤毛均统一朝向椭圆囊，而前半规管、后半规管的毛细胞动纤毛则朝向半规管方向。在耳石器中，这种毛细胞的极性排列方式使得头部运动对同一感觉上皮毛细胞产生不对称刺激。当头部在一个囊斑的平面从垂直于微纹区的方向进行加速运动时，微纹区一侧的毛细胞静纤毛朝着动纤毛的方向弯曲，该细胞发生去极化；而另一侧的毛细胞却因静纤毛弯曲方向相反而发生超极化（图 1-3）。而在壶腹嵴中，内淋巴液朝向壶腹部运动使外半规管放电增加，但在前半规管中却相反。这种不对称的反应模式在信息的准确传递以及与中枢神经系统的联系中至关重要。

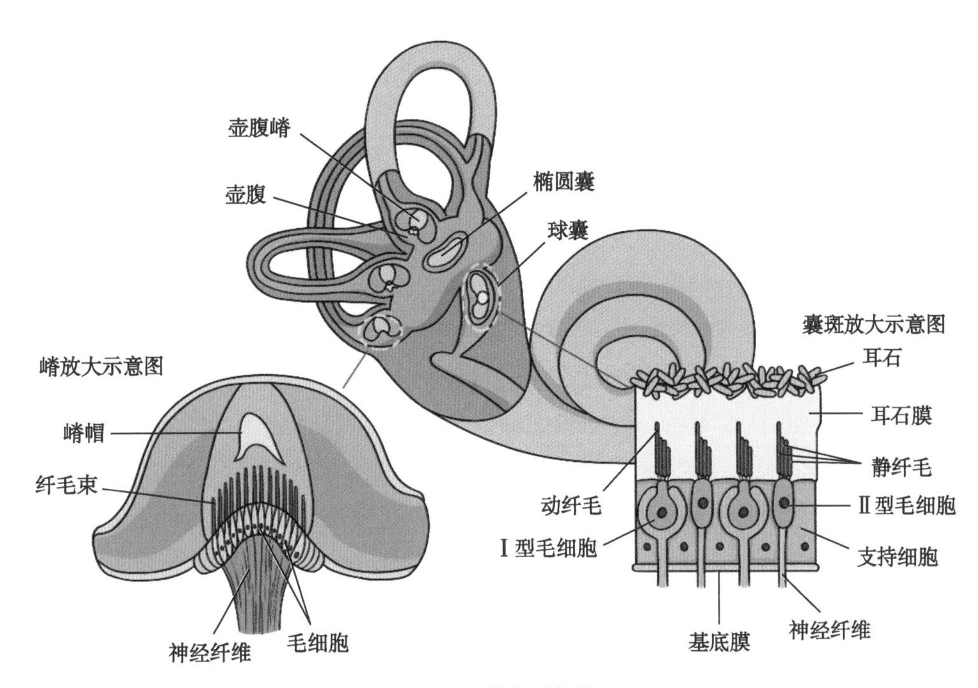

图 1-2　前庭毛细胞

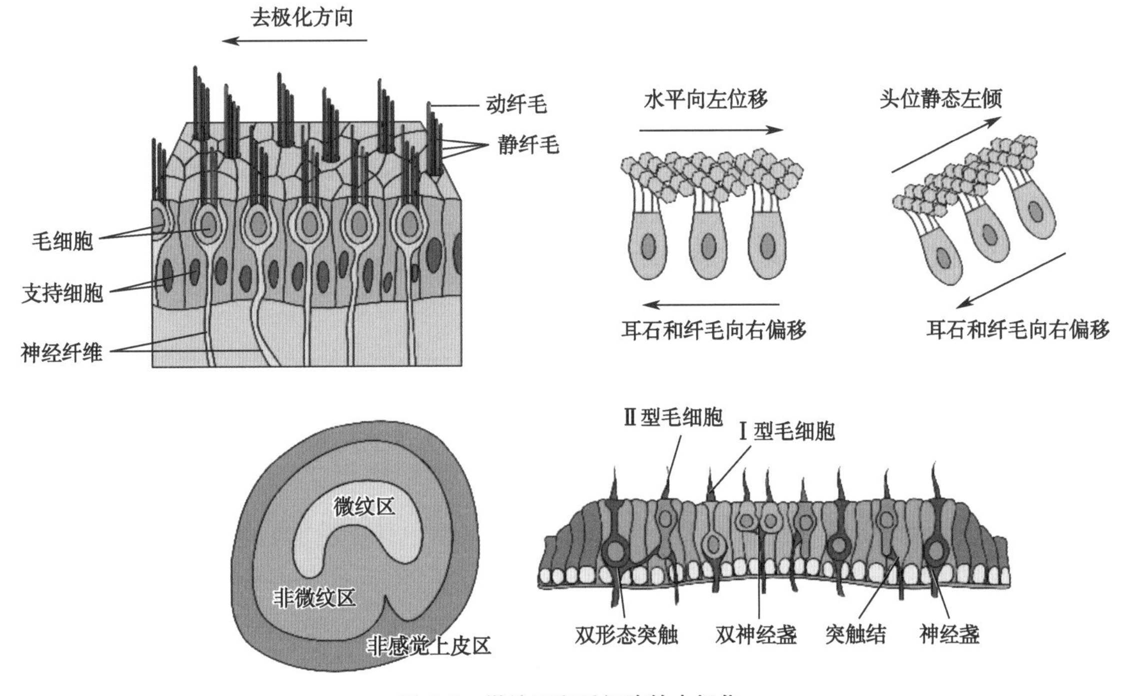

图 1-3　微纹区和毛细胞的去极化

三、解剖与常见疾病

1. 常见眩晕疾病　常见眩晕疾病包括良性阵发性位置性眩晕、前庭神经炎、梅尼埃病等。

良性阵发性位置性眩晕（benign paroxysmal positional vertigo，BPPV）又称为耳石症，是指人体头位变动时出现的短暂阵发性发作的眩晕和眼震。一些致病因素导致耳石脱离耳石膜，游离于内淋巴液中。头部迅速运动时半规管随之发生位置变化，其中脱落的耳石随着液体的流动而运动，从而刺激半规管毛细胞，导致机体发生强烈性眩晕。衰老是特发性 BPPV 中椭圆囊功能障碍的危险因素。随着年龄的增长，耳石会变得凹凸不平、裂开、穿透并最终破碎成几个碎片。在老年大鼠的椭圆囊斑外缘经常发现巨大的耳石，并伴有减弱或断裂的连接细丝和耳石碎片。病毒感染、前庭神经炎、创伤、睡眠习惯、骨质疏松症、高血糖和糖尿病等也可能引起 BPPV。

前庭神经炎（vestibular neuritis，VN）是继 BPPV 之后外周性眩晕的第二大常见原因，病因尚不清楚。主要表现为眩晕、自发性眼球震颤、恶心、呕吐，但无耳鸣、耳聋，眩晕持续时间较短。前庭神经炎优先累及前庭上迷路及其传入神经，累及前庭下神经的情况较少。但由于少见的前庭下神经炎亚型缺乏前庭神经炎的典型特征，可能被误诊为中枢性前庭疾病。越来越多的证据表明炎症在前庭神经中的作用，视觉依赖、焦虑和躯体化特征可预测急性前庭神经炎后慢性头晕的发展。前庭神经炎对不对称旋转的适应受损，表明慢性头晕患者的中枢代偿不足。皮质类固醇似乎对改善长期临床结果无效。

梅尼埃病（Ménière's disease）的特征是间歇性眩晕、波动的感音神经性听力损失、耳鸣和耳闷。病因和发病机制尚不清楚，可能是由病毒感染或免疫系统介导。目前认为，内淋巴囊或导管附近有阻塞时会产生内淋巴液积压，导致水肿，从而导致梅尼埃病。Hallpike、Cairns 和 Yamakawa 等报道了梅尼埃病患者颞骨内淋巴系统的气球样扩张，囊壁和镫骨足板之间的前庭纤维化。最近的一项研究表明，梅尼埃病中的内淋巴积水是“迷路稳态失调的标志，其中某些因素（目前尚不清楚）会产生梅尼埃综合征的临床症状和膜迷路积水”，并伴有毛细胞丢失、基底膜增厚和血管周围微血管损伤的神经上皮损伤。有研究表明，梅尼埃病患者内耳支持细胞中水通道蛋白 4（aquaporin 4，AQP4）和 AQP6 表达、耳蜗蛋白和线粒体蛋白表达改变。

2. 内耳结构破坏性疾病　常以眩晕为主要症状的内耳结构破坏性疾病主要包括外淋巴瘘、迷路瘘管以及上半规管裂综合征。

外淋巴瘘（perilymphatic fistula，PLF）是指内耳圆窗或卵圆窗破裂，或创伤等导致骨迷路出现裂口，导致内耳外淋巴液与中耳或乳突腔之间直接相通，从而引发眩晕、平衡失调等一系列临床症状。与迷路瘘管不同，外淋巴瘘强调外淋巴与中耳直接相通，而迷路瘘管的骨内膜一般仍保持完整，外淋巴不与中耳相通。其病因主要包括颞骨骨折、镫骨骨折等外伤性因素和听骨链成形术、镫骨手术等医源性因素，以及仍具争议的“特发性”因素。有研究认为，特发性迷路窗破裂是由于中耳腔压力骤然升高如用力咽鼓管吹张时，或脑脊液压力突然升高如咳嗽时，由外向内或由内向外冲破圆窗或卵圆窗膜所致。眩晕是外淋巴瘘患者最常见的主诉，其发生与外淋巴液流失后中耳和乳突腔的空气进入膜迷路，耳石器和壶腹嵴受到异常刺激有关，或者与继发的迷路炎症、水肿等病理变化相关。

迷路瘘管是一种骨迷路的骨质缺损，为中耳胆脂瘤及慢性中耳炎最常见的并发症之一，即膜迷路外覆的保护性骨质丢失，导致骨内膜直接与胆脂瘤基质、炎症组织接触。研究报道迷路瘘管的发生率为 4%~13%。瘘管可出现于迷路任何位置，主要是前庭和半规管，但最常位于外半规管。迷路瘘管造成眩晕等前庭症状的机制主要是炎症侵袭和机械损伤。胆脂瘤的炎性肉芽组织能够产生高活性胶原酶等溶骨酶，在吸收性骨炎的骨质侵蚀破坏中起到主要作用，而胆脂瘤碎片降解后产生的脂肪酸也可能参与溶骨反应过程；同时，胆脂瘤对骨迷路骨质的直接压迫作用也可能导致骨质压力性破坏，两大因素共同作用导致了骨迷路骨质的破坏。一般情况下，骨内膜未被破坏，外淋巴液不与中耳腔相通，但是有研究报道在部分迷路瘘管患者内耳解剖中观察到骨内膜局部增厚，膜迷路发生局部炎症，形成局限性迷路炎，更严重的情况是化脓性炎症穿破骨内膜屏障，导致炎症在膜迷路迅速播散并发生组织坏死，严重影响内耳功能；除此之外，中耳的压力变化可以经瘘管处骨内膜传入外淋巴，当鼓室压力骤然变化时，外淋巴液可能受到压力或重力诱导，发生异常移动，从而使邻近的膜迷路内淋巴随之发生运动，诱发眩晕等症状。

上半规管裂综合征即由颅中窝底覆盖前半规管顶面的骨质存在裂隙导致的包括眩晕、眼震、平衡失调等症状的综合征，较少见。对于上半规管裂综合征的病因存在两种不同观点，一种是先天性发育异常学说,即认为骨裂可能是前骨半规管顶部骨质先天发育不全的结果;而另一种则认为前骨半规管骨质缺损与后天因素如老龄、外伤等相关。研究认为,上半规管裂综合征发生机制在于前骨半规管骨裂成了内耳的“第三窗”。当内耳出现除卵圆窗和圆窗之外的第三个能够活动的窗口,内淋巴液的正常流动即被扰乱,或者说其顺应性增加,因此在颅内压增加、强声刺激时,听骨链内移增加,内淋巴压力增大,前半规管骨质缺损处的膜迷路异常膨出,毛细胞刺激模式发生改变,因此患者常表现为强噪声环境下或者用力咳嗽等导致颅内压升高的动作后眩晕和眼震发作。

3. 先天性内耳畸形　先天性内耳畸形包括独立的非综合征性畸形即只有内耳存在畸形,以及综合征性内耳畸形,而非综合征性畸形又包含很多类型。

根据 Sennaroglu 在 2017 年提出的分类方法,非综合征性畸形分为 8 类,包括 Michel 畸形(迷路完全不发育)、原始耳囊(仅存听囊残迹)、耳蜗缺失(伴正常前庭或扩张前庭)、共同腔畸形(一个囊性结构代表耳蜗和前庭)、耳蜗发育不良、耳蜗分隔不全、前庭水管扩大以及骨性耳蜗神经管发育不良。在能够表现前庭症状的上述畸形中,前庭水管扩大较为常见,即大前庭水管综合征(large vestibular aqueduct syndrome, LVAS)。随着高分辨率计算机断层扫描(high resolution computer tomography, HRCT)普及和基因诊断技术的发展,LVAS 的诊断率不断提高,也越来越受到关注。正常前庭水管呈倒“J”形,非常狭窄,而在 HRCT 图像中,LVAS 的前庭水管中点直径>1.5mm,磁共振成像中可以观察到前庭水管内淋巴囊和淋巴管均扩大。LVAS 是一种常染色体隐性遗传性疾病,其发生与 *SLC26A4* 基因突变有关。关于 LVAS 的发病机制,过去普遍认为是颅内压改变使内淋巴囊蛋白质含量较高的液体经扩大的前庭水管反流到前庭和基底膜,导致内耳毛细胞损伤;但是研究报道内淋巴囊切除术或减压术对 LVAS 患者听力无显著改善的事实不支持此种假说。研究发现敲除小鼠 *SLC26A4* 基因后,其编码的阴离子转运蛋白 pendrin 表达下降,影响内淋巴囊上皮细胞线粒体 HCO_3^- 转运,从而影响 H^+ 生成,Na^+ 泵对 Na^+ 的重吸收受阻,液体滞留,最终导致内淋巴囊扩大。关于 LVAS 影响听力及前庭功能的机制,有研究提出 HCO_3^- 转运异常引起耳蜗内淋巴液发生酸化,从而影响细胞内 Ca^{2+} 浓度,导致毛细胞损伤。事实上,大家对于 LVAS 导致内耳器官功能异常临床表现的机制了解仍不够透彻。

四、前庭神经系统

1. 前庭神经系统的结构　前庭神经系统包括传入神经系统和传出神经系统。

传入神经系统是从外周到中枢的传导通路,包括前庭神经及神经节、位于脑干的前庭核和大脑皮质的前庭中枢等结构(图 1-4)。前庭神经节即 Scarpa 神经节,位于内耳道底部,主要由传导壶腹嵴和位觉斑毛细胞冲动的双极细胞胞体构成,其轴突汇合形成前庭神经,由此发出的大多数传入纤维均投射到脑桥同侧前庭核。前庭核主要包括 4 个核团,即内侧核、上核、外侧核和下核,是处理前庭传入神经信息的初级中心。前庭内侧核接受来自外半规管壶腹嵴的传入信息,前、后半规管壶腹嵴的神经纤维投射到前庭上核,而耳石器官的冲动则主要传入外侧核与内侧核。除 Scarpa 神经节投射的纤维之外,同侧的前庭核间还有神经纤维相互联系,并且前庭神经核还接受脑干其他众多区域及小脑的纤维投射,其发出的纤维投射区域分布也十分广泛。在前庭感觉冲动信号传入的过程中,小脑监测前庭功能,并在必要时发放抑制性传入信号以调整前庭传入信号,并且参与调节前庭反射的持续时间,还与本体感觉传入系统等共同调节前庭脊髓反射(vestibulospinal reflex, VSR),并在其中发挥着重要作用。前庭皮质范围广泛,以往的功能影像学及前庭刺激等研究方法等发现前庭皮质其实是一个包括中央前回、中央后回、颞上回、顶内沟、前脑岛和海马等区域的多重感觉皮质的网络,其中有研究认为顶颞皮质区域与灵长类动物的顶叶 - 岛叶前庭皮质相似,是前庭皮质的核心区域。

哺乳类动物前庭传出神经系统的神经元胞体位于脑干，发出纤维双侧投射分布于同侧和对侧前庭末梢器官毛细胞，与Ⅰ型毛细胞的传入神经盏形成轴 - 树突触，与Ⅱ型毛细胞直接形成轴 - 体突触。对于前庭传入和传出神经系统之间的联系，由中枢解剖通路的研究发现，前庭内侧核传入神经元与传出神经元之间的纤维连接通路，因此有学者提出前庭传入、传出神经短反射通路假说，并指出其在前庭觉信息的精细调节、与其他信息的整合，甚至前庭代偿中都可能发挥重要作用。

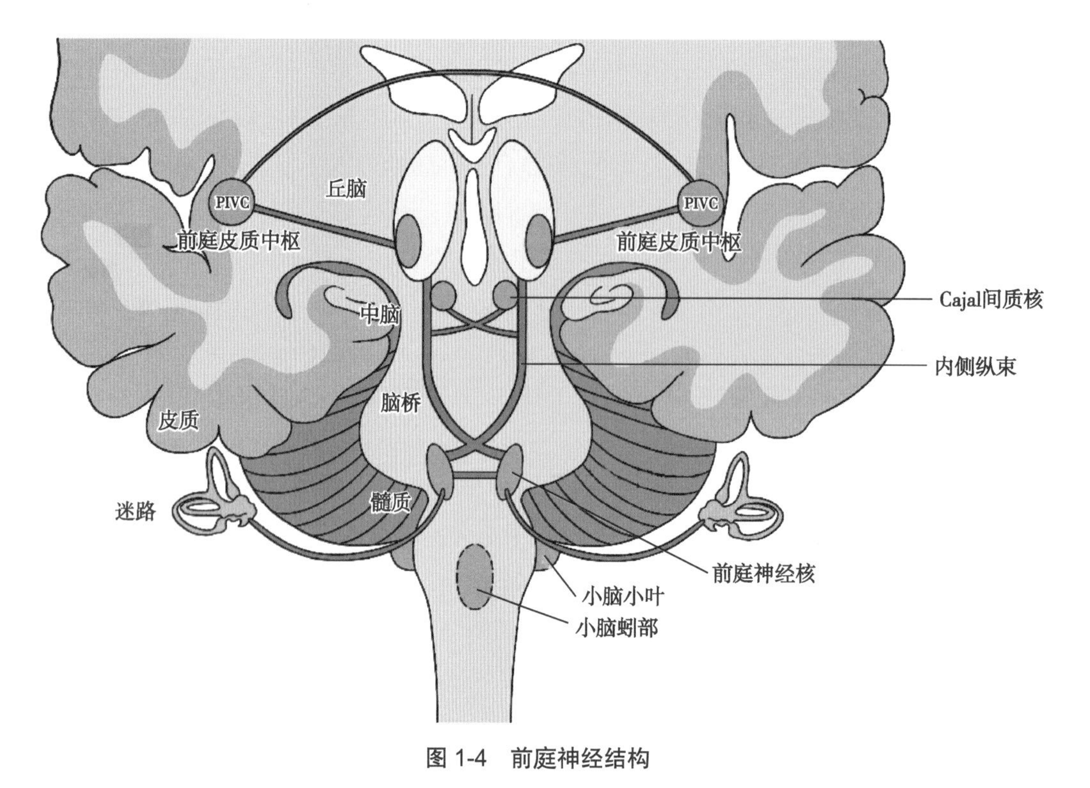

图 1-4　前庭神经结构

PIVC：顶岛前庭皮质（parieto-insular vestibular cortex）。

2. 外周前庭的突触递质和受体　前庭毛细胞释放的主要神经递质是谷氨酸，而传出神经的突触主要释放乙酰胆碱。

在传入神经系统中，毛细胞释放的递质主要是谷氨酸和天冬氨酸。Ⅰ型和Ⅱ型毛细胞释放氨基酸的作用机制类似，主要作用于兴奋性氨基酸受体，包括海人草酸受体、α- 氨基 -3- 羟基 -5- 甲基 -4- 异噁唑丙酸（α-amino-3-hydroxy-5-methyl-4-isoxazole-propionic acid，AMPA）受体、N- 甲基 -D- 天冬氨酸（N-methyl-D-aspartic acid，NMDA）受体，以及代谢型谷氨酸受体。在传入神经盏，毛细胞释放的兴奋性氨基酸的作用主要由 NMDA 和 AMPA 受体介导，其中 NMDA 受体调节神经元基础放电频率以及持续刺激下的放电反应，而非 NMDA 受体则与高频机械刺激下神经元的放电反应相关。目前普遍认为，乙酰胆碱是最主要的前庭传出神经递质，肽能传出效应也直接作用于毛细胞。Ⅱ型毛细胞与传出神经纤维形成直接突触，有研究通过免疫电镜技术发现部分Ⅰ型毛细胞的胞体传入神经盏包裹不完全，从而使胆碱能传出神经末梢亦能够与其形成直接的突触联系，并且通过对其的电生理研究发现其作用是在Ⅱ型毛细胞中激活细胞外钙依赖性钾通道电流，以诱导毛细胞保护性超极化抑制。除此之外，传出神经元还可释放多种神经活性物质，包括降钙素基因相关肽（calcitonin-generelated peptide，CGRP）、P 物质、γ- 氨基丁酸等。

3. 前庭神经系统与前庭代偿　在急性单侧前庭功能损害的个体中能够观察到，损伤后数周到数个月的时间内其眩晕等症状逐渐消失，前庭神经核电位也发生改变，这种机体自发的功能恢复过程称为前庭代偿。

前庭功能障碍表现主要包括急性期的眩晕、自发性眼震、自主神经症状等静止状态下发生的静态症状以及非极性期表现的前庭相关反射常数改变等的动态症状，因此前庭代偿也相应地区分为静态代偿和动态代偿。静态代偿过程以前庭中枢的神经生物学改变为主，通常能够完全代偿，而动态代偿被认为与患者自身行为相关且会维持较长时间的低代偿水平；除此之外，快速运动的前庭代偿也并不完全。前庭代偿能够通过生化细胞水平的修复、认知行为水平的适应以及习服实现。研究发现，外周前庭突触确实存在修复现象，这多依赖于神经系统的反应可塑性，有助于修复毛细胞和前庭神经纤维之间的突触连接，从而逐渐恢复外周感觉输入。虽然有研究发现前庭初级神经元细胞膜上的离子通道在损伤后修复过程中发生了改变，但支持这一过程的具体细胞和分子机制仍有待确定。习服的获得本质上是突触前膜钙通道阻滞引起的兴奋性突触后电位降低，而适应过程上调相应的基因表达水平引起相应的组织重构，相对来说是一个更为主动的过程。

前庭功能损伤后感觉通路各部分的代偿性变化已见报道，包括前庭核及双侧前庭核间的联系通路等，这些部位的代偿性变化促成了两侧前庭核神经元活动达成新的平衡。与前庭代偿的中枢变化相关研究中最多的是前庭核，尤其是前庭内侧核的研究，其电生理平衡的恢复是中枢代偿的关键机制之一。一侧外周前庭器官受刺激或损伤时，前庭传入兴奋性下降，该侧前庭内侧核神经元兴奋性下降，从而通过直接投射使同侧前庭传出神经元兴奋性减弱。有研究表明，前庭传出神经元的兴奋性与前庭传入和传出神经元之间的直接投射相关，传出神经元的兴奋性下降可能造成对侧传入神经元放电率下降，达到双侧平衡，因此提出前庭传出神经元的兴奋性改变可能通过影响前庭传入神经的放电率实现早期前庭代偿。临床研究表明，前庭康复有助于前庭动态代偿的促进，但是具体潜在机制仍然不十分清楚，对于不同患者使用同一康复方法，疗效却大相径庭的现象产生的原因仍有待研究。

五、小结与展望

对于前庭解剖结构的探索以及前庭功能，特别是前庭神经系统功能的透彻理解，能够为临床工作中前庭疾病的功能检查方法研究提供更全面的基础信息，在此基础上与前庭毛细胞再生及功能保护等研究相结合，能够进一步为临床疾病治疗提供新的思路和方法。前庭核与多个系统及上位结构之间具有联系通路，如协调眼球及头部运动，便于运动中视线清晰的眼动通路、调节姿势与步态的前庭脊髓通路、与前庭器官感觉传入及整合调制相关的前庭皮质通路，以及与自主神经症状相关的前庭神经核与自主神经系统之间的联系通路等。这些纤维投射的存在解释了众多前庭系统相关的功能及现象，但是目前关于前庭皮质具体位置的确定共识以及前庭皮质高级结构的具体联系尚不清楚，前庭功能损伤后突触修复的分子机制以及前庭代偿与前庭康复之间的关系也需要更深入地研究。前庭神经系统研究的诸多亟待探索的问题，在未来或将逐渐揭开其神秘面纱。

（王锟琨 孙 珊）

参 考 文 献

[1] GRECO A，GALLO A，FUSCONI M，et al. Ménière's disease might be an autoimmune condition?Autoimmun Rev，2012，11（10）：731-738.

[2] THAI-VAN H，BOUNAIX MJ，FRAYSSE B.Ménière's disease：pathophysiology and treatment. Drugs，2001，61（8）：

1089-1102.

[3] BRONSTEIN AM, DIETERICH M. Long-term clinical outcome in vestibular neuritis. Curr Opin Neurol, 2019, 32(1): 174-180.

[4] ISHIYAMA G, LOPEZ IA, SEPAHDARI AR, et al. Ménière's disease: histopathology, cytochemistry, and imaging. Ann N Y Acad Sci, 2015, 1343(1): 49-57.

[5] JEONG SH, KIM JS. Impaired calcium metabolism in benign paroxysmal positional vertigo: a topical review. J Neurol Phys Ther, 2019, 43(Suppl 2): S37-S41.

[6] YAMAUCHI D, RAVEENDRAN NN, PONDUGULA SR, et al. Vitamin D upregulates expression of ECaC1 mRNA in semicircular canal. Biochem Biophys Res Commun, 2005, 331(4): 1353-1357.

[7] JEONG SH, KIM HJ, KIM JS. Vestibular neuritis. Semin Neurol, 2013, 33(3): 185-194.

[8] JANG YS, HWANG CH, SHIN JY, et al. Age-related changes on the morphology of the otoconia. Laryngoscope, 2006, 116(6): 996-1001.

[9] WALTHER LE, BLÖDOW A, BUDER J, et al. Principles of calcite dissolution in human and artificial otoconia. PLoS One, 2014, 9(7): e102516.

[10] MERCHANT SN, ADAMS JC, NADOL JB JR. Pathophysiology of Ménière's syndrome: are symptoms caused by endolymphatic hydrops? Otol Neurotol, 2005, 26(1): 74-81.

[11] YETISER S. Review of the pathology underlying benign paroxysmal positional vertigo. J Int Med Res, 2020, 48(4): 1-12.

[12] POPP P, WULFF M, FINKE K, et al. Cognitive deficits in patients with a chronic vestibular failure. J Neurol, 2017, 264(3): 554-563.

[13] BRANDT T, DIETERICH M. The dizzy patient: don't forget disorders of the central vestibular system. Nat Rev Neurol, 2017, 13(6): 352-362.

[14] HERDMAN SJ, CLENDANIEL RA. Vestibular Rehabilitation. 4th ed. Philadelphia: F.A. Davis Company, 2014.

[15] MESCHER AL. Junqueira's Basic Histology: Text & Atlas. 14th ed. New York: McGraw-Hill Medical, 2016.

[16] BARRETT KE, BARMAN SM, L BH, et al. Ganong's Review of Medical Physiology. 24th ed. New York: McGraw-Hill Medical, 2012.

[17] MONEY KE, BONEN L, BEATTY JD, et al. Physical properties of fluids and structures of vestibular aaaaratus of pigeon. Am J Physiol, 1971, 220(1): 140-147.

[18] LALWANI AK. Current Diagnosis & Treatment in Otolaryngology: Head & Neck Surgery. 3rd ed. New York: McGraw-Hill Medical, 2012.

[19] FETTIPLACE R, FUCHS PA. Mechanisms of hair cell tuning. Annu Rev Physiol, 1999(61): 809-834.

[20] DESAI SS, ALI H, LYSAKOWSKI A. Comparative morphology of rodent vestibular periphery. Ⅱ Cristae ampullares. J Neurophysiol, 2005, 93(1): 267-280.

[21] SCARFONE E, ULFENDAHL M, LÖFSTRAND P, et al. Light- and electron microscopy of isolated vestibular hair cells from the guinea pig. Cell Tissue Res, 1991, 266(1): 51-58.

[22] GOLDBERG JM, FERNANDEZ C. Physiology of peripheral neurons innervating semicircular canals of squirrel monkey. Ⅰ. Resting discharge and response to constant angular accelerations. J Neurophysiol, 1971, 34(4): 635-660.

[23] FERNANDEZ C, GOLDBERG JM. Physiology of peripheral neurons innervating semicircular canals of squirrel monkey. Ⅱ. Response to sinusoidal stimulation and dynamics of peripheral vestibular system. J Neurophysiol, 1971,

34(4):661-675.

[24] LEE JS, KWON SY, KIM JH, et al.Bilateral sequential pneumolabyrinth resulting from nose blowing. J Audiol Ootol, 2015, 19(3): 182-185.

[25] GOODHILL V. Labyrinthine membrane ruptures in sudden sensorineural hearing loss. Proc R Soc Med, 1976, 69(8): 565-572.

[26] MANDALÀ M, COLLETTI L, CARNER M, et al.Pneumolabyrinth and positional vertigo after stapedectomy. Auris Nasus Larynx, 2011, 38(4): 547-550.

[27] COMACCHIO F, GUIDETTI G, GUIDETTI R, et al.Pneumolabyrinth and recurrent paroxysmal positional vertigo after traumatic stapes fracture. Ann Otol Rhinol Laryngol, 2019, 128(4): 352-356.

[28] ROSITO LPS, CANALI I, TEIXEIRA A, et al.Cholesteatoma labyrinthine fistula: prevalence and impact. Braz J Otorhinolaryngol, 2019, 85(2): 222-227.

[29] SODA-MERHY A, BETANCOURT-SUÁREZ MA.Surgical treatment of labyrinthine fistula caused by cholesteatoma. Otolaryngol Head Neck Surg, 2000, 122(5): 739-742.

[30] QUARANTA N, LIUZZI C, ZIZZI S, et al.Surgical treatment of labyrinthine fistula in cholesteatoma surgery. Otolaryngol Head Neck Surg, 2009, 140(3): 406-411.

[31] BO Y, YANG Y, XIAODONG C, et al.A retrospective study on post-operative hearing of middle ear cholesteatoma patients with labyrinthine fistula. Acta Otolaryngol, 2016, 136(1): 8-11.

[32] GEERSE S, DE WOLF MJF, EBBENS FA, et al.Management of labyrinthine fistula: hearing preservation versus prevention of residual disease.Eur Arch Otorhinolaryngol, 2017, 274(10): 3605-3612.

[33] SHEEHY JL, BRACKMANN DE.Cholesteatoma surgery: management of the labyrinthine fistula report of 97 cases. Laryngoscope, 1979, 89(1): 78-87.

[34] ABRAMSON M, GROSS J.Further studies on a collagenase in middle ear cholesteatoma. Ann Otol Rhinol Laryngol, 1971, 80(2): 177-185.

[35] LINO Y, HOSHINO E, TOMIOKA S, et al.Organic acids and anaerobic microorganisms in the contents of the cholesteatoma sac. Ann Otol Rhinol Laryngol, 1983, 92(1): 91-96.

[36] JANG CH, MERCHANT SN.Histopathology of labyrinthine fistulae in chronic otitis media with clinical implications. Am J Otol, 1997, 18(1): 15-25.

[37] MINOR LB, SOLOMON D, ZINREICH JS, et al.Sound-and/or pressure-induced vertigo due to bone dehiscence of the superior semicircular canal.Arch Otolaryngol Head Neck Surg, 1998, 124(3): 249-258.

[38] WARD BK, CAREY JP, MINOR LB.Superior canal dehiscence syndrome: lessons from the first 20 years. Front Neurol, 2017(8): 177.

[39] SUGIHARA EM, BABU SC, KITSKO DJ, et al.Incidence of pediatric superior semicircular canal dehiscence and inner ear anomalies: a large multicenter review. Otol Neurotol, 2016, 37(9): 1370-1375.

[40] SENNAROGLU L, BAJIN MD.Classification and current management of inner ear malformations. Balkan Med J, 2017, 34(5): 397-411.

[41] VALVASSORI GE, CLEMIS JD.The large vestibular aqueduct syndrome. Laryngoscope, 1978, 88(5): 723-728.

[42] PHELPS PD, COFFEY RA, TREMBATH RC, et al.Radiological malformations of the ear in Pendred syndrome.Clin radiol, 1998, 53(4): 268-273.

[43] ABE S, USAMI S, HOOVER DM, et al.Fluctuating sensorineural hearing loss associated with enlarged vestibular aqueduct maps to 7q31, the region containing the Pendred gene.Am J Med Genet, 1999, 82(4): 322-328.

[44] WILSON DF, HODGSON RS, TALBOT JM.Endolymphatic sac obliteration for large vestibular aqueduct syndrome. Am J Otol, 1997, 18(1): 101-106.

[45] KIM HM, WANGEMANN P.Failure of fluid absorption in the endolymphatic sac initiates cochlear enlargement that leads to deafness in mice lacking pendrin expression.PLoS One, 2010, 5(11): e14041.

[46] KIM HM, WANGEMANN P.Epithelial cell stretching and luminal acidification lead to a retarded development of stria vascularis and deafness in mice lacking pendrin.PLoS One, 2011, 6(3): e17949.

[47] MATESZ C, BÁCSKAI T, NAGY E, et al.Efferent connections of the vestibular nuclei in the rat: a neuromorphological study using PHA-L. Brain Res Bull, 2002, 57(3-4): 313-315.

[48] BECKER-BENSE S, BUCHHOLZ HG, BAIER B, et al.Functional plasticity after unilateral vestibular midbrain infarction in human positron emission tomography. PLoS One, 2016, 11(11): e0165935.

[49] ROBERTS RE, AHMAD H, ARSHAD Q, et al. Functional neuroimaging of visuo-vestibular interaction. Brain Struct Funct, 2017, 222(5): 2329-2343.

[50] BENSE S, STEPHAN T, YOUSRY TA, et al.Multisensory cortical signal increases and decreases during vestibular galvanic stimulation (fMRI).J Neurophysiol, 2001, 85(2): 886-899.

[51] STEPHAN T, HÜFNER K, BRANDTB T.Stimulus profile and modeling of continuous galvanic vestibular stimulation in functional magnetic resonance imaging. Ann N Y Acad Sci, 2009(1164): 472-475.

[52] DIETERICH M, BENSE S, LUTZ S, et al.Dominance for vestibular cortical function in the non-dominant hemisphere.Cerebral cortex, 2003, 13(9): 994-1007.

[53] FASOLD O, VON BREVERN M, KUHBERG M, et al.Human vestibular cortex as identified with caloric stimulation in functional magnetic resonance imaging. Neuroimage, 2002, 17(3): 1384-1393.

[54] LOPEZ C, BLANKE O, MAST FW.The human vestibular cortex revealed by coordinate-based activation likelihood estimation meta-analysis. Neuroscience, 2012(212): 159-179.

[55] 王璟 . 传入性前庭神经元与传出性前庭神经元中枢神经通路的研究 . 上海：复旦大学，2006.

[56] GUTH PS, PERIN P, NORRIS CH, et al.The vestibular hair cells: post-transductional signal processing.Pro Neurobiol, 1998, 54(2): 193-247.

[57] LSHIYAMA A, LOPEZ I, WACKYM PA.Subcellular innervation patterns of the calcitonin gene-related peptidergic efferent terminals in the chinchilla vestibular periphery.Otolaryngol Head Neck Surg, 1994, 111(4): 385-395.

[58] FUCHS P.The synaptic physiology of cochlear hair cells.Audiol Neurotol, 2002, 7(1): 40-44.

[59] WACKYM PA, POPPER P, MICEVYCH PE.Distribution of calcitonin gene-related peptide mRNA and immunoreactivity in the rat central and peripheral vestibular system.Acta Otolaryngol, 1993, 113(5): 601-608.

[60] YLIKOSKI J, ERÄNKÖ L, PÄIVÄRINTA H. Substance P-like immunoreactivity in the rabbit inner ear. J Laryngol Otol, 1984, 98(8): 759-765.

[61] DIERINGER N. 'Vestibular compensation': neural plasticity and its relations to functional recovery after labyrinthine lesions in frogs and other vertebrates.Prog Neurobiol, 1995, 46(2-3): 97-129.

[62] LACOUR M.Restoration of vestibular function: basic aspects and practical advances for rehabilitation.Curr Med Res Opin, 2006, 22(9): 1651-1659.

[63] CURTHOYS IS, HALMAGYI GM.Vestibular compensation. Adv Otorhinolaryngol, 1999, (55): 82-110.

[64] SADEGHI SG, MINOR LB, CULLEN KE.Dynamics of the horizontal vestibuloocular reflex after unilateral labyrinthectomy: response to high frequency, high acceleration, and high velocity rotations.Exp Brain Res, 2006, 175(3): 471-484.

[65] HALMAGYI GM, BLACK RA, THURTELL MJ, et al. The human horizontal vestibulo-ocular reflex in response to active and passive head impulses after unilateral vestibular deafferentation. Ann N Y Acad Sci, 2003 (1004): 325-336.

[66] LACOUR M, HELMCHEN C, VIDAL PP. Vestibular compensation: the neuro-otologist's best friend. J Neurol, 2016, 263 (Suppl 1): 54-64.

[67] TIGHILET B, BORDIGA P, CASSEL R, et al. Peripheral vestibular plasticity vs central compensation: evidence and questions. J Neurol, 2019, 266 (Suppl 1): 27-32.

[68] CHABBERT C, BRUGEAUD A, LENNAN G, et al. Electrophysiological properties of the utricular primary transducer are modified during development under hypergravity. Eur J Neurosci, 2003, 17 (11): 2497-2500.

[69] HUDSPETH AJ. How the ear's works work. Nature, 1989, 341 (6241): 397-404.

[70] SADEGHI SG, MINOR LB, CULLEN KE. Neural correlates of motor learning in the vestibulo-ocular reflex: dynamic regulation of multimodal integration in the macaque vestibular system. J Neurosci, 2010, 30 (30): 10158-10168.

[71] SADEGHI SG, MINOR LB, CULLEN KE. Multimodal integration after unilateral labyrinthine lesion: single vestibular nuclei neuron responses and implications for postural compensation. J Neurophysiol, 2011, 105 (2): 661-673.

[72] SADEGHI SG, MINOR LB, CULLEN KE. Neural correlates of sensory substitution in vestibular pathways following complete vestibular loss. J Neurosci, 2012, 32 (42): 14685-14695.

[73] WANG J, CHI FL, XIN Y, et al. The distribution of vestibular efferent neurons receiving innervation of secondary vestibular afferent nerves in rats. Laryngoscope, 2013, 123 (5): 1266-1271.

[74] TJERNSTRÖM F, ZUR O, JAHN K. Current concepts and future approaches to vestibular rehabilitation. J Neurol, 2016, 263 (Suppl 1): S65-S70.

第二章 前庭发育与极性排列

一、概述

1. 哺乳动物前庭的基本结构和功能　平衡感觉是通过整合前庭、视觉和本体感觉来实现的，这是一个复杂的过程，其中前庭发挥了重要的作用。前庭包括椭圆囊、球囊和3个半规管，这5个前庭器官感知头部的位置和运动。机械敏感性毛细胞位于每个前庭器官感觉上皮中。位于毛细胞表面的动纤毛束响应头部运动而进行偏转时，前庭神经元会感受加速度的改变并且向中枢发送相应的电位信号。

在椭圆囊和球囊中，囊斑存在极性分界线，毛细胞的作用是感知线加速度，其中可以分为微纹区和非微纹区。在微纹区，毛细胞的定向被极性分界线分为相反的方向，两侧的毛细胞可以感受不同方向线性速度的改变。前庭毛细胞被分为两种类型：Ⅰ型毛细胞和Ⅱ型毛细胞。Ⅰ型毛细胞是由杯状、萼状的传入神经支配；Ⅱ型毛细胞是由不连续的突触传入神经所支配。两种不同类型的毛细胞在形态学上也有明显的差异，比如细胞的形状、纤毛宽度和长度。在分子水平上，SOX2转录因子和钙结合蛋白表达是比较可靠的区分指标。在哺乳动物中（包括人类），两类毛细胞都存在于前庭器官的中央和周围。但在一些鸟类和爬行动物中，Ⅰ型毛细胞只存在于前庭器官的中心位置。不同亚型的毛细胞的功能仍然在研究中。已经有充分的证据表明，Ⅰ型毛细胞更适合检测高频率头部运动的加速度。

在前庭器官中，感觉毛细胞和神经元是实现前庭功能最重要的部分，但同时也有其他的细胞也发挥了重要作用。支持细胞将毛细胞锚定在感觉上皮中并能生成上覆结构，这些结构对于纤毛的运动和清除死亡毛细胞的碎片至关重要。支持细胞还发挥着成年时新的毛细胞前体的关键作用。

在半规管壶腹嵴中不存在极性分界线，毛细胞的朝向都是一致的，在半规管壶腹嵴中，毛细胞的作用是感知角速度的改变。

2. 前庭发育过程　前庭是内耳的一部分，包含椭圆囊、球囊和3个半规管。内耳是由胚胎头部表面外胚层的听板发育而来的。菱脑两侧的表面外胚层在诱导下增厚，形成听板（otic placode），随后听板向下方间充质内陷，形成听窝，最后听窝闭合，并与表面外胚层分离，形成囊状的听泡（otic vesicle）。当神经胚胎细胞从听泡腹侧区域分层（小鼠胚胎9.5d）并迁移到腹内侧时，胚胎细胞最终会分化为前庭神经节中的神经元。听泡最初为梨状，之后向背、腹方向发育增大，形成背侧的前庭囊和腹侧的耳蜗囊。前庭囊逐渐发育为3个半规管、椭圆囊和球囊，此时（小鼠胚胎11.5~12.5d）囊斑和半规管中的毛细胞开始出现，而后（小鼠胚胎12.5~13.5d）两群细胞从耳囊中撤出，分别形成前/后和外半规管。在小鼠和大鼠有丝分裂示踪实验表明，细胞周期退出始于胚胎13.5~14.5d，并且是以从中央到周围的方式逐渐退出的。与耳蜗不同，前庭毛细胞的成熟分化可能是与细胞周期退出时同时发生的，并且是存在区域特征的。随着发育的进行，膜迷路周围渐渐增殖分化为一个软骨性囊，包绕膜迷路，软骨性囊逐渐变硬，形成膜迷路外周的骨迷路。

前庭中毛细胞和支持细胞的发育是一个长期的过程，一直持续到出生后。最初形成的前庭毛细胞在小鼠胚胎11.5d通过*Atoh1*的表达来鉴定；在小鼠胚胎13.5d，椭圆囊和球囊毛细胞大部分处于极性分界线的内部，直到胚胎发育的后期，外侧的区域才会扩展；在小鼠出生后14d，大约一半的毛细胞群才形成。

3. 平面细胞极性(planar cell polarity,PCP) 是指细胞的一种规律排列方式。

前庭作为内耳亚结构具有独特的平面细胞极性,前庭囊斑中毛细胞和支持细胞之间规律的排列与前庭平衡功能密切相关,因此在前庭中研究平面细胞极性是有重要意义的。前庭器官具有独特的内在极性,可以分为3个层面,分别为单个亚细胞极性、相邻细胞极性和整体组织极性。之所以出现不同层面的极性,可能是由于在发育过程中不同的基因和分子进行精密调控,由此来实现前庭对于不同方向的线加速度和重力的感知的。

二、前庭毛细胞存在独特的内在极性

1. 单个亚细胞层面极性 是指单个毛细胞中由于非对称分布的分子或细胞结构引起的静纤毛束阶梯状排列和平面一侧顶端动纤毛极性排列。

在小鼠胚胎E12d可见单独的一根纤毛在细胞表面的中央周围有不同长度的细长微绒毛包绕这根纤毛逐渐变长形成动纤毛,并且向细胞表面的一侧顶端移动,表示单个亚细胞极性开始建立,微绒毛逐渐变长形成阶梯状排列的静纤毛。

单个亚细胞极性被认为是细胞内源性的,独立于组织层面极性的形成,有很多基因研究来阐述这种关系。在极性*pcp*基因*vangl2*敲除和*frizzled3/6*共敲除的小鼠中,可以看到邻近细胞间本该相对协调一致的极性发生紊乱,而其单个亚细胞极性却保持完整。此外,纤毛运输复合体(intraflagellar transport,IFT)会通过IFT蛋白及微管运动复合体Kinesin-2和Dynein来将各种分子运进及运出纤毛。*IFT/Polaris*基因对于纤毛转运体和纤毛的形成具有重要作用。在此基因条件性敲除的小鼠中,纤毛基体的位置受到影响,位于细胞的中心不移动,于是动纤毛无法形成,但是静纤毛依旧形成。然而单个亚细胞极性受到了影响,静纤毛束排列为对称的环形。当*IFT20*基因敲除时,纤毛束排列紊乱。而在*ITF27*、*ITF25*突变时,影响则较小。在*Protocadherin*突变的小鼠中也可以看到此种方式排列的纤毛。在Usher综合征1F型,可以看到*PCDH15*突变,导致单个细胞极性异常。在纤毛疾病Bardet-Biedl综合征时也会发生类似情况。在毛细胞中,Kif3a将动纤毛的移位和静纤毛的聚集两个过程耦合在一起,Kif3a发生作用的机制可能是在发育的毛细胞中将PAK的活性局限在细胞的一侧。当*Kif3a*敲除时,动纤毛缺失,蜗管变短,毛细胞变扁平。

2. 相邻细胞极性 是指毛细胞与周围支持细胞之间的协调排列。关于这种细胞极性的研究最多,这主要与平面细胞极性核心基因(PCP core gene)密切相关。

最初关于平面细胞极性核心蛋白的研究是在果蝇中进行的。在果蝇体内,平面细胞极性核心蛋白包括Frizzled、Dishevelled、Van Gogh、Prickle、Diego以及Flamingo。后来,在小鼠中主要的研究基因包括*Vangl2*、*CELSR1*、*Frizzled*、*Disheveled*、*Scrb1*和*Prickle*等;在脊椎动物中,核心PCP成分还包括Scribble1(Scrb1)及蛋白酪氨酸激酶7(Ptk7)。Fz6不对称地分布于前庭支持细胞的外侧,与Pricklelike2(Pk2)的分布相反。而Vangl2相关的蛋白则主要分布在前毛细胞的内侧区域。通过绿色荧光蛋白(green fluorescent protein,GFP)标记和受激发射损耗(stimulated emission depletion,STED)显微镜观察,在相邻支持细胞的远端可见Fz6与Vangl2的分布相对。值得一提的是,在椭圆囊的毛细胞支持细胞交界区域,可见Pk2更多地分布于毛细胞。而Vangl2和Dishevelled蛋白虽然在前庭毛细胞和支持细胞分布不对称,但是在毛细胞支持细胞交界处哪种细胞极性蛋白的含量更高尚不明确。*Vangl2*、*CELSR1*、*Frizzled*、*Dishevelled*基因突变的小鼠中,可以看到相邻细胞间本该协调一致的极性受到破坏,而单个亚细胞极性保持完整。

PTK7是通用的受体,可以在Wnt,Semaphorin/Plexin和VEGF通路中都起到作用。PTK7激活PCP通路,而通过与β-catenin和Wnt蛋白及Frizzled7抑制经典Wnt通路。

小鼠内耳敲除 *Testin* 基因后，前庭感受器上皮（后壶腹嵴和球囊斑）会出现部分极性排列异常，并且可以与 *Vangl2* 发生基因相互作用从而影响内耳极性发育与雌性小鼠生殖器的发育。*Ankrd6* 是小鼠关于果蝇 *diego* 基因的同源基因，不对称地分布于内耳感觉器官。在椭圆囊中，*Ankrd6* 在外侧靠近动纤毛分布；而在内侧中间区域，则远离动纤毛分布。毛细胞部分排列紊乱，并且 *Ankrd6* 对极性的调节是通过抑制经典 Wnt/β-catenin 信号途径来发挥作用的。在斑马鱼研究中也发现 Rack1 参与极性核心蛋白 Vangl2 在细胞膜上的定位，与斑马鱼平面细胞极性形成有关，主要通过拮抗经典 Wnt/β-catenin 信号途径来发挥作用。

核心 PCP 的重要作用是作为相邻细胞极性信息的中继站，从而协调细胞之间的单个亚细胞极性，形成相邻细胞之间的极性。在鸡的听觉细胞中，通过改变一些细胞的 PCP 通路的表达，导致邻近细胞非自发毛细胞排列紊乱。此外，鸡的椭圆囊支持细胞也表达 PCP 蛋白，并且可以引导耳毒性创伤后新生毛细胞的极性排列。然而在前庭中，通过何种事件来协调前庭毛细胞间的极性尚不明确，有研究认为是胞外 Wnt 配体通过结合 Frizzled 受体来触发经典的 wnt/β-catenin 信号通路或者 PCP 通路。

除 Wnt 通路外，其他通路分子也会参与到 PCP 通路中，例如 Hh 通路就与果蝇胚胎表皮刺突的方向有关。在斑马鱼的神经上皮中，Hh 通路也起到了部分调节细胞极性的作用。此外，骨形态发生蛋白（bone morphogenetic protein，BMP）不对称地在耳蜗上皮沿着中外侧轴分布，说明 BMP 有可能也对耳蜗极性的形成具有影响。在果蝇中，BMP（Dpp）则会调节 Fat、Fj 和 Ds 的梯度表达及分布。脊椎动物中也存在类似的 BMP 对 Fat 的调节作用。

3. 整体组织极性　是指前庭中椭圆囊斑和球囊斑特有的极性排列方式，关于其形成的机制目前研究极少。

主要表现为在小鼠胚胎的 13.5~15.5d 椭圆囊毛细胞分化为两群方向相反的细胞，中间的分界线被称为极性分界线（line of polarity reversal）。目前，有研究认为在极性分界线两侧的毛细胞具有独特的转录因子，对 PCP 极性编码极性产生相反的反应。胚胎 E12.5d 时，*Emx2* 主要表现在蜗管底和顶的外侧区域，而螺旋神经节中无表达；胚胎 E14.5d 时，*Emx2* 在椭圆囊主要表达在外侧区域，而在球囊主要表达在内侧区域，并且 *Emx2* 纯合突变的小鼠表现为极性分界线的消失，在椭圆囊和球囊所有的毛细胞方向都朝向外侧。当 *Emx2* 敲除后，不能发挥相应作用使毛细胞极性方向朝向 *Emx2* 所在的一侧排列，并且同时可以观测到 Bmp4 的表达域增加而表达 Fgfr1 和 Prox1 的细胞减少。在新皮质的形成中，由于 Emx2 和 Pax6 共同作用，梯度表达，影响细胞排布。其他和整体组织极性相关的可能有另一种同源异型蛋白 Emx3，以及在内耳发育中起到多重作用的转录因子 GATA3，在鸟类的椭圆囊和听壶中，分布在组织极性分界线，而球囊中则无分布。此外，*Rab11a* 基因敲除后，发现椭圆囊大体形态异常，扁平，毛细胞方向紊乱，同时极性分界线会向外侧移动，但是 3 个半规管的毛细胞定向不受影响。

三、前庭发育中极性排列的研究意义

椭圆囊和球囊参与线加速度的感知，3 个互相垂直的半规管则参与角加速度的感知。为了正确地感知这些刺激，前庭的功能高度依赖于规律的细胞排列、整齐的纤毛束和机械门控通道。而毛细胞的规律排列和整齐的纤毛束的发育是通过各种与极性相关的复杂的基因和分子精密调控的。比如：在斑马鱼中，*DCDC2* 基因突变会导致幼体发育异常以及可以观察到由于毛细胞的发育异常导致的游泳行为的缺陷；平面细胞极性核心基因 *Celsr1* 敲除后小鼠表现为转圈的前庭功能障碍；*Rab11a* 基因敲除后小鼠的椭圆囊大体形态扁平缩小，极性分界线的位置也会发生改变。前庭方面的疾病如梅尼埃病是严重影响人类健康的世界性难题，是全球面临的重大公共卫生问题，严重影响了人们的正常工作和生活，给家庭及社会带来了沉重负担。因此，关于前庭方面的极性基础研究对于阐述前庭是如何发育的有极重要的意义，为研究前庭毛细胞再生和发挥正常功能打下了基础,同时为平衡障碍诊疗研究提供方向。

四、极性研究与临床之间的联系

通过深入研究前庭中的各种极性对于前庭发育的影响,可以系统地构建前庭发育的各种条件和因素,从毛细胞分化、纤毛发育、毛细胞对耳毒性损伤的反应各角度进行研究,为未来进一步的前庭器官再生研究打下基础。在前庭器官再生方面,已经有许多类器官和 *CRISPR/CAS9* 基因编辑的研究,现在已经能在培养皿中使胚胎干细胞发育成为微型前庭感觉上皮,并且上皮中包含机械感觉毛细胞(包括Ⅰ型和Ⅱ型毛细胞)。此外有许多高通量方法应用于分析转录组和蛋白组。未来,对于存在基因缺陷导致平衡功能障碍的患者,可以提早干预,通过遗传咨询和基因治疗来防止平衡障碍方面各种疾病的出现。此外,对于梅尼埃病,笔者尚未完全阐明其机制,这极大地限制了梅尼埃病的治疗效果。如果全面、系统地了解了前庭发育的分子生物学机制,将给梅尼埃病的预防和精准治疗带来新希望。

五、未来研究方向和展望

关于果蝇及小鼠,目前已有大量研究,证明 PCP 蛋白的作用。然而关于脊椎动物的极性形成,以小鼠前庭器官为代表仍存在很多未知的问题。例如,已知前庭囊斑的极性是由相关分子机制引导亚细胞极性和整体组织极性形成,然而关于其与核心蛋白通路如何作用还有待研究。整体组织极性的调节机制是否依赖于 Wnt 通路也不明确。极性形成与器官功能之间的相互作用尚不清楚。此外,在前庭神经纤维中也存在着平面细胞极性,这对于其支配不同类型的毛细胞有着重要作用,需要进一步的研究来阐述其中的机制。

(任冬冬)

参 考 文 献

[1] YIN H,COPLEY CO,GOODRICH LV,et al.Comparison of phenotypes between different vangl2 mutants demonstrates dominant effects of the Looptail mutation during hair cell development. PLoS One,2012,7(2):e31988.

[2] WANG Y,GUO N,NATHANS J.The role of Frizzled3 and Frizzled6 in neural tube closure and in the planar polarity of inner-ear sensory hair cells. J Neurosci,2006,26(8):2147-2156.

[3] DAVIS EE,BRUECKNER M,KATSANIS N.The emerging complexity of the vertebrate cilium:new functional roles for an ancient organelle. Dev Cell,2006,11(1):9-19.

[4] BISGROVE BW,YOST HJ.The roles of cilia in developmental disorders and disease. Development,2006,133(21):4131-4143.

[5] JONES C,ROPER VC,Foucher I,et al.Ciliary proteins link basal body polarization to planar cell polarity regulation. Nat Genet,2008,40(1):69-77.

[6] MAYSIMERA HL,PETRALIA RS,MONTCOUQUIOL M,et al.Ciliary proteins Bbs8 and Ift20 promote planar cell polarity in the cochlea.Development,2015,142(3):555-566.

[7] WEBB SW,GRILLET N,ANDRADE LR,et al.Regulation of PCDH15 function in mechanosensory hair cells by alternative splicing of the cytoplasmic domain.Development,2011,138(8):1607-1617.

[8] JACOBSON SG, CIDECIYAN AV, ALEMAN TS, et al. Usher syndromes due to MYO7A, PCDH15, USH2A or GPR98 mutations share retinal disease mechanism. Hum Mol Genet, 2008, 17(15): 2405-2415.

[9] SIPE CW, LU X. Kif3a regulates planar polarization of auditory hair cells through both ciliary and non-ciliary mechanisms. Development, 2011, 138(16): 3441-3449.

[10] COPLEY CO, DUNCAN JS, LIU C, et al. Postnatal refinement of auditory hair cell planar polarity deficits occurs in the absence of Vangl2. J Neurosci, 2013, 33(35): 14001-14016.

[11] MONTCOUQUIOL M, RACHEL RA, LANFORD PJ, et al. Identification of Vangl2 and Scrb1 as planar polarity genes in mammals. Nature, 2003, 423(6936): 173-177.

[12] DEANS MR, ANTIC D, SUYAMA K, et al. Asymmetric distribution of prickle-like 2 reveals an early underlying polarization of vestibular sensory epithelia in the inner ear. J Neurosci, 2007, 27(12): 3139-3147.

[13] LEE J, ANDREEVA A, SIPE CW, et al. PTK7 regulates myosin Ⅱ activity to orient planar polarity in the mammalian auditory epithelium. Curr Biol, 2012, 22(11): 956-966.

[14] REN DD, KELLY M, KIM SM, et al. Testin interacts with vangl2 genetically to regulate inner ear sensory cell orientation and the normal development of the female reproductive tract in mice. Dev Dyn, 2013, 242(12): 1454-1465.

[15] JONES C, QIAN D, KIM SM, et al. Ankrd6 is a mammalian functional homolog of Drosophila planar cell polarity gene diego and regulates coordinated cellular orientation in the mouse inner ear. Dev Biol, 2014, 395(1): 62-72.

[16] LI S, ESTERBERG R, LACHANCE V, et al. Rack1 is required for Vangl2 membrane localization and planar cell polarity signaling while attenuating canonical Wnt activity. Proc Natl Acad Sci U S A, 2011, 108(6): 2264-2269.

[17] TAKAMIYA M, CAMPOSORTEGA JA. Hedgehog signalling controls zebrafish neural keel morphogenesis via its level-dependent effects on neurogenesis. Dev Dyn, 2006, 235(4): 978-997.

[18] TAKEMURA T, SAKAGAMI M, TAKEBAYASHI K, et al. Localization of bone morphogenetic protein-4 messenger RNA in developing mouse cochlea. Hear Res, 1996, 95(1-2): 26-32.

[19] HOLLEY M, RHODES C, KNEEBONE A, et al. Emx2 and early hair cell development in the mouse inner ear. Dev Biol, 2010, 340(2): 547-556.

[20] BISHOP KM, GOUDREAU G, O'LEARY DD. Regulation of area identity in the mammalian neocortex by Emx2 and Pax6. Science, 2000, 288(5464): 344-349.

[21] CHEN BJ, QIAN XQ, YANG XY, et al. Rab11a regulates the development of cilia and establishment of planar cell polarity in mammalian vestibular hair cells. Front Mol Neurosci, 2021(14): 762916.

第三章 前庭系统相关神经通路

外周前庭器官感知头部运动等信息，并将其转化成神经冲动，通过前庭神经传入前庭初级中枢——前庭神经核复合体，并在此换元继续向各级中枢形成投射传递信息。各级中枢完成信息加工与处理后，再通过不同传出系统支配相应的效应器官，最终指导机体做出反应。本章节将对前庭系统相关的主要神经通路（图 3-1）进行描述总结。

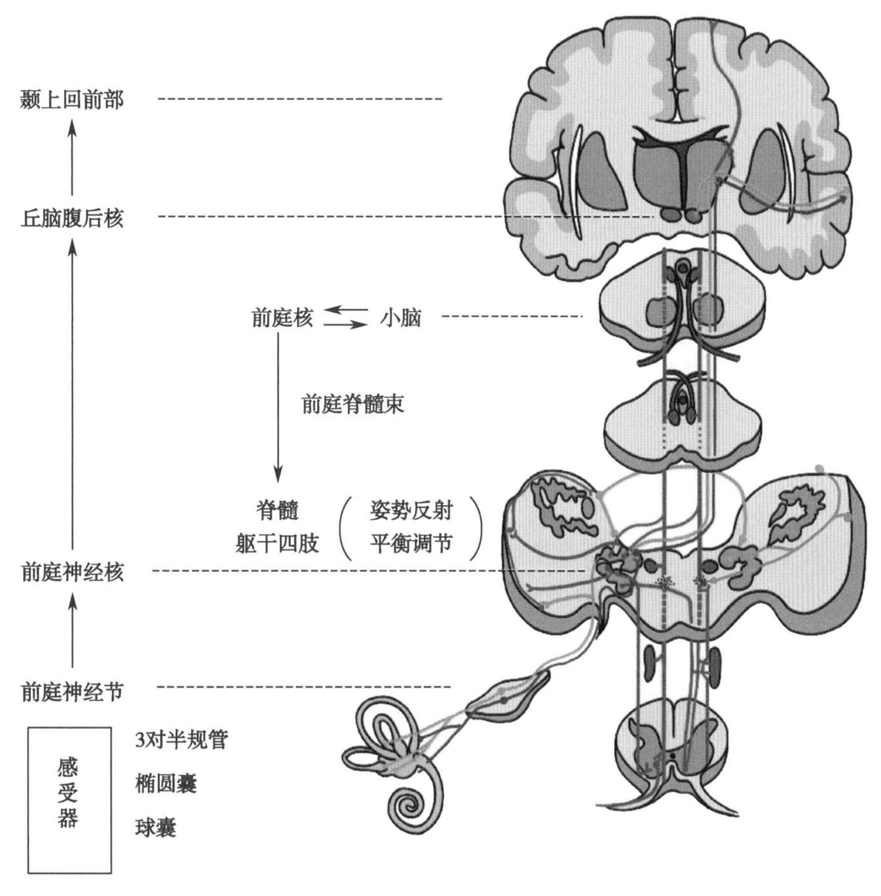

图 3-1 前庭系统相关神经通路

一、前庭神经与前庭神经节

与绝大多数感觉神经元相同，前庭神经通路的初级神经元是一类双极神经元，其周围突与外周前庭器官毛细胞形成突触连接，其神经元胞体形成前庭神经节（又称 Scarpa 神经节），其中枢突组成第Ⅷ对脑神经（cranial nerve Ⅷ，CN Ⅷ）的前庭成分，即前庭神经，向上经脑桥 - 延髓交界处进入脑干，与前庭神经核复合体或小脑前叶形成投射。

从功能上看，前庭神经可分为传入神经纤维与传出神经纤维两种，以前者为主。传入神经纤维与传出神经纤维的比例约为 600∶1，其传入纤维又可有粗细之分，神经纤维直径越粗，传输速度越快。在椭圆囊和球囊的囊斑中，粗细神经纤维的分布是分散的，亦与囊斑内Ⅰ、Ⅱ型毛细胞的分布规律相一致。前庭传出神经接受来自初级传入神经元和上级中枢（脊髓、大脑皮质等）的大量丰富传入信息，在调控同侧和对侧前庭传入神经兴奋性、建立前庭代偿、非前庭性刺激反馈等方面发挥作用。

从解剖上看，前庭神经可分为前庭上神经与前庭下神经。前者分布于椭圆囊斑、前半规管和外半规管壶腹嵴以及球囊斑前上部；后者则分布于球囊斑和后半规管壶腹嵴。前庭上、下神经之间，前庭神经与耳蜗神经，以及前庭神经与面神经之间还有细小的分支相吻合。具体参见“前庭解剖与功能”章节。

二、前庭神经核复合体

前庭神经核复合体（vestibular nuclear complex）是处理前庭传入神经信息的初级中心，位于脑桥下部和延髓的背侧，主要由 4 个亚核团，即内侧核（MVN，又称 Schwalb 核）、上核（SVN，又称 Bechterew 核）、外侧核（LVN，又称 Deiters 核）和下核（IVN，又称 Roller 核）组成，此外还包含一些小细胞群，如 X、Y、Z、E 核群等。

近年来，解剖及生理学研究证据不断指出，与前庭内侧核相邻、位于展神经核和舌下神经运动核之间的舌下前置核（nucleus prepositus hypoglossi，NPH），亦通过与前庭神经核复合体和前庭小脑（绒球小结叶）之间的广泛神经投射，参与了前庭眼动反射及其中枢调控环路。动物实验及临床研究均有报道舌下前置核部位损伤（如梗死）会导致显著的前庭功能障碍表现。

前庭神经核复合体与外周前庭神经及各前庭终器的对应关系可简单概括为：①前半规管、外半规管 - 前庭上神经 - 前庭上核背外侧部和前庭内侧核背侧部；②后半规管 - 前庭下神经 - 前庭上核、前庭内侧核和前庭下核；③椭圆囊 - 前庭上神经 - 前庭内侧核、前庭下核和前庭外侧核；④球囊 - 前庭下神经 - 前庭内侧核、前庭外侧核、前庭下核和“Y”群核。此外，双侧前庭神经核复合体之间亦有交通纤维，可调节双侧前庭兴奋性平衡，在单侧前庭功能减退所致双侧前庭功能不对称状态下发挥信息沟通、整合作用，为静态前庭代偿提供依据。

而以前庭神经核复合体为主要中继站，前庭系统又发出庞大而复杂的次级神经纤维投射到脑干、小脑、脊髓、大脑皮质和网状系统等多处神经核团及结构，形成具有不同生理功能的神经通路。本章节将对这些前庭系统相关主要神经通路进行阐述。

三、前庭系统相关神经通路

1. 前庭眼动通路　前庭眼动通路是前庭系统相关通路中至关重要的一条，半规管与耳石器均可参与其中。

该通路包括各个前庭器官对应的初级神经纤维到达相应的前庭神经核团，再由此换元发出次级神经纤维分别从内侧纵束直接通路或网状结构间接通路上行到 3 对眼动相关核团，即动眼神经核、滑车神经核和展神经核，进而通过相应传出通路控制眼球运动。前庭眼动通路是完成前庭眼动反射（vestibulo-ocular reflex，VOR）的生理基础，后者在参与头部各方向运动时维持视网膜稳定成像的过程中发挥了至关重要的作用。

以半规管为感受器官的前庭眼动反射称为角前庭眼动反射（angular VOR，aVOR），以耳石器官为感受器官的前庭眼动反射称为线前庭眼动反射（linear VOR，lVOR）。aVOR 通路中发自前庭上核的同侧上升通路为抑制性通路，经同侧内侧纵束外半部上行至同侧滑车神经核，再到动眼神经核，终止于同侧 Darkschewitsch 核及 Cajal 间质核；而发自前庭内侧核的对侧上升通路为兴奋性通路，经对侧内侧纵束内半部上行至对侧滑车神经核，再到动眼神经核，终止于对侧 Darkschewitsch 核及 Cajal 间质核。前庭内侧核可发出神经纤维投射至双侧展神经核，后者又可借助中间神经元发出部分神经纤维跨中线投射至对侧动眼神经核，兴奋对侧内直肌。外半规管的前庭眼动反射即由此展神经核中的中间神经元参与介导，见图 3-2。水平眼动和垂直扭转性眼动的次级中枢分别位于第四脑室底和脑干上外侧部，因此在小脑或脑干中线损伤患者中更易出现展神经核传入受阻导致的水平眼震消失，垂直眼震存在的中枢损伤特征性眼震。此外，亦有来自前庭外侧核的 Deiters 束上升支上行投射至同侧动眼神经核中支配内直肌相关的亚核。

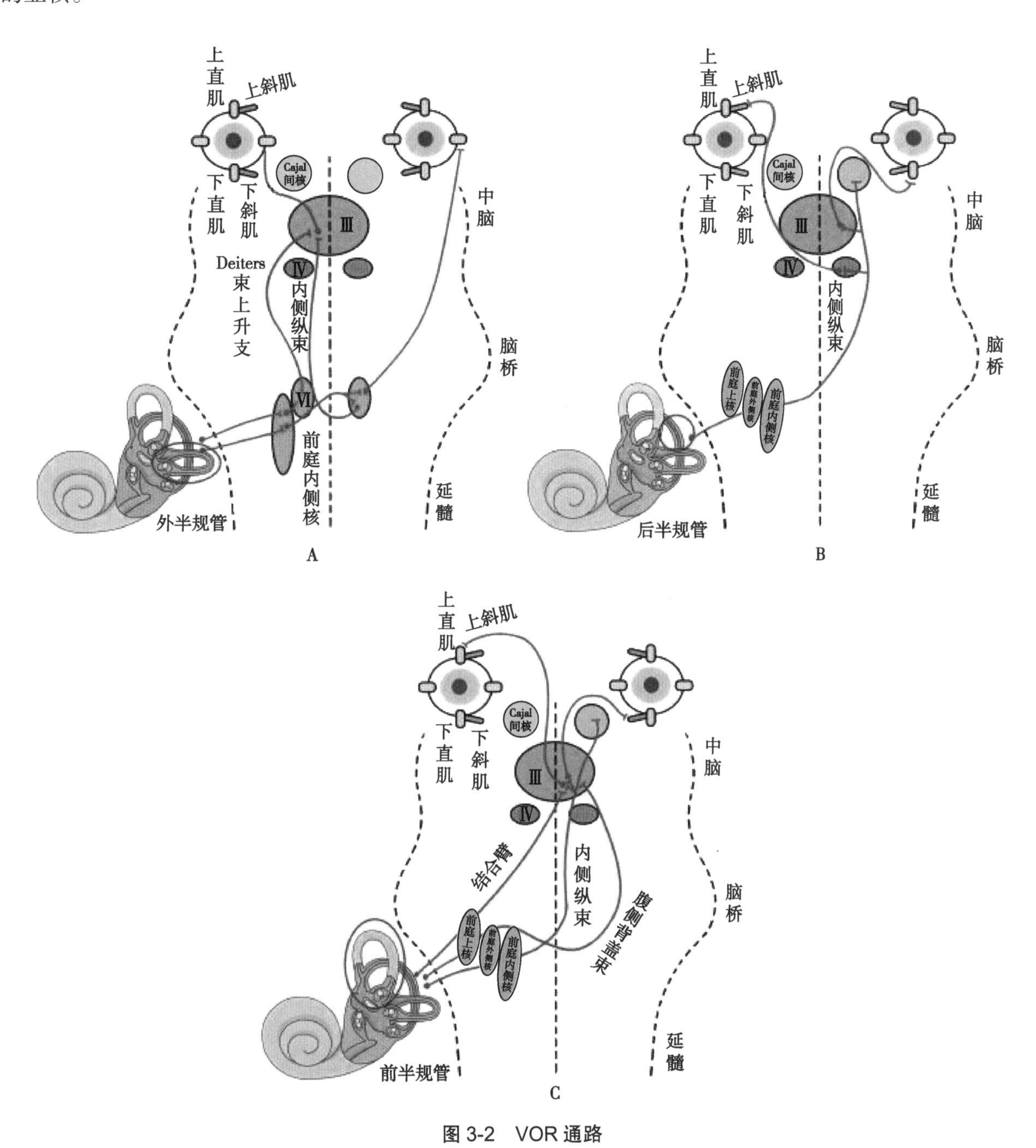

图 3-2 VOR 通路

A. 右外半规管相关 VOR 通路；B. 右后半规管相关 VOR 通路；C. 右前半规管相关 VOR 通路。

前庭系统维持视觉稳定主要的通路基础借助于视前庭功能相互作用，其实质上是视眼动反射与前庭眼动反射的相互作用。视眼动反射通路包括皮质通路和皮质下通路。皮质通路起于视网膜黄斑部视细胞，经视交叉部交叉至对侧，在外侧膝状体中继后到达枕叶皮质。枕叶皮质经小脑绒球小结叶和前蚓部中继而到达前庭核构成视跟踪通路，而从枕叶下行在动眼神经核平面交叉后降至脑桥旁正中网状结构构成扫视运动通路。皮质下通路起于视网膜外周部视细胞，在视交叉部不交叉进入副视束系统，经“速度储存单元”至前庭核。

耳石器官主要投射到前庭神经复合体外侧核、下核、内侧核和“Y”群核。其中前庭外侧核发出次级传入神经纤维经内侧纵束上行至动眼神经核等核团，而前庭内侧核可发出神经投射至双侧展神经核，大部分由对侧展神经核交叉过中线后上升至对侧动眼神经核、滑车神经核，形成神经通路支配眼外肌，并可继续上行至中脑顶盖 Cajal 间质核，成为眼偏斜反应（ocular tilt reaction，OTR）的解剖生理基础。当头向一侧歪斜或单侧椭圆囊损害后，机体会产生生理性或病理性的眼偏斜反应，主要表现如下。①眼球共轭扭转：一只眼球向上内旋升高，另一只眼球向下外旋降低，两眼高低不同，不在一个水平上；②眼球反向偏斜：一侧眼球上转，对侧眼球下转，使双眼球垂直轴不在正中垂直线上，而是从正中垂直线平行向一侧偏斜；③头倾斜：头向一侧倾斜。因此，在椭圆囊到 Cajal 间质核的这条耳石器信号转导通路中的任何部位病变，均可出现病理性眼偏斜反应（图 3-3）。

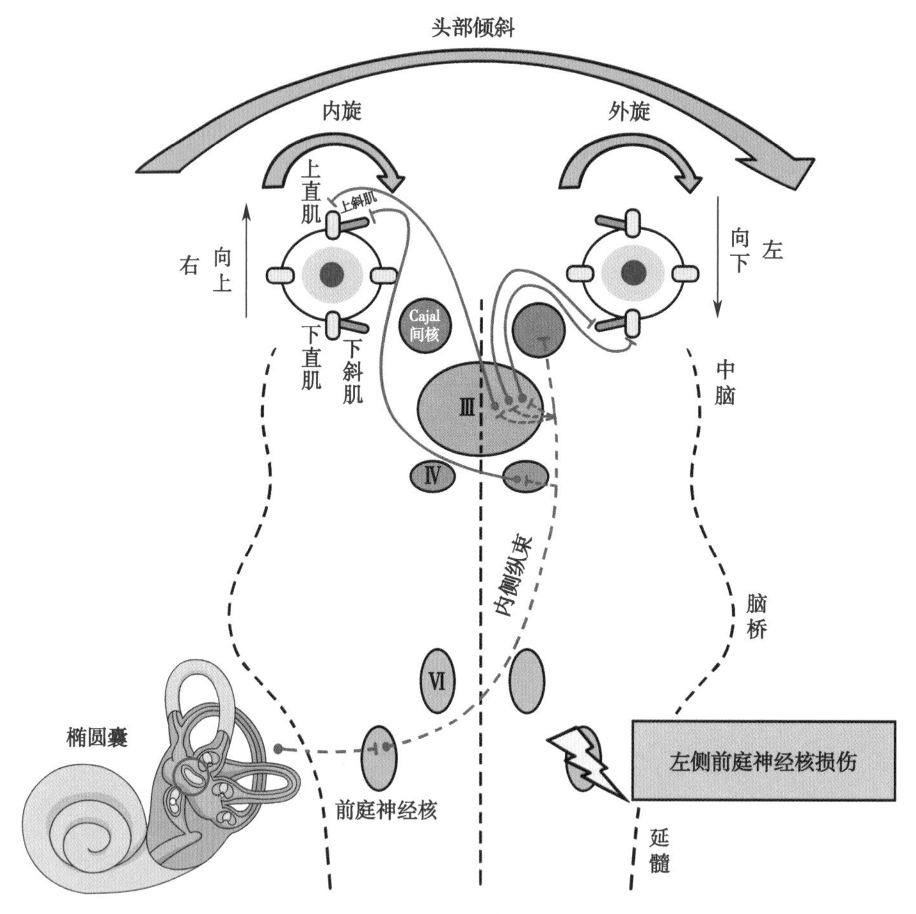

图 3-3 OTR 通路（以左侧前庭神经核损伤为例）

2. 前庭脊髓通路 前庭神经核复合体的内侧核、外侧核及下核可发出神经纤维投射至躯干及四肢骨骼肌，组成前庭脊髓束，参与调控运动中的躯体平衡。

前庭脊髓通路主要包括前庭脊髓外侧通路、前庭脊髓内侧通路和网状脊髓通路，后两者主要在前者兴奋时发挥协调性作用。前庭脊髓外侧通路主要传递兴奋性冲动到躯体伸肌，它起自前庭外侧核，形成前庭脊髓外侧束，止于同侧脊髓前角运动细胞，不交叉过中线。其投射规律严格按照从前庭外侧核嘴腹侧到背尾侧，依次对应投射到颈髓、胸髓、骶尾髓的躯体定位关系。与前庭脊髓外侧通路相反，前庭脊髓内侧束是一条以抑制性为主的神经通路，发自前庭内侧核和前庭下核，沿内侧纵束向下，大部分跨过中线交叉至对侧脊髓前角运动神经元，且终止于第7、8颈髓水平及以上。建立于此基础上的前庭脊髓反射则成为维持运动中姿势稳定的重要支撑机制。如头部运动时，与加速度方向同侧的下肢和上肢伸展，相反侧的下肢和上肢收缩。此外，前庭脊髓通路还可通过参与网状脊髓通路间接参与躯体姿势调节。

3. 前庭小脑通路　前庭小脑包括绒球、小结、蚓垂和腹侧旁绒球，可直接接受来自初级前庭神经元的投射，亦可接受来自前庭神经核复合体的次级神经元投射。

小脑在前庭系统中发挥着重要的前庭反射的调控和修正作用，比如，借助位置-前庭-休止细胞（position-vestibular-pause cells）、绒球靶神经元（flocculus target neurons）、水平凝视速度浦肯野细胞（horizontal-gaze velocity Purkinje cells）等参与前庭眼动反射的代偿、速度存储、学习与记忆等。此外，小脑还起着中继前庭信息将其进一步向上传递到丘脑、皮质等区域，并接受皮质抑制环路调节的作用。曾有研究将接受前庭初级和次级传入的小脑部分进行划分：①小结和蚓垂，在评估惯性运动中发挥重要作用；②绒球，参与视眼动反射以及前庭眼动反射中的补偿性眼动、前庭眼动反射的记忆与学习等活动；③蚓部Ⅵ、Ⅶ小叶，可接受来自前置核团的眼动信号以及背外侧核的视追踪信号，进而参与视前庭相关信息处理与整合；④前叶Ⅰ～Ⅴ小叶，调节前庭脊髓反射，参与姿势控制与躯干平衡稳定；⑤深部核团，亦在参与姿势控制反射与躯体行为中发挥调节作用。前庭小脑不但可接受来自迷路的信息，还可接收脊髓、视觉系统传递的信息，进行多系统的信息整合处理。前庭小脑亦有大量神经纤维投射传出到各个前庭神经核复合体，除顶核外，多数小脑投射纤维为抑制性，这一特点与前庭小脑调控各条反射通路的特征相一致。

4. 前庭自主神经系统通路　各前庭神经核复合体的亚核团均有发出投射参与到前庭自主神经系统通路中，Balaban等将前庭自主神经系统通路分为组成前庭自主神经反射的下行直接通路和投射至脑桥臂旁核的上行通路。前庭下核和前庭内侧核尾部经下行直接通路下行至孤束核、迷走神经背核、疑核、延髓网状核腹外侧核、延髓背盖外侧和中缝大核等，晕动病等相关的前庭交感反射即与此条通路相关。此外另有上行通路至臂旁核复合体，后者可与岛叶皮质、下丘脑、杏仁核等部位产生互相投射，进而发挥神经内分泌作用，参与循环、呼吸等自主神经活动；而前庭神经上核和内侧核喙部则也发现存在投射至臂旁核复合体的神经纤维。

5. 前庭网状系统通路　接受前庭神经核复合体次级神经纤维投射的网状系统结构主要包括：外侧网状体核、脑桥背盖网状结构、脑桥网状结构核团、延髓巨细胞网状结构核等，此外也有直接来自前庭感受器的初级纤维终止于网状结构。前庭网状系统通路又可与各级中枢神经系统产生广泛关联，包括动眼神经核团、橄榄核、小脑、边缘系统、脊髓、皮质等。近期研究提示前庭信息传入可通过蓝斑、网状上行激活系统等参与认知、感觉运动等高级神经中枢功能。

6. 前庭皮质通路　现有功能影像学及前庭刺激等研究方法发现前庭皮质范围可涵盖中央前回、中央后回、颞上回、顶内沟、前脑岛和海马等多重感觉皮质神经网络，而其中顶颞皮质被认为是前庭皮质的核心区域，在参与空间定向及前庭相关认知与感知觉等高级功能中发挥重要作用。前庭-丘脑-皮质通路是前庭和躯体感觉系统向前庭皮质传递信息的重要通路，来自前庭神经核团的信息经由丘脑腹后核整合，传递到前庭皮质。另外一条主要的前庭皮质通路路径则由前庭神经核复合体至网状结构、小脑等中继后，再经下丘脑至边缘系统和大脑皮质。

（郝维明　王云峰）

参 考 文 献

[1] HIGHSTEIN SM, HOLSTEIN GR.The anatomical and physiological framework for vestibular prostheses. Anat Rec (Hoboken), 2012, 295 (11): 2000-2009.

[2] 于立身 . 前庭功能检查技术 . 西安: 第四军医大学出版社, 2013.

[3] BERGSTROM B.Morphology of the vestibular nerve. Ⅱ. The number of myelinated vestibular nerve fibers in man at various ages. Acta Otolaryngol, 1973, 76 (2): 173-179.

[4] ASHLEY WACKYM P, SNOW JB JR. Ballenger's Otorhinolaryngology Head and Neck Surgery. 18th ed. Shelton, CT. USA: People's Medical Publishing House-USA, 2017.

[5] KLINKE R.Efferent influence on the vestibular organ during active movements of the body.Pflugers Arch, 1970, 318 (4): 325-332.

[6] MCCUE MP, GUINAN JJ JR.Influence of efferent stimulation on acoustically responsive vestibular afferents in the cat. J Neurosci, 1994, 14 (10): 6071-6083.

[7] PLOTNIK M, MARLINSKI V, GOLDBERG J M. Reflections of efferent activity in rotational responses of chinchilla vestibular afferents.J Neurophysiol, 2002, 88 (3): 1234-1244.

[8] PLOTNIK M, MARLINSKI V, GOLDBERG JM.Efferent-mediated fluctuations in vestibular nerve discharge: a novel, positive-feedback mechanism of efferent control. J Assoc Res Otolaryngol, 2005, 6 (4): 311-323.

[9] CHI FL, JIAO Y, YUAN YS, et al.Mutual interaction of vestibular afferent nervous system and vestibular efferent nervous system in vestibular compensation.Zhonghua Er Bi Yan Hou Tou Jing Wai Ke Za Zhi, 2005, 40 (2): 111-114.

[10] TASCIOGLU AB.Brief review of vestibular system anatomy and its higher order projections.Neuroanatomy, 2005, 4: 24-27.

[11] BUTLER WN, TAUBE JS.The nucleus prepositus hypoglossi contributes to head direction cell stability in rats. J Neurosci, 2015, 35 (6): 2547-2558.

[12] ZHOU C, SUI Y, HE Y, et al. Isolated central acute vestibular syndrome following nucleus prepositus hypoglossi infarction. Acta Neurol Belg, 2020, 120 (4): 959-961.

[13] KIM SH, ZEE DS, LAC SD, et al.Nucleus prepositus hypoglossi lesions produce a unique ocular motor syndrome. Neurology, 2016, 87 (19): 2026-2033.

[14] GACEK RR.The course and central termination of first order neurons supplying vestibular endorgans in the cat. Acta Otolaryngol Suppl, 1969 (254): 1-66.

[15] GACEK RR.Neuroanatomical correlates of vestibular function.Ann Otol Rhinol Laryngol, 1980, 89 (1 Pt 1): 2-5.

[16] GACEK RR.Location of trochlear vestibuloocular neurons in the cat. Exp Neurol, 1979, 66 (3): 692-706.

[17] HIGHSTEIN SM.The organization of the vestibulo-oculomotor and trochlear reflex pathways in the rabbit. Exp Brain Res, 1973, 17 (3): 285-300.

[18] GACEK RR.Location of abducens afferent neurons in the cat. Exp Neurol, 1979, 64 (2): 342-353.

[19] CHOI WY, GOLD DR.Ocular motor and vestibular disorders in brainstem disease. J Clin Neurophysiol, 2019, 36 (6): 396-404.

[20] 曾建海, 于立身 . 视前庭相互作用神经通路及其在前庭功能评定中的价值 . 国外医学·耳鼻咽喉科学分册, 1990, 14 (4): 203-207.

[21] HALMAGYI GM, CURTHOYS IS, BRANDT T, et al.Ocular tilt reaction: clinical sign of vestibular lesion. Acta

Otolaryngol Suppl, 1991 (481): 47-50.

[22] VAPHIADES MS.The ocular tilt reaction. Am Orthopt J, 2003 (53): 127-132.

[23] MCCALL AA, MILLER DM, YATES BJ.Descending influences on vestibulospinal and vestibulosympathetic reflexes.Front Neurol, 2017 (8): 112.

[24] SCHNIEPP R, MOHWALD K, WUEHR M.Gait ataxia in humans: vestibular and cerebellar control of dynamic stability.J Neurol, 2017, 264 (Suppl 1): 87-92.

[25] SCUDDER CA, FUCHS AF.Physiological and behavioral identification of vestibular nucleus neurons mediating the horizontal vestibuloocular reflex in trained rhesus monkeys. J Neurophysiol, 1992, 68 (1): 244-264.

[26] BROUSSARD DM, LISBERGER SG.Vestibular inputs to brain stem neurons that participate in motor learning in the primate vestibuloocular reflex. J Neurophysiol, 1992, 68 (5): 1906-1909.

[27] BRONTE-STEWART H, LISBERGER SG. Physiological properties of vestibular primary afferents that mediate motor learning and normal performance of the vestibulo-ocular reflex in monkeys. J Neurosci, 1994, 14 (3 Pt 1): 1290-1308.

[28] TAKAHASHI M, SHINODA Y. Neural circuits of inputs and outputs of the cerebellar cortex and nuclei. Neuroscience, 2021 (462): 70-88.

[29] BLAZQUEZ PM, HIRATA Y, HIGHSTEIN SM. The vestibulo-ocular reflex as a model system for motor learning: what is the role of the cerebellum? Cerebellum, 2004, 3 (3): 188-192.

[30] WEARNE S, RAPHAN T, COHEN B. Control of spatial orientation of the angular vestibuloocular reflex by the nodulus and uvula. J Neurophysiol, 1998, 79 (5): 2690-2715.

[31] ANGAUT P, BRODAL A.The projection of the "vestibulocerebellum" onto the vestibular nuclei in the cat. Arch Ital Biol, 1967, 105 (4): 441-479.

[32] BRODAL A.The vestibular nuclei and some of their connections. Spinal and cerebellar afferences and efferences. Actual Neurophysiol (Paris), 1967, 7 : 5-24.

[33] BALABAN CD, PORTER JD.Neuroanatomic substrates for vestibulo-autonomic interactions. J Vestib Res, 1998, 8 (1): 7-16.

[34] YATES BJ, BRONSTEIN AM.The effects of vestibular system lesions on autonomic regulation: observations, mechanisms, and clinical implications.J Vestib Res, 2005, 15 (3): 119-129.

[35] ARAVAMUTHAN BR, ANGELAKI DE.Vestibular responses in the macaque pedunculopontine nucleus and central mesencephalic reticular formation. Neuroscience, 2012 (223): 183-199.

[36] YOUSIF N, BHATT H, BAIN PG, et al.The effect of pedunculopontine nucleus deep brain stimulation on postural sway and vestibular perception.Eur J Neurol, 2016, 23 (3): 668-670.

[37] DECICCO V, TRAMONTI FANTOZZI MP, CATALDO E, et al.Trigeminal, visceral and vestibular inputs may improve cognitive functions by acting through the locus coeruleus and the ascending reticular activating system: a new hypothesis.Front Neuroanat, 2018 (11): 130.

[38] BECKER-BENSE S, BUCHHOLZ HG, BAIER B, et al.Functional plasticity after unilateral vestibular midbrain infarction in human positron emission tomography. PLoS One, 2016, 11 (11): e0165935.

[39] BENSE S, STEPHAN T, YOUSRY TA, et al.Multisensory cortical signal increases and decreases during vestibular galvanic stimulation (fMRI). J Neurophysiol, 2001, 85 (2): 886-899.

[40] DIETERICH M, BENSE S, LUTZ S, et al.Dominance for vestibular cortical function in the non-dominant hemisphere. Cereb Cortex, 2003, 13 (9): 994-1007.

[41] LOPEZ C, BLANKE O, MAST FW. The human vestibular cortex revealed by coordinate-based activation likelihood estimation meta-analysis. Neuroscience, 2012 (212): 159-179.

[42] BAIER B, CUVENHAUS HS, MÜLLER N, et al. The importance of the insular cortex for vestibular and spatial syndromes. Eur J Neurol, 2021, 28 (5): 1774-1778.

[43] SMITH AT, WALL MB, THILO KV. Vestibular inputs to human motion-sensitive visual cortex. Cereb Cortex, 2012, 22 (5): 1068-1077.

[44] HUGHES A. Vestibular and central nervous system, anatomy//KOUNTAKIS S E. Encyclopedia of Otolaryngology, Head and Neck Surgery. Berlin, Heidelberg: Springer-Verlag Berlin Heidelberg, 2013 : 3014-3016.

第四章 前庭代偿

一、概述

当一侧前庭功能由于感染、外伤、手术等原因突然严重受损或丧失，人体会出现持续的天旋地转感（眩晕）、姿势不稳、走路偏倒，以及恶心、呕吐、出汗等一系列典型的急性前庭综合征症状。然而在发病几天之内，这些症状会明显减轻，并且在之后的几个月内逐渐消失，患者可以逐渐恢复正常的生活。虽然他们中大部分人前庭功能并没有恢复到疾病前的状态，但是却不再有发病时的前庭症状。这个过程被称为前庭代偿（vestibular compensation）。过去人们曾认为前庭功能损伤是不可逆的，但研究者通过持续观察半规管和耳石器的功能，发现部分患者前庭功能损伤后出现了不同程度的恢复，甚至完全恢复。不过，大多数患者会残留持续性功能损伤。因此前庭代偿非常重要，它使患者在发生永久性前庭功能损伤的情况下仍然可以正常生活。

二、单侧前庭损伤的表现及其机制

单侧前庭功能突然损伤后，一侧传入信号下降甚至完全丧失，前庭眼动反射（VOR）和前庭脊髓反射（VSR）出现异常。可以将患者出现的一系列临床表现分为静止状态下的自发性症状和头动诱发的动态症状，它们的表现、代偿机制和持续时间有所不同。下文对二者分别进行阐述。

1. 静态症状

(1) 自发性眩晕和眼震：一侧前庭突然损伤后最典型的症状，是在静止状态下产生自身或周围环境在旋转的幻觉。与此同时，可以观察到水平方向为主的自发性眼球震颤（nystagmus），眼震慢相朝向患侧，快相朝向健侧。双侧前庭张力的不平衡使患者在静止时也产生类似头转动时的反应——感觉身体在向健侧旋转（眩晕），同时眼球向患侧反射性旋转以维持视野稳定，形成眼震的慢相。而眼震的快相则是眼球向患侧转动到一定程度后快速的纠正性运动。当患者向患侧凝视时，眼震增强；向健侧凝视时，眼震减弱，符合 Alexander 定律。患者凝视固定视靶时，眼震会减弱甚至消失，这种固视抑制现象是外周性眼震的重要特点。

(2) 眼偏斜：由于耳石器的功能异常，单侧前庭损伤患者还会出现双眼反向偏斜（患侧低于水平线，健侧高于水平线），共轭扭转（绕视轴，双侧眼球上极向患侧扭转），以及在黑暗条件下头向患侧倾斜的特殊体征。反向偏斜可导致垂直复视。共轭扭转可通过拍摄眼底照片观察到，也可以通过主观视觉水平线（subjective visual horizontal，SVH）或主观视觉垂直线（subjective visual vertical，SVV）测试进行间接评估。当患者在暗室中，将可视线调整至主观水平位置，检查者可以看到可视线向患侧倾斜。这一系列体征都与头向健侧倾斜时的代偿反应一致。

(3) 姿势不稳：错误、扭曲的前庭感觉也会导致前庭脊髓反射异常，使身体出现相应的姿势控制策略改变。这也导致了单侧前庭损伤的急性期患者闭目直立时向患侧偏倒，或闭目原地踏步试验时易向患侧偏转。

目前认为静态症状的产生机制是双侧前庭核的静息电活动不平衡。研究显示，一侧前庭神经传入信号突然减弱后，同侧前庭核的静息放电明显减弱。双侧迷路切除后，前庭核的静息放电虽有明显降低，但是仍高于单侧迷路切除后的放电水平，且动物也不会出现自发性眼震、眼偏斜、姿势不稳等体征。这说明双侧电活动的失衡不仅源于患侧传入信号的减少，还来自对侧前庭核的抑制作用。根据前庭核神经元对沿 yaw 轴的角加速度刺激的反应，可以将其分为两类：在同侧角加速度刺激下放电增加的Ⅰ型神经元，以及在对侧角加速度刺激下放电增加的Ⅱ型神经元，二者静息状态下均有自发放电活动。其中Ⅰ型神经元直接接受外周兴奋性传入信号并被激活，而Ⅱ型神经元则通过连合纤维接受对侧Ⅰ型神经元的兴奋性信号，并对同侧Ⅰ型神经元产生抑制。双侧前庭核间的连合抑制系统进一步加剧了二者张力的不平衡，对静态症状的产生有重要作用。

2. 动态症状

(1) 半规管功能障碍：半规管的功能是感受头部运动的角加速度，其动态功能损伤主要表现为头部转动诱发眩晕、振动幻视、视物模糊及不稳感等。这是因为一侧前庭器官或前庭神经损伤后，运动时双侧半规管传入信号不匹配，因此患者会对自身头动产生扭曲的感知。损伤侧传入信号的明显减弱或缺失使 VOR 增益降低，头转动诱发的反射性眼动与头动不匹配，导致头动过程中视网膜图像不稳定，产生一系列视觉不稳的症状。

在常用的半规管功能检查中，一侧前庭功能损伤后的 VOR 异常表现为患侧温度试验反应降低，视频头脉冲试验（video head impulse test，vHIT）增益降低伴纠正性扫视。其中 vHIT 为更接近生理状态的 2~6Hz高频刺激。在待测半规管平面内做高加速度旋转时，抑制侧的半规管可达到最大抑制，检查者观察到的眼球运动仅为兴奋侧半规管的反应，因此 vHIT 可以精确评估每个半规管的功能。若仅特定半规管功能受损，则刺激受损半规管时出现增益明显降低伴扫视；若仅前庭上神经损伤，表现为外半规管和/或前半规管增益明显降低伴扫视；若仅前庭下神经损伤（如少见的前庭下神经炎），则 vHIT 仅表现为后半规管增益降低伴扫视。

(2) 耳石器功能障碍：运动或姿势变化刺激产生的线加速度可导致错误的姿势平衡策略，引起患者走路不稳、易摔倒。耳石器对线加速度敏感。当各种刺激作用于耳石，引起线加速度或是重力方向的改变，而双侧耳石器不对称的信号通过 VSR 传递至全身多个肌群，引起不对称的肌肉电位变化和错误的姿势调节。动物实验显示，切断一侧前庭神经会引起双侧脊髓反射不对称。在单侧前庭损伤的患者中，也观察到控制躯体姿势和平衡的肌肉双侧反应不对称。

为了定量检测耳石器的反应，临床最常使用的是前庭诱发肌源性电位（vestibular evoked myogenic potential，VEMP），特别是颈性前庭诱发肌源性电位（cervical vestibular evoked myogenic potential，cVEMP）和眼性前庭诱发肌源性电位（ocular vestibular evoked myogenic potential，oVEMP）。它们都是利用特定频率声波（骨导振动或气导声音）刺激耳石器的不规则神经元，同时在胸锁乳突肌和眼肌记录诱发电位，通过 VSR 通路评估耳石器功能。球囊损伤时，可检测到 cVEMP 诱发电位降低或消失；椭圆囊损伤时，可检测到 oVEMP 诱发电位降低或消失。此外，动态单侧偏心旋转（dynamic unilateral centrifugation，DUC）、动态 SVV 等检查则是通过耳石眼动反射（otolith-ocular reflex）评估耳石器功能。

三、前庭代偿及其机制

单侧前庭功能损伤后，大部分患者的症状都会逐渐改善，恢复正常生活。前庭代偿的过程见图 4-1。其中部分人可能发生了不同程度的功能恢复，外周前庭的再生能力可能是这种功能恢复的基础。即使损伤的功能无法恢复，许多患者也可以通过建立前庭代偿基本满足生活需要。这种情况下，患者已经完全没有了前庭反应症状，但是客观检查（如 vHIT、VEMP）显示仍然存在前庭功能障碍。某些应激条件下，已经建立代偿的患者可能会再次出现前庭症状，这种情况被称为失代偿（decompensation）。然而，也有少部

分患者始终无法自行形成有效的代偿机制，在患病后数年仍残留不同程度的头晕、恶心、不稳感等症状，称为代偿不完全，需要医生和康复治疗师介入干预。为了探索影响损伤后转归的因素，帮助患者更好地恢复正常生活，首先需要理解前庭代偿的形成机制。

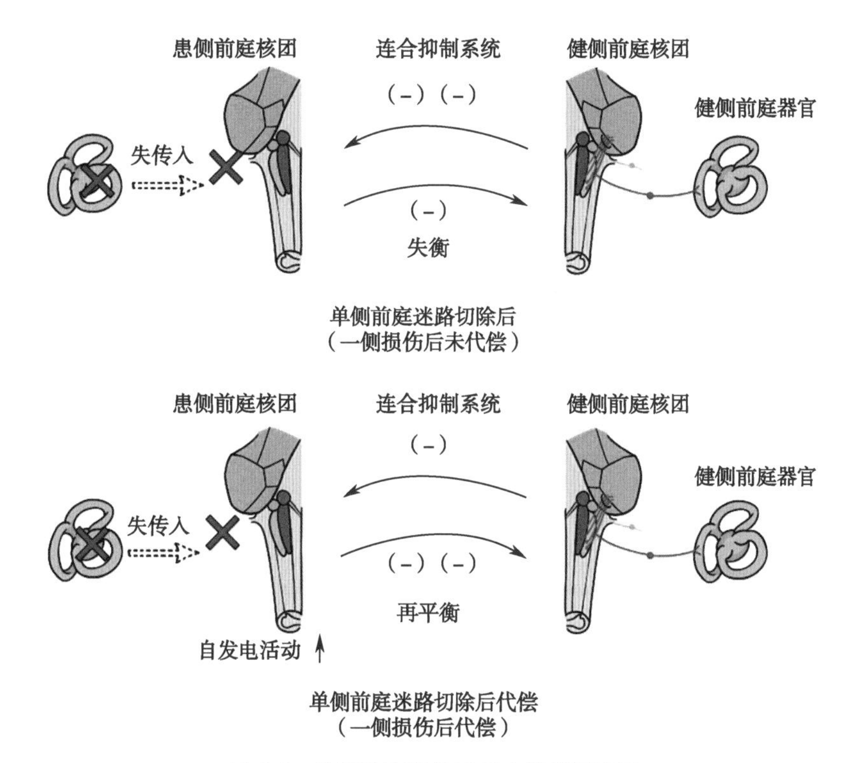

图 4-1 单侧前庭损伤后重建代偿示意图

1. 静态代偿　如前所述，静态症状和动态症状的形成与代偿机制不同。静态症状的代偿被称为静态代偿，其机制为双侧前庭核自发性电活动的快速再平衡。

前庭核复合体是静态代偿中最重要的结构，其中前庭内侧核（medial vestibular nucleus，MVN）接受来自 3 个半规管和椭圆囊初级纤维的投射，其内在膜特性和静态代偿密切相关。这一再平衡过程在发病后数小时内快速启动，使患者的自发性眩晕和眼震得以迅速好转。恢复的时间有较强的个体差异，绝大多数患者的静态症状在发病 1 个月内逐渐缓解，异常的体征则需要数个月至 1 年才能完全代偿。但仍有部分患者残留持续性的自发性眼震、眼偏斜等体征。

研究者试图通过一系列动物实验揭示一侧外周前庭损伤后的快速代偿是如何发生的。一侧迷路切除/前庭神经切断术后数小时内，前庭核内 *Fos*、*Zif-268* 等即早基因表达即开始上调。随后，神经营养因子，包括脑源性神经营养因子（brain-derived neurotrophic factor，BDNF）、神经生长因子（nerve growth factor，NGF）、神经营养因子（neurotrophin）-3、神经保护因子 NFκB、锰超氧化物歧化酶（manganese superoxide dismutase，MnSOD）、肿瘤坏死因子（tumor necrosis factor，TNF）、乙酰胆碱转移酶等表达增加，组胺、糖皮质激素释放增加。一侧迷路切除后，患侧 MVN 内 γ- 氨基丁酸（gama-aminobutyric acid，GABA）和甘氨酸的受体效能下降，使神经元对抑制性递质的敏感性下降，有利于前庭核兴奋性的提高。GABA 能神经元也在 MVN 内部的连合抑制系统中起重要的作用。兴奋性的神经递质中比较重要的是谷氨酸。在生理条件下，前庭神经投射至 MVN 突触后神经元的突触具有很强的可塑性，其极化水平和传入信号模式的不同可引起长时程增强（long-term potentiation，LTP）或长时程抑制（long-term depression，LTD）的双向作用。而谷氨酸受体，特别是代谢型谷氨酸受体在 MVN 突触后神经元内在兴奋性的 LTP 中起重要作用。这种可塑性可能是前庭代偿的重要机制。糖皮质激素可作用于GABA能神经元和谷氨酸受体，而组胺可诱导神经干细胞的增殖及分化，调控GABA和甘氨酸释放，促进下丘脑应激相关激素的释放，其受体的可塑性可能是前庭代偿的重要机制。二者相关药物均能影响前庭代偿的形成。也有研究显示，突触抑制或超极化可通过BK型Ca^{2+}依赖钾通道介导MVN神经元的兴奋性提高，补偿缺失的外周传入，这也可能是静态代偿的途径之一。一系列细胞和生化环境的改变有利于前庭核内神经细胞的增殖、分化激活，GABA能神经元、星形胶质细胞、小胶质细胞数量增加。患侧前庭核中规律放电的神经元比例增大，对侧不规则放电的神经元比例增加，有利于维持缺乏传入信号的患侧前庭核静息自主放电。

除了前庭核，小脑也被认为在静态代偿中起到重要的作用。McCabe和Ryu在1969年提出了“小脑钳”假说。该假说认为在失去一侧前庭传入的早期，小脑会“钳制”双侧前庭核的自发电活动从而使双侧同时降低至接近0，以减轻双侧的不平衡。然后后续研究显示，对侧前庭核的Ⅰ型神经元自发电活动并没有降低，早期的双侧前庭核电活动的再平衡应是一个更加复杂的过程。小脑与前庭关系最密切的区域为绒球、旁绒球及小结，被认为给前庭神经核提供抑制性信号。在临床中也观察到，小脑梗死患者发生单侧前庭损伤后，眩晕和自发性眼震可持续数个月而无法自行代偿。有研究指出，小脑绒球在患侧MVN的内在兴奋性提高中起重要作用，且其作用与代谢型谷氨酸受体激活和糖皮质激素作用相关。虽然小脑在前庭代偿中起到重要作用，但其具体的机制仍有待进一步阐明。此外，丘脑、前庭皮质、边缘系统等在损伤后急性期也发生了代谢变化，不过他们是否参与了早期代偿，还是只是损伤后病理生理反应的一部分，具体仍有待进一步探索。

2. 动态代偿　静态代偿可以达到双侧前庭核的放电平衡，使患者静止时不出现症状。但是当出现运动刺激时，双侧输入信号的不匹配仍然存在，这种动态功能的代偿更困难，依赖于不同感官信号的整合以及新的行为模式的形成，需要更长时间的训练，且个体代偿程度有较大的差异。

广义来说，若将前庭代偿定义为一侧前庭损伤之后症状和行为的恢复，则代偿途径可分为修复（restoration）、适应（adaptation）和习服（habituation）。动物实验证实，损伤后的外周前庭具有突触修复的能力。临床中，也可以观察到有患者半规管和耳石功能客观检查恢复正常的现象。前庭核内GABA能神经元和胶质细胞的增殖及突触重建对动态代偿的价值可能比静态代偿更大，因为它是一个长期的过程。不过，目前还不清楚这种修复是如何影响患者症状和功能的恢复。适应主要通过感觉和行为的替代完成，正确的多感觉整合是动态代偿的重要途径。人体姿势平衡主要依靠本体觉、前庭觉和视觉共同维持，在不同情况下各感觉所占比例可不同，起到互相补充的作用。在前庭觉受损后，本体觉和视觉所占比例会升高，起到感觉替代的作用。干扰前庭功能减退患者的视觉和本体觉会使其姿势平衡受到比正常人更大的影响。习服是对同一重复刺激的反应逐渐减小的过程。从机制上看，它是重复地刺激使突触前膜Ca^{2+}通道阻滞，导致突触后电位降低的过程。虽然它也是前庭系统可塑性机制的一部分，但是在前庭代偿中的作用并不是很重要。

（1）VOR的代偿：VOR，特别是高频VOR完全恢复是比较困难的。对前庭功能损伤患者的随访显示，在发病后数个月至数年后，大部分患者的高频VOR增益虽然有了不同程度的提高，但仍然显著低于对侧。所以扫视、眨眼、颈-眼反射增益的提高等感觉和行为替代可能是VOR代偿、提高头动时视敏度的重要途径。

补偿性扫视是VOR增益降低的结果，也是半规管功能损伤的征兆。扫视被视为一种行为替代策略，用于补偿VOR的不足，提高头向患侧转动时的凝视稳定性，且一次头动可能发生不止一次扫视。当扫视发生在转头过程中，则被称为隐性扫视（covert saccade），它被认为可以更好地减少VOR不足的影响。对前庭神经炎患者的随访显示，患者恢复期显性扫视明显减少，而在发病6个月后仍有超过85%的患者存在隐性扫视。当患者被要求进行主动的头部转动时，VOR增益较被动甩头时提高，并且补偿性扫视的潜伏期缩短，表现为隐性扫视。因此对于可预测的运动，患者可通过预先编程的眼球运动更好地弥补 VOR 的不足。所以 vHIT 高速的被动甩头能更准确地反映半规管功能障碍。

另一种方式是提高颈 - 眼反射（cervico-ocular reflex，COR）增益以补偿 VOR 的不足。这是一种感觉替代的方法。动物实验已经证实，刺激颈部（上段颈椎关节和韧带）的本体感受器可以影响展神经和前庭神经核放电，阻断这些神经传导可以引起眼震。而在一侧半规管失传入以后，COR 的增益出现明显的提高。在因庆大霉素或手术导致双侧前庭功能减退的患者中，仍可以稳定地诱发出扫视。因此有研究者提出，COR 可能是扫视产生的途径。不过，COR 是否有助于提高凝视的稳定性仍有待进一步研究。

眨眼也是一种行为替代的方法。患者向患侧转头时眨眼或闭眼，可以避免视网膜图像滑动造成的视物模糊。此外，双侧前庭功能低下患者的平滑追踪增益提高，提示其可能是 VOR 不足的代偿途径之一。

(2) VSR 的代偿：VSR 的重要作用是根据耳石器感受到的重力方向调控躯体的姿态。动物和人体研究均显示，前庭损伤后出现的姿势不稳，是由于本体觉引起的姿势反应的幅度和范围过大。这与 VOR 的增益降低有所不同。因此，VSR 的代偿是对姿势反应幅度进行重新调校的过程，而感觉替代则是其中非常重要的机制。当动物缺乏感觉替代来源时，可能会导致持续不对称的 VSR，最终导致脊柱侧凸。

视觉、触觉和残余的前庭觉均参与 VSR 代偿过程，可以帮助患者判断重力和线加速度的方向。基于体素的形态学分析显示，一侧前庭损伤后，视觉运动和本体感觉皮质灰质体积增大，提示感觉替代的存在。不过，不同的个体损伤后感觉替代的代偿策略有较大的不同——有的人以视觉为主，而有的人主要依赖本体觉。一项经典的研究揭示了一个有趣的现象：对于本体觉依赖的患者来说，闭眼时的姿势稳定性比睁眼时更高。该研究中，同样接受单侧前庭神经切断术的患者，约 54% 表现出更多的视觉依赖，而 46% 则表现为更多的本体觉依赖。亦有针对触觉的感觉替代机制研究显示，在旋转平面上，单个指尖的 <100g 的轻触觉即可提供与视觉相当的姿势稳定效果。因此，一根手杖依靠其传递的细微压力变化，就可以非常好地帮助平衡不稳的患者保持躯体稳定性。在双侧前庭功能下降患者中，手杖对维持姿势稳定性的帮助甚至大于视觉。此外，对于仍有残余前庭功能的患者，充分利用残余前庭觉者比仅依赖视觉和本体觉者代偿效果更好，这也说明了正确的感觉替代策略的重要性。

3. 影响前庭代偿的因素　前庭代偿的方法和程度有很强的个体差异性，一些患者自主形成不良的代偿策略，导致他们长时间受前庭症状所困扰。这也是为什么很多患者需要医生和康复治疗师的干预，帮助他们形成个性化的代偿方案，最大限度地减少前庭功能不足带来的影响。

各种复杂的因素都可能影响患者的代偿结果。感觉替代的形成需要以相应感觉的输入为基础。因此，视觉、本体觉的刺激对 VSR 的代偿非常重要。缺乏视觉输入信息会阻碍代偿的形成，延迟平衡功能恢复。类似地，本体觉信息（如头位）的缺乏对 VSR、VOR 的代偿均有负面影响，而刺激本体感受器则可以促进动态代偿的形成。因此，针对性的行为训练（前庭康复）是优化躯体控制策略，促进患者功能代偿的重要途径。一些与前庭代偿形成机制相关的药物也被证实可以影响代偿的建立，如 H_3 受体拮抗剂、$GABA_a$ 受体拮抗剂都可以加快代偿的进程。患者的心理因素也可对代偿产生重要影响，如焦虑可以影响眼动反射和凝视。许多慢性前庭综合征（如恐惧姿势性眩晕、慢性主观性眩晕等）的发生发展也与心理、人格因素密切相关。不过，由于心理因素和前庭症状相互影响，目前还不能确定其与前庭代偿确切的因果关系。此外，发病前存在小脑损伤也会阻碍前庭代偿的建立。特定条件下（如失重、药物、疲劳等），已经建立代偿的患者也可能出现失代偿。

（余方舟　聂国辉）

参考文献

[1] MANZARI L,BURGESS AM,MACDOUGALL HG,et al. Objective verification of full recovery of dynamic vestibular function after superior vestibular neuritis. Laryngoscope,2011,121(11):2496-2500.

[2] ZHANG YB,WANG WQ. Reliability of the Fukuda stepping test to determine the side of vestibular dysfunction. J Int Med Res,2011,39(4):1432-1437.

[3] RIS L,DE WAELE C,SERAFIN M,et al. Neuronal activity in the ipsilateral vestibular nucleus following unilateral labyrinthectomy in the alert guinea pig. J Neurophysiol,1995,74(5):2087-2099.

[4] RIS L,GODAUX E. Neuronal activity in the vestibular nuclei after contralateral or bilateral labyrinthectomy in the alert guinea pig. J Neurophysiol,1998,80(5):2352-2367.

[5] BERGQUIST F,LUDWIG M,DUTIA MB. Role of the commissural inhibitory system in vestibular compensation in the rat. J Physiol,2008,586(18):4441-4452.

[6] KIM JS,KIM HJ. Inferior vestibular neuritis. J Neurol,2012,259(8):1553-1560.

[7] LACOUR M,ROLL JP,APPAIX M. Modifications and development of spinal reflexes in the alert baboon(Papio papio) following an unilateral vestibular neurotomy. Brain Research,1976,113(2):255-269.

[8] ALLUM JHJ,PFALTZ CR. Influence of bilateral and acute unilateral peripheral vestibular deficits on early sway stabilizing responses in human tibialis anterior muscles. Acta Otolaryngol Suppl,1984,96(406):115-119.

[9] BERANECK M,IDOUX E. Reconsidering the role of neuronal intrinsic properties and neuromodulation in vestibular homeostasis. Front Neurol,2012(3):25.

[10] TIGHILET B,BORDIGA P,CASSEL R,et al. Peripheral vestibular plasticity vs central compensation:evidence and questions. J Neurol,2019,266(Suppl 1):27-32.

[11] LACOUR M,HELMCHEN C,VIDAL PP. Vestibular compensation:the neuro-otologist's best friend. J Neurol,2016,263(Suppl 1):S54-S64.

[12] GUSTAVEDIT DUFLO S,GESTREAU C,TIGHILET B,et al. Fos expression in the cat brainstem after unilateral vestibular neurectomy. Brain Research,1999,824(1):1-17.

[13] SMITH PF,CURTHOYS IS. Neuronal activity in the contralateral medial vestibular nucleus of the guinea pig following unilateral labyrinthectomy. Brain Research,1988,444(2):295-307.

[14] LIBERGE M,MANRIQUE C,BERNARDDEMANZE L,et al. Changes in TNFα,NFκB and MnSOD protein in the vestibular nuclei after unilateral vestibular deafferentation. J Neuroinflammation,2010,7(1):1-16.

[15] TIGHILET B,LACOUR M.Distribution of choline acetyltransferase immunoreactivity in the vestibular nuclei of normal and unilateral vestibular neurectomized cats. Eur J Neurosci,1998,10(10):3115-3126.

[16] TIGHILET B,LACOUR M. Histamine immunoreactivity changes in vestibular-lesioned and histaminergic-treated cats. Eur J Pharmacol,1997,330(1):65-77.

[17] CAMERON SA,DUTIA MB. Lesion-induced plasticity in rat vestibular nucleus neurones dependent on glucocorticoid receptor activation. J Physiol,1999,518(Pt 1):151-158.

[18] VIBERT N,BERANECK M,BANTIKYAN A,et al. Vestibular compensation modifies the sensitivity of vestibular neurons to inhibitory amino acids. Neuroreport,2000,11(9):1921-1927.

[19] YAMANAKA T,HIM A,CAMERON SA,et al. Rapid compensatory changes in GABA receptor efficacy in rat vestibular neurones after unilateral labyrinthectomy. J Physiol,2000,523(2):413-424.

[20] MCELVAIN LE,BAGNALL MW,SAKATOS A,et al. Bidirectional plasticity gated by hyperpolarization controls the gain of postsynaptic firing responses at central vestibular nerve synapses. Neuron,2010,68(4):763-775.

[21] PETTOROSSI VE,DIENI CV,SCARDUZIO M,et al. Long-term potentiation of synaptic response and intrinsic excitability in neurons of the rat medial vestibular nuclei. Neuroscience,2011(187):1-14.

[22] BERGQUIST F,DUTIA MB.Central histaminergic modulation of vestibular function-a review. Sheng Li Xue Bao, 2006,58(4):293-304.

[23] NELSON AB,KRISPEL CM,SEKIRNJAK C,et al. Long-lasting increases in intrinsic excitability triggered by inhibition. Neuron,2003,40(3):609-620.

[24] DUTHEIL S,BREZUN JM,LEONARD J,et al. Neurogenesis and astrogenesis contribution to recovery of vestibular functions in the adult cat following unilateral vestibular neurectomy:cellular and behavioral evidence.Neuroscience, 2009,164(4):1444-1456.

[25] TIGHILET B,LACOUR M.Gamma amino butyric acid(GABA)immunoreactivity in the vestibular nuclei of normal and unilateral vestibular neurectomized cats. Eur J Neurosci,2001,13(12):2255-2267.

[26] TIGHILET B,BREZUN JM,DITDUFLOSYLVIE G,et al. New neurons in the vestibular nuclei complex after unilateral vestibular neurectomy in the adult cat. Eur J Neurosci,2007,25(1):47-58.

[27] BERANECK M,HACHEMAOUI M,IDOUX E,et al. Long-term plasticity of ipsilesional medial vestibular nucleus neurons after unilateral labyrinthectomy. J Neurophysiol,2003,90(1):184-203.

[28] BERANECK M,IDOUX E,UNO A,et al. Unilateral labyrinthectomy modifies the membrane properties of contralesional vestibular neurons. J Neurophysiol,2004,92(3):1668-1684.

[29] MCCABE BF,RYU JH.Experiments on vestibular compensation. Laryngoscope,1969,79(10):1728-1736.

[30] NEWLANDS SD,PERACHIO AA. Compensation of horizontal canal related activity in the medial vestibular nucleus following unilateral labyrinth ablation in the decerebrate gerbil. Exp Brain Res,1990,82(2):359-372.

[31] FURMAN JM,BALABAN CD,POLLACK IF. Vestibular compensation in a patient with a cerebellar infarction. Neurology,1997,48(4):916-920.

[32] KITAHARA T,TAKEDAJN,SAIKA T,et al. Role of the flocculus in the development of vestibular compensation: Immunohistochemical studies with retrograde tracing and flocculectomy using Fos expression as a marker in the rat brainstem. Neuroscience,1997,76(2):571-580.

[33] JOHNSTON AR,SECKL JR,DUTIA MB. Role of the flocculus in mediating vestibular nucleus neuron plasticity during vestibular compensation in the rat. J Physiol,2002,545(3):903-911.

[34] ZWERGAL A,SCHLICHTIGER J,XIONG G,et al. Sequential [F-18] FDG μPET whole-brain imaging of central vestibular compensation:a model of deafferentation-induced brain plasticity. Brain Struct Funct,2016,221(1):159-170.

[35] TRAVO C,GABOYARDNIAY S,CHABBERT C.Plasticity of Scarpa's ganglion neurons as a possible basis for functional restoration within vestibular endorgans. Front Neurol,2012(3):91.

[36] SADEGHI SG,MINOR LB,CULLEN KE.Multimodal integration after unilateral labyrinthine lesion:single vestibular nuclei neuron responses and implications for postural compensation. J Neurophysiol,2010,105(2):661-673.

[37] YAKUSHIN SB,KOLESNIKOVA OV,COHEN B,et al. Complementary gain modifications of the cervico-ocular (COR)and angular vestibulo-ocular(aVOR)reflexes after canal plugging. Exp Brain Res,2011,210(3-4):549-560.

[38] PALLA A,STRAUMANN D,BRONSTEIN AM. Vestibular neuritis:Vertigo and the high-acceleration vestibulo-

ocular reflex. J Neurol, 2008, 255 (10): 1479-1482.

[39] FU W, HE F, WEI D, et al. Recovery pattern of high-frequency acceleration vestibulo-ocular reflex in unilateral vestibular neuritis: A preliminary study. Front Neurol, 2019 (10): 85.

[40] GRESTY MA. A reexamination of "neck reflex" eye movements in the rabbit. Acta Otolaryngol, 1976, 81 (5-6): 386-394.

[41] WEBER KP, AW ST, TODD MJ, et al. Horizontal head impulse test detects gentamicin vestibulotoxicity. Neurology, 2009, 72 (16): 1417-1424.

[42] MACDOUGALL HG, CURTHOYS IS. Plasticity during vestibular compensation: the role of saccades. Front Neurol, 2012 (3): 21.

[43] HERDMAN SJ, CLENDANIEL RA. Vestibular rehabilitation.4th ed.philadelphia, F.A.Davis Company, 2014.

[44] BOCKISCH CJ, STRAUMANN D, HESS K, et al. Enhanced smooth pursuit eye movements in patients with bilateral vestibular deficits. Neuroreport, 2004, 15 (17): 2617-2620.

[45] HORAK FB. Postural compensation for vestibular loss. Ann N Y Acad Sci, 2009 (1164): 76-81.

[46] LAMBERT FM, MALINVAUD D, GRATACAP M, et al.Restricted neural plasticity in vestibulospinal pathways after unilateral labyrinthectomy as the origin for scoliotic deformations. J Neurosci, 2013, 33 (16): 6845-6856.

[47] CREATH R, KIEMEL T, HORAK F, et al. Limited control strategies with the loss of vestibular function. Exp Brain Res, 2002, 145 (3): 323-333.

[48] ZU EULENBURG P, STOETER P, DIETERICH M.Voxel-based morphometry depicts central compensation after vestibular neuritis. Ann Neurol, 2010, 68 (2): 241-249.

[49] LACOUR M, BARTHELEMY J, BOREL L, et al. Sensory strategies in human postural control before and after unilateral vestibular neurotomy.Exp Brain Res, 1997, 115 (2): 300-310.

[50] ZENNOUAZOGUI Y, XERRI C, HARLAY F.Visual experience during a sensitive period plays a critical role in vestibular compensation: neuronal substrates within Deiters'nucleus in the alert cat. Restor Neurol Neurosci, 1995, 7 (4): 235-246.

[51] PETTOROSSI VE, PETROSINI L. Tonic cervical influences on eye nystagmus following hemilabyrinthectomy: immediate and plastic effects. Brain Research, 1984, 324 (1): 11-19.

[52] TIGHILET B, MOURRE C, TROTTIER S, et al. Histaminergic ligands improve vestibular compensation in the cat: behavioural, neurochemical and molecular evidence. Eur J Pharmacol, 2007, 568 (1-3): 149-163.

[53] PEPPARD SB. Effect of drug therapy on compensation from vestibular injury. Laryngoscope, 1986, 96 (8): 878-898.

[54] BRANDT T. Phobic postural vertigo. Neurology, 1996, 46 (6): 1515-1519.

[55] REBER A, COURJON JH, DENISE P, et al.Vestibular decompensation in labyrinthectomized rats placed in weightlessness during parabolic flight. Neurosci Lett, 2003, 344 (2): 122-126.

第五章 前庭毛细胞的损伤与再生

外周前庭末梢系统由5个感受器组成，分别是椭圆囊、球囊和3个半规管，具有感知重力和机体加速度运动的功能。每个感受器中都有成簇的毛细胞。头部的角加速度或线加速度导致相应感受器的毛细胞的纤毛簇倾斜，将头部运动转化成前庭电信号。根据毛细胞的形态和功能，可分为Ⅰ型和Ⅱ型毛细胞，这两种毛细胞对于自身运动和空间的定向感知至关重要。长期以来，前庭毛细胞的损伤、保护及再生长都是耳科学研究的热点和难点问题。

一、前庭毛细胞的损伤机制

前庭毛细胞的损伤可能由多种因素引起，包括药物、衰老、噪声和基因突变等。毛细胞的严重损伤和丢失会引起眩晕、平衡障碍和空间定位障碍等。虽然前庭功能障碍的症状可以通过中枢感觉系统机制部分代偿，但受损的前庭功能无法通过哺乳动物有限的前庭毛细胞再生而恢复。因此，了解哺乳动物前庭毛细胞的损伤机制有助于研究保护毛细胞以及支配毛细胞的神经元，对前庭功能障碍的预防和治疗都有重要的意义。

前庭毛细胞表达Pax2和Sox2，可与耳蜗毛细胞区分。前庭Ⅱ型毛细胞同时表达钙结合蛋白Calretinin和Sox2。前庭Ⅰ型毛细胞可通过感觉神经元的烧瓶状突触识别。

1. 常见导致前庭毛细胞损伤的因素

(1) 年龄：随着年龄的增长，前庭功能也随之下降，但不同于年龄相关性听力损失，人们对衰老引起的前庭功能障碍仍知之甚少。前庭功能障碍的最常见原因是前庭毛细胞的损伤和丢失，从而引起前庭器官结构的退化和异常。早在1973年，Rosenhall就对不同年龄人群的毛细胞进行定量分析，观察到70岁以上的成年人前庭毛细胞数量显著减少，其中壶腹嵴减少40%，囊斑减少约20%，且Ⅰ型毛细胞较Ⅱ型毛细胞减少明显。随后的研究显示，从出生开始，前庭毛细胞就以恒定的速度持续下降，半规管壶腹嵴的Ⅰ型毛细胞下降速度较囊斑快，而Ⅱ型毛细胞在5个前庭器官的感觉上皮中以相同速度下降。在数量减少前，前庭毛细胞就存在与年龄相关的超微结构改变，例如胞质内脂褐素颗粒和多泡体沉积，纤毛脱落，表皮板不完整等。与毛细胞相比，前庭Scarpa神经节细胞数量的下降开始于30岁，并且随着年龄的增长速度加快。最近的研究提示，前庭毛细胞突触的变性和丢失早于毛细胞的损伤，可能是年龄相关性前庭功能障碍的关键诱因。

(2) 药物：除了年龄相关的退行性变，耳毒性（包括耳蜗毒性和前庭毒性）药物或化合物也是人类听力和平衡障碍的重要原因，其中氨基糖苷类抗生素和铂类抗肿瘤药物是引起前庭毒性的主要药物。人类和啮齿类动物的研究表明，耳毒性药物的主要靶细胞是毛细胞，暴露于这些药物会导致毛细胞凋亡，坏死以及传入神经末梢受损。不同亚型细胞对耳毒性药物的敏感性不同，有证据表明，位于囊斑微纹区和壶腹嵴中央区的Ⅰ型毛细胞最易受损伤。

(3) 噪声：一些噪声诱发听力损失的患者同时也伴有前庭功能问题，但临床研究中的报告结果并不一致，因此哺乳动物模型常被用来检测噪声对前庭器官的影响。长期噪声暴露后，豚鼠椭圆囊Ⅰ型毛细胞出现严重损伤，Ⅱ型毛细胞损伤较轻，支持细胞和前庭神经节仍保持完整，VEMP测试表现为引不出波型或振幅异常。在大鼠模型中，噪声暴露也会对周围前庭系统造成严重损害，包括纤毛密度降低和突触损伤。此外，噪声损伤还能影响前庭耳毒性药物的敏感性，目前尚不清楚其具体机制。

(4) 遗传:随着高通量测序技术和生物信息学的发展,前庭疾病的相关基因研究日益增多,其中影响前庭功能的基因多与综合征性耳聋和神经病变密切相关。除了毛细胞发育分化过程中的关键基因 *Lgr5*、*Atoh1*、*Pou4f3* 和 *Myo7a* 等,影响前庭毛细胞的常见基因还有 *MYO15A*、*Pcdh15*、*Ptprq* 等。*MYO15A* 基因位于 *DFNB3* 基因座,Shaker-2(*sh2*)突变小鼠是研究 *DFNB3* 的模型。研究显示 *sh2* 小鼠毛细胞纤毛发育异常,从而导致耳聋与前庭障碍。*Whirlin* 基因突变的 Whirler(*whi*)鼠表现出与 *sh2* 小鼠相似的表型,研究显示肌球蛋白 Myo15a 与 Whirlin 蛋白之间的相互作用是毛细胞纤毛发育过程中的关键事件。Ames waltzer(*av*)小鼠由于原钙黏蛋白 15(Pcdh15)突变而表现出听觉和前庭异常,是 1F 型 Usher 综合征的动物模型。虽然研究显示 Pcdh15 对于前庭毛细胞结构发育不是必需的,但很可能在信号转导中发挥作用从而影响毛细胞功能。此外,编码受体型蛋白酪氨酸磷酸酶 Q 的基因 *PTPRQ* 的缺失也会影响前庭毛细胞的结构和功能缺陷,在 *PTPRQ* 敲除小鼠观察到前庭毛细胞纤毛融合和丢失,*PTPRQ* 纯合突变引起 DFNB84A。

(5) 免疫:虽然此前内耳由于存在血迷路屏障,曾被认为是免疫豁免器官,但通过对内耳免疫反应的观察,现在人们认为免疫系统可以在所有组织中发挥作用。一方面,内耳常驻巨噬细胞分布在螺旋韧带、血管纹、骨螺旋板、螺旋神经节和基底膜等部位,通过监视、清除有害物质和修复损伤组织来保护内耳。此外,最近研究表明 cochlin 蛋白 LCCL 结构域可以激活内耳先天性免疫应答,LCCL 可以隔离病原体防止扩散,并且通过介导 IL-1β 和 IL-6 的分泌从而促进中性粒细胞和巨噬细胞募集进入内耳以清除细菌。

另一方面,免疫反应也可能是导致内耳细胞损伤的重要原因,包括引起自身免疫性内耳疾病等。近年来的研究发现,自身免疫性内耳疾病的损伤机制可能包括:内耳与外源性病毒或细菌有共同抗原导致交叉反应,其抗体或杀伤性 T 细胞攻击含有共同抗原的内耳组织导致损伤;内耳损伤导致细胞因子释放,从而引起延迟免疫反应;内耳血迷路屏障的存在导致内耳损伤后机体将暴露的抗原视为“外来”抗原并进行攻击,可见于交感神经耳蜗迷路炎,其机制类似于交感性眼炎综合征。此外,遗传因素免疫相关基因可能会增加对常见前庭功能障碍疾病(如梅尼埃病)的易感性。

近年来,内耳的免疫损伤机制研究主要集中在耳蜗毛细胞的免疫损伤方面。Vazquez 等发现在噪声暴露后,小鼠耳蜗中 *CXCL10*、*SOCS3*、*Ifrd1*、*Ifi202b*、*Igh-6* 和 *TCl1b1* 等免疫基因上调。3- 硝基丙酸诱导的急性线粒体功能障碍后,内耳侧壁螺旋韧带中许多炎症基因表达增加。内耳炎症时耳蜗中产生多种细胞因子。TNF-α 能够加剧耳蜗炎症,而阻断 IL-6 能够显著减少 Iba-1 阳性耳蜗巨噬细胞的数量。这表明免疫细胞的浸润和激活是对细胞因子的反应。细胞因子的产生能够进一步招募炎症细胞参与内耳损伤的发生。在新霉素等氨基糖苷类引起的损伤中,小胶质细胞样细胞被募集到耳蜗,细胞因子的表达水平在新霉素处理后 2~3d 也显著增加。CX3CL1-CX3CR1 的交互作为毛细胞和小胶质细胞样细胞之间的通信信号,能够诱导小胶质细胞样细胞激活,在诱导毛细胞死亡中起重要作用。

对前庭系统免疫的病理机制研究集中在梅尼埃病上面。长期以来,人们认为梅尼埃病是一种自身免疫性疾病,抗热激蛋白抗体、抗核抗体、抗磷脂抗体、TNF-α 可能在其中发挥作用。有研究发现梅尼埃病患者体内有自体神经节细胞反应的抗体,导致微血管系统改变从而引发梅尼埃病。除此之外,一些多系统、器官非特异性的自身免疫病也可能累及内耳导致免疫损伤。

2. 前庭毛细胞损伤的研究模型

(1) 非哺乳动物:研究显示,鱼类和哺乳动物的毛细胞都能受到类似的化学和声学损伤,并且具有结构和功能相似性。随着斑马鱼作为模型动物在研究中的兴起,学者对斑马鱼侧线和内耳毛细胞的研究也日益增多。斑马鱼具有高繁殖力、分子 / 遗传灵活性等优点,其侧线系统具有结构简单、易于观察操作等特性,另外斑马鱼具有一定的光学透明度,侧线毛细胞选择性吸收荧光染料后可以进行体内成像研究。基于以上优点,斑马鱼目前已广泛应用于毛细胞死亡和保护的定性及定量研究,包括药物的耳毒性评估和损伤机制研究，以及寻找减轻耳毒性的途径和保护性药物的筛选。2005 年，Ton 等首次建立了评估药物耳毒性的斑马鱼定量研究模型。此后大量研究都集中于毛细胞计数等形态学方法来分析药物的耳毒性和保护性作用。此外，斑马鱼的游泳行为可以作为毛细胞损伤或保护后功能是否恢复的行为分析，是形态学分析的重要补充。最近有研究者利用机器学习技术开发出斑马鱼毛细胞损伤评分系统，并使用自动化的图像分析技术量化游泳行为，构建了一个全自动、高通量的斑马鱼耳毒性药物筛选平台，在提高通量的同时降低了传统方法的人工和成本。

(2) 哺乳动物：虽然斑马鱼平台能够便捷地筛选耳毒性和保护性药物并研究其机制，但所有发现仍然需要在哺乳动物中进行进一步验证。长期以来，豚鼠和小鼠一直作为哺乳动物毛细胞损伤研究的主要模型。虽然豚鼠的听力及其变化与人类更为类似，但在转基因技术方面小鼠显然具有更加广泛的应用前景。化学性损伤是最常用的毛细胞损伤模型，损伤药物包括氨基糖苷类抗生素如庆大霉素和新霉素，抗肿瘤药物顺铂以及化合物 3,3- 亚氨基二丙腈（iminodipropionitrile，IDPN）等。前庭器官培养是体外试验中用于研究毛细胞死亡和保护的方法，主要依赖新生小鼠椭圆囊体外培养，但新生小鼠组织对损伤药物的敏感性和反应机制与成年小鼠不同。椭圆囊悬浮培养是体外研究成熟小鼠毛细胞的有力工具，相较于新生小鼠，成年小鼠椭圆囊的解剖困难性和组织脆弱性也限制了其应用。体内试验中，全身应用氨基糖苷类抗生素很难引起前庭毛细胞的明显损失，并且可能会引起全身毒性如肾毒性和神经毒性等问题，因此局部使用高浓度药物是体内试验的常见方式，包括通过圆窗、卵圆窗和半规管等部位将药物注射进入外淋巴液。与化学性损伤相比，小鼠前庭系统的衰老和噪声损伤模型研究较少。此外，随着对前庭疾病的遗传学认识逐步增多，研究人员报道了大量前庭缺陷的突变小鼠模型。如 DFNA9 小鼠模型（*COCH* 突变）、Shaker-2 小鼠（*MYO15*A 突变）以及 Usher 综合征相关基因的突变小鼠等。

3. 前庭毛细胞损伤机制及假说　与前庭系统相比，听觉系统毛细胞损伤的分子机制研究更加广泛。由于耳蜗和前庭在发育分化中的密切关系以及在形态结构与功能方面的相似性，听觉系统的损伤机制也可能适用于前庭系统。

哺乳动物前庭感觉上皮损伤后，可以观察到毛细胞部分或完全被挤出感觉上皮区，周围支持细胞发生扩张形成瘢痕，以维持上皮结构的完整性。许多研究证实支持细胞在毛细胞死亡的过程中能够吞噬毛细胞碎片，此外毛细胞损伤后可诱导巨噬细胞迁移到感觉上皮区，参与毛细胞的清除。形态学证据表明，细胞凋亡是前庭毛细胞损伤的主要方式。在受损的前庭毛细胞可以观察到核固缩、染色质凝集、凋亡小体形成等细胞凋亡的显著特征。透射电镜数据显示，除了细胞凋亡，细胞坏死也是损伤后毛细胞的死亡方式。在大鼠 IDPN 损伤模型中，高剂量急性暴露后细胞坏死占主要地位，而进行更高剂量反复暴露后，细胞死亡方式以细胞凋亡为主。因此，有学者推测毛细胞响应损伤的模式可能与暴露剂量和时间相关，其机制仍有待进一步研究。

(1) 线粒体损伤与细胞凋亡：线粒体参与各种细胞过程，在毛细胞损伤和死亡中起着重要作用。mtDNA 突变可以导致非综合征性耳聋，耳蜗和前庭毛细胞顶端有线粒体聚集，在前庭 Ⅰ 型毛细胞中位于表皮板正下方。由于最接近有害物质进入毛细胞的转运通道，线粒体最先受损，线粒体膜通透性改变，通过释放细胞色素 C（Cyt C）激活 Caspase3 途径诱导细胞凋亡，线粒体也可以通过直接释放凋亡诱导因子（apoptosis inducing factor，AIF）进入细胞核引起 DNA 链断裂，造成细胞功能受损。细胞凋亡是程序性细胞死亡，受多种信号通路严格调控，如 Caspase 家族、Bcl-2 家族、抑癌基因 *p53* 等。哺乳动物中有一大半与细胞凋亡密切相关的主要上游启动子是 Caspase-8 和 Caspase-9，一旦激活就可以裂解并激活下游效应子如 Casepase-3，执行凋亡程序。研究表明，在体外培养的毛细胞新霉素损伤模型中，Caspase-8 和 Caspase-9 均被激活，抑制 Caspase-9 能有效阻止下游 Casepase-3 的激活，而抑制 Caspase-8 没有相同效应，这提示 Caspase-9 是介导新霉素诱导毛细胞凋亡的主要上游蛋白酶。Bcl-2 促凋亡和抗凋亡蛋白家族是线粒体凋亡途径的重要上游因子，体外和体内实验均表明抗凋亡蛋白 Bcl-2 的上调能够阻止 Caspase-9 的活化，对前庭毛细胞有保护作用。*p53* 抑癌基因在顺铂诱导的一些细胞毒性中起重要作用，前庭毛细胞顺铂损伤研究中证实 *p53* 在 Casepase-3 的上游发挥启动毛细胞凋亡的关键作用。C-Jun 氨基末端激酶（C-Jun N-terminal Kinase，JNK）即应激活化蛋白激酶，是丝裂原活化蛋白激酶（MAPK）信号通路的分支，在细胞凋亡中发挥重要作用。JNK 在庆大霉素诱导的毛细胞损伤中激活，进一步研究表明这种活化可能是由氧化应激产生的活性氧（reactive oxygen species，ROS）引起。JNK 激活使 Cyt C 从线粒体释放，进而激活 Caspase-9 凋亡途径。

（2）活性氧（ROS）：ROS 可以与细胞内许多成分如 DNA、蛋白质、膜脂质和细胞表面受体等发生反应，影响多个生理过程，从而导致细胞功能障碍和死亡。ROS 主要产生于线粒体，通常由线粒体内的抗氧化酶控制，并依赖还原型辅酶Ⅱ（nicotinamide adenine dinucleotide phosphate，NAPDH）进行还原反应，噪声或耳毒性药物暴露后早期都可以观察到 ROS 的产生。研究显示，超氧化物歧化酶（superoxide dismutase，SOD）可以从细胞中清除自由基，而 *Sod1* 基因突变会加速年龄相关性毛细胞损失。此外 Ca^{2+} 失衡也会引起 ROS 累积，噪声暴露后 Ca^{2+} 释放导致线粒体膜电位丧失和通透性增加，除了诱导细胞质 ROS 累积，还可以触发独立于 ROS 的细胞凋亡和坏死途径。

（3）免疫损伤：前庭常驻巨噬细胞主要分布在间充质 / 基质组织，感觉上皮中几乎很少观察到。在 Pou4f3-huDTR 小鼠中注射白喉毒素特异性杀伤前庭毛细胞后，巨噬细胞迁移至感觉上皮并吞噬细胞碎片。这表明，仅毛细胞缺失就可以导致基质组织中的巨噬细胞增多并迁移至感觉上皮区，参与细胞碎片的吞噬，与支持细胞起互补作用。巨噬细胞的迁移可能受到多种细胞因子和趋化因子的调节，Fractalkine（CX3CL1）的受体 CX3CR1 缺失会影响耳蜗损伤后巨噬细胞的募集，然而在小鼠椭圆囊中 CX3CR1 的基因缺失不影响巨细胞在毛细胞损伤后募集，这些观察结果表明耳蜗与前庭器官中巨噬细胞的调节存在差异。

4. 前庭毛细胞损伤及保护治疗　目前，根据前庭毛细胞损伤机制的研究现状，毛细胞保护的研究主要有抑制凋亡途径，减轻氧化应激和基因治疗等。

热激蛋白（heat shock protein，HSP）诱导是普遍存在的细胞应激反应，可以在多个系统中抑制 JNK 和 Caspase 依赖性途径的细胞凋亡。在小鼠椭圆囊体外培养实验中，热激蛋白能够显著抑制新霉素和顺铂诱导的毛细胞凋亡。之后有研究者利用 HSP70 敲除和过表达的转基因小鼠证实 HSP70 是毛细胞保护作用的主要蛋白。进一步实验数据提示，HSP70 由支持细胞分泌抑制毛细胞死亡，但分泌的 HSP70 并未被毛细胞内化，提示其可能通过细胞表面受体激活下游信号通路而发挥作用。最新的研究数据表明，HSP 的诱导需要 HSP70 旁分泌信号转导来发挥保护作用，并首次发现外泌体机制在内耳信号传递中的作用。外泌体 HSP70 与毛细胞上的 Toll 样受体 4 相互作用，介导毛细胞的保护，结果提示外泌体可以作为最新的纳米载体，用于研究内耳的损伤保护。此外，研究表明 celastrol 是一种 HSP 诱导剂，能够通过激活 HSP32 从而抑制 JNK 的活化和毛细胞死亡。催化细胞凋亡级联反应的 Caspase 途径也是毛细胞保护的潜在目标，在 Caspase 特异性抑制剂的条件下体外培养椭圆囊，可以抑制氨基糖苷类药物损伤时的毛细胞死亡。p53 抑制剂 pifithrin-α（PFT）能够阻断 p53、Caspase-1 和 Caspase-3 的表达，保护毛细胞免受顺铂损伤。

抗氧化剂治疗已经成为许多自由基相关疾病的临床治疗方法，主要包括自由基清除剂和铁螯合剂，清除剂可以直接使自由基失活，铁螯合剂可去除铁并阻止铁催化的自由基继续形成。实验证实辅酶 Q_{10} 和褪黑素等自由基清除剂和铁螯合剂能够减轻氨基糖苷类药物引起的前庭毒性，但这些化合物的功效差异较大。因此，抗氧化剂虽然能够减轻损伤后自由基的形成，但其成功的治疗需要满足一定的条件。

毛细胞保护的研究面临着从体外研究向长期给药的体内研究转化，因此需要将药物高效传递进内耳的方法。除了传统给药方式，基因治疗是目前最具有前景的技术。基因治疗技术本身并不提供试剂，但可以通过各种病毒载体导入外源性基因或上调前庭毛细胞的目的基因表达，原位合成保护性物质，从而达到保护毛细胞的目的。已有研究表明，GDNF 腺病毒载体以及 AVV8 腺相关病毒载体递送 *Bcl-2* 基因可以保护庆大霉素诱导的前庭毛细胞损伤。利用 Ad28 新型腺病毒载体在支持细胞特异性上调 *Atoh1* 基因，能够显著恢复 IDPN 损伤引起的前庭感觉上皮细胞死亡和受损的前庭功能。最新的研究构建了合成 AAV 载体 -Anc80L065，与之前的载体相比大大提高了细胞转染效率，在 DFNB7/11 小鼠模型和 Usher 综合征 1c 型（Ush1c）小鼠模型中，成功挽救了耳蜗和前庭毛细胞，恢复听力和前庭功能。但基因治疗依然存在内耳转染效率低、免疫排斥等问题，克服这些挑战，开发出高效且安全的基因载体和递送方式对未来基因治疗具有关键性的意义。

二、前庭毛细胞再生研究进展

非哺乳动物前庭毛细胞终身具有自发再生能力。新生毛细胞不断形成、成熟，代替衰老死亡的细胞。人类和其他哺乳类动物的前庭毛细胞再生能力有限。1993 年，Forge 首先发现成年豚鼠在庆大霉素损伤后前庭感觉上皮区出现新生毛细胞。随后研究者们在探索及激活前庭毛细胞再生领域开展了大量研究，通过激活 Wnt 信号通路、抑制 Notch 信号通路、上调 *Atoh1* 基因促进毛细胞增殖性再生，并取得了一系列最新进展，为毛细胞再生和前庭功能恢复提供可能的解决策略。

1. 哺乳动物前庭器官毛细胞自发再生　20 世纪 80 年代，第一篇鸟类内耳毛细胞再生的报道掀起了人们在毛细胞再生领域的探索。近年来越来越多的研究发现，不同于耳蜗，哺乳动物的前庭器官即使到了成年依然具有有限的毛细胞再生能力。

毛细胞主要通过以下两种方式产生：①前体细胞向毛细胞的直接转分化；②前体细胞先进行有丝分裂，分裂后的 1 个或 2 个前体细胞再分化为毛细胞。其中毛细胞的增殖性再生在新生毛细胞的同时能够维持支持细胞数目的稳定，对于前庭功能的重塑具有重要意义。

1993 年，Forge 等首次发现在庆大霉素损伤后，鸟类前庭椭圆囊存在新生毛细胞的纤毛，这一发现颠覆了传统认为哺乳动物内耳毛细胞损伤后不可再生的观点。随后，研究者们在成年豚鼠及人的前庭感觉上皮区也观察到不成熟的毛细胞。Warchol 曾报道，成年豚鼠椭圆囊毛细胞损伤后可观察到增殖性细胞再生，但缺乏可信的 DNA 扩增标记。直到 1995 年，Rubel 使用 ^{3}H- 胸腺嘧啶核苷酸掺入量的方法检测并证实了支持细胞增殖及毛细胞再生。

成年非哺乳类脊椎动物在数周或数天内即可通过毛细胞再生，重塑感觉上皮形态并恢复前庭功能。多项实验研究提示，即使到了成年阶段，哺乳动物前庭毛细胞依然具有有限的自发再生能力。对 14~16w 的豚鼠椭圆囊进行扫描电镜观察，结果显示幼稚毛细胞的数量占毛细胞总量的 0.7%。研究者们甚至还发现年龄超过 80 岁的成人前庭器官也存在一定数量不成熟的毛细胞纤毛。这些研究结果提示，成年哺乳动物存在幼稚的新生毛细胞。研究者对毛细胞比例进行计数发现，从出生时到出生后 28d，小鼠椭圆囊中毛细胞的比例从 40% 增加到 60%。对前体支持细胞命运示踪数据表明，51% 的毛细胞在小鼠出生后 2w 产生，毛细胞主要来源于支持细胞的转分化。毛细胞再生的过程伴随支持细胞数量减少。对不同年龄小鼠前庭感觉上皮区进行形态观察的结果表明，从 P1 到 P16，整个感觉上皮区支持细胞数量从（3 254±281）下降到（2 186±38），与此相反，毛细胞的数量从 1 800 增加到 3 500。使用白喉毒素杀伤成年鼠前庭毛细胞 60d 后，椭圆囊毛细胞的数量增加了 17%，这些新生的毛细胞表达毛细胞分化过程中重要基因 *Atoh1* 并表现为Ⅱ型毛细胞的形态，对支持细胞进行计数统计表明支持细胞数量减少。虽然多个研究团队都有明确的数据表明前庭毛细胞自发再生现象的存在，但毛细胞自发再生的效率如何，新生毛细胞来源于支持细胞增殖性再生还是前体细胞的直接转分化，以及哪种类型的毛细胞可以完成再生，这些都值得进一步研究。定量分析成年鼠前庭毛细胞自发再生数据可以为激活毛细胞再生提供参考依据。

2. 毛细胞再生的限制因素　超过一半的毛细胞在小鼠出生后 2 周产生，随着小鼠年龄的增长，毛细胞再生的效率显著降低，是哪些因素限制了毛细胞的再生呢？

实验研究发现，随着年龄的增长，促进细胞增殖的因素表达逐渐降低，而抑制细胞增殖的蛋白表达增加。同时，毛细胞发育过程受多信号通路的协调调控，小鼠出生后各信号通路的表达逐渐衰减。支持细胞的逐渐成熟也是限制毛细胞再生的一个重要因素。近年来有研究表明，端粒酶反转录酶是限制端粒酶活性的重要亚基，上调端粒酶反转录酶促进细胞增殖，邱建华教授对端粒酶反转录酶在内耳中的表达进行研究，结果表明出生后 1 周的小鼠，端粒酶反转录酶表达在基底膜中，体外培养的条件下端粒酶反转录酶在第 4 天达到高峰，随着培养时间的延长，其表达水平降低。细胞与细胞之间的连接对于增殖及迁移发挥着重要的作用，对 E18 和 P52 的小鼠椭圆囊支持细胞顶端的肌动蛋白丝细胞连接进行研究结果表明，细胞连接增加了 13 倍，紧密的细胞连接对支持细胞的变形起到了限制作用，而这种细胞连接在鸟类中没有随着年龄增长而明显增加。在新生鼠中，标记内耳干细胞的重要基因在成年小鼠椭圆囊中表达消失。综合以上因素，如何激活和调动静息状态下的支持细胞完成增殖与分化是实现成年哺乳动物毛细胞再生的主要研究方向。

3. 调控前庭毛细胞再生的机制　在内耳的发育过程中，生长因子和其他细胞外信号参与诱导前感觉上皮区的形成、毛细胞和支持细胞定向分化以及毛细胞与神经突触建立联系等。因此，调控各生长因子或其他细胞外信号可能成为再生毛细胞及恢复前庭及听觉功能障碍的有效方法。有研究表明，在受损的椭圆囊感觉上皮中，生长因子的受体表达不同，而体外给予转化生长因子（transforming growth factor，TGF）-β、表皮生长因子（epidermal growth factor，EGF）、胰岛素、胰岛素样生长因子（insulin-like growth factors，IGF）-1 等均可以提高前庭感觉上皮细胞的增殖能力。单独生长因子的作用相对较弱，研究者采用胰岛素联合 TGF-α 或 EGF 诱导成年鼠前庭感觉上皮区细胞增殖，同时非感觉上皮区细胞增殖也增加。视黄酸（retinoic acid，RA）也可以提高小鼠椭圆囊中前庭毛细胞的再生能力。脑源性神经营养因子（BDNF）不仅对前庭神经毒性损伤具有保护作用，同时参与Ⅰ型毛细胞的发育。使用混合生长因子如 TGF-α、IGF-1、RA 和 BDNF 显著增强了毛细胞更新以及毛细胞损伤后Ⅰ型毛细胞的分化能量。研究表明，神经胶质生长因子 2（rhGGF2）、蛋白激酶 C（protein kinase C，PKC）以及第二信使 cAMP 等生长因子均可以促进新生鼠前庭支持细胞增殖。尽管许多生长因子和细胞外信号可以促进哺乳动物前庭感觉上皮区细胞增殖和毛细胞再生，增殖性再生的毛细胞数量有限且随着年龄增长逐渐减少，再生的毛细胞数量有限而不足以恢复前庭功能。为了实现通过毛细胞再生以恢复前庭功能的目的，研究者们实施多种方法激活毛细胞再生。

（1）上调 *Atoh1*：是内耳发育过程中最重要的转录因子之一，是毛细胞形成必不可少的条件。研究结果表明，毛细胞损伤后 *Atoh1* 基因被重新激活并表达。小鼠耳蜗中，上调 *Atoh1* 基因可诱导大上皮嵴支持细胞转分化为毛细胞。研究者分别利用 IDPN 和新霉素损伤小鼠及成人前庭毛细胞后，腺病毒转染上调 *Atoh1* 基因，前庭毛细胞数量增加的同时，小鼠的前庭功能有所恢复。尽管上调 *Atoh1* 基因可以显著增加毛细胞的数量，同时通过小鼠游泳实验可以观察到小鼠前庭功能的恢复，但是由于新生的毛细胞来源于邻近支持细胞的直接转分化并不涉及细胞增殖过程，所以支持细胞数量减少，整个感觉上皮的厚度也有所下降。Gao 利用转基因鼠在不同年龄段上调 *Atoh1* 基因，实验结果表明，再生的毛细胞具有年龄依赖性和时空依赖性，新生毛细胞主要集中在椭圆囊的微纹区，毛细胞再生的同时观察到细胞增殖，感觉上皮区变厚。关于 *Atoh1* 基因是否能够促进支持细胞增殖还有待于进一步研究，这些实验结果上的差异可能与所使用的小鼠模型以及再生的途径相关。

（2）抑制 Notch 信号通路：Notch 信号通路在内耳发育的过程中起着双重作用。Notch 受体和配体位于相邻细胞的质膜上，结合后触发了解整合素 - 金属蛋白酶（a disintegrin and metalloprotease，ADAM）和 γ- 分泌酶对 Notch 受体的连续切割，导致 Notch 胞内结构域（Notch intracellular domain，NICD）的释放，进入细胞核中促进转录因子与辅激活因子一起激活靶基因的转录。在早期耳囊发育的过程中，Notch 信号通路参与前感觉上皮区的形成。内耳发育晚期，Notch 信号通路又通过侧抑制使内耳前感觉细胞定向分化为支持细胞和毛细胞。感觉上皮区损伤后，Notch 信号通路及下游因子出现一过性升高。

目前关于调控 Notch 信号通路促进毛细胞再生主要有两种方式：①激活 Notch 信号通路，促进异位感觉上皮区的形成；②抑制 Notch 信号通路的侧抑制作用，使更多的支持细胞转分化为毛细胞。虽然在小鼠发育的过程中在体激活 NICD，椭圆囊中观察到异位毛细胞，但是这种现象在小鼠出生后消失，这说明激活 NICD 所形成的异位毛细胞具有年龄依赖性。当小鼠成年后，其他信号通路参与维持和调控非感觉上皮细胞。抑制 Notch 信号通路无疑是促进成年鼠毛细胞再生的有效方法，而使用干扰 RNA 沉默 *Hes5* 的表达后，毛细胞的数量以及 *Atoh1* 阳性细胞的数量均显著增加。小鼠听力损伤模型中，给予 γ- 分泌酶抑制剂腹腔注射促进毛细胞再生的同时，小鼠听力得到恢复。

(3) 增殖性再生：比较多种再生方法，增殖性再生无疑是最理想的毛细胞再生策略。因为它在促进毛细胞再生的同时，维持支持细胞数量上的恒定，对于感觉上皮区的结构保存较为完整。支持细胞具有营养和支持毛细胞的作用，这无疑对前庭功能的恢复更加有利。遗憾的是，小鼠前庭支持细胞的增殖能力非常有限，通过自发增殖并不能实现有效的功能恢复。内耳支持细胞可以在特定条件下重新进入细胞周期，调控细胞周期蛋白依赖性激酶抑制剂（p27Kip），可以诱导支持细胞增殖并再生毛细胞。视网膜母细胞瘤蛋白（pRb）是调控细胞周期的重要蛋白，敲除 *Rb1* 可使毛细胞和支持细胞进行有丝分裂，再生有功能的毛细胞。而随着小鼠年龄的增长，P10 后增殖性支持细胞和毛细胞的数量均明显减少。支持细胞成熟的过程中，伴随着 G_1/S- 特异性周期蛋白 -D1（cyclin D1）表达降低，在成年小鼠椭圆囊中上调 cyclin D1 蛋白可诱导支持细胞增殖并伴随着 P27kip1 和 P21clip1 表达下降。内耳中的支持细胞虽然作为毛细胞的前体细胞，其干性较弱，缺乏有效的自我更新能力。更有研究者通过对支持细胞进行重编程，先增强支持细胞干性，再向毛细胞定向诱导分化。Burns 发现，在成年鼠椭圆囊离体培养的条件下上调 *c-Myc* 基因，干细胞重要基因 *Oct3/4*、*Klf4*、*Sox2* 在支持细胞中表达上调，遗憾的是仅少部分增殖的支持细胞分化为毛细胞。作者推断，虽然上调 *c-Myc* 基因可增强前庭支持细胞的干性，但是与此同时毛细胞的命运受到抑制，需要其他调控因素来诱导干细胞向毛细胞分化。

4. 前庭毛细胞再生的治疗策略　前庭功能障碍常表现为听力下降、耳鸣、眩晕、恶心、呕吐等症状，严重影响患者的生活质量。目前临床上针对单侧前庭功能障碍的主要治疗措施是对症支持治疗以及康复训练，促进前庭中枢代偿重建平衡功能，但无法实现促进前庭毛细胞再生以达到治愈前庭功能障碍的最佳目标；而双侧前庭功能受损时出现严重的平衡不稳等症状，不能够通过中枢代偿重建平衡功能；此外，缺乏成熟的前庭置换设备使此类疾病的治疗成为临床难题。因此探索激活毛细胞再生，促进前庭感觉上皮结构重建和前庭功能重塑的生物学方法，将为前庭功能障碍的治疗提供更加理想的方案。

(1) 前庭干细胞：内耳干细胞的发现为干细胞治疗内耳毛细胞损失带来的耳聋及前庭功能障碍带来希望。2003 年，李华伟教授从成年小鼠椭圆囊中分离纯化出内耳干细胞，并分别在体内和体外环境下诱导分化为毛细胞。近年来，谱系追踪研究进一步将内耳前体细胞定位到具有 Wnt 活性的 $Lgr5^+$ 的支持细胞上。未损伤的新生鼠椭圆囊感觉上皮不表达 Lgr5 蛋白，毛细胞损伤丢失后，Wnt 信号通路激活，微纹区的支持细胞重新表达 Lgr5 蛋白，激活 Wnt 信号通路促进支持细胞增殖及毛细胞增殖性再生。通过流式筛选 Lgr5 阳性支持细胞可以作为内耳毛细胞的前体细胞，离体条件下形成干细胞球并分化再生毛细胞。随着小鼠年龄的增长，P15 的椭圆囊感觉上皮区，即使在损伤的条件下 *Lgr5* 基因也不再表达，这说明内耳干细胞的消失或干细胞不再表达 Lgr5 蛋白。在小鼠前庭器官中，本研究还发现不仅是 Lgr5 干细胞所在的微纹区可以再生毛细胞，Lgr5 不表达的非微纹区中也存在支持细胞向毛细胞的转分化现象，这说明 Lgr5 阳性支持细胞并不是再生前庭毛细胞的唯一来源。进一步阐明内耳发育及毛细胞再生过程中 *Lgr5* 基因的表达、消失以及诱导重新表达模式，对于调节毛细胞再生具有重要意义。

(2) 基因治疗：是目前医学研究领域的热点和前沿问题，通过载体把具有治疗作用的目的基因转移到动物或者人体内。较其他方法，基因治疗有一系列的优点，包括可以引入特定基因、选择指定的细胞以及目的基因可以整合到宿主的基因组中持续表达等。*Atoh1* 基因是目前最为认可的有效再生毛细胞的基因。使用腺病毒载体，离体和在体条件下上调 *Atoh1* 均可促进前庭毛细胞再生及前庭功能恢复。通过形态学检测可以看到前庭毛细胞数量上的恢复，但是再生的毛细胞表现出明显的异常，毛细胞纤毛不成熟，离子通道发育不完善。毛细胞再生的同时伴随支持细胞数量上的减少，这说明新生的毛细胞来自邻近支持细胞的转分化。近年来，研究者们通过优化递送途径以及改良病毒载体以实现目的基因更安全、高效的转染。目前主要的目的基因递送方式包括：圆窗注射、卵圆窗注射以及鼓阶注射等。转染的病毒主要包括慢病毒、腺病毒、腺相关病毒、Anc80L65 等。

(3) 多信号通路调控：随着哺乳动物年龄的增长，支持细胞逐渐成熟、干细胞逐渐消失以及各信号通路的转录活性逐渐衰减，支持细胞在出生后几周内即丧失了增殖及再生毛细胞的能力。国内外关于成年哺乳动物前庭毛细胞再生的报道较少。研究者采用成年小鼠椭圆囊损伤培养模型，抑制 Notch 信号通路促进前庭毛细胞再生，椭圆囊微纹区的 *Atoh1* 阳性细胞增加，但是分化为毛细胞的 *Atoh1* 阳性细胞比例非常低，再生的毛细胞主要集中在微纹区及边界。上调 *Atoh1* 基因是目前唯一报道促进成年鼠前庭毛细胞再生的策略，前庭功能也得到了相应的改善。但是持续上调 *Atoh1* 基因也必然带来相应的副作用，如毛细胞死亡、毛细胞发育不成熟等。如何实现序贯调控 *Atoh1* 以得到更成熟的毛细胞是本研究以后研究的一个方向。联合 Wnt 信号通路增效剂 QS11 和 Notch 信号通路阻断剂 DAPT，能够在新生鼠阶段激活前庭支持细胞增殖并诱导分化再生毛细胞。多信号通路同时或者序贯调控可能为实现毛细胞再生及功能恢复提供新的策略和标靶。

在没有 Wnt 配体的情况下，β-catenin 在细胞质破坏复合体中被过度磷酸化，然后通过泛素 / 蛋白酶体途径降解。而当 Wnt 配体与 7 次跨膜受体 Frizzled（Fz）和 1 次跨膜共受体低密度脂蛋白受体相关蛋白（low-density lipoprotein receptor related protein，LRP）结合时，Dvl/Axin/CK1/APC/GSK3 复合体被解离，β-catenin 在细胞质中积聚，随后进入细胞核，与转录因子（如淋巴增强因子 -1/T 细胞）相互作用，使靶基因开始转录。

尽管成年前庭器官可以通过调控各信号通路及转录因子诱导再生毛细胞，但是再生的毛细胞数量有限，感觉上皮区的形态很难恢复，恢复前庭功能还面临着巨大的挑战。

（孙 珊 郭 瑾 尤 丹 毛世航）

参 考 文 献

[1] GRECO A，GALLO A，FUSCONI M，et al. Ménière’s disease might be an autoimmune condition? Autoimmun Rev，2012，11（10）：731-738.

[2] GRATTON MA，ELEFTHERIADOU A，GARCIA J，et al. Noise-induced changes in gene expression in the cochleae of mice differing in their susceptibility to noise damage. Hear Res，2011，277（1-2）：211-226.

[3] JABBA SV，OELKE A，SINGH R，et al.Macrophage invasion contributes to degeneration of stria vascularis in

Pendred syndrome mouse model. BMC Med, 2006(4):37.

[4] FUJIOKA M, OKAMOTO Y, SHINDEN S, et al. Pharmacological inhibition of cochlear mitochondrial respiratory chain induces secondary inflammation in the lateral wall: a potential therapeutic target for sensorineural hearing loss. PLoS One, 2014, 9(3): e90089.

[5] WAKABAYASHI K, FUJIOKA M, KANZAKI S, et al. Blockade of interleukin-6 signaling suppressed cochlear inflammatory response and improved hearing impairment in noise-damaged mice cochlea. Neurosci Res, 2010, 66(4): 345-352.

[6] SUN S, YU HQ, YU H, et al. Inhibition of the activation and recruitment of microglia-like cells protects against neomycin-induced ototoxicity. Mol Neurobiol, 2015, 51(1): 252-267.

[7] VAMBUTAS A, DAVIA DV. Biologics for immune-mediated sensorineural hearing loss. Otolaryngol Clin North Am, 2021, 54(4): 803-813.

[8] OKANO T. Immune system of the inner ear as a novel therapeutic target for sensorineural hearing loss. Front Pharmacol, 2014(5): 205.

[9] PYYKKO I, ZOU J. Do viruses cause inner ear disturbances? ORL J Otorhinolaryngol Relat Spec, 2008, 70(1): 32-40; discussion 40-41.

[10] SOLARES CA, EDLING AE, JOHNSON JM, et al. Murine autoimmune hearing loss mediated by $CD4^+$ T cells specific for inner ear peptides. J Clin Invest, 2004, 113(8): 1210-1217.

[11] DETTMER M, HEGEMANN I, HEGEMANN SCA. Extraintestinal Crohn's disease mimicking autoimmune inner ear disease: a histopathological approach. Audiol Neurootol, 2011, 16(1): 36-40.

[12] BELYANTSEVA IA, BOGER ET, FRIEDMAN TB. Myosin XVa localizes to the tips of inner ear sensory cell stereocilia and is essential for staircase formation of the hair bundle. Proc Natl Acad Sci U S A, 2003, 100(24): 13958-13963.

[13] TON C, PARNG C. The use of zebrafish for assessing ototoxic and otoprotective agents. Hear Res, 2005, 208(1-2): 79-88.

[14] SONG J, YAN HY, POPPER AN. Damage and recovery of hair cells in fish canal (but not superficial) neuromasts after gentamicin exposure. Hear Res, 1995, 91(1-2): 63-71.

[15] CUNNINGHAM LL. The adult mouse utricle as an in vitro preparation for studies of ototoxic-drug-induced sensory hair cell death. Brain Research, 2006, 1091(1): 277-281.

[16] HIROSE K, RUTHERFORD MA, WARCHOL ME. Two cell populations participate in clearance of damaged hair cells from the sensory epithelia of the inner ear. Hear Res, 2017(352): 70-81.

[17] FORGE ALLI. Apoptotic death of hair cells in mammalian vestibular sensory epithelia. Hear Res, 2000, 139(1-2): 97-115.

[18] SEOANE A, DEMEMES D, LLORENS J. Relationship between insult intensity and mode of hair cell loss in the vestibular system of rats exposed to 3, 3′-iminodipropionitrile. J Comp Neurol, 2001, 439(4): 385-399.

[19] SUGAHARA K, RUBEL EW, CUNNINGHAM LL. JNK signaling in neomycin-induced vestibular hair cell death. Hear Res, 2006, 221(1-2): 128-135.

[20] DROGE W. Free radicals in the physiological control of cell function. Physiol Rev, 2002, 82(1): 47-95.

[21] ORRENIUS S, ZHIVOTOVSKY B, NICOTERA P. Regulation of cell death: the calcium-apoptosis link. Nat Rev Mol Cell Biol, 2003, 4(7): 552-565.

[22] WALSH RM, HACKNEY CM, FURNESS DN. Regeneration of the mammalian vestibular sensory epithelium

following gentamicin-induced damage. J Otolaryngol, 2000, 29(6): 351-360.

[23] STONE JS, COTANCHE DA. Hair cell regeneration in the avian auditory epithelium. Int J Dev Biol, 2007, 51(6-7): 633-647.

[24] ROBERSON DW, ALOSI JA, COTANCHE DA. Direct transdifferentiation gives rise to the earliest new hair cells in regenerating avian auditory epithelium. J Neurosci Res, 2004, 78(4): 461-471.

[25] RUBEL EW, DEW LA, ROBERSON DW. Mammalian vestibular hair cell regeneration. Science, 1995, 267(5198): 701-707.

[26] LAMBERT PR, GU R, CORWIN JT. Analysis of small hair bundles in the utricles of mature guinea pigs. Am J Otol, 1997, 18(5): 637-643.

[27] RÜSCH A, LYSAKOWSKI A, EATOCK RA. Postnatal development of type Ⅰ and type Ⅱ hair cells in the mouse utricle: acquisition of voltage-gated conductances and differentiated morphology. J Neurosci, 1998, 18(18): 7487-7501.

[28] LU Z, CORWIN JT. The influence of glycogen synthase kinase 3 in limiting cell addition in the mammalian ear. Dev Neurobiol, 2008, 68(8): 1059-1075.

[29] YAMASHITA H, OESTERLE EC. Induction of cell proliferation in mammalian inner-ear sensory epithelia by transforming growth factor alpha and epidermal growth factor. Proc Natl Acad Sci U S A, 1995, 92(8): 3152-3155.

[30] KUNTZ AL, OESTERLE EC. Transforming growth factor-alpha with insulin induces proliferation in rat utricular extrasensory epithelia. Otolaryngol Head Neck Surg, 1998, 118(6): 816-824.

[31] LAMBERT PR. Inner ear hair cell regeneration in a mammal: identification of a triggering factor. Laryngoscope, 1994, 104(6): 701-718.

[32] KUNTZ AL, OESTERLE EC. Transforming growth factor alpha with insulin stimulates cell proliferation in vivo in adult rat vestibular sensory epithelium. J Comp Neurol, 1998, 399(3): 413-423.

[33] ZHENG JL, STEWART RR, GAO WQ. Neurotrophin-4/5, brain-derived neurotrophic factor, and neurotrophin-3 promote survival of cultured vestibular ganglion neurons and protect them against neurotoxicity of ototoxins. J Neurobiol, 1995, 28(3): 330-340.

[34] MONTCOUQUIOL M, CORWIN JT. Intracellular signals that control cell proliferation in mammalian balance epithelia: key roles for phosphatidylinositol-3 kinase, mammalian target of rapamycin, and S6 kinases in preference to calcium, protein kinase C, and mitogen-activated protein kinase. J Neurosci, 2001, 21(2): 570-580.

[35] MONTCOUQUIOL M., CORWIN JT. Brief treatments with forskolin enhance s-phase entry in balance epithelia from the ears of rats. J Neurosci, 2001, 21(3): 974-982.

[36] LI H, LIU H, Heller S. Pluripotent stem cells from the adult mouse inner ear. Nat Med, 2003, 9(10): 1293-1299.

[37] CHAI R, KUO B, WANG T, et al. Wnt signaling induces proliferation of sensory precursors in the postnatal mouse cochlea. Proc Natl Acad Sci U S A, 2012, 109(21): 8167-8172.

第六章 前庭功能检查技术

第一节 概 述

1796年，英国医学生理学家 Erasmus Darwin 最早描述了躯体转动会引发眼球运动的现象。1819年，捷克学者 Purkinje 进一步提出了“视动眼震”（optokinetic nystagmus，OKN）的概念。1825年，法国的生理学家 Pierre-Marie Flourens 首次发现半规管功能与维持平衡有关。19世纪末，德国生理学家 J. Richard Ewald 通过动物实验对头部运动、前庭半规管解剖和眼震产生的特点进行了总结，即著名的“Ewald 三定律”：第一定律，半规管受到刺激引起内淋巴液的流动，眼震的平面与该半规管所处的空间平面相一致；第二定律，外半规管壶腹嵴受到刺激时，内淋巴液向壶腹流动产生较强刺激，离壶腹流动产生较弱刺激；第三定律，后半规管壶腹嵴受到刺激时，内淋巴液离壶腹流动时产生较强刺激，而向壶腹流动产生较弱刺激。这些发现奠定了前庭器官在视动与平衡领域的重要地位。在100多年前的耳科诊室里，医生们注意到接受外耳道冲洗的患者对不同水温刺激会产生相反方向的眼震刺激，Róbert Bárány 医生对该现象首先进行了总结并提出冷热刺激下内淋巴流动的假说。他基于此进一步设计了冷热试验用于检测内耳前庭器官，并凭借上述贡献获得了1914年诺贝尔生理学或医学奖，前庭功能检查技术的先河也由此开启。

随着现代科技的不断进步，人们对前庭功能障碍病理生理机制的研究与了解也不断深入，进一步推动了眩晕疾病的临床诊疗和实验室检查水平的进步。现代前庭功能检查评估技术可以实现以下目标：①评估患者平衡功能状态，辅助临床诊断与鉴别；②部分检查可进一步帮助判断前庭功能障碍侧别；③评估前庭功能损伤的程度和范围；④评估前庭功能代偿建立的情况等。

前庭功能评估中，大多数检查的应用是基于前庭眼动反射或视眼动反射的原理，将眼动进行记录和分析，观察方式从最原始的肉眼观察到机械描记，再到电子信号录入与转化。现代眼动记录技术发展至今，已可将眼球活动视频记录并转化为数字化信号进行存储、处理和分析。近年来，电生理检测技术因其安全、无创、不易诱发眩晕的优点，在耳石器官功能的评估中受到关注，并得到应用。

一、半规管功能评估

眼震电图（electronystagmography，ENG）是20世纪记录眼球运动最常用的前庭功能检查方法。眼震电图利用眼动时角膜 - 视网膜电位变化来记录和分析前庭眼动反射，具有简单、无创等优点，但同时也存在易受肌肉电活动和环境电噪声干扰、分辨率较差、不能测量眼球扭转运动等局限性。在 ENG 基础上进一步改进形成的视频眼震电图（videonystagmograhy，VNG）可在完全黑暗的环境下利用红外摄像头记录眼球运动情况，不受眼肌状态及周围电噪声的影响，分辨率约0.1°，大大提高了前庭评估技术的准确性。眼动记录技术现已被广泛应用于多项前庭功能检查技术，如温度试验、旋转试验、摇头试验等。

冷热试验（caloric test）是最为经典的前庭功能评估技术，通过灌注冷热水或冷热气检测双侧外半规管的功能状态，并帮助判断病变侧别，临床应用非常广泛。但冷热试验目前在临床上仅用于检测外半规管功能，且由于其温度刺激所产生内淋巴流动为超低频非生理性刺激，远低于正常人类日常头部活动频率。据报道，冷热试验用于判断前庭功能障碍的灵敏度为31%~90%，特异度可达86%。

转椅试验又称旋转试验（rotation test），是一种采用加速、减速或正弦谐波、脉冲旋转等作为刺激模式的前庭功能评估技术，是评价双侧前庭病变的"金标准"。旋转试验主要检测0.01~0.64Hz的低中频区的前庭功能，目前多作外半规管功能评估，但亦可通过调整旋转轴、重力中心位置等检测后半规管乃至耳石器官的功能。旋转试验的刺激相对小，患者容易接受，尤其适用于儿童、对冷热试验等检查不能配合的患者。据旋转试验判断前庭功能障碍的报道，灵敏度为66%~71%，特异度为54%。

前庭自旋转试验（vestibular autorotation test，VAT）又称主动转头试验，是一种通过受试者主动上下或左右转头评估双侧半规管功能的前庭功能检测技术。VAT检测频率为2~6Hz，接近人体日常头部活动频率，并可分别检测后半规管及外半规管功能。

头脉冲试验（head impulse test，HIT）的产生是基于高速运动过程中只有前庭系统参与视觉稳定的特点，因此可以更准确地评估更接近人体自然头动频率的前庭信息。HIT可有效定位病变侧别及相应半规管，极大推动了后半规管功能研究的进步。随着更高分辨率测量技术的发展，视频头脉冲试验（vHIT）借助视频眼震技术的辅助，量化评估高频刺激下3对半规管的功能，在检测前庭外周功能减退方面的特异性接近100%。

二、耳石器官功能评估

由于耳石器官的功能评估方法明显少于半规管功能检测技术，造成了长期以来耳石器官病变相关研究的相对匮乏。目前临床应用广泛的主要有前庭诱发肌源性电位、主观视觉垂直线检查和眼反向扭转试验。

前庭诱发肌源性电位（VEMP）是基于前庭耳石器官接受高强度声刺激而在特定肌群产生肌电活动。颈性前庭诱发肌源性电位（cVEMP）为最早发现的VEMP，产生自前庭接受短暂声脉冲刺激时胸锁乳突肌的肌电活动，可反映前庭下神经-球囊通路功能状态。其后研究者发现给予前庭声刺激后也可在眼外肌记录肌电活动，反映前庭上神经通路有无异常，并可间接评估椭圆囊的功能，即眼性前庭诱发肌源性电位（oVEMP）。VEMP是一种简便的耳石器官功能评估方法，可以提示病变存在于何种前庭神经通路，但目前仅凭该检查难以判断确切的病变水平，须结合其他评估技术。此外，VEMP检查在实际操作中易受刺激方式、肌肉收缩、测量方式等多因素影响，难以标准化，易出现假阴性或假阳性结果。

主观视觉垂直线（SVV）或主观视觉水平线（SVH）检查是针对椭圆囊病变的一种主观检查。当一侧椭圆囊病变后，可以出现眼球扭转反应，影响受试者对于垂直重力线及水平线方向的主观感知。外周前庭病变SVV/H偏斜一般向患侧，偏斜程度取决于是否在急性期及病变的范围。SVV/H在鉴别前庭外周与前庭中枢的病变或眼动病变，以及鉴别眼球倾斜反应和滑车神经麻痹方面有重要意义。但SVV/H涉及的神经通路较为复杂，且由于检测方法或设备的不同，目前还没有统一的标准，尚未广泛应用。

眼反向扭转试验（ocular counter-rolling test，OCR）为正常机体在受到头位倾斜或左右方向加速刺激时产生的眼球反旋转样的前庭眼动反射，用于检测耳石功能。OCR测试具有简单直接，可以在床旁进行的优点，但眼球扭转角度较小时（正常人群不超过10°）常存在难以捕捉的问题。随着视频眼罩的进步，眼球的微小扭转更易被准确捕捉，为OCR的临床应用提供了更广泛的发展前景。

三、其他前庭相关检查技术

除前庭眼动反射外，视眼动反射也在前庭系统中扮演着重要角色。视眼动通路是指视觉系统感受到视觉信号后，经过多级神经调控最终产生眼球协同运动，以便看清运动中目标的反射通路。视眼动通路检查时给予受试者一定模式的运动视觉目标刺激，诱发眼动，通过分析眼动的相关参数可判断视眼动通路的功能状态，而评定相关的神经系统功能。中枢性眩晕受试者可出现不同程度、不同组合的凝视、扫视、视追踪、视动试验异常。视眼动通路功能评估对中枢性病变反应敏感，对颅内器质性病变有较高的检出率，并具有定位价值，对中枢性眩晕与周围性眩晕有重要的鉴别诊断意义，目前已广泛应用于眩晕性疾病的诊断和疗效评估。

动态视敏度（dynamic visual acuity，DVA）是指受检者与视觉目标之间存在相对运动时受检者的视力敏感度，可以反映前庭眼动反射的功能。双侧前庭功能及部分单侧前庭功能受损者在不可预测的头动时，前庭眼动反射功能不能正常发挥，从而导致在头动时看不清目标、出现振动幻视，在检查中即表现为DVA下降。DVA按部位检查分为水平DVA和垂直DVA，水平DVA在被动不可预测的头动中结果的敏感性更高，因此临床上更常用的是水平DVA检测。DVA的优点在于鉴别正常人与前庭功能低下者，具有较高的灵敏度和特异度，还可作为患者前庭功能康复训练疗效的重要参考，但它不能单独诊断单侧或双侧前庭功能低下，测试模式尚未达成共识，检查还受眼动缺陷和屈光不正等多种因素干扰，需进一步优化。

姿势图（posturography）可以定量检查姿势稳定性，根据重心的移动轨迹进行多参数的评估。目前主要分为静态和动态姿势图两类。与静态相比，动态姿势图是在尽可能移除或干扰视觉和本体觉信息的情况下评估受试者维持平衡的能力，灵敏度更高。虽然姿势图不能直接诊断平衡障碍的病因，但它可以客观描述平衡障碍，评价患者对前庭觉、视觉和本体觉的整合能力，同时姿势图还可用于平衡训练，实时监测康复疗效。

综上所述，每一项前庭功能评估技术都有其临床价值、应用特点和局限性。不同检查之间可以互相印证和补充，而并非简单相互替代。在同一种疾病的不同病程阶段，相同技术的检查结果也可能会发生变化。

前庭功能评估技术需要操作者掌握适应证和禁忌证，遵守规范的操作流程和质量控制，正确解读检查结果，从应用中总结发现问题，逐步完善技术方法的灵敏度和特异度，才能做到真正助力临床疾病诊断，实现有效治疗。

（田　亮　李文妍）

第二节　视眼动检查

视眼动通路是指视觉系统感受到视觉信号后，经过多级神经调控最终产生眼球协同运动的反射通路。该通路主要定位于脑干部位并需前庭中枢的参与，当人体或头部固定时，能通过快速扫视或慢速平滑追踪等眼球运动方式将视觉影像固定在视网膜中心凹处，以便看清运动中的目标，这一通路中任何部位受损均可导致视眼动反射功能异常。在前庭系统的检查中，确保视眼动反射通路的正常往往是前庭系统检查的先决条件。

视眼动检查前需要对眼位进行定标，患者端坐于正中位，头部保持不动，眼睛始终跟随靶点移动。所有视眼动检查需在暗室环境下进行，检查中要排除头部运动、注意力不足、药物、视力对检查结果的影响。视眼动检查主要包含以下内容：

一、扫视试验

扫视试验（saccade test）又称视辨距不良试验（ocular dysmetria test），用于评估脑干和小脑启动快速追踪目标的能力。测试时,距受试者 1.2m平面上会出现水平或垂直跳动的视靶,不同位置视靶随机出现,跳动角度在 5°~40° 范围内,视靶跳动速度为 350°/s~600°/s,要求患者不要预估视靶,持续记录 30s 连续的扫视波,如存在伪迹,需重复测试。

扫视测试过程中,计算机系统会自动描迹扫视眼动曲线,记录不同扫视幅度下峰速度、准确度、潜伏期 3 个指标。峰速度随视靶跳动幅度增大而增快。准确度为眼动幅度与视靶跳动幅度之比,在 70%~115% 为正常,眼动幅度大于视靶跳动幅度(准确度>115%)为过冲,眼动幅度小于视靶跳动幅度(准确度<70%)为欠冲。扫视潜伏期小于 250ms。

视辨距不良(欠冲、过冲,侧冲)多提示脑干、小脑病变;潜伏期延长常提示额叶或额顶叶大脑皮质、基底核等病变;慢扫视眼动病变定位于基底核、脑干、小脑等中枢部位以及动眼神经及眼肌;视扑动、视阵挛多提示脑干、小脑功能障碍。

视眼动反射通路与前庭眼动反射通路共享脑干及上级中枢等结构,扫视试验不仅可以检查视眼动扫视通路的情况,还可以应用于前庭康复训练。反扫视训练是基于扫视功能进行替代性前庭康复,增强视觉的稳定性。

二、平滑追踪试验

平滑追踪试验(smooth pursuit test)评估视动系统自发跟踪缓慢移动的物体,使其在视网膜稳定成像的能力。测试时,患者头部固定不动,眼跟随正前方的视靶。视靶在水平方向上以正弦波的形式来回摆动,峰峰幅度为 ±30°,频率为 0.2~0.7Hz,记录 3 个完整周期的波形,如存在伪迹,需重复测试。不同年龄视跟踪能力存在差别,老年人跟踪快速移动目标的能力较差,测试时靶点移动速度不宜过快。

平滑追踪试验常用的参考指标有速度增益、双向运动对称性、相位角。速度增益反映眼动与视靶移动轨迹是否吻合;双向运动对称性比较视靶向左和向右运动时眼动跟随的差异;相位角用来反映眼球是否超过或滞后于视靶。

视跟踪曲线常分为 4 型。Ⅰ型:正常型,眼动与靶点移动曲线完全吻合;Ⅱ型:正常型,眼动与靶点移动曲线几乎完全吻合,较Ⅰ型曲线存在少量扫视波,患者注意力的集中和眨眼均会影响曲线的光滑;Ⅲ型:异常型,眼动曲线不光滑,存在多个扫视波,若患者有自发性眼震,视靶向眼震快相侧移动时,眼动曲线呈单向“齿轮样”跟踪不良,双向跟踪不良多为视觉系统或前庭中枢异常;Ⅳ型:异常型,波形完全紊乱,常提示中枢病变。

三、视动试验

视动试验(optokinetic test,OPK test)评估在全视野水平方向一系列运动刺激下,维持物体在视网膜中心凹的视觉稳定性,通常 VNG 系统光条仅诱发出主动的视动反应。检查过程中,受试者保持端坐位,眼睛盯住正前方连续经过的视靶,视靶移动速度为 20°/s~40°/s,左右两个方向上分别记录 3~5 个连续的眼震。如患者未理解要求或伪迹过多,需要重复测试。OPK 参数指标有眼震方向、幅度、双向眼震幅度的对称性。靶点向一个方向移动时,会产生和靶点移动方向相反的眼震。眼震幅度计算取 3 个连续有代表性的眼震,取其 SPV 平均值,速度增益 = 平均 $SPV_{眼震}/V_{靶点}\times 100\%$,$SPV$ 为眼震慢相速度,V 为视靶移动速度,速度增益正常值多在 75%~120%,但受试者年龄、反复测试疲劳状态等亦会对增益值造成影响。总体来讲,双向增益值差值正常应不大于 25%。

正常 OPK 诱发视动眼震与视靶运动方向相反,速度增益>75%,双向对称。速度增益会随刺激视靶速度的增加而降低。自发性眼震对 OPK 的影响,伴有自发性眼震的患者 OPK 双向眼震幅度可能出现不对称。视靶向眼震快相侧运动时，诱发视动眼震增益降低。眼震方向逆转为异常表现，通常提示前庭中枢病变。

四、凝视试验

凝视试验（gaze test）用于评估不同眼位下维持眼球稳定的功能。测试前明确患者是否存在自发性眼震。检查中，患者取坐位，头位居中，测试眼位为正中眼位、左 30°、右 30°、上 20°、下 20°，每个眼位下维持 20s，观察眼球运动情况：各眼位眼震的有无、方向、强度、持续时间、固视抑制变化等。正常患者在各眼位均无凝视性眼震出现。

凝视性眼震是前庭中枢与外周疾病鉴别的重要方法。前庭外周疾病伴自发性眼震的患者，各眼位凝视眼震方向不变，向眼震快相侧凝视时，眼震强度最强，向慢相侧凝视时，眼震强度最弱，符合 Alexander 定律。凝视过程中眼震方向改变，向左凝视出现左向眼震，向右凝视出现右向眼震，或存在上跳、下跳性眼震等多提示中枢疾病，损伤可能位于小脑、脑干、大脑皮质等区域。

综上所述，视眼动系统的检查可以评估眼外肌活动、小脑、脑干、大脑皮质等及与之相连接的神经通路的功能状态，对中枢性或外周性前庭疾病的鉴别诊断有重要作用。

（孙博文）

第三节 温度试验

温度试验是最古老的检测前庭终末器官功能的检查之一，最早可以追溯到 19 世纪末。Bárány 首次报道用 51℃和 12℃的水灌注刺激前庭系统可以观察到眼震。由于该刺激诱发受试者严重的自主神经症状，Kobark 改用 27℃的水刺激，总灌注量为 5mL，但诱发的眼震太弱使得结果可信度低。1942 年，Fitzgerald 和 Hallpike 又提出双耳交替冷热试验（alternate binaural bithermal caloric test）。目前临床上常用的温度试验是在双耳交替冷热试验基础上加以改进，眼震的记录技术也发生了很大的改变。

一、基本原理

温度试验是临床常用的评估外周前庭功能的检查方式之一，其目的是评估双侧外半规管前庭眼动反射通路的功能。其原理是给予外耳道冷刺激或热刺激后会在外半规管内形成一个温度梯度。因重力作用，外半规管内淋巴液产生对流，使壶腹嵴纤毛发生偏移而诱发眼震。常采用仰卧位（抬高 30°）进行测试，温度刺激传递到试验侧内耳，热刺激引起同侧外半规管兴奋性反应，冷刺激引起抑制性反应。

温度刺激的介质常用的是水和气。不同介质传递温度和灌注方式也有所不同。推荐的灌注（开环模式）冷水温度是 30℃，热水是 44℃，持续时间 40s；用气作为导热介质时，建议冷气 24℃，热气 50℃，流量 8L/min，灌注时间 60s。传统做法每次灌注的间隔为 5min，临床应用中，间隔时间可视患者反应而定，待患者眼震消失即可进行下一次的灌注。目前临床上最常用的是将气体作为导热介质，气灌注的刺激效能小于水，受试者自主反应更轻，舒适度更佳，更能接受。有学者研究发现灌注顺序对结果不会产生影响。热灌注后的眼震恢复到基线水平需更长时间，所以临床上习惯于先冷后热。

二、眼震的观察与记录

VOR的精确量化高度依赖于眼震的采集记录和分析。早在 1894 年先是由 Du Bois-Reymond 提出从生物电角度，通过电极记录角膜 - 视网膜电位（corneo-retinal potential，CRP）差间接反映眼动。但这种记录眼眶电极间电位差的仪器（眼震电图）极易受到电信号、肌电干扰，且操作烦琐。还有一种方法被称为观察眼动的“金标准”，即在巩膜上放置磁感应巩膜搜索线圈镜片，利用感应线圈磁通量的变化分析眼动。它的优点是可以分别记录水平、垂直和旋转方向上的眼动，缺点是容易引起患者的不适感，且会有角膜损伤的风险。如今受试者只需要佩戴视频眼罩（眼震视图），红外摄像头系统直接采集眼动，传送到专用的计算机软件，由记录分析装置描绘出不同成分眼震图形并定量分析，方便快捷。

三、参数解读

温度试验中最基础的参数是 4 次冷热刺激后眼震的最大平均慢相速度（slow phase velocity，SPV）。通过经典的 Jongkee 公式计算出单侧轻瘫（unilateral weakness，UW 或 canal paralysis，CP）、优势偏向（directional preponderance，DP）。

$$UW=[(RW+RC)-(LW+LC)]/(RW+RC+LW+LC)\times100\%$$

$$DP=[(LW+RC)-(LC+RW)]/(LW+RW+LC+RC)\times100\%$$

右热（right warm，RW）

左热（left warm，LW）

右冷（right cool，RC）

左冷（left cool，LC）

UW 是双侧外半规管低频功能间的比较，数值低的一侧外半规管功能相对较弱。DP 是比较温度试验诱发的右向眼震和左向眼震，分析哪个方向眼震占优势。有学者研究发现，DP 可以反映患者前庭功能的动态代偿过程，常与自发性眼震（spontaneous nystagmus，SN）或位置性眼震（positional nystagmus，PN）相关。这是由于温度试验诱发的眼震会和生理性眼震相叠加。

UW 的正常值通常低于 20%~25%，DP 正常值低于 25%~30%，各试验的正常参考值略有不同。双耳温度刺激最强反应期的眼震 SPV 总和均小于 12°/s，即 RW+RC<12% 且 LW+LC<12%，提示双侧前庭功能可能减退，常见于双侧前庭病、双侧梅尼埃病、老年性前庭病、自身免疫性内耳病、耳毒性药物使用后等。左耳总反应或右耳总反应>140°/s，提示该侧反应亢进，常见于小脑中枢功能异常。鼓膜穿孔明显时，也可能导致该侧反应亢进。在温度反应的高峰期后，患者会被要求固视一个视靶来抑制温度试验产生的眼震，即为固视抑制（fixation index，FI）。以固视后的 SPV 与固视前 SPV 比值计算，正常不大于 60%~70%。抑制不足或失败常见于小脑绒球受损。有学者比较健康人群的冷热水试验和冷热气试验，发现冷热水刺激后 SPV 的值更大，分析参数也会有所差异。所以建议不要盲目照搬冷热水试验的标准值，各实验室应该设立自己的正常参考值。

四、检查注意事项

建议温度试验前 48h 内禁止服用前庭抑制剂、中枢神经系统作用药物。严重心脑血管疾病、中枢神经系统疾病、癫痫患者不宜做此项检查。眩晕急性期，温度试验会诱发受试者强烈的自主神经反应，可择期再进行。测试前需确保外耳道通畅，鼓膜完整。测试过程中受试者仰卧位，头抬高 30°，保持觉醒状态。

鼓膜穿孔、外耳道炎的患者禁止做灌注冷热水的温度试验，可以灌注冷热气。鼓膜穿孔耳会比鼓膜完整耳传递热量增强，所以鼓膜穿孔的患者双温试验的结果会不准确。中耳积液患者由于中耳腔内的积液吸收和释放热量需要时间，测得的 SPV 也有误差，中耳炎患者热刺激时，鼓室积液吸收热量可产生反向眼震。乳突根治术后的患者，热量传递到外半规管的时间较短，双温试验的结果也会有所不同，且强度远大于正常值。

五、临床应用

温度试验眼震反应双侧前庭不对称结果表现为UW异常，常见于前庭神经炎、梅尼埃病、听神经瘤。据报道，梅尼埃病发作期、发作间期及恢复期的温度试验不对称比有明显差异。单侧前庭功能损伤急性期，如发生前庭神经炎、突发性聋伴眩晕、迷路炎时，患者常伴有自发性眼震，温度试验可表现为UW、DP均异常。有文献表明，单侧前庭外周性损伤后前庭代偿过程中，DP会随着病程改变大小和方向并呈现一定规律。DP和SN两者结合可提示前庭外周疾病所处的时期，也可作为前庭代偿的评定指标。此外，DP对前庭损伤部位没有定位价值。孤立性DP的出现可能反映的是两侧前庭内侧核神经元之间兴奋性不对称。

前庭功能具有频率特性，温度试验主要检测超低频功能，为0.003~0.008Hz。温度试验无反应无法得出双侧前庭功能缺失的定论，需结合甩头试验、旋转试验等结果。

（俞娇旦）

第四节 旋转试验

一、概述

旋转试验（rotation test）是通过旋转使半规管内的内淋巴液流动刺激壶腹，引起前庭眼动反射，因多采用转椅进行，临床上也称转椅试验。根据旋转中或旋转后的眼震特点，评估双侧半规管的功能。随着技术发展，转椅设备经历了手动转椅、电动转椅、智能转椅的阶段。理论上，旋转试验可围绕垂直轴 Z 轴、横轴 Y 轴、前后轴 X 轴进行相应旋转，开展相应半规管功能检查。但目前比较成熟的是围绕 Z 轴进行的外半规管检查、围绕 X 轴和 Y 轴的后半规管检查在技术上仍有难度。曾有实验室通过一些调整把后半规管变成外半规管的位置，而后通过水平旋转来检测其功能的设想和尝试，但实际操作仍有一定的限制性，技术有待突破，缺乏成功的经验。

旋转试验的开展已有100多年的历史，现已初步认识到旋转试验具有临床诊断的价值。1907年，Róbert Bárány通过手动转椅做低速的逆时针与顺时针旋转，肉眼观察眼球运动，初步认识到旋转试验可能用于临床诊断的价值。起初的旋转试验更像是“定性”检查，并不能进行旋转参数设定和眼震的定量描述。通过对不同旋转模式及眼震特征的探索，目前已建立多种物理数学模型，确定了前庭功能评估的相关参数。

二、基本理论

旋转刺激属于生理性刺激。检查在暗室中进行，受试者坐在转椅上，固定紧安全带和眼罩，使头部、身体保持一致的旋转速度。随着头部加速或减速旋转运动，内耳半规管中内淋巴液、壶腹嵴胶顶因惯性而发生位移，带动纤毛弯曲，产生神经冲动。在低频低速旋转的过程中，共轭平面上的半规管同时受到刺激。根据Ewald第Ⅱ定律，双侧外半规管因角加速度产生推拉效应，与加速方向一致的一侧为兴奋侧，反之为抑制侧。因兴奋反应与抑制反应不对称，VOR作用产生补偿性的慢相眼动，眼震快相指向半规管兴奋性一侧。借助速度存储机制，将刺激时间延长，增加外周前庭的感知。

目前临床上开展较多的旋转试验是正弦谐波加速试验（sinusoidal harmonic acceleration test，SHAT）和加速急停试验。

(1) 正弦谐波加速试验:是一组频率倍增的正弦摆动试验,同时检测多个频率(0.01Hz、0.02Hz、0.04Hz、0.08Hz、0.16Hz、0.32Hz、0.64Hz)的前庭反应。任何一次复杂摆动都可以根据傅里叶变换拆分成多个单一的正弦波,通常采用的最大旋转角速度为 50°/s,以正弦摆动模式运行 3~6 个周期,主要记录增益、相移和对称性 3 个参数。增益(gain)= 眼动慢相速度 / 转椅速度,比值反映前庭输入与输出的关系。相移(phase shift)= 最大眼动慢相角速度的相位 - 转椅速度的相位,差值反映补偿性眼球运动与转椅运动的时相关系。眼动快于转椅,即为相位提前;眼动慢于转椅,即为相位滞后。对称性(symmetry)反映两个方向眼震之间的强度之差与之和的比值,即右向眼震最大慢相速度(或增益)减左向眼震最大慢相速度(或增益)的差值除以两者之和。

(2) 加速急停试验:以旋转最大角加速度 $3°/s^2$ 加速到 $90°/s^2$,匀速旋转一段时间后在 1s 内急停,记录旋转恒速前后的眼震。转椅在加速阶段,眼震的慢相角速度会随速度的增快而增强,匀速旋转后眼震会逐渐衰减;当转椅急停时,由于内淋巴流动的惯性作用及速度存储机制的存在,眼震慢相角速度会呈指数衰减,且兴奋的半规管侧别发生了反转,眼震方向随之改变。软件会根据拟合的眼震衰减曲线计算增益和时间常数(time constant)。增益 = 最大慢相速度 / 转椅最大速度。时间常数 = 眼震慢相角速度衰减至峰值 37% 的所需时间。时间常数可以辅助判断速度存储机制的功能状态。

(3) 其他低频低速旋转试验:有正弦加速试验、恒定加速试验、VOR-Fix 试验和 VVOR 视前庭交互试验。

1) 正弦加速试验;记录转椅 0.05Hz 正弦摆动时 VOR 增益,是观察简单正弦摆动前庭眼动反射的检查,记录结果包括左侧和右侧恒速前最大慢相角速度、增益及恒速后最大慢相角速度与增益。

2) 恒定加速试验:记录旋转最大速度为 90°/s,旋转最大加速度为 $3°/s^2$,在恒定加速试验中可观察到眼震强度随旋转速度增快而增强,恒速旋转眼震强度减弱,记录的参数包括恒速前、后最大慢相角速度,VOR 增益。

3) 前庭眼动反射固视作用试验(VOR-Fix):受检者注视与转椅同步旋转的固视灯,前庭眼动反射 VOR 会逐渐出现抑制的现象。根据固视前后眼震变化计算固视指数,为鉴别外周性和中枢性前庭疾病提供关键的参考依据。

三、临床应用

旋转试验对临床眩晕疾病诊断的价值存在争议,主要聚焦在是否能实现对前庭外周病损进行明确定侧。已有的临床和科学研究发现,旋转试验对前庭外周病损的诊断有双重表现,传统认为旋转试验存在外周前庭损伤的定侧功能的不足。在前庭疾病的急性期,还未启动前庭中枢的代偿时,旋转试验能较好地帮助定侧。正弦谐波加速试验:单侧前庭功能障碍的急性期表现为增益降低,相位提前增大,对称性明显偏向患侧(图 6-1)。当前庭中枢进行代偿时,对称性和相位会趋于正常范围,此时定侧较有困难。加速急停试验:单侧前庭功能障碍的急性期表现为向健侧旋转后急停的时间常数则会明显缩短,增益降低(图 6-2)。但有部分患者急性期可能会表现为双侧时间常数均降低,对定侧有干扰。当前庭中枢进行代偿时,时间常数会趋于正常。研究表明,对称性和 0.01Hz 增益这两个参量能评估其前庭功能代偿过程。

旋转试验还可帮助诊断双侧前庭病。当温度试验提示双侧均不能诱发出眩晕和眼震时,不可妄下定论为双侧前庭疾病,需要结合旋转试验进一步确诊。双侧前庭功能不足 / 丧失者 SHAT 表现为各频率增益较正常人低,相位较正常人提前,VST 双侧增益和时间常数降低。旋转试验评估特点的研究中发现,在双侧前庭功能损伤的慢性代偿期,旋转试验的低频区出现增益减低、相位提前,高频区趋于正常范围。

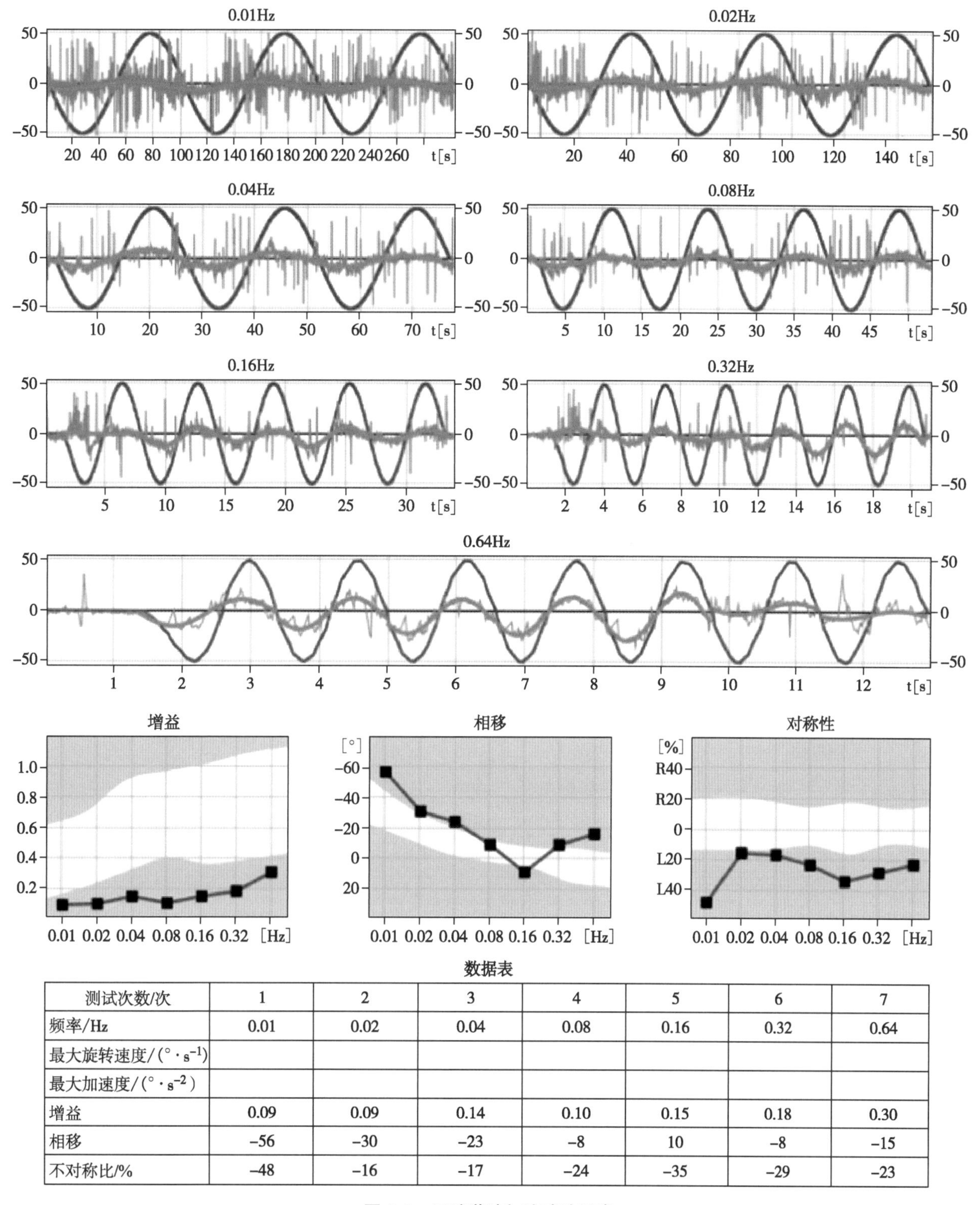

测试次数/次	1	2	3	4	5	6	7
频率/Hz	0.01	0.02	0.04	0.08	0.16	0.32	0.64
最大旋转速度/($° \cdot s^{-1}$)							
最大加速度/($° \cdot s^{-2}$)							
增益	0.09	0.09	0.14	0.10	0.15	0.18	0.30
相移	-56	-30	-23	-8	10	-8	-15
不对称比/%	-48	-16	-17	-24	-35	-29	-23

图 6-1 正弦谐波加速试验异常

旋转试验反映前庭中枢的整合结果，可以体现单侧前庭功能受损后其中枢的代偿过程，对临床眩晕的诊断和治疗评估有很强的指导意义。鉴别周围性和中枢性眩晕疾病：视眼动试验（扫视、跟踪和视动性眼震 OKN 检查）为主以及固视抑制（VOR-Fix）是常用的方法，研究显示旋转试验的固视抑制检查对鉴别中枢性眩晕有很高的敏感性。综合试验结果显示前庭外周病损主要累及 VOR，一般 OKN 不易被累及，中枢性前庭功能受损时则会表现出 OKN 受损，且 VOR-Fix 受累及程度更明显。

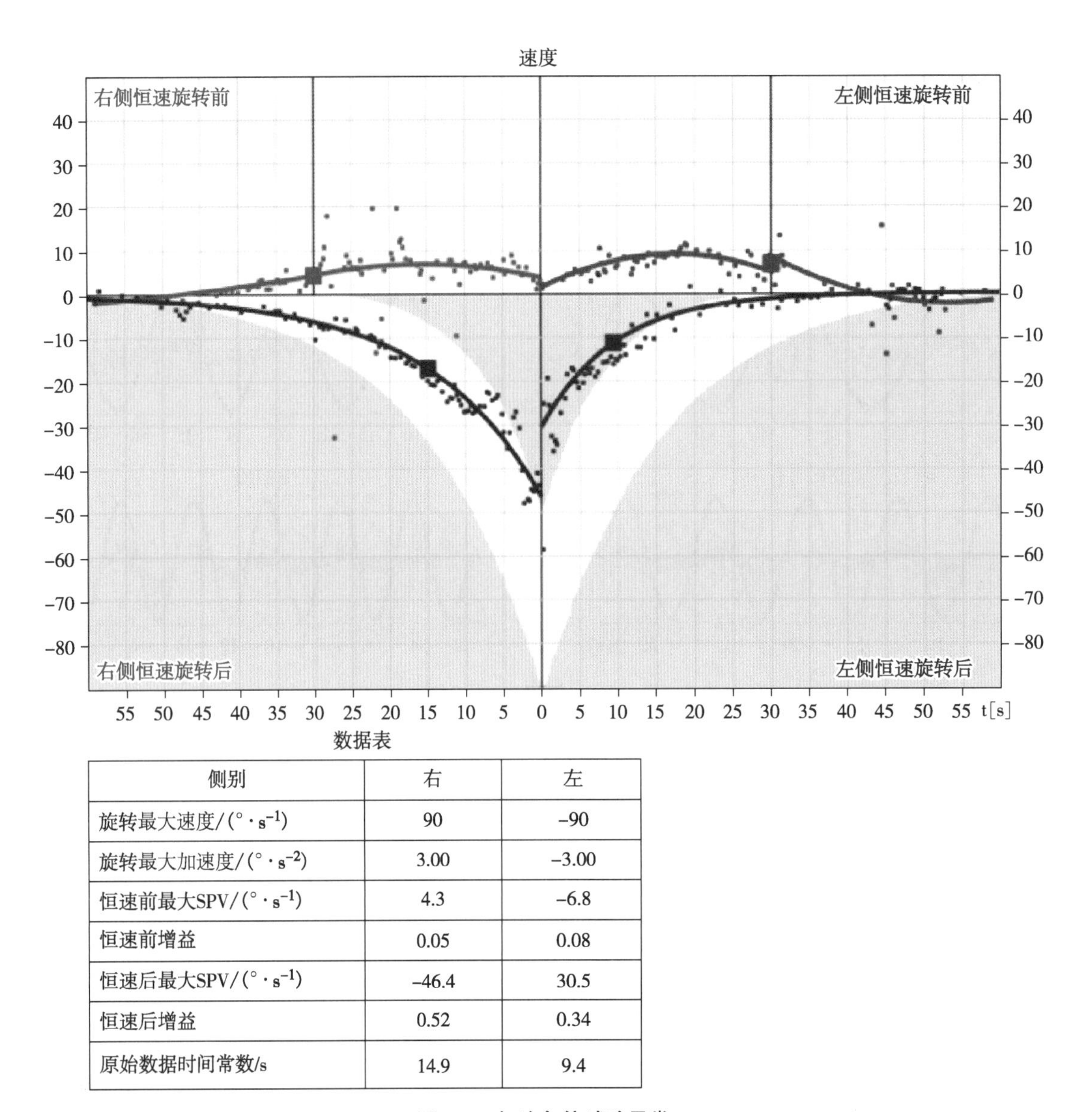

侧别	右	左
旋转最大速度/(°·s^{-1})	90	−90
旋转最大加速度/(°·s^{-2})	3.00	−3.00
恒速前最大SPV/(°·s^{-1})	4.3	−6.8
恒速前增益	0.05	0.08
恒速后最大SPV/(°·s^{-1})	−46.4	30.5
恒速后增益	0.52	0.34
原始数据时间常数/s	14.9	9.4

图 6-2　加速急停试验异常

四、局限性与未来发展

1. 局限性　低频低速的旋转试验易于受到视动性眼震以及速度存储机制的影响，视觉会先于前庭觉有优先或主导作用、两侧半规管协同作用以及前庭中枢代偿作用的介入，对诊断单侧前庭功能障碍的灵敏度小于温度试验和视频头脉冲试验，在疾病的代偿期鉴定患侧有困难。测试结果容易受到光线、患者注意力以及外界其他因素的影响。由于转椅设备昂贵，旋转试验在国内尚未普及，各实验室对参数的标准值差异较大。

2. 未来展望　由于速度储存机制的参与以及共轭半规管的协同作用，低频低速旋转试验对病变定侧有局限性。随着工程技术的改进，高频高速旋转通过可以产生抑制性中断，使得兴奋侧更兴奋，抑制侧更抑制，打破两侧的协同性，实现探测病变侧别的作用。病变侧受损的兴奋性驱动会明显低于正常侧。而且不受视动跟踪反射的影响，避免视觉对前庭的抑制作用，前庭眼动反射不会因前庭代偿掩盖前庭损害，检测 VOR 直接通路。前庭功能不足很容易在高频高速旋转中显露出来，对患侧评估的敏感性较高。通过瞬时高频脉冲式转椅可以更好地进行前庭功能评估。

五、小结

旋转试验评估的是低中频段的 VOR 功能。临床上，不建议旋转试验单独用于周围性前庭疾病诊断，需要结合其他的前庭功能系列检查，更好地分辨外周前庭功能的损伤。相较于温度试验和视频头脉冲试验，旋转试验可不受外耳道、中耳结构、颈部活动受限等影响，耐受性较好。相位和时间常数等参量稳定性好，可以辅助诊断双侧前庭疾病。前庭功能障碍的准确定位、定侧评估和眩晕疾病的精准诊疗是一项有挑战的任务，对于旋转试验的临床应用价值，有待更多的临床使用和评测。

（俞娇旦　郭　平）

第五节　头脉冲试验

头脉冲试验（HIT）又称甩头试验，最初用于前庭眼动反射通路的床旁评估。十多年后，视频头脉冲试验（vHIT）问世，其采用摄像系统和传感器分别记录眼动和头动，可以分别测试 6 个半规管，定量分析 VOR 增益。经对比，vHIT 的准确性、灵敏度和特异度与眼动记录的“金标准”——巩膜搜索线圈技术，具有高度的一致性。

一、基本原理

头部运动时，眼位的维持依赖视动系统和 VOR 功能，眼球产生与头部运动方向相反、速率相等的运动，使图像始终保持在视网膜中央凹，维持视物清晰。vHIT 侦测的是 VOR 直接通路，即半规管 - 前庭神经核 - 动眼神经核 - 眼外肌，因为速度太快，视眼动系统来不及介入，因此可以纯粹地反映半规管功能。

vHIT 的工作原理主要是基于前庭生理经典定律。其一，眼球运动与半规管刺激平面一致；其二，同一旋转平面上的半规管具有推 - 拉协同作用，3 对半规管互为共轭，一侧兴奋则另一侧抑制。兴奋时半规管壶腹嵴毛细胞的放电频率可增至 400 次 /s；而抑制时其放电频率最低能降至 0，即抑制性中断，这一现象使得单独测量每个半规管的功能成为可能。为了达到抑制性中断，头脉冲操作过程中需要达到足够的加速度（$\geq$1 000°/s^2），最优加速度为 2 000°/s^2~6 000°/s^2，过高会降低动态视力，影响结果的真实性。

二、操作要点与影响因素

操作要点：受试者取坐位。完成校准后，双眼注视前方 1m 处的标靶，检查者分别向水平、垂直方向快速、小幅度（10°~20°）甩头。正常人可以保持眼球紧盯视靶（图 6-3A）；若 VOR 受损，在向患侧甩头时眼球不能紧盯视靶，而是跟随头动方向先偏离视靶再回正（图 6-3B）。操作核心要求是与被刺激半规管平面一致的小角度、高加速度、随机性的甩头动作。

眼罩固定太松易造成滑脱移位产生伪迹，过紧会造成疼痛，使受试者无法集中注意力，影响测试结果。目前临床上对视靶的形状和大小并无统一要求，国内专家共识推荐，视靶呈圆形，视角（大小）$\leq$1°，位置误差$\leq$0.5°，推荐使用可调节式视靶，根据检测半规管的不同调整位置。

甩头通常的做法是起始头位处于颈正中位，向外侧做甩头动作。向内侧甩头时受检者出现预判的可能性更大，且操作难度大，不建议采用。目前市面上的设备一般要求每个半规管脉冲次数为 10~20 次，但更多的甩头次数并不会提高测试的可靠性。因此，在检查中更应注重甩头质量，而不是数量。

临床上已经注意到双眼增益右眼高于左眼的情况。试验表明，随着头部加速度的增加，内收眼的增益逐渐超过外展眼。为了在高加速度条件下准确测量 VOR，理想的做法是双目记录。

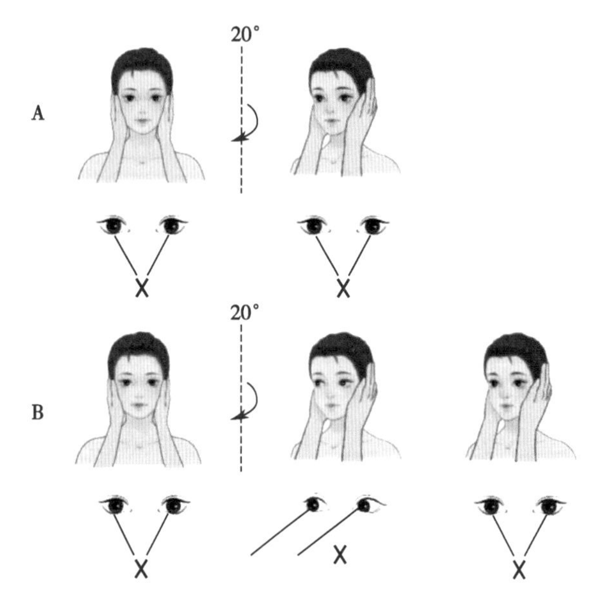

图 6-3　vHIT 检查正常(A)与异常表现(B)

采用非头戴式摄像头以及移动的动物图像视靶，vHIT 的适用人群可进一步扩大，受检者最小年龄为 3 个月。随着年龄增长，毛细胞数量及前庭神经纤维数量减少，理论上老年人的前庭功能日趋下降。但大规模的人群调查发现，vHIT 受年龄的影响极小。

三、结果判读与临床应用

vHIT 试验的两个重要参数是 VOR 增益和扫视。增益反映了眼动与头动的一致性，正常情况下，二者一致，曲线平滑，增益接近 1(图 6-4A)。当眼速低于头速，需要启动扫视来补偿缺损的 VOR，即“代偿性扫视(compensatory saccade)”，如图 6-4B 所示。VOR 初级反射弧完整但病变累及前庭中枢时，可造成前庭中枢对前庭核的抑制降低，出现 VOR 反射亢进。

代偿性扫视是直接启动运动前中枢的扫视通路。根据扫视出现时间的不同，又分为隐性和显性扫视，隐性扫视出现在头动过程中，裸眼难以发现，显性扫视在头动之后。显性和隐性扫视既可同时出现，也可孤立存在。

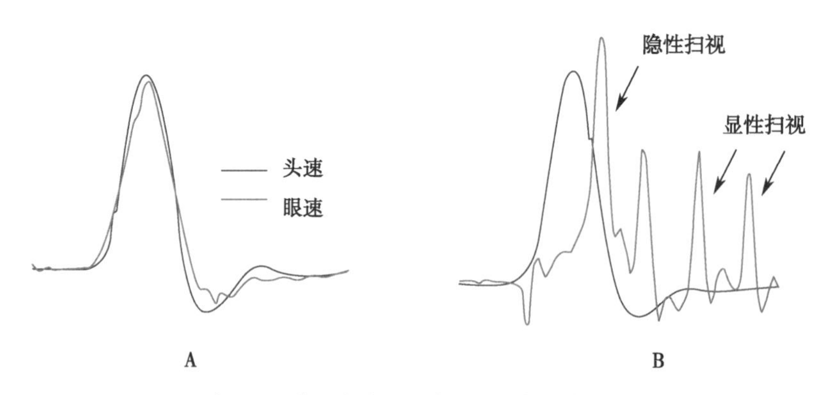

图 6-4　正常 VOR 表现(A)和异常 VOR 伴隐性和显性扫视(B)

临床上，vHIT 适用于急、慢性前庭综合征以及任何怀疑有 VOR 损害的情况，最常用于急性前庭综合征。以前庭神经炎为例，典型表现为 VOR 增益下降，伴随巨大、陡峭的代偿性扫视波，见图 6-5。对前庭

神经炎患者进行动态随访，可观察到增益逐渐提高、扫视波逐渐减少，有助于定量了解前庭康复的过程。对于双侧前庭病，vHIT 可以提供确诊的重要信息，典型表现为双侧 VOR 增益降低，伴随代偿性扫视，见图 6-6。

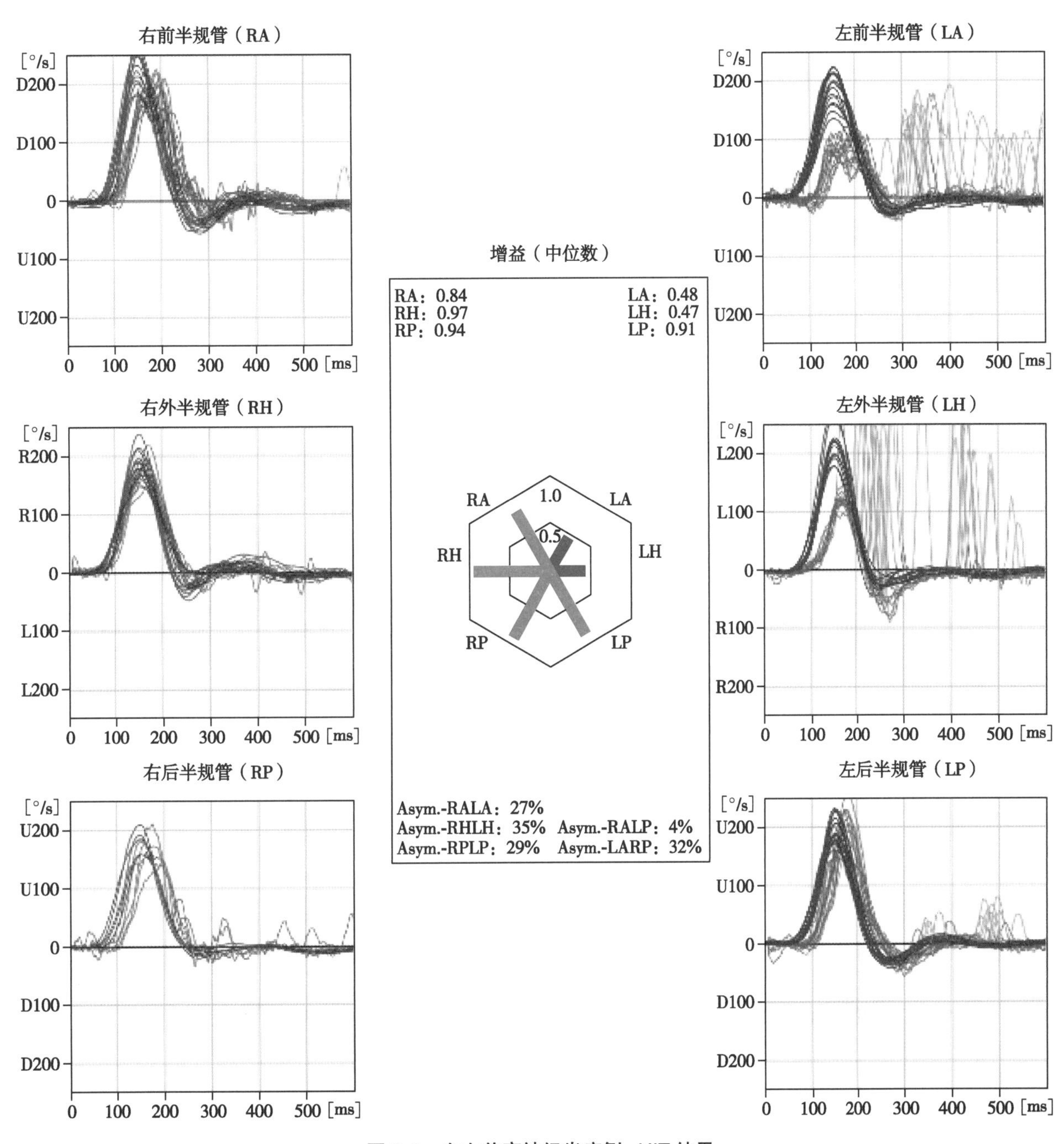

图 6-5 左上前庭神经炎病例 vHIT 结果

Asmy-RALA：双侧前半规管不对称比；Asmy-RHLH：双侧外半规管不对称比；Asmy-RPLP：双侧后半规管不对称比；Asmy-RALP：右前左后半规管不对称比；Asmy-LARP：左前右后半规管不对称比。

发作性前庭综合征因其发病机制与半规管病变无关，vHIT 阳性率和特异性均较低，不推荐常规选择。例外的情况是，如半规管阻塞术、化学迷路切除，vHIT 可以用来定量检测半规管破坏的程度，监测治疗效果。vHIT 诊断前庭神经鞘瘤的敏感性和特异性都高于其他的外周前庭疾病。

vHIT 还可用于鉴别外周与中枢性眩晕，由于 vHIT 检测的是 VOR 初级反射弧的完整性，若试验阴性则提示中枢性损害。三步床旁眼动检查法——头脉冲 - 眼震 - 眼偏斜检查（head impulse，nystagmus type，test of skew），合称 HINTS，进一步扩展了 HIT 对于中枢性损害的鉴别价值。当结果为水平方向头脉冲试验阴性、方向变化的眼震和眼偏斜反应，发病 24~48h 内 HINTS 的结果可以比磁共振成像（magnetic resonance imaging，MRI）更可靠地排除脑卒中。

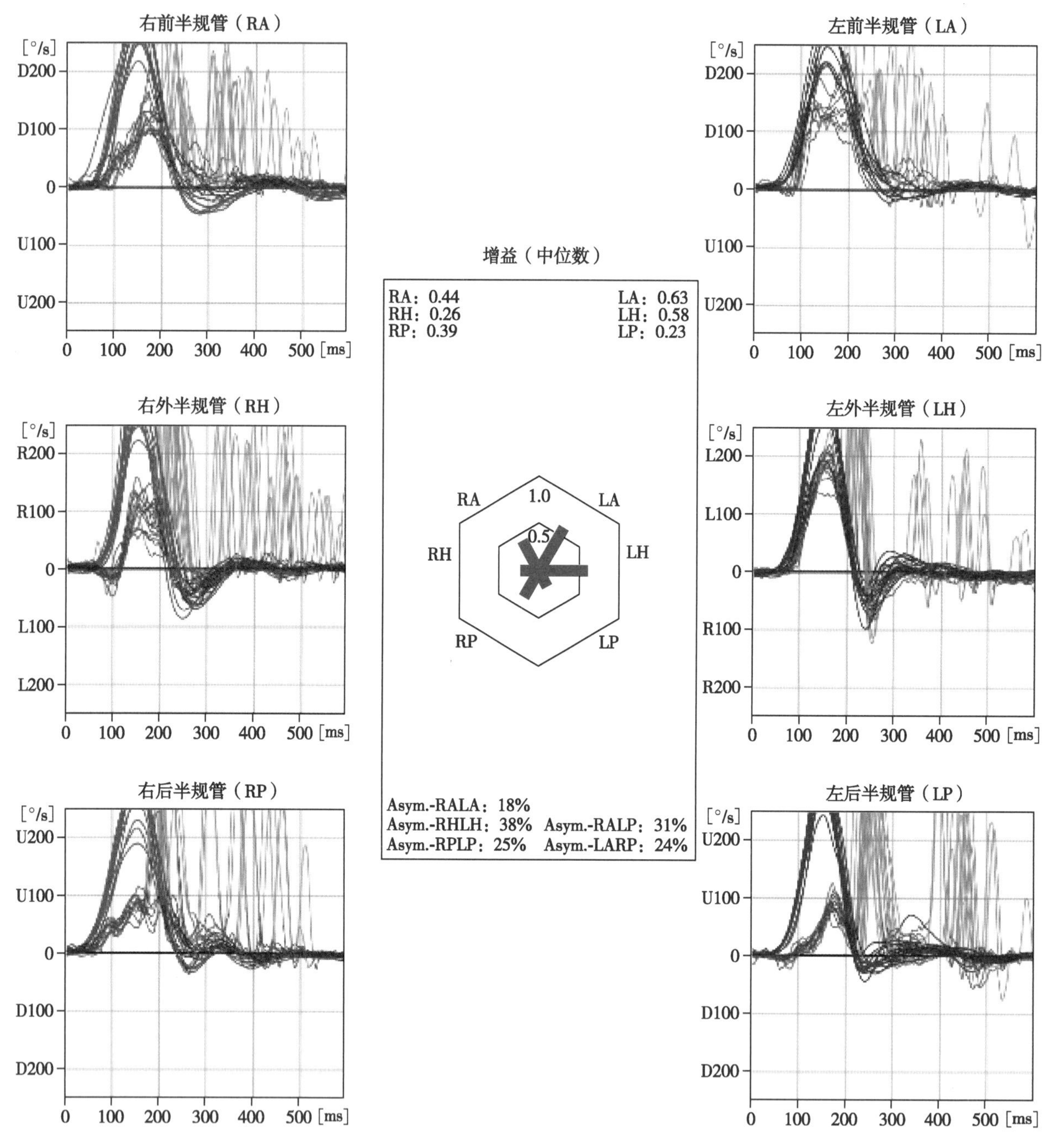

图 6-6　双侧前庭病病例 vHIT 结果

须警惕的是，累及脑内 VOR 反射通路的常见疾病如多发性硬化和小脑下前动脉（anterior inferior cerebellar artery，AICA）梗死，可与外周性损害表现完全相同，鉴别时需要结合其他临床症状和影像学检查。第Ⅷ对脑神经进入脑干和脑干内穿行区的损害，在功能上属于外周性损害，但从解剖定位上又属于中枢性损害，特别是前庭神经核，在明确病变部位时需要细致考虑。

四、从 HIMP 到 SHIMP

vHIT 也被称作头脉冲模式(head impulse paradigm，HIMP)。头脉冲抑制试验(suppression head impulse paradigm，SHIMP)基于与 vHIT 完全相同的原理，两者甩头操作方法完全相同。在 SHIMP 检查中，受检者持续注视随头部移动的光点。正常人在头部运动时必然引发眼球向相反方向移动，但由于光点移动，眼球经人为控制产生了与原来移动方向相反的运动，即反代偿性扫视，存在反代偿性扫视表明 VOR 通路正常，见图 6-7。

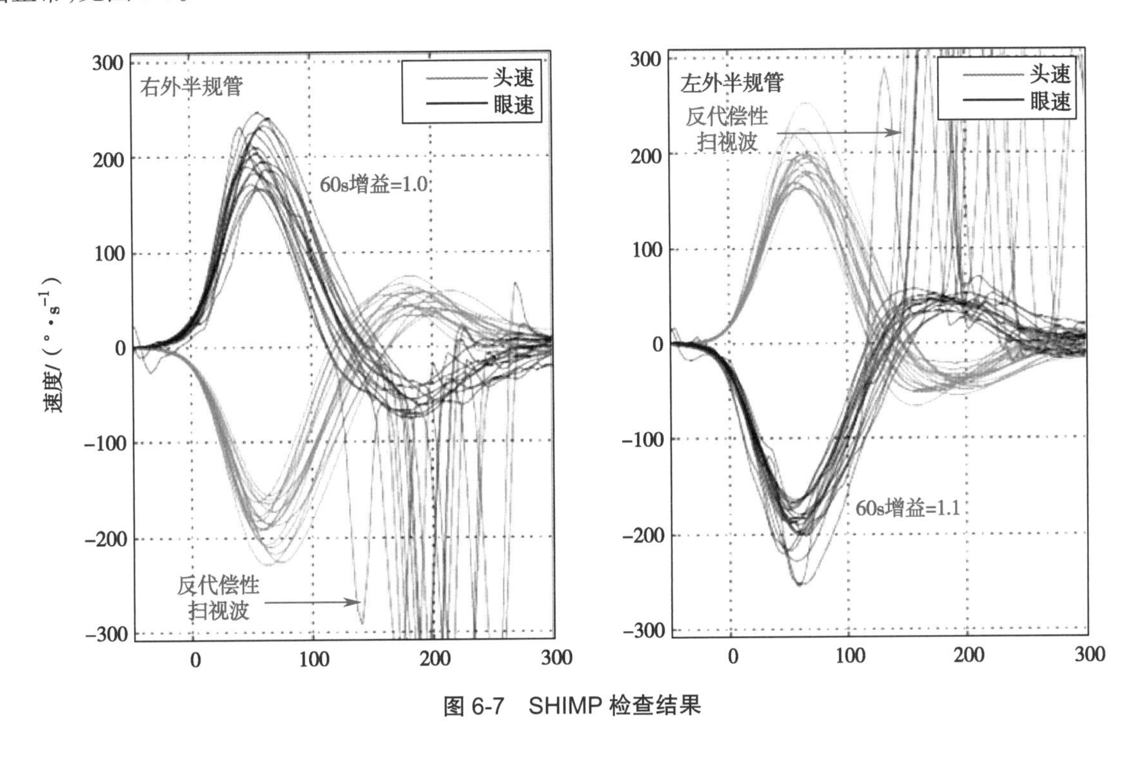

图 6-7　SHIMP 检查结果

SHIMP 和 HIMP 具有反向互补的特性，HIMP 侦测 VOR 的受损，SHIMP 则反映了 VOR 的储备。因 SHIMP 扫视通常出现于头动结束后，故可消除隐性扫视带来的影响，可提高 VOR 增益值计算的准确性。尤其是对前庭神经炎急性期的患者，SHIMP 去除了自发性眼震带来的干扰，具有独特的临床应用价值，进一步丰富了半规管功能的评估手段。

五、局限性与未来发展

1. 局限性　vHIT 可以评估半规管的高频功能，而且能检测以往难以评估的后半规管功能，具有重复性好、易耐受、耗时短等诸多优点，但也存在局限性。不能转颈或有高速转头禁忌证的患者不适用，操作中要求全程睁大眼睛，充分暴露瞳孔，存在睫毛遮挡产生干扰等。对于单纯 VOR 增益下降不伴扫视或者增益正常出现孤立性扫视的情况，目前还没有较好的解释。在机制方面，代偿性扫视靠什么启动还有待充分阐明。VOR 降低是否触发扫视的必要前提？一次甩头如何引发多个扫视，其机制有何不同？这些问题的解答还需要大量的基础研究深入。

2. 未来发展

(1) 推进术语的规范化：HIT 的发明距今不过 30 年，对它的认识仍较为粗浅，术语运用较为混乱。随着 vHIT 技术的日趋推广和理解的成熟，相关术语应当统一、规范，以便于不同机构、不同研究间结果的对比和数据合并，促进研究的深入。

(2) 优化记录采集,提高计算精度,细化报告参数:为了实现实时计算结果,目前 vHIT 普遍采用极低的分辨率和极简的瞳孔识别算法。对于临床操作者不应过度依赖软件分析结果,尤其当出现异常结果时,务必查看原始头和眼动的曲线轨迹,辨明噪声、伪迹、眨眼波和病理反应,确保结果真实可信。

在未来,还需要加强各领域的交叉合作,研发能够双目记录的设备,攻克双眼影像同步分析技术瓶颈;设计更轻、更贴合中国人脸型的眼罩以减少滑脱;进一步量化潜伏期、扫视波幅度等,提高结果的精确度。解决了上述问题,相信 vHIT 将成为前庭疾病筛查与监测的首选。

(吴沛霞　李华伟)

第六节　前庭诱发肌源性电位

耳石器官主要对线加速度、倾斜及重力刺激起反应,但是对声音刺激也有部分反应。有关前庭系统声敏感性的认识经历了一个漫长的过程。Tullio 在骨迷路开窗手术中发现迷路的声敏感性,也被称为 Tullio 现象。1977 年,Young 报道了在松鼠猴的初级前庭神经元对声和振动有反应,5 个终末器官中球囊斑的阈值最低。有观点认为原始脊椎动物中扮演听觉器官的球囊,在进化过程中仍残留对声刺激的敏感性。也有学者发现,在耳蜗感受器完全损坏的豚鼠身上能测得声诱发的电位,诱发的反应主要来自前庭下神经。这些研究都提示了前庭终末器官对强声有反应,其中对声最敏感的是球囊。

1994 年,Colebatch 发现,在胸锁乳突肌张力性收缩状态下,强短声刺激可诱发出该部位的肌源性电位,切断一侧前庭神经后该电位消失,但全聋患者仍旧存在,因此认为该电位为前庭源性。豚鼠实验显示,电刺激球囊的传入纤维可引起同侧和对侧(同侧为主)颈部屈肌的抑制性传入,而电刺激外半规管的传入纤维没有记录到该反应;同时也有研究证实,直接刺激球囊神经,发现球囊神经主要投射到胸锁乳突肌。

球囊在受到高强度的听觉刺激后,能在胸锁乳突肌记录到的短潜伏期的肌源性电位,被称为颈性前庭诱发肌源性电位(cVEMP),评估的是球囊 - 前庭下神经 - 脑干前庭 - 同侧胸锁乳突肌通路的功能状态。

21 世纪初,学者们发现类似的刺激下,在眼外肌能记录到短潜伏期的肌源性电位,被称为眼性前庭诱发肌源性电位(oVEMP),所评估的是椭圆囊 - 前庭上神经 - 脑干前庭 - 对侧下斜肌通路的功能状态。

VEMP 的刺激物类型常见的有气导刺激和骨导刺激两种,气导刺激可以是短音、短纯音;骨导可以是叩诊锤、短纯音,也可为机电振动器。目前,临床上最常用的是强声的气导刺激和骨导振动。短音和短纯音刺激诱发的 cVEMP 的正常值明显不同,短纯音诱发 cVEMP 的阈值比短音诱发的明显降低,幅值增高。其中 500Hz 以及 750Hz 短纯音刺激可获得 VEMP 的最大振幅和最低反应阈值。骨导声刺激的水平更低(更舒适),可用于传导性耳聋患者。记录方法可为单通道或双通道,给声方式可选择单侧给声和双侧给声,其中双侧给声只能选用双通道方案。

典型的 cVEMP 波形由两个正、负双相波组成,分别是:发生在 13ms 的抑制波形、发生在 23ms 的兴奋波形(记为 p13-n23);发生在 34ms 的兴奋波形、发生在 44ms 的抑制波形(记为 n34-p44)。其中早期波形出现较为稳定,与同侧球囊及传入通路密切相关,绝大多数同侧球囊前庭下神经传入通路完整者都有此反应,而 n34-p44 反应并不一致,有研究表明其起源于耳蜗,正常受试者引出率为 60%~68%。当记录电极贴于胸锁乳突肌的上半部分时 p13-n23 振幅最大,但潜伏期不稳定,而贴于胸锁乳突肌中点位置是记录振幅与潜伏期的最佳选择。典型的 oVEMP 波形以一个发生在 10ms 的抑制波与发生在 15ms 的兴奋波组成,记为 n10-p15,电极一般贴于下斜肌,记录时要求患者向上凝视保持肌肉平稳收缩,以此获得最大的波形振幅。

影响 VEMP 结果的因素有很多,其中包括声刺激的强度,一般在 95dB nHL 刺激强度下,绝大多数可诱发出该反应,且随着刺激强度增加,反应幅度也会随之增加;肌力水平、反应幅度与平均肌电活动水平之间存在线性关系,当肌力增加时,振幅增加;VEMP 具有频率调谐特性,在 500Hz 和 750Hz的刺激频率获得最大幅值。VEMP 的潜伏期不受声刺激水平、胸锁乳突肌的紧张度或刺激频率的影响。VEMP 结果与年龄因素相关,超过 60 岁的正常人 VEMP 的引出率降低,反应幅值下降,这可能与胸锁乳突肌的肌张力下降有关。

VEMP 的主要参数有引出率、振幅及不对称比、潜伏期、阈值。同一刺激强度下典型波形可重复出现视为引出,振幅指的是正负波的波峰到基线的差值,单位是毫伏(microvolt,mV),潜伏期指的是出现典型的可重复波形的波峰波谷时间,阈值指的是可诱发出典型正负双相波的最小刺激强度。

VEMP 波形潜伏期稳定,有比较好的一致性和可重复性,近 20 年来被广泛应用,在前庭高敏感性疾病、听神经瘤、前庭神经炎等疾病中有深入的研究。

上半规管裂综合征是由于前骨半规管的骨裂或骨质变薄引起声音和 / 或压力诱发的眩晕,具有 Tullio 现象。这类患者的 VEMP 波幅增大、引出阈值降低,学者们对此的解释为骨半规管的裂隙在迷路上产生一个第三窗,降低了内淋巴液流动的阻抗,使得患侧前庭终器对声或压力变化的敏感性增加。类似的第三窗疾病还有大前庭水管综合征(LVAS),与正常对照组相比较,患耳的阈值较低,幅值更高,但潜伏期没有显著差别。

在梅尼埃病中,oVEMP 与 cVEMP 被应用于疾病分级和积水范围的评估。有学者将 VEMP 与温度试验、听力学检查结合,模拟和评估膜迷路积水的范围。但在 VEMP 对膜迷路积水检测的敏感性和特异性的问题上,学者们持有不同看法。有人认为,VEMP 可以检测出无症状的膜迷路积水患者的敏感性较高,另有 meta 分析研究发现 VEMP 对于膜迷路积水的敏感性、特异性分别为 49%、95%。VEMP 结果异常的表现形式可为未引出、阈值增高、幅值降低或者增高,早期 VEMP 幅值增高可能是因为扩张的球囊接触镫骨足板。

在听神经瘤的诊断中,MRI 被认为是“金标准”,但 MRI 花费高。有研究显示,80% 的听神经瘤患者 VEMP 结果异常,包括阈值增高或无法引出。VEMP 的敏感性高于听性脑干反应(auditory brainstem response,ABR)检查,有助于小听神经瘤的早期发现。VEMP 检查可分别评估前庭上、下神经功能,但 VEMP 结果并不与肿瘤所在的神经完全一致,不适合单独使用。

急性前庭神经炎的标志性表现为眩晕、自发性眼震以及温度试验出现患侧外半规管功能减退。但如为选择性的前庭下神经炎,此时温度试验结果可能正常,cVEMP 结果可为异常。VEMP 检查对于急性眩晕的定位和定性诊断有重要价值,可帮助区分损伤范围是前庭上、前庭下还是前庭上下神经全累及。

有关 BPPV 的 VEMP 结果,大多研究显示正常,也有学者认为其潜伏期有所延长,可能是一种功能退化的征象。最近也有研究发现,BPPV 患者 oVEMP 的异常率要高于 cVEMP。提示在该疾病中,椭圆囊及其传导通路功能受损的可能性高于球囊。

VEMP 反映耳石器官及其神经通路的功能,其中包括部分中枢神经系统,因此在一些中枢神经系统疾病患者中也可观察到 VEMP 结果异常。对多发性硬化的患者,如硬化灶累及相关传导通路,可观察到 VEMP 潜伏期的延长,甚至 VEMP 波形的缺失。

VEMP 检查存在一定的局限性,首先不同型号的仪器可有不同的参考值,各单位在临床应用前应先获得各参数的正常值，以免影响检查结果的同质性。以阈值为例，部分设备 cVEMP 阈值正常值为(75±5)dB nHL，而另一部分正常值为(90±5)dB nHL；其二，测阈值的必要性有一定争议，笔者认为阈值不能被波幅或不对称比代替，波幅、不对称比正常时阈值可为一侧正常一侧异常，阈值正常的双侧波幅比可为异常，两个参数缺一不可；其三，VEMP 检查的操作时间较长，对于配合性不佳、肌力减退的患者，如何优化检查方法是今后的探讨方向。

总之，VEMP 检查的出现弥补了传统实验室检查中耳石器官功能评估的缺陷，成为内耳疾病诊断、病变范围评估、病情发展与康复监测的重要手段。

（余　菁）

第七节　耳石器 - 眼反射评估

前庭眼动反射可分为半规管 - 眼反射和耳石器 - 眼反射，有关半规管 - 眼反射通路的评估方法较为成熟，静态代偿的检查方法可依靠观察自发性眼震，动态代偿可选择相应的诱发性试验，比如甩头试验等，而有关耳石器 - 眼反射的评估方法尚少。耳石器官主要感受线加速度，所以耳石器 - 眼反射又被称为线性前庭眼动反射（translational VOR，tVOR），指的是头部耳石器官在快速线性刺激下，为保持视觉的清晰稳定而产生的补偿性眼动反射通路。

晃头试验（head heave test）是最常使用的床旁 tVOR 检查方法，即耳间方向手动推动头部，使头部产生平移运动。其他常用测试方法有，将头部固定在固定推动装置上，最大程度地减少了旋转方向上头部运动的干扰；或要求受试者坐在推车上，在耳间方向上做出迅速的平移往复运动。但这一方法因推动整个身体所需的能量更大，难以达到较高的加速度。在做 tVOR 测试时，耳间头部移动的距离通常为±3cm，观察从刺激开始后 150ms 左右时间间隔的眼动，避免眼反射通路的调节，受试者眼睛距离视靶的距离可为近距离(15cm)，也可为远距离(124cm)。其主要观察指标包括双侧增益对称性及补偿性眼动。通过 tVOR 增益可以评估双耳耳石器官线性前庭眼动反射通路的功能，推断双侧耳石器官可能存在的潜在损伤或功能紊乱。日常生活中，人体不易产生诱发 tVOR 的线性刺激，因此其敏感性可能低于生理频率的旋转刺激诱发的 VOR 反应，如 vHIT，线性刺激诱发的 tVOR 反应可能与耳石器官受损程度密切相关。

偏垂直轴旋转试验（off-vertical axis rotation，OVAR）和偏心旋转试验不同。偏心旋转是指将头中心向左或向右偏离旋转轴心 3.87cm，使得一侧的椭圆囊在旋转轴心，另一侧椭圆囊偏离轴心 7.74cm。在恒速旋转时，外半规管的前庭眼动反射消失，线加速度刺激偏轴心的椭圆囊，从而评估单侧椭圆囊功能，也被称为单侧离心试验。而偏垂直轴旋转试验则不同，其是指在暗室中将人体的头偏离旋转轴心，向一侧倾斜或俯仰旋转时人体和头在旋转轴心上。OVAR 的眼反射包括半规管 - 眼反射、耳石 - 眼反射和半规管 - 耳石相互作用。

在做 OVAR 测试时，将受试者固定于转椅上，戴上视频眼罩后，将主轴倾斜 30°，辅轴在此倾斜状态下旋转，当受试者头晕症状逐渐加重而难以继续或达到最大刺激 5min 后停止旋转，归位。偏垂直轴旋转试验中，偏斜角度、旋转速度会影响 OVAR。在恒速 OVAR 中，偏斜角度为 30°，旋转速度为 60°/s 时，偏转速度最大，耳石器官受到强烈刺激；旋转速度高于或低于 60°/s 偏转速度均出现下降。可采用倾斜后旋转或旋转后倾斜两种方案，旋转方式包括匀速旋转以单独刺激耳石器官，或使用非匀速旋转如正弦信号，使得半规管和耳石器官感受到联合刺激。

OVAR 试验中，患者坐在前倾或后倾的旋转椅上，通过改变重力加速度方向来刺激耳石器官。在偏离垂直轴的旋转过程中，外半规管产生的 VOR 值呈指数级下降，而因受重力的刺激，耳石器 - 眼反射的作用会持续存在。所以，OVAR 检查可以帮助评估耳石器功能，同时反映出耳石器和半规管系统间的交互作用。但由于 OVAR 容易使受检者产生不舒服的自主神经反应，诱发出的眼动幅度较小，以及反应的个体差异性较大，目前该检查的临床应用较少。

耳石功能的评估方法拓宽了耳鼻咽喉科医生对许多前庭疾病的认知。有学者对 BPPV 患者复位后进行随访，发现 BPPV 复位后的 VOR 增益较复位前增大，复位后仍有头晕的 BPPV 患者其 VOR 增益值较没有头晕主诉的患者更低。另有研究在听神经瘤患者中应用不同模式的 OVAR 进行测试，证实了 OVAR 对内耳道内听神经瘤的评估价值，同时提出最适合的刺激参数。

OVAR 试验是除 VEMP 检查之外，用于评价耳石器官和初级前庭传入神经完整性的评估方法，可以更好地认识耳石器的前庭眼动反射，同时也可作为研究管 - 耳石相互作用和半规管 - 眼反射的重要手段。

（余 菁）

第八节 平衡功能评估

平衡是一项非常复杂的神经活动过程，由中枢神经系统对来自前庭觉、视觉、本体觉等感觉系统有关头体位置和运动信息的整合来实现。其中，前庭系统依靠前庭脊髓反射在平衡维持中发挥重要作用。平衡功能试验是评估前庭脊髓反射通路功能的主要方法。

一、平衡功能评估技术

1. 静态姿势图（static posturography，SPG）

(1) 检测方法：受检者分别睁眼和闭眼直立于静止的压力平板上，带有压力传感器的测力板可以记录人体的摇摆情况及足底压力中心（center of pressure，COP）的变化，并将记录到的信号转化为数据输入计算机进行分析，实时描记压力中心在平板上的投影与时间的关系曲线，从而评价姿势的稳定性。

(2) 主要参数：SPG 的测试结果参数大致分为定性和定量参数。定性参数主要指人体姿势图或重心轨迹图，可直观地描述人体 COP 摇摆情况。定量参数又分为以时间为主和以频率为主的参数；常见的以时间为主的参数有：外周面积、矩形面积、实效值面积、总轨迹长、单位轨迹长、单位面积轨迹长等；以频率为主的参数常用的是姿势图的频带分析。

(3) 临床应用与意义：保持稳定的站立平衡依赖于完好的感觉通路输入、感觉运动中心整合和运动输出。主要的感觉输入来自本体觉、视觉和前庭觉。受检者睁眼站立，如果 3 条通路至少 2 条完好，则可保持姿势稳定。受检者闭眼站立，视觉通路剥夺，若本体觉和前庭觉有欠缺，则感觉整合信号不足，受检者晃动甚至会摔倒。

2. 静态姿势图的扩展应用　在 SPG 基础上增加本体觉干扰方法，则可增加平衡测试的敏感性。常用的方法是将海绵垫（或泡沫软垫）与 SPG 相结合，又称为海绵垫姿势图。用于检测的试验是“改良感觉相互作用和平衡临床试验”（modified clinical test of sensory interaction and balance，mCTSIB）（图 6-8）。

mCTSIB 试验是在剥夺视觉信息或者干扰本体感觉时测试受检者的重心稳定性。4 种状态模拟日常生活中视觉和支撑面情况。对于大多数平衡障碍患者，mCTSIB 可以反映出其平衡问题，并提供康复进展信息。

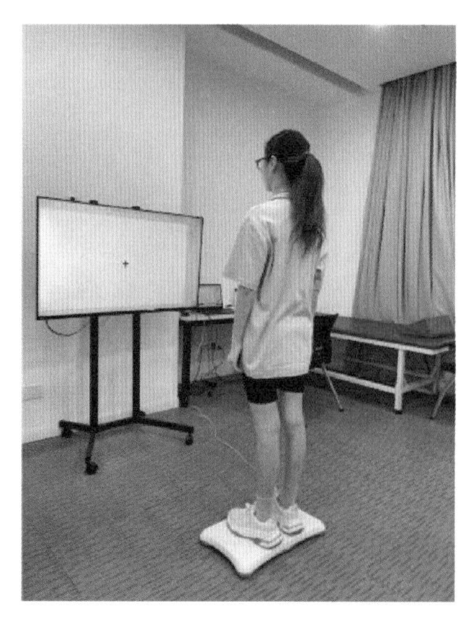

图 6-8　改良感觉相互作用和平衡临床试验（mCTSIB）测试

检测方法：受检者分别站立于坚硬的平面和不稳定平面上，观察其在睁眼和闭眼条件下是否能够保持平衡。4个检测条件分别为：坚硬平面睁眼站立；坚硬平面闭眼站立；不稳定平面(海绵垫/泡沫垫)睁眼站立；不稳定平面(海绵垫/泡沫垫)闭眼站立。主要参数是重心摇摆速度和摇摆范围。

3. 动态姿势图　动态姿势图是在静态姿势图的基础上发展而来，综合测试并区分前庭、视觉、本体觉对姿势控制的影响并且检测受检者自主姿势反应和运动协调能力。可进行的测试主要包括感觉统合测试（sensory organization test，SOT）、摇头 - 感觉统合测试（sensory organization test with head shake，HS-SOT）、运动控制测试（motor control test，MCT）、适应性测试（adaptation test，ADT）、稳定限度测试（limits of stability，LOS）等。

（1）感觉统合测试：检测受检者有效利用视觉、前庭觉和本体觉输入信息进行姿态控制的能力；识别平衡障碍受累于哪种感觉系统缺陷。试验开始前须录入患者年龄、身高和体重信息。受检者穿上安全背心，赤脚站立于力平台上。检测时要求受检者排除视觉和平板的任何运动干扰，尽力保持直立位稳定。共进行 6 种状态的测试（具体见表 6-1），每种做 3 次，每次 10s，共做 18 次。

表 6-1　SOT 的测试状态及其要求

测试状态	检测条件	患者要求
SOT 1	力平台和视屏不动	睁眼站立
SOT 2	力平台和视屏不动	闭眼站立
SOT 3	力平台不动和视屏随动	睁眼站立
SOT 4	力平台随动和视屏不动	睁眼站立
SOT 5	力平台随动和视屏不动	闭眼站立
SOT 6	力平台随动和视屏随动	睁眼站立

1）主要参数

姿态控制平衡分：取受检者前后摆动最大值与稳定限度前后的理论值相比，用无量纲的百分数表示得出结果。近 100 分表示摆动很小，接近稳定限度；超过 LOS，或失去平衡为 0 分。

综合平衡分：是 6 种感觉状态成绩的平均权重，该指标反映受检者 SOT 总体水平。

感觉分析（表 6-2）：是一种感觉状态的 3 次试验均值与另一种感觉状态 3 次试验均值的比值，反映受

检者感觉异常的特性，从中可以识别是哪个系统发生问题导致的姿态不稳或平衡功能障碍。

表 6-2 感觉分析方法及其生理意义

感觉系统名称	感觉状态比较	生理功能意义
躯体感觉	SOT 2/ SOT 1	依靠本体觉信息维持姿态稳定平衡的能力
视觉	SOT 4/ SOT 1	依靠视觉信息维持姿态稳定平衡的能力
前庭觉	SOT 5/ SOT 1	依靠前庭觉信息维持姿态稳定平衡的能力
视觉优势	SOT 3+SOT 6/SOT 2+SOT 5	过度依赖视觉信息维持姿态稳定平衡的程度

策略分析：检测受试者在测试中保持姿态稳定所采取的策略是以踝关节策略为主还是髋关节策略为主。正常情况下人主要采用踝关节策略保持平衡，当平衡不稳时靠髋关节移动维持平衡。

重心位置队列：反映受检者 SOT 每种状态测试时的重心位置与支撑面中心的距离关系，正常人分布在支撑面中心附近。

2）临床应用与意义：能否正确构建感觉信息，对于日常生活中维持身体的平衡和稳定至关重要。通过 SOT 检测分析，可以明确患者是何种感觉系统出现了问题，是否有足够的抗干扰能力，图 6-9 示该受检者本体觉和前庭觉不足，报告中显示红色。SOT 适用于亚急性期 / 慢性期平衡障碍患者以及康复训练前的基线评估和康复过程中的随访等。

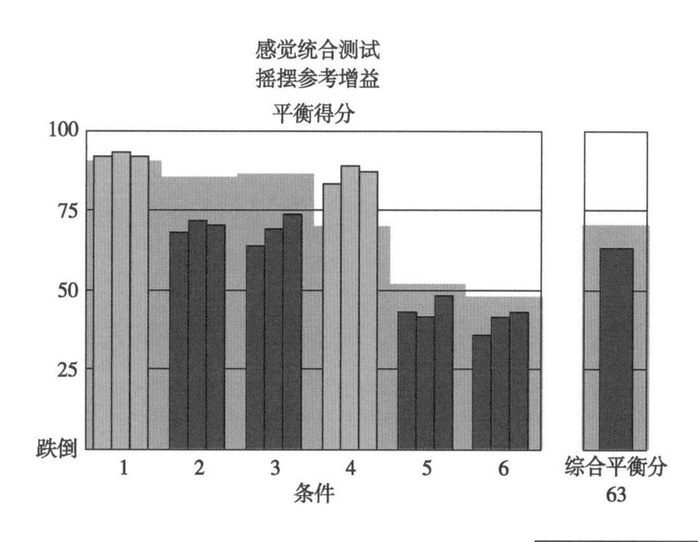

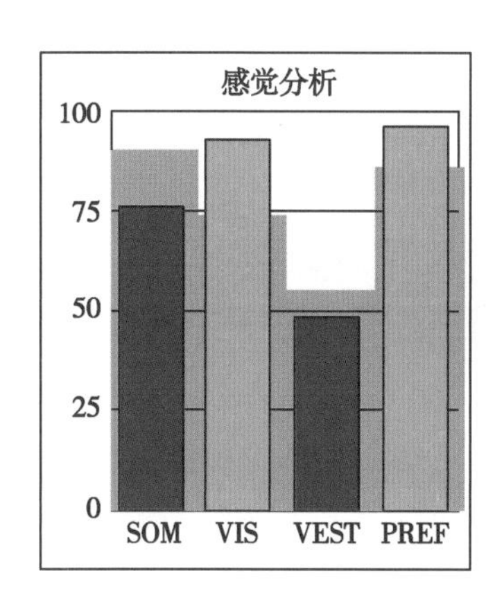

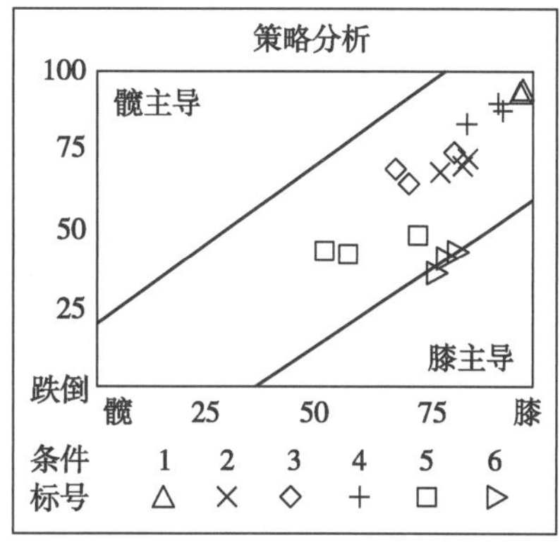

重心 位置

图 6-9 SOT 实验检查结果

SOM：本体觉；VIS：视觉；VEST：前庭觉；PREF：视觉依赖。

（2）摇头-感觉统合测试：是指在摇头时进行感觉统合测试，可以实现对前庭觉的干扰，属于高频前庭功能检查。

1）检测方法：受检者头戴可检测摇头角度速度的传感器。在SOT 2和SOT 5状态下，让患者按照要求绕某一轴连续摇头。摇头频率为1Hz，摇头幅度为30°。

2）检测参数：与SOT试验相同。HS-SOT检查异常的表现，一是稳定性下降，二是头动速度低于要求的速度。

3）临床应用与意义：HS-SOT能够通过增加前庭干扰来测试患者有效利用不同轴向前庭信息实施姿态控制和保持平衡稳定的能力。临床上有症状，特别是有头动诱发眩晕症状的患者，SOT正常，但HS-SOT可有异常表现。

（3）运动控制测试

1）检测方法：受检者直立在力平台上，平台突然向前或向后小、中、大幅度移动，受检者必须快速调整重心回到位置中心以恢复平衡。

2）检测参数（图6-10）：体重分布对称性，即MCT时双下肢体重分布是否在正常范围之内；潜伏期，测力平台开始移动与受检者开始反应之间的时间；运动反应强度，用反应幅度表示。正常情况下，反应幅度与力平台移动的幅度相接近，随着力平台移动幅度的增加而增强。

3）临床价值和意义：该测试是评定自主运动系统在受到非预判干扰后快速恢复正常姿态的能力。反应潜伏期延长或者反应幅度过大或过小时，患者自动反应的有效性下降，受到干扰时会晃动明显。两腿的反应不对称，会影响行走等动作的稳定性。

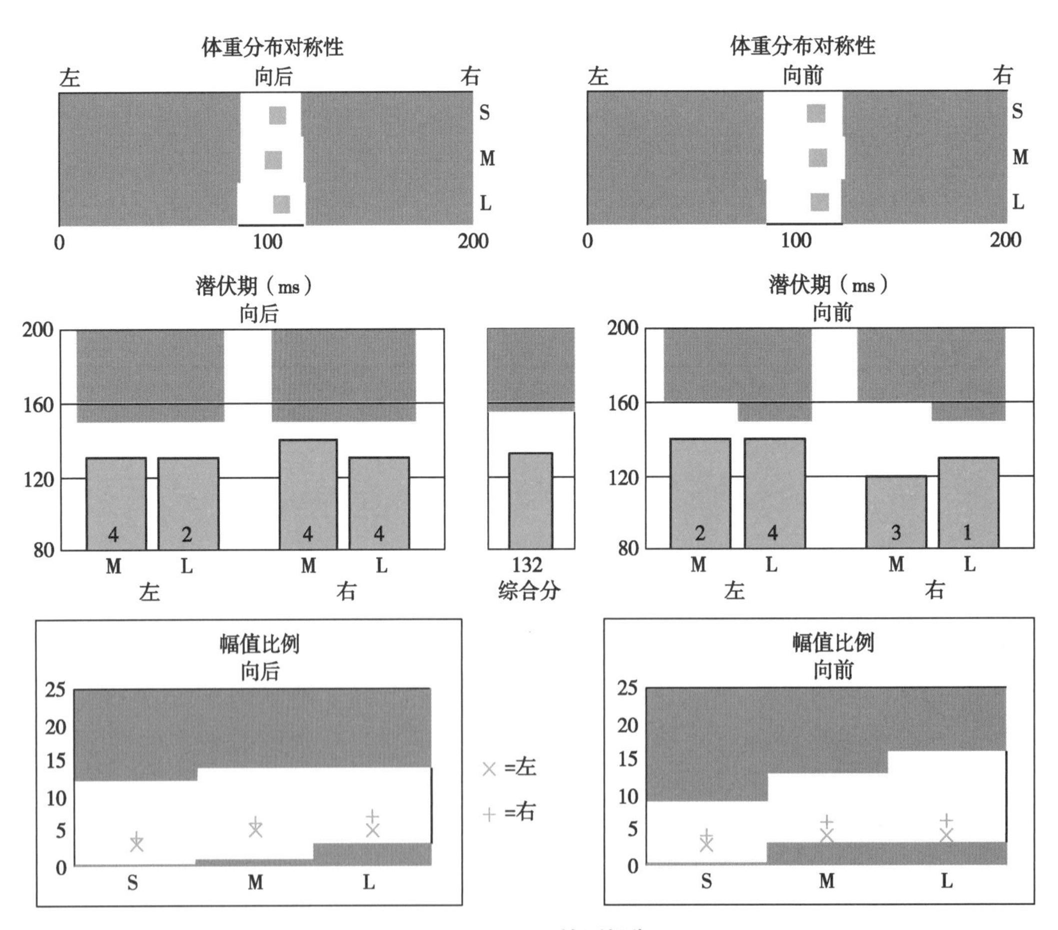

图6-10　MCT检测报告

(4) 适应性测试

1) 检测方法:受检者直立于力平台上,力平台支撑面突然倾斜,使受检者脚尖上跷或下俯。每种试验连续5次,观察自动运动反应适应能力。

2) 检测参数:力反应,又称摆动能量值,指对抗平台突然上跷或下俯引发的晃动所产生的力。检查报告示例见图6-11。

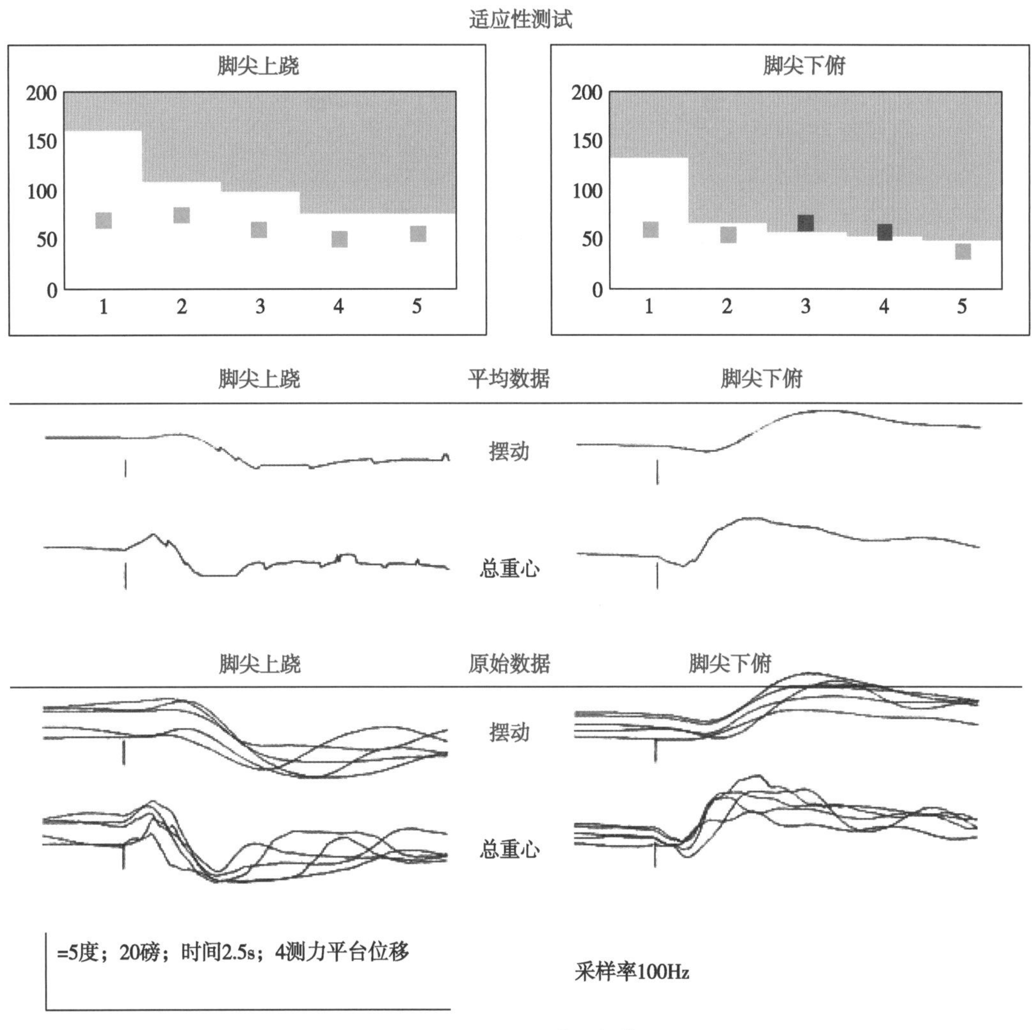

图6-11　ADT检测报告

3) 临床应用与意义:适应性测试是检测突然、未预料到的支撑面发生倾斜改变时,受检者保持最小摆动的能力和适应不同地面环境保持姿态平衡的能力。日常生活中可遇到地面或支撑面高低不平,以及有上行或下行坡度的环境。适应性测试异常者在遇到上述环境时会出现姿态稳定维持困难。

(5) 稳定限度测试

1) 检测方法:受检者站立在力平台上,听到指令后尽量向前、右前、右、右后等8个方向移动重心并保持脚底不离开测力板。移动重心时需尽快、准确并尽可能接近并保持在目标点,每次允许受检者完成以上动作的时间为8s。

2) 检测参数:反应时间;运动速度;达到终点;最大移动距离;方向控制。

3) 临床应用与意义:LOS是测试人体向各方向移动重心的限度,体现了身体向一定方向倾斜的极限能力,多用于老年人的摔倒预测、前庭康复训练和随访。受检者的LOS限度与摔倒危险度或变化姿势活动中的不稳定度相关。向前方向稳定度降低的患者行走时会跨步较小，侧向稳定度降低可能导致横向晃动（图 6-12）。

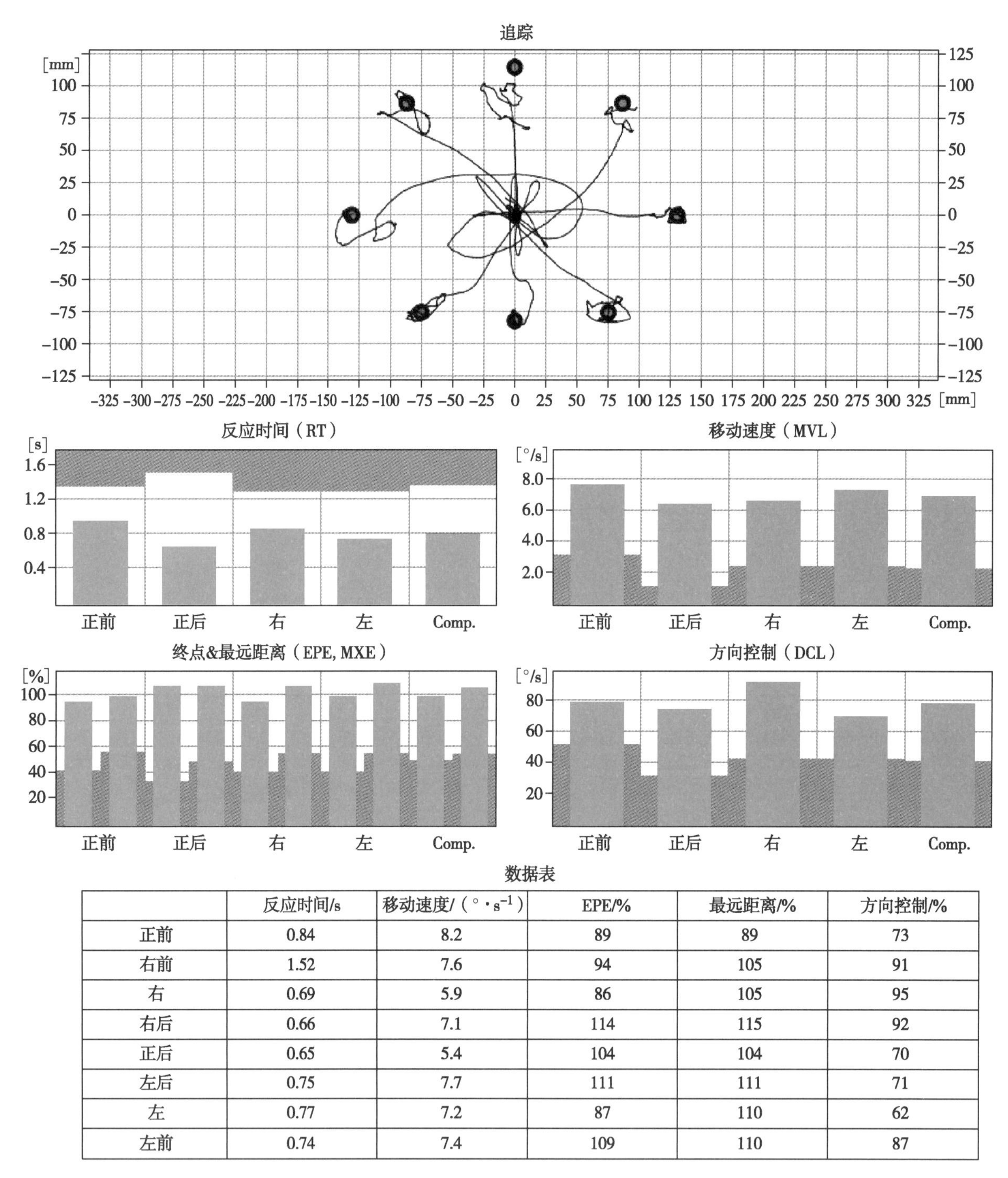

	反应时间/s	移动速度/（°·s^{-1}）	EPE/%	最远距离/%	方向控制/%
正前	0.84	8.2	89	89	73
右前	1.52	7.6	94	105	91
右	0.69	5.9	86	105	95
右后	0.66	7.1	114	115	92
正后	0.65	5.4	104	104	70
左后	0.75	7.7	111	111	71
左	0.77	7.2	87	110	62
左前	0.74	7.4	109	110	87

图 6-12　LOS 检测报告

二、局限性

目前有多种平衡评估方法，但却缺乏广泛接受的平衡功能“金标准”。

姿势图结果的稳定性较差，即使健康受试者多次检测其姿势反应也会表现出相当大的可变性，显著影响姿势图测量的因素是采样持续时间和频率。多项研究表明，长时间的姿势图评估可能会揭示在较短时间内无法观察到的姿势摆动，但检查时间的增加会使得受试者接受度、配合度下降，也增加了时间等多种成本。目前姿势图的检测并没有纳入认知和情绪的考量，老年人和平衡障碍患者害怕摔倒本身就可能影响在姿势图检测中的表现，需要加以控制或纳入考虑。

动态姿势图检测时出于安全为受试者配备安全带或提供扶手，但此类保护措施可能会错误地增加受试者的平衡信心，并为受试者提供了有关其摆动量的触觉或压力反馈信息，因此可能会影响姿势评估中的表现。

三、发展方向

在未来，平衡功能评估领域需要有更多的前瞻性研究，在受试者纳入时按照诊断或按疾病严重程度分组，深入挖掘平衡功能评估对于疾病潜在的诊断能力。其次，不同设备、不同方式的姿势图结果可以有进一步的对比研究，明确各类平衡评估方式的应用范围，制订一个标准化的方案。

近年来，随着智能电子设备和惯性传感器的创新，便携式可穿戴式设备应用于平衡功能测量是新的发展方向。目前大多数智能手机都配备了足够灵敏度的加速计和陀螺仪，配合新研发的姿势测试软件，未来或可实现真实生活场景下的实时动态姿势评估。

（田　亮）

参考文献

[1] 田军茹．眩晕诊治问与答．北京：人民卫生出版社，2017.

[2] COLEBATCH JG，HALMAGYI GM. Vestibular evoked potentials in human neck muscles before and after unilateral vestibular deafferentation. Neurology，1992，42(8)：1635-1636.

[3] COLEBATCH JG，HALMAGYI GM，SKUSE NF. Myogenic potentials generated by a click-evoked vestibulocollic reflex. J Neurol Neurosurg Psychiatry，1994，57(2)：190-197.

[4] WELGAMPOLA MS，COLEBATCH JG. Characteristics and clinical applications of vestibular-evoked myogenic potentials. Neurology，2005，64(10)：1682-1688.

[5] ROSENGREN SM，WELGAMPOLA MS，COLEBATCH JG. Vestibular evoked myogenic potentials：past，present and future. Clin Neurophysiol，2010，121(5)：636-651.

[6] KANTNER C，GURKOV R. Characteristics and clinical applications of ocular vestibular evoked myogenic potentials. Hear Res，2012，294(1-2)：55-63.

[7] PAPATHANASIOU ES，MUROFUSHI T，AKIN FW，et al. International guidelines for the clinical application of cervical vestibular evoked myogenic potentials：an expert consensus report. Clin Neurophysiol，2014，125(4)：658-666.

[8] SANCHEZANDRADE IV，SOTOVARELA A，LABELLA CT，et al. Impact of subject's position and acoustic stimulus type on vestibular evoked myogenic potentials (VEMPs) in normal subjects. Eur Arch Otorhinolaryngol，2014，271(9)：2359-2364.

[9] WEBER KP，ROSENGREN SM. Clinical utility of ocular vestibular-evoked myogenic potentials (oVEMPs). Curr Neurol Neurosci Rep，2015，15(5)：22.

[10] MARTIN T, WEATHERALL M, ANDERSON TJ, et al. A randomized controlled feasibility trial of a specific cueing program for falls management in persons with Parkinson disease and freezing of gait. J Neurol Phys Ther, 2015, 39(3): 179-184.

[11] SCOPPA F, CAPRA R, GALLAMINI M, et al. Clinical stabilometry standardization: basic definitions--acquisition interval--sampling frequency. Gait Posture, 2013, 37(2): 290-292.

[12] CHAUDHRY H, BUKIET B, JI Z, et al.Measurement of balance in computer posturography: comparison of methods--a brief review. J Bodyw Mov Ther, 2011, 15(1): 82-91.

[13] DARLOT C, DENISE P. Nystagmus induced by off-vertical rotation axis in the cat. Exp Brain Res, 1988, 73(1): 78-90.

[14] DARLOT C, DENISE P, DROULEZ J, et al. Eye movements induced by off-vertical axis rotation (OVAR) at small angles of tilt. Exp Brain Res, 1988, 73(1): 91-105.

[15] FURMAN JM, SCHOR RH, SCHUMANN TL. Off-vertical axis rotation: a test of the otolith-ocular reflex. Ann Otol Rhinol Laryngol, 1992, 101(8): 643-650.

[16] LEMPERT T, GIANNA C, BROOKES G, et al. Horizontal otolith-ocular responses in humans after unilateral vestibular deafferentation. Exp Brain Res, 1998, 118(4): 533-540.

[17] WIENERVACHER S. Clinical application of the off vertical axis rotation test (OVAR). Adv Otorhinolaryngol, 2001 (58): 88-97.

[18] RAMAT S, ZEE DS, MINOR LB. Translational vestibulo-ocular reflex evoked by a "head heave" stimulus. Ann N Y Acad Sci, 2001 (942): 95-113.

[19] SUGITAKITAJIMA A, KOIZUKA I. Recovery of otolith function in patients with benign paroxysmal positional vertigo evaluated by sinusoidal off-vertical axis rotation. Neurosci Lett, 2008, 436(2): 124-127.

[20] SUGITAKITAJIMA A, KOIZUKA I. Evaluation of the vestibulo-ocular reflex using sinusoidal off-vertical axis rotation in patients with acoustic neurinoma. Neurosci Lett, 2009, 462(1): 6-9.

[21] SUGITAKITAJIMA A, KOIZUKA I. Evaluation of the vestibulo-ocular reflex using sinusoidal off-vertical axis rotation in patients with canal paresis. Auris Nasus Larynx, 2014, 41(1): 22-26.

[22] KIM SH, LEE SY, KIM JS, et al. Parameters of off-vertical axis rotation in unilateral and bilateral vestibulopathy and their correlation with vestibular evoked myogenic potentials. J Clin Med, 2021, 10(4): 756.

[23] FALLS C. Videonystagmography and posturography. Adv Otorhinolaryngol, 2019 (82): 32-38.

[24] VANDEBERG R, ROSENGREN S, KINGMA H. Laboratory examinations for the vestibular system. Curr Opin Neurol, 2018, 31(1): 111-116.

[25] ROSENGREN SM, YOUNG AS, TAYLOR RL, et al. Vestibular function testing in the 21st century: video head impulse test, vestibular evoked myogenic potential, video nystagmography; which tests will provide answers? Curr Opin Neurol, 2022, 35(1): 64-74.

[26] TOWNEND GS, VANDEBERG R, LAURÈL HM. Oculomotor function in individuals with Rett syndrome. Pediatric Neurology, 2018 (88): 48-58.

[27] RUEHL RM, HINKEL C, BAUERMANN T, et al. Delineating function and connectivity of optokinetic hubs in the cerebellum and the brainstem.Brain Struct Funct, 2017, 222(9): 4163-4185.

[28] FAVARETTO NICCOLÒ, LIONELLO MARCO, BOSCOLO BERTO RAFAEL, et al. Video-nystagmographic evidence in more than 700 consecutive cases of road traffic whiplash injury. Am J Otolaryngol, 2021, 42(3): 102909.

[29] KIM SH, CHUNG WK, KIM BG, et al. Periodic alternating nystagmus of peripheral vestibular origin.Laryngoscope,

2014,124(4):980-983.

[30] ROBINSON DA,ZEE DS,HAIN TC,et al. Alexander's law:its behavior and origin in the human vestibulo-ocular reflex. Ann Neurol,1984,16(6):714-722.

[31] 李晓璐,卜行宽,KAMRAN BARIN,等 . 实用眼震电图和眼震视图检查 .2 版 . 北京:人民卫生出版社,2015.

[32] 中国医药教育协会眩晕专业委员会,中国康复医学会眩晕与康复专业委员会,中西医结合学会眩晕专业委员会,等 . 前庭功能检查专家共识(一)(2019). 中华耳科学杂志,2019,17(1):117-123.

[33] BURNETTE E,PIKER EG,FRANKITO D. Reevaluating order effects in the binaural bithermal caloric test. Am J Audiol,2018,27(1):104-109.

[34] 于立身 . 前庭功能检查技术 . 西安:第四军医大学出版社,2013.

[35] LEE SU,KIM HJ,CHOI JY. Evolution of caloric responses during and between the attacks of Ménière's disease. J Neurol,2021,268(8):2913-2921.

[36] 王璟,周玉娟,余菁,等 . 优势偏向在外周性眩晕患者前庭功能评估中的意义 . 中华耳鼻咽喉头颈外科杂志,2017,52(3):200-204.

[37] GONCALVES DU,FELIPE L,LIMA TM. Interpretation and use of caloric testing. Braz J Otorhinolaryngol,2008,74(3):440-446.

[38] SHEPARD NT,JACOBSON GP. The caloric irrigation test. Handb Clin Neurol,2016(137):119-131.

[39] ADRIAN JP. Clinical vestibular testing assessed with machine-learning algorithms. JAMA Otolaryngol Head Neck Surg,2015,141(4):364-372.

[40] VERA CZ,EVA W,KLAUS J,et al. Saccular function less affected than canal function in bilateral vestibulopathy. J Neurol,2008,255(9):1332-1336.

[41] MOTOMU H,HONDA K,TSUTSUMI T. Unusual vestibulo-ocular reflex responses in patients with peripheral vestibular disorders detected by the caloric step stimulus test.Front Neurol,2020(11):597562.

[42] LEIGH AM. What does the head impulse test versus caloric dissociation reveal about vestibular dysfunction in Ménière's disease? Ann N Y Acad Sci,2015(1343):58-62.

[43] MASLOVARA S. Vestibular atelectasis:Decoding pressure and sound-induced nystagmus with bilateral vestibulopathy. Laryngoscope,2019,129(7):1685-1688.

第二部分 耳源性眩晕常见及疑难疾病

第七章 良性阵发性位置性眩晕

一、概述

1. 定义　良性阵发性位置性眩晕（BPPV），俗称“耳石症”，典型表现为由头位相对于重力改变而触发的短暂眩晕发作，表现为视物旋转、平衡失控、摇晃，可伴有恶心、呕吐、心悸、出汗等自主神经功能失调的相关症状。

2. 病因　根据有无明确病因，BPPV分为特发性和继发性，前者病因不明，临床上多见，占75%~90%。继发性BPPV原因众多，头部外伤、迷路炎、突发性聋、梅尼埃病、前庭神经炎等是常见原因。

一些共病与BPPV之间的确切关联仍有待进一步验证。中国台湾一项基于人群的研究（纳入了8 266例偏头痛患者和8 266例对照者）证明了偏头痛与BPPV风险增加有关，偏头痛患者罹患BPPV的风险增加了2.03倍。观察性研究发现BPPV合并高血压、糖尿病、高脂血症、骨质疏松的现象普遍，但这些共病是否就是确切的促发因素尚没有答案。

3. 发病率与疾病负担　BPPV发病率各家报道不一。德国的调查示，BPPV人群发病率为（10.7~64）/100 000，年患病率为1.6%，终身患病率为2.4%。日本统计的BPPV年发病率为（10.7~17.3）/100 000。美国每年因眩晕症状就诊的人数为560万人，其中17%~42%最后被确诊为BPPV。我国暂未见基于人群的大型流行病学调查数据，基于医疗机构的大样本调查有两项：天津市第一中心医院耳鼻咽喉头颈外科门诊的4 227例患者，主诉眩晕症状的患者中BPPV占比13.66%；北京朝阳医院急诊科1 857例头晕患者，确诊BPPV占比31.7%。BPPV发病与年龄相关，高峰期为50~60岁，性别比（女∶男）为2~3∶1，提示女性更易发病。大部分患者不经干预可自发缓解，部分患者复发频繁。

BPPV虽然多见，诊断却极为不易。美国的研究显示，每诊断1位BPPV患者的费用为2 000美元，每位患者从初诊到最终确诊并得到正确治疗的平均时间为93周，患者通常在接受计算机断层扫描（computer tomography，CT）、磁共振成像（MRI）等检查排除神经系统异常之后才被转介到耳鼻咽喉科。

二、BPPV简史

人类对BPPV的认识和探索历经百年。文献回溯，1897年Adler描述了良性阵发性眩晕（benign paroxysmal vertigo，BPV）。1921年，诺贝尔奖得主、瑞典耳鼻喉科医生Bárány为一位27岁、反复发作眩晕的女性病例成功地诱发出眼震，文献记录如下：“仰卧位，将她的头从一侧转向另一侧时出现明显的眩晕，并且表现出很强烈的扭转性眼震。”1952年，在英国皇家医学会（Royal Society of Medicine）会议上，英国两位耳科医生Margaret Dix和Charles Hallpike基于对100例与头位变动有关的眩晕病例的细致分析，重新定义了这种症状群。他们从病理解剖、症状表现论述了这些病例与梅尼埃病及前庭神经炎的不同之处，最后总结两点：一是良性的，症状恐怖，但预后良好；二是病变位置在外周前庭，与中枢无关；就此提出了“良性阵发性位置性眩晕”的命名。文中还详细介绍著名的Dix-Hallpike试验，现已成为诊断BPPV的基本准则。

Dix-Hallpike试验是对BPPV诊断的巨大进步，但对于BPPV的治疗在此后的较长一段时间毫无进展。直至数十年后，Hall等提出管石症理论，才让人们真正找到了治疗BPPV的“金钥匙”。BPPV治疗与研究大事记见表7-1。

表7-1 BPPV治疗与研究大事记

年份	事件
1921年	Bárány描述一例女性位置性眩晕的病例
1952年	Dix和Hallpike正式命名BPPV，并提出Dix-Hallpike试验
1969年	Schucknecht提出嵴帽耳石症理论
1979年	Hall提出管石症理论
1980年	Epley发明了通过重力作用将半规管内漂浮的耳石迁移出后半规管，即耳石复位法
1983年	Semont报道耳石解脱手法，即Semont手法
1985年	首例水平半规管BPPV报道
1992年	Parnes在后半规管阻塞手术中发现了内淋巴中飘浮的耳石
1994年	Lempert报道水平半规管耳石BBQ复位法
1998年	Gufoni报道Gufoni复位法
2004年	Squires等建立了耳石在半规管内流体动力学数学模型
2008年	BPPV临床诊疗循证指南诞生，由美国耳鼻咽喉-头颈外科学会年会(AAO-HNSF)发布
2015年	巴拉尼协会发布BPPV诊断标准
2017年	美国耳鼻咽喉-头颈外科学会(American Academy of Otolaryngology-Head and Neck Surgery，AAO-HNS)更新BPPV临床诊疗指南

三、病理与发病机制

从理论上推导，BPPV的发作应具备3个条件：首先，耳石脱落易位，游离在半规管中或黏附在壶腹嵴帽上；其次，头部相对于重力方向位置改变，耳石颗粒移位，带动管腔内的内淋巴液流动，引起了半规管壶腹嵴帽的偏移；再次，半规管壶腹嵴对此有反应。简言之，病因源自耳石器，症状表现在半规管。

1. 耳石脱落学说　目前广为接受的两种假说是“嵴帽耳石”和“半规管耳石”。

(1) 嵴帽耳石症学说：该学说由Schucknecht于1969年提出，认为耳石膜和感觉上皮构成椭圆囊斑，耳石膜含有大量碳酸钙结晶，耳石中含有大量碳酸钙。一般脱落的耳石黏附在椭圆囊斑周围的移行细胞和暗细胞表面，被暗细胞吸收。当椭圆囊斑或周围细胞发生病变时，引起耳石脱落增加或吸收障碍。从椭圆囊斑处脱落的耳石沉积于半规管的壶腹嵴顶，改变了壶腹嵴顶与内淋巴液之间的比重差，使壶腹嵴对重力的敏感性增加。因此当患者处于激发头位时，壶腹嵴在重力的作用下发生偏移，出现相应的位置性眩晕和眼震。

(2) 管石症学说：1979 年，Hall 等基于重复诱发刺激出现眼震疲劳的现象，提出管石症学说。该理论认为，脱落的耳石碎片浮游于半规管内淋巴中，当患者处于激发头位时，耳石受重力作用发生移动，引起内淋巴液的流动，流动的内淋巴液牵拉壶腹嵴发生移位，引起相应的位置性眩晕和眼震。若继续保持头位不变，内淋巴液流动停止，移位的壶腹嵴逐渐回复原位，眩晕和眼震停止。耳石在反复诱发移动的过程中逐渐消散，在管内往返移动的次数减少，使得眩晕和眼震减弱或消失。

因为耳石比重（2.700g/cm^3）远高于内淋巴液比重（1.003g/cm^3），故耳石总是向重力最低的方向运动。无论是直立还是平卧，后半规管都处于重力的最低点，因此脱落的耳石容易进入后半规管，其次是外半规管。直立时前半规管开口向下，理论上即使耳石进入了前半规管，直立时也可以自动返回椭圆囊，因此前半规管 BPPV 是罕见的。

2. 钙代谢障碍学说　2003 年，Vibert 等首次报道了更年期及老年女性（>50 岁）的 BPPV 与骨密度降低相关；5 年后，经过大鼠骨质疏松模型试验，他认为钙的缺少可能导致耳石内部结构的重塑，耳石不易在耳膜上附着，而内淋巴液中游离钙浓度的增加又导致其溶解脱落耳石的能力降低。由此，提出了 BPPV 钙代谢障碍学说，包括骨密度下降、血清维生素 D 水平下降、雌激素水平下降 3 方面。维生素 D 调节钙、磷代谢，在骨骼维持、代谢方面具有重要作用。正常情况下，耳石的退化与吸收保持动态平衡，酷似骨组织，同样产生于钙摄取，而与之相关的钙结合蛋白受维生素 D 调控。研究显示，体内极低维生素 D 水平极易导致 BPPV 复发。此外，雌激素也与骨代谢密切相关，可通过多种途径维持骨内微环境的稳态。有学者证明分布于成骨细胞和破骨细胞的雌激素受体对骨有直接的作用：导致骨重塑的抑制、骨吸收的减少和骨形成的维持。雌激素可以抑制成骨细胞的凋亡，延长成骨细胞的寿命，从而提高每个成骨细胞的功能。故雌激素分泌减少所致的钙代谢紊乱可能是 BPPV 的发病机制之一。

3. 其他假说

(1) 耳石器的抑制功能缺乏学说：Gacek 研究发现正常人后半规管存在脱落的耳石，而在某些 BPPV 患者的后半规管内却没有发现脱落的耳石，同时 BPPV 患者颞骨连续切片中均发现神经元细胞缺损，由此提出了耳石器的抑制功能缺乏学说。Citron 等发现耳石器官的兴奋对半规管起抑制性作用。前庭上神经主要支配椭圆囊、外半规管、前半规管；前庭下神经主要支配球囊、后半规管。Sugita-Kitajima 等提出，后半规管 BPPV 可能是因为失去了球囊部分抑制信息，外半规管 BPPV 是失去了椭圆囊部分抑制信息，出现短暂的与位置有关的眩晕，故耳石器官及传入神经的病变可能是 BPPV 的发病机制之一。

(2) 内耳循环障碍学说：椭圆囊和上迷路的供应血管为前庭动脉，其管径细，为终末动脉，因此椭圆囊和迷路易受基底动脉缺血的影响。人体老化过程中常伴有血管改变，形成内耳的低灌注，致使内耳循环或内耳供血不良影响到椭圆囊，致使耳石脱落，进入半规管或壶腹嵴，引发眩晕。临床上 BPPV 很少见于儿童及青年，也从侧面印证了这一观点。导致内耳微循环障碍或内耳供血不良的原因很多，其中比较公认的因素有后循环缺血、高血压、高脂血症、糖尿病等。

(3) 轻嵴帽学说：该学说最早由 Aschan 等于 1956 年根据观察到饮酒后出现的持续性向地性位置性眼震现象而提出，他们认为是由于酒精扩散到内淋巴液中，使得嵴帽相对比内淋巴液的比重轻，从而导致在头位发生改变时，嵴帽向椭圆囊方向偏斜，出现持续性向地性眼震。2002 年，Shigeno 等提出了“持续变向性位置性眼震”这一概念。许多学者认为其产生原因可能与各种因素导致嵴帽比重下降有关，患侧壶腹嵴帽比重低于内淋巴液，在浮力牵拉下使壶腹嵴发生偏移，产生持续向地性位置性眼震，推测可能原因：①脱钙变轻的耳石颗粒黏附在壶腹嵴上；②内淋巴液中水溶性大分子增多，内淋巴液比重增加；③内耳损伤，黏附在壶腹嵴上的炎症细胞漂浮；④壶腹嵴帽的形态学改变。

四、诊断

1. 诊断依据

(1) 特征症状及病史：典型症状为头位相对于重力变化时突然出现的、短暂的眩晕，伴眼球震颤。常见诱发动作有：起卧床、头前倾后仰、床上翻身、快速转头等。睡眠过程中的翻身动作也可能诱发，有少数患者主诉因强烈晕感于睡梦中惊醒。眩晕多为旋转性，少数为漂浮感，可伴恶心、呕吐等自主神经症状，通常无耳鸣、耳闷和听力下降。眩晕和眼震在保持诱发头位不变时很快消失，但多数患者出于本能会迅速改变头位。单次发作持续时间常为数秒至数十秒，极少超过 1min，再次处于诱发头位时症状重现，发作过后可无任何不适或有头晕和不稳感。整个发病过程可为数天至数个月，少数达数年，多自然缓解，但可复发，间歇期长短不一。

理论上，BPPV 可累及任何一个半规管，也可多个半规管同时受累，据此可将其分为 4 种亚型：后半规管型 BPPV、外半规管型 BPPV、前半规管型 BPPV 和混合型 BPPV。后半规管型最常见，外半规管型次之，前半规管型极少。混合型常为外半规管和后半规管同时受累。各型患者均具有 BPPV 的基本特征，但在眩晕程度及常见诱发体位等方面略有差异。一般而言，外半规管型 BPPV 较后半规管型 BPPV 症状重，持续时间长，而多管 BPPV 较单一半规管受累者症状更明显。

(2) 位置试验

1) Dix-Hallpike 试验：是后半规管型 BPPV 的特异性检查，见图 7-1。方法：患者坐于检查床上，头转向一侧 45°，在检查者帮助下躺下，头悬床旁与水平面呈 30°~40°，观察 30s 或至眼震消失后坐起。同手法检查对侧。后半规管型 BPPV 患者当患耳朝下时诱发出短暂眩晕和眼震。其眼震特点如下：①方向为垂直向上、向患侧扭转；②眼震迅速增强而后逐渐减弱；③有潜伏期，一般为数秒；④持续时间短，一般为 5~10s，不超过 1min；⑤有疲劳性，即反复置于激发头位后眼震减弱或消失；⑥从悬头位恢复至坐位时，眼震方向发生逆转。部分患者眼震较弱，易被固视抑制，借助 Frenzel 眼镜或红外视动眼震仪可以提高观察的精度。

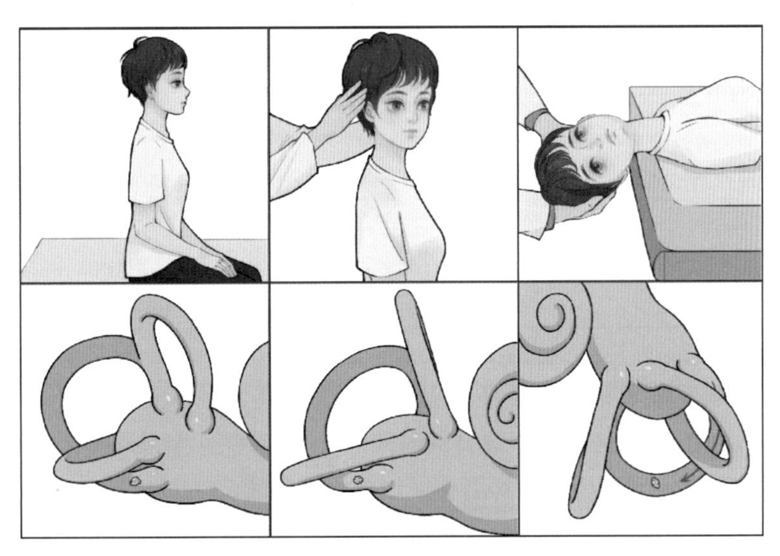

图 7-1 Dix-Hallpike 试验

上排：体位转换。下排：半规管转换。

因为一侧前半规管与对侧后半规管处在耦联平面上，在行 Dix-Hallpike 试验时，一侧后半规管型 BPPV 与另一侧的前半规管型 BPPV 应具有相似的表现，只不过两者的眼震方向相反。据此，

Dix-Hallpike 试验同样可对前半规管型 BPPV 做出判断：表现为下跳性为主的眼震，伴或不伴扭转成分。

2）滚转试验（roll test）：外半规管型 BPPV 的特异性检查。方法：患者坐于检查床上，在检查者帮助下缓慢躺平仰卧，在外半规管平面内左右转头，可诱发出水平方向的眼震，也可伴有扭转成分。反复试验无疲劳现象。

外半规管型 BPPV 可见两种类型的眼震：向地性眼震和离地性眼震，分别反映外半规管 BPPV 的两种类型。

向地性眼震：当转向病侧（受累侧）时出现强烈的水平眼震朝向下位耳（受累耳），眼震向地；当患者转向健侧（非受累侧）时出现较弱的水平眼震，但快相仍朝向地（再次向地性眼震但方向已发生变化）。此型眼震多见，被认为是基于管石症的病理机制，当外半规管型 BPPV 表现出这种类型眼震时，耳石可能位于半规管长臂。

离地性眼震：不常见，仰卧位翻滚无论朝向哪侧诱发的眼震快相均不朝地（离地性）。当外半规管型 BPPV 表现出离地性眼震类型时，耳石很可能黏附于壶腹嵴（顶石症）或接近半规管的壶腹嵴。

准确定侧是外半规管 BPPV 诊断的关键。外半规管型 BPPV 的有效治疗某种程度上取决于受累侧的正确判定，但有时判断较为困难，需要结合多种位置试验综合分析。外半规管型 BPPV 的受累侧的判定要点见表 7-2。仰卧翻转试验是在外半规管型 BPPV 治疗临床试验中确定受累侧最常使用的方法。向地性眼震类型常见，治疗也相对容易。尽管使用多种方法，但仍有 20% 病例不能清楚确定受累侧，在这种情况下，保险的做法是先治疗一侧然后治疗另一侧。

表 7-2 外半规管型 BPPV 受累侧判定要点

检查方法	受累侧
仰卧翻转试验示方向改变性眼震，向地或离地，一侧明显强于另一侧	向地性：眼震强一侧为患耳 离地性：眼震弱一侧为患耳
Dix-Hallpike 变位时后半规管型 BPPV 的上旋眼震变为外半规管型 BPPV 的强水平眼震	与后半规管型 BPPV 受累侧相同
Lying-Down 试验：从坐位到面朝上仰卧位时产生一过性水平眼震	向地性：眼震通常朝向健侧耳 离地性：眼震通常朝向患侧耳
Head Pitch 试验：面朝上仰卧位，坐起低头向下	向地性：眼震通常朝向患侧耳 离地性：眼震通常朝向健侧耳
Bow-Lean 试验：患者向后仰头转换为弯腰向下低头脸朝下时，可观察到眼震方向改变	向地性：Bow= 眼震向患侧耳；Lean= 眼震向健侧耳 离地性：Bow= 眼震向健侧耳；Lean= 眼震向患侧耳

对于外半规管型 BPPV 管石症与嵴顶耳石症的区别，我国《良性阵发性位置性眩晕的诊断依据和疗效评估（2006 年，贵阳）》提出依据眩晕和眼震持续时间的长短来判别，如果眼震持续时间小于 60s，判断为半规管耳石症；如果大于 60s，判断为嵴顶耳石症。2017 年我国指南及 2015 年巴拉尼标准将眼震方向和发作时间超过 1min 作为外半规管嵴顶结石症的必要条件。考虑到不典型 BPPV 可能会导致单次发作时间超过 1min，综合发作时间和眼震方向两方面因素作为区分依据更为合理。

为比较两侧的眼震强度，仰卧翻转试验向两侧转头时，角度和速度应保持一致性。一般认为，翻转试验中水平向地性眼震诱发眼震强度大、持续时间长的一侧为患侧；水平离地性眼震中诱发眼震强度小、持续时间短的一侧为患侧。业已广泛证实的是，除仰卧翻转试验之外，假性自发性眼震（pseudo-spontaneous nystagmus，PSN）对于确认外半规管型 BPPV 的存在与侧别判断有重要的参考意义。

近年来,随着视频眼震电图的推广,可实时记录眼震的方向、时间、强度参数,将 BPPV 的诊断朝客观化、精确化推进了一步。

2. 鉴别诊断　BPPV 鉴别诊断纷繁复杂,但大多数情况可以根据病史、位置试验和眼震特点得以区分。

按照病变部位,易与 BPPV 相混淆的疾病可分类为耳源性、中枢性、其他(难以归类者)三大类。BPPV 的核心特点是急性、短暂性、位置性眩晕发作,不伴发听力丧失,引起眩晕的其他耳源性疾病可凭临床特点(时间、类型以及是否存在听力丧失)得以鉴别。中枢性眩晕虽远不如 BPPV 多见,但其发作性、位置性、临床表现及变位试验的特点均貌似 BPPV,鉴别困难,后果严重。强烈提示眩晕为中枢性而非 BPPV 的线索有:Dix-Hallpike 诱发的向地性眼震(特别是无潜伏期、无扭转成分以及不被位置手法改变和恢复)、头位没有改变时发生的方向改变性眼震(如,周期交替性眼震),随凝视方向改变的眼震(如,右侧凝视右向眼震,左侧凝视左向眼震),或未经位置试验诱发出现的原位眼震。对耳石复位或前庭康复没有反应的病例,常提示 BPPV 的诊断有误。眩晕的中枢病因中应与 BPPV 鉴别的情况包括:前庭性偏头痛、脑干和小脑卒中或短暂性脑缺血发作(transient ischemic attack,TIA)、颅内肿瘤,以及其他疾病如多发性硬化、小脑病变、发作性家族性共济失调等。

(1) 前庭性偏头痛:症状表现与 BPPV 有相似之处,包括反复发作的位置性眩晕,伴自主神经功能紊乱,如恶心、呕吐、出冷汗等。但确诊要求至少存在 5 次中重度前庭症状发作,持续时间为 5min~72h;视觉先兆、畏光畏声、特定诱发因素、家族聚集性是鉴别要点。

(2) 梅尼埃病:是一种病因不明的以内淋巴积水为主要病理改变的内耳疾病。典型的症状为发作性眩晕、波动性听力下降、耳鸣和 / 或耳闷胀感。眩晕持续时间(数十分钟至数小时)和波动性听力下降两个因素可与 BPPV 相鉴别。

(3) 前庭神经炎:常急性或亚急性起病,伴有恶心、呕吐等自主神经刺激症状;可出现振动幻视现象,视物时可见沿眼震快相方向的旋转;指向健侧的水平扭转型自发性眼震;前庭功能检查可表现为患侧前庭功能低下,头脉冲试验可见患侧受累半规管增益值明显下降伴病理性扫视。

(4) 前庭阵发症:表现为反复发作的旋转性或位置性眩晕,持续时间数秒至数分钟,症状刻板。抗癫痫药物如卡马西平等治疗有效。过度换气试验常可以诱发出眼震及眩晕发作。

五、治疗

1. 耳石复位　是 BPPV 的标准治疗方法,操作简便,可徒手或借助仪器完成,复位时应根据不同半规管类型选择相应的方法。

(1) 后半规管 BPPV:建议首选 Epley 法,还可选用改良 Epley 法或 Semont 法,二者可重复或交替使用。也有文献提及 Parnes 颗粒复位法、Harvey 管石解脱法,但应用少见。复位后头位限制、辅助使用乳突振荡器等方法并不能明显改善疗效,不推荐常规使用。

1) Epley 法(图 7-2):患者正坐于检查床上,检查者位于床旁,双手把持患者头部向患侧转头 45°,保持上述头位不变,同时嘱患者缓慢仰卧,头向后悬垂于床平面下 30°,继续把持患者头部向健侧转头 90°;保持头与身体的位置不变,嘱患者向健侧翻身 90°,待眩晕减轻(或消失)后坐起。复位过程中每一个位置都应该保持一定时间,直到眼震或眩晕消失,通常至少保持 30s。

2) Semont 法:让患者端坐于检查床中部,双腿自然下垂,向健侧转头 45°;保持头位不变,身体快速向患侧侧卧,直到眩晕和眼震消失后,继续保持患者头位偏向健侧 45°,身体再向健侧侧卧,此时患者鼻尖偏向水平地面 45°,保持该体位不变,直到眩晕和眼震消失后让患者缓慢回到端坐位。

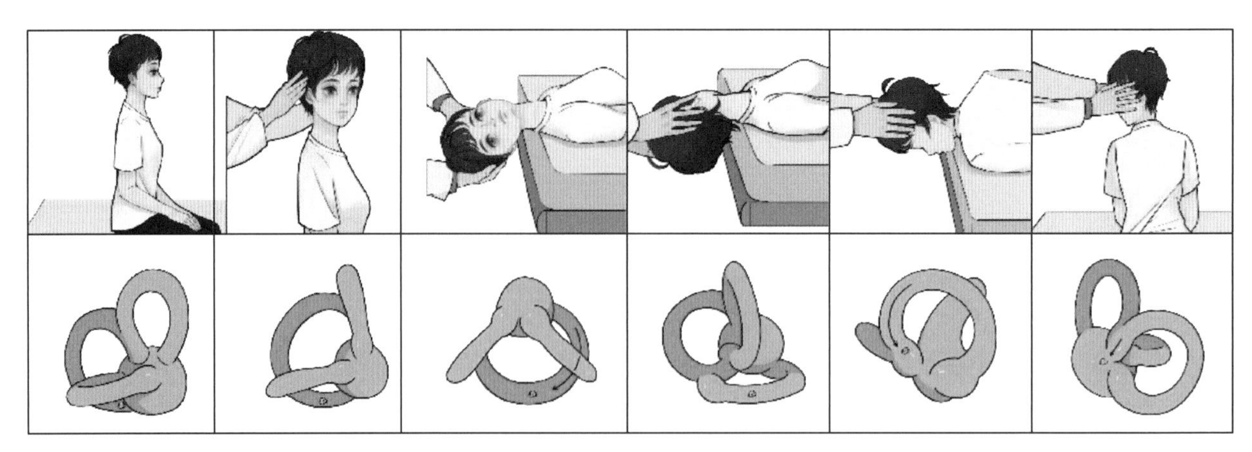

图 7-2　Epley 复位法

上排:体位转换。下排:半规管转换。

3）Parnes 颗粒复位法:临床应用相对较少。具体步骤为:嘱患者端坐于治疗台上,向患侧转头 45°,然后迅速取仰卧悬头位,此时颈部处于伸展位,保持此位置 2~3 min,然后将受试者头部连同身体一起向健侧翻转使其侧卧于治疗台上,头朝下与水平面呈 45°,此位置保持 1~2min,最后恢复坐位,头略前倾。

4）Harvey 管石解脱法:嘱患者端坐于检查床上,头向患侧转 45°保持上述头位不变,同时嘱患者迅速仰卧,头向后悬垂于床平面下 30°,1~2min 后以每次 15°~20°依次缓慢向对侧转头,每转 1 次停留 30s,观察眼震,直到翻身呈健侧卧位,头与水平面呈 135°（至此头部共转 180°）,最后扶起患者,恢复端坐位。

(2) 外半规管 BPPV:水平向地性眼震(包括可转换为向地性的水平离地性眼震)可单独或联合采用 Lempert 或 Barbecue 法以及 Gufoni 法(向健侧)。不可转换的水平离地性眼震可采用 Gufoni 法(向患侧)或改良的 Semont 法。

1）Lempert 法:患者坐于治疗台上,在医生帮助下迅速平卧,头向健侧扭转 90°;身体向健侧翻转,使面部朝下;继续朝健侧方向翻转,使侧卧于患侧;坐起。完成上述 4 个步骤为 1 个治疗循环,每一体位待眼震消失后再保持 1min。

2）Barbecue 法:嘱患者取仰卧位 30°,将头部和身体一起向健侧转 90°;然后继续向健侧再转 90°,此时患者的体位为俯卧位;再继续向健侧转 90°;最后继续转 90°回到平卧位。每个体位应保持一段时间,待眼震和眩晕消失后再变换下一体位,整个过程头部和身体共转动 360°。

3）Gufoni 法(向健侧):患者端坐于检查床中部,双腿自然下垂,快速向健侧卧位,并保持此头位 1~2min,待眼震减弱或消失后,嘱患者快速向地板方向转头 45°,保持此头位 1~2min,眩晕消失后嘱患者缓慢坐起。

4）Gufoni 法(向患侧):又名 Appiani 法。具体步骤为:嘱患者端坐于检查床中部,双腿自然下垂,嘱患者快速向患侧侧卧,保持此头位 1~2min,待眩晕和眼震消失(或明显减弱)后,嘱患者快速向天花板方向转头 45°,并保持此头位 1~2min,待眩晕和眼震消失后,嘱患者缓慢坐起。

5）李氏外半规管复位法:由国内学者李进让报道。具体步骤为(以左侧为患侧为例):患者左侧卧位于一张宽床上,待眩晕缓解后,操作者站于患者背后,用右手拉患者左手,迅速翻转于右侧卧位,保持该位置状态 2min 左右,之后坐起。对于右侧外半规管的 BPPV,自右侧向左侧快速翻转 180°。

(3) 前半规管 BPPV:前半规管 BPPV 较罕见,是否真的存在这一类型也有争议。前半规管 BPPV 可采用 Yacovino 法复位。另有反 Epley 法、Kim 法和 Rahko 法,应用较少。

1）Yacovino 法:又名深悬头位法(deep head hanging,DHH)。具体步骤为:患者正坐于检查床上,迅速躺下，使患者正位垂直悬头于床下至少 30°，最多可至 75°，30s 后将患者头部上抬至下颏抵住胸部，30s 后缓慢坐起，头略前倾，待眩晕及眼震消失后，嘱患者坐直，头位恢复至起始位。当症状不缓解或复位失败时，重复此操作。

2）反 Epley 法：嘱患者端坐于检查床上，检查者把持患者头部向健侧转 45°，同时嘱患者迅速仰卧，头部向后悬垂于床平面下 30°，待眩晕和眼震明显减轻或消失后，将患者头部向患侧转 90°；待眩晕和眼震明显减轻或消失后，将患者头部及身体同轴再向患侧转 90°，待眩晕消失后坐起。

3）Kim 法：患者取坐位，头向健侧转 45°，然后躺下，头悬于床平面下 45°，保持 2min。2min 后保持患者头位仍处于侧转位 45°不变，但头抬起于床平面位置，保持 1min，之后让患者回到坐位，下颌向下倾 30°，此时患者头仍处于侧转位 45°不变，最后保持患者下颌下倾，头向前转恢复至正中位。

4）Rahko 法：患者取健侧卧位，首先头向下倾斜 45°；然后至水平位，之后头上抬 45°，每个位置保持 30s，最后让患者坐起，保持正坐位，至少 3min。

2. 管型转换的处理　耳石半规管转换是 BPPV 诊疗过程中的并发症之一，主要发生在耳石复位过程中或复位后，后半规管、前半规管、外半规管 BPPV 均可出现管型转换，既往文献报道的发生率为 2.3%~16.0%。目前临床上最常见的是后半规管和外半规管之间的耳石转换（图 7-3），其次是后半规管和前半规管之间的耳石转换，而前半规管与外半规管之间的耳石转换目前尚未见报道。

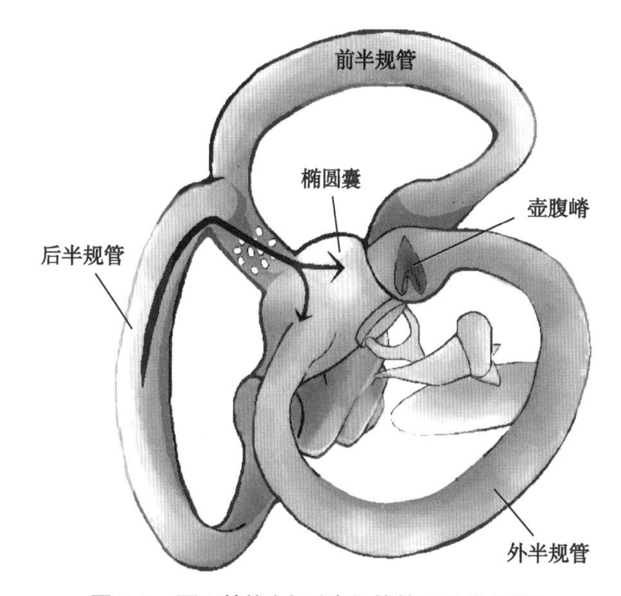

图 7-3　耳石转换（由后半规管转至外半规管）

（1）危险因素：影响耳石半规管转换的因素尚不完全清楚，可能与半规管的解剖结构、复位方法和复查变位试验的时间等因素有关。

1）治疗过程中头位转动不当或头位错误：由于 3 个半规管相互关系密切，后半规管与前半规管的非壶腹侧开口汇成总脚开口于椭圆囊，而总脚与外半规管的非壶腹侧开口相毗邻，这样的解剖结构导致在复位过程中某些错误或意外的头位改变，尤其是使其余半规管处在悬垂位时，耳石可能误入相邻的半规管发生管型转换。

其中，在头转向健侧偏转 45°时患者意外突发抬头，此时半规管突然倾斜，耳石可快速排出并易位进入同侧的外半规管非壶腹口，部分患者会诱发眩晕及水平眼震，另外在患者向健侧卧且头保持与健侧偏斜 45°时，头位过度偏斜，耳石在进入总脚前可易位进入同侧的半规管。Epley 法治疗在头转向健侧偏转 45°的转动中可出现向前半规管易位。发生异常移位时并非都可观察到异常眼震，甚至无眼震出现。在治疗时坐起直立并头低 15°时未出现眼震或眩晕，提示有耳石未回到椭圆囊的可能，尤其需要复查变位试验进行诊断。

2）治疗结束后过早复查位置试验或处于某些风险体位：尽管在首次复位结束后有必要复查 D-H 等试验，但立即复查有可能使刚排出总脚的耳石易位进入相邻半规管，易位至外半规管时可突发出现水平向地性眼震。

有报道，1 例患者在治疗结束后乘车返家过程中因受颠簸突发眩晕即回院复查 D-H 试验，证实原发 PS 已消除，Roll 试验双侧水平向地性眼震，并证实为易位同侧外半规管。另 1 例患者在治疗结束后返家平卧过程中突发后倾摔倒在床上，出现剧烈眩晕，Roll 试验发现耳石易位至同侧外半规管。文献亦有提出在治疗后头偏向对侧平卧时可增加耳石进入前半规管的风险。

(2) 处理：耳石半规管转换的治疗需要针对耳石半规管转换后新发生的 BPPV 类型采取相应的复位方法，复位成功率较高。及时发现和准确诊断是治疗成功的关键，视频眼震电图的应用有助于提高耳石半规管转换诊断的敏感性。

3. 外科治疗　有报道，针对极少数顽固性病例或严重且频繁复发的 BPPV 采用手术治疗，常用术式如下。

(1) 单孔神经切除术：该术式在 20 世纪 70 年代由 Gacek 推广应用于后半规管 BPPV。手术将后壶腹神经横断，阻断了后半规管信号传入，虽然会在当下对前庭功能造成损伤，但随着时间推移，前庭功能可完全代偿。研究表明，单孔神经切除术取得了良好的效果，眩晕的完全消退率为 80%~97%。然而，手术存在造成感音神经性聋的风险。Gacek 对 252 例病例进行回顾，感音神经性聋的发生率为 3.7%。也有报道采用前庭神经切断术，但应用较少。

(2) 后半规管闭塞术：只有同一侧耳的同一半规管反复发作且复位治疗不佳者，可以考虑行半规管闭塞术。后半规管闭塞术是 Parnes 和 McClure 于 1990 年首创的治疗顽固性 BPPV 的方法，术后控制症状满意。现有理论认为，其机制是通过消除半规管的功能达到治疗的目的，不影响患者的耳蜗与其他前庭末梢器官的功能。具体术式参见眩晕外科治疗章节。

笔者的观点认为，BPPV 不需要手术治疗。理由是：耳石的平均直径为 30~50μm，脱落的耳石碎片直径更小，膜半规管的直径是 250μm，耳石的直径远小于膜半规管的直径，极易复位；耳石碎片脱落到半规管内，理论上就能回到椭圆囊中；再者，耳石在内淋巴液中存在溶解现象，理论上经过一段时间，耳石颗粒已不复存在。

4. 其他治疗

(1) 前庭康复治疗（vestibular rehabilitation therapy，VRT）：属于物理治疗，包括一系列头、眼、躯体活动训练，可作为 BPPV 患者耳石复位的辅助治疗，适用于复位无效以及复位后仍有头晕或平衡障碍的病例，或在复位治疗前使用以增加患者对复位的耐受性。如果患者拒绝或不耐受复位治疗，那么前庭康复训练可以作为替代治疗。对于 BPPV 患者来说，值得特别提及的 VRT 方案有两种：Cawthorne-Cooksey 训练和 Brandt-Daroff 训练。

1) Cawthorne-Cooksey 训练：是前庭康复的一般方法，包括一系列以眼动训练为主的标准化练习，从而完成睁眼或闭眼的头部运动，弯腰、坐立、扔球、走路等日常活动。具体步骤：患者卧位时，先慢后快地向不同方向转动眼球，同样先慢后快地进行头部运动；患者坐位时，先慢后快地完成耸肩、转肩及模拟弯腰拾物等动作；患者站立位时，先慢后快地进行不同方向双手传球练习，分别在睁眼和闭眼的情况下完成从坐位到站位、接着转身行走等一系列动作。上述所有动作连续完成，每日重复 2~3 次。

2) Brandt-Daroff 训练：又称前庭习服法，一般用于复杂型 BPPV 的治疗，其机制可能是头位变化使嵴顶处的耳石加速分散、溶解。具体步骤：患者端坐于检查床中部，双腿自然下垂，向健侧转头 45°，保持头位不动快速向患侧侧卧，待眩晕及眼震消失后，头再向患侧转 45°，头位不动快速向健侧侧卧位，待眩晕及眼震消失后坐起。10~15min/ 次，3 次 /d，连续 2~3 周后症状可基本消失。对于手法复位治疗后残余的头晕症状也可用此方法治疗。可每 3h重复 1 次，直至症状明显缓解。

(2) 药物治疗：原则上药物并不能使耳石复位，但鉴于 BPPV 可能与内耳退行性病变有关或合并其他眩晕疾病，下列情况可以考虑药物辅助治疗。①当合并其他疾病时，应同时治疗该类疾病；②复位后有头晕、平衡障碍等症状时，可给予改善内耳微循环的药物；③因前庭抑制剂可抑制或减缓前庭代偿，故不推荐常规使用。

六、BPPV复位成功后残余症状

1. 流行病学 BPPV复位成功后仍有相当部分(文献报道发生率31%~76.9%)患者主诉头晕、不稳、漂浮感、头重脚轻等不适,耳神经系统查体常无阳性发现,这类症状统称为“残余症状”,持续数天至数个月,少数患者可能出现不伴意识丧失的跌倒。

2. 残余症状发生机制的若干假说 目前对于BPPV复位成功后残余症状的具体发生机制尚不明确。有数种假说,但多限于经验推理和理论思辨,尚缺乏充分的证据支撑。

Teggi等推测,复位不彻底造成少量残余耳石碎片没有偏离壶腹帽,导致头晕症状存续,但不足以激发明显的眼震。另外,半规管和耳石器官可能同时存在病变,BPPV成功复位后虽消除了半规管来源的眩晕症状,但耳石器本身的广泛受损导致了复位成功后的残余症状。Pollak等则推测BPPV同时合并其他前庭疾病可能导致恢复延迟。Vaduva等调查了患者的个体特质及情绪状态,发现焦虑、抑郁等精神心理因素可导致患者持续存在头晕、不稳感等症状。另有学者表示耳石返回椭圆囊后可引起椭圆囊斑的敏感性改变,中枢系统需要进行再适应,从而导致残余症状。此外,有研究发现残余症状的患者中发生直立性低血压的比例较高,推测自主神经调节功能障碍可能是导致残余症状的另一原因。

3. 治疗策略 目前BPPV耳石复位后残余症状的处理主要有两大策略:药物治疗、前庭康复。由于残余症状可能自愈,观察(即不处理)也可作为备选方案。近年还有个别研究报道采用经颅磁刺激(transcranial magnetic stimulation,TMS)治疗,尚属探索性尝试。

(1) 抗焦虑药物/前庭抑制剂/倍他司汀类药物:由于眩晕发作的不可预测性或因前庭功能损害的残余效应,BPPV患者容易表现出不安全感、恐惧等。这种恐惧感可一直持续至内耳功能恢复后数年,导致患者出现易激惹、缺乏信心、痛苦、抑郁、恐慌或广场恐惧症等。依替唑仑是目前应用较广泛的抗焦虑抑郁药,具有抗焦虑、抗惊厥、安眠、镇静等作用,有助于减轻BPPV复位成功后的残余头晕症状,提高生活质量。

前庭抑制剂如抗组胺类药物和苯二氮䓬类药物,具有前庭镇静、止吐作用,但这类药物可产生困倦感与知觉障碍,干扰开车或操作机器等精细运动。有研究显示,苯二氮䓬类药物是导致跌倒的重要独立危险因素;还有证据表明,抗组胺类药物对老年人的认知功能、胃肠蠕动、排尿、视力等造成进一步潜在危害。需要警惕的是,使用前庭抑制剂可掩盖位置试验的阳性表现,造成临床上的误诊或漏诊。由于前庭抑制剂干扰前庭损伤的中枢代偿,2017年AAO更新的BPPV临床实践指南不建议常规使用。

尽管大多数BPPV患者病因不完全明确,但推测可能导致患病的重要因素是内耳血供异常。倍他司汀是临床上常用的抗眩晕治疗药物,主要作用机制是对脑及其内耳血管的舒张作用。这被认为是倍他司汀抗眩晕最重要的机制。此外,倍他司汀可直接影响前庭神经核,抑制神经冲动向前庭外侧多突触神经元传导;对椎基底动脉系统及其内耳、迷路、前庭微循环系统产生舒张作用,增加内耳毛细胞膜稳定性,减轻膜迷路积水。

(2) 前庭康复:AAO指南建议,前庭康复特别适用于耳石复位后持续存在头晕症状、姿势异常、合并平衡障碍以及跌倒高风险的人群。目前,前庭康复已被尝试应用于预防或减轻BPPV复位后的残余症状,并且取得了初步的成效。

七、BPPV复发

基于有限时间的随访,国内报道27.2%~32%的BPPV患者出现复发,其中复发2次及以上者占比42.91%,首次复发多出现在复位治疗1年内,后半规管与外半规管复发情况无差异。国外报道的复发率为 38%~50.5%，其中 23.8% 的患者出现 2 次以上的复发。目前未见终身随访的数据报道，因此远期的复发率尚不可知。

关于 BPPV 复发相关因素的文献较少，国内一项纳入 1 046 例 BPPV 患者的随访研究分析显示，梅尼埃病、偏头痛、高血压、高脂血症为 BPPV 复发的危险因素。梅尼埃病导致的内淋巴反复积水、弹性下降使得迷路结构出现不同程度的阻塞或狭窄，甚至塌陷、局部粘连，破坏了耳石的生成代谢的正常环境，诱发 BPPV 的反复发作。有关偏头痛与 BPPV 之间的病理生理学机制目前尚不明确，学者推测其可能引起反复血管痉挛或者前庭耳蜗微循环障碍，使得内耳反复遭到破坏，从而引起 BPPV 的反复发作。高血压、高脂血症则可造成血管内皮损伤，从而启动动脉粥样硬化等血管病变，导致内耳灌注降低，缺血缺氧可能导致耳石代谢异常，使 BPPV 更易复发。国外一项大样本回顾性研究提示，女性患者更容易复发，可能与女性绝经后雌激素水平降低导致钙代谢紊乱，引起耳石结构与代谢异常有关。另有研究发现，血清维生素 D 低水平也易导致 BPPV 复发。具体的机制和确切的结论还有待多系统、大样本、多方位的研究来证实。

八、现行 BPPV 诊疗指南的争议：以巴拉尼协会和 AAO 为例

随着对于 BPPV 进一步的深入研究，临床诊疗水平及效果有了明显的提高。近年来，中华医学会耳鼻咽喉 - 头颈外科学分会（2006 年，2017 年）、美国耳鼻咽喉 - 头颈外科学会（2008 年，2017 年）、美国神经病学学会（2008 年）和巴拉尼协会前庭疾病分类委员会（2015 年）分别发表了 BPPV 相关的诊疗指南或标准。现以巴拉尼协会 BPPV 诊断标准和美国耳鼻咽喉 - 头颈外科学会（AAO-HNS）BPPV 临床诊疗指南为例，阐述现行指南诊断标准的异同。

在疾病分类方法上，巴拉尼协会参考国际头痛疾病的分类方法，将 BPPV 的诊断分为确定诊断、新兴的和有争议的综合征（不典型诊断），后半规管管石症、外半规管管石症和嵴帽耳石症归为确定诊断；后半规管嵴帽耳石症、前半规管型 BPPV 和多管耳石症归类为新兴的、有争议的 BPPV，并提出了相应的诊断标准。相对地，AAO-HNS 指南并未作详细区分，未完全纳入病理生理学机制，只在外半规管中区分是管耳石症还是嵴帽耳石症。

两份诊断标准都明确位置试验为诊断 BPPV 的必要条件，均不建议常规性影像学检查。而对于典型病史对诊断的必要性则存在分歧，巴拉尼协会认为典型病史是诊断成立的必备选项，而 AAO 指南对此持保留态度。

AAO-HNS 在新版指南中删除了上一版“不推荐听力学检查”的意见，放宽了听力学检查的标准。同样的建议在巴拉尼性会的诊断标准中也有所体现，其明确提出“已有内耳疾病（如前庭神经炎、梅尼埃病等）时，考虑进一步前庭测试和纯音测听”。

对于前半规管型 BPPV 的诊断，巴拉尼协会将其归于“有争议的综合征”，而 AAO-HNS 指南认为前半规管型 BPPV 病例过于罕见，未纳入指南，仅包括后半规管型 BPPV 和外半规管型 BPPV。

对于外半规管型 BPPV 的诊断，两份指南都推荐使用仰卧翻转试验。巴拉尼协会将眼震方向和发作时间超过 1min 作为外半规管嵴顶结石症的必要条件，并且将假性自发性眼震纳入参考，但 AAO-HNS 指南未提及以上两点。

2015 年巴拉尼协会的诊断标准中正式引入了两级分类诊断：确定诊断和有争议的综合征，主观性 BPPV 被归类于有争议的综合征类别下的疑似 BPPV 之列。AAO-HNS 则认为有必要平衡诊断的包容性与诊断的准确性，为保证临床可操作性，建议淘汰“主观性 BPPV”这一诊断。

两份诊断标准都提出应对 BPPV 进行鉴别诊断，AAO-HNS 对此进行了翔实的说明与区分，将易与 BPPV 相混淆的疾病分类为耳源性、中枢性、其他（难以归类者）三大类，巴拉尼协会的诊断标准仅阐述了

中枢性眩晕疾病的鉴别。

综上，从临床实用性角度，AAO-HNS 诊疗指南的帮助更大。

九、未来的实践与研究方向

1. 普及基层医院 BPPV 诊疗技能，减少治疗延迟　由于人群发病率高，漏诊、误诊或者泛诊都有可能。实践层面，如何应对巨大的诊治需求是重要的努力方向。一方面，要面向基层医院（或者家庭医生）开展 BPPV 诊疗技能培训，及时为典型病例提供复位治疗，减少求诊次数，降低医疗花费。另一方面，要提升复杂疑难 BPPV 病例的诊治效率，可行的做法是，建设区域联盟体系，若将耳鼻咽喉专科的智力资源与基层医院 / 综合性医院同步，在线实时提供诊疗指导，有望大大减少转诊和误诊率。实现这一目标在技术上没有困难，需要克服的是行政管理的壁垒。

2. 深入基础研究，进一步揭示 BPPV 的发生机制　尽管已有的理论假说能较好地解释 BPPV 的发生，但深入的机制还需要以下两方面的铺垫：①耳石生成与脱落过程的动态观测；②复位治疗时耳石返回椭圆囊的确凿证据。

第一方面是从分子生化水平揭示耳石生成、代谢的微观特征，从而推进对 BPPV 发病机制的认识；第二方面是探索更为有效的治疗手段，优化设计复位方法，为临床上复杂疑难、疗效不佳的病例寻求答案。

此外，如何对畸变的前庭信号引发的神经反射通路进行示踪和定位，是值得深入的方向。在积累大量数据后，运用人工智能技术探究中枢神经网络对于耳石异位所致的异常感觉运动信号不断校准的算法，或许能为人类深入认识前庭系统甚至揭示人脑的奥秘，打开一扇窗。

3. 基于电子数据资源，开展 BPPV 流行病学研究　基于电子数据资源，建立大型 BPPV 研究队列，进行中长期随访研究，探明 BPPV 的发病率、疾病特征、复发预后，是未来临床研究的重点。开展 BPPV 疾病负担的经济学评价，基于成本 - 效用分析，筛选需要进行前庭功能、听力学检查、影像学检查的目标人群，通过这部分的资料积累，有望在 BPPV 复发的预测因素 / 生物标志物的探索方面取得突破。

4. 加强与生物工程交叉学科合作，实现眼震识别智能化　与生物工程领域密切合作，设计更为灵敏、精细的测量工具，如三维眼震记录技术，对眼震方向、强度、时长更精确智能地识别与判读，有助于减少人为判断的主观误差，提高诊断精度与效率。相较于 BPPV 基础研究面临的挑战，这个方向是“低垂的果实”，在不久的将来即可实现。

（李华伟　吴沛霞）

参考文献

[1] van DER PLAS JP，TIJSSEN CC.Benign paroxysmal positional vertigo. Ned Tijdschr Geneeskd，1998，142（49）：2669-2674.

[2] KIM JS，ZEE DS. Clinical practice. Benign paroxysmal positional vertigo.N Engl J Med，2014，370（12）：1138-1147.

[3] VONBREVERN M，RADTKE A，LEZIUS F，et al. Epidemiology of benign paroxysmal positional vertigo：a population based study. J Neurol Neurosurg Psychiatry，2007，78（7）：710-715.

[4] NUNEZ RA，CASS SP，FURMAN JM. Short- and long-term outcomes of canalith repositioning for benign paroxysmal positional vertigo. Otolaryngol Head Neck Surg，2000，122（5）：647-652.

[5] TIRELLI G，NICASTRO L，GATTO A，et al. Repeated canalith repositioning procedure in BPPV：effects on recurrence

and dizziness prevention. Am J Otolaryngol, 2017, 38(1): 38-43.

[6] TEGGI R, QUAGLIERI S, GATTI O, et al. Residual dizziness after successful repositioning maneuvers for idiopathic benign paroxysmal positional vertigo. ORL J Otorhinolaryngol Relat Spec, 2013, 75(2): 74-81.

[7] FARALLI M, LAPENNA R, GIOMMETTI G, et al. Residual dizziness after the first BPPV episode: role of otolithic function and of a delayed diagnosis. Eur Arch Otorhinolaryngol, 2016, 273(10): 3157-3165.

[8] MARTELLUCCI S, PAGLIUCA G, DEVINCENTIIS M, et al. Features of residual dizziness after canalith repositioning procedures for benign paroxysmal positional vertigo. Otolaryngol Head Neck Surg, 2016, 154(4): 693-701.

[9] KIM H-A, LEE H. Autonomic dysfunction as a possible cause of residual dizziness after successful treatment in benign paroxysmal positional vertigo. Clin Neurophysiol, 2014, 125(3): 608-614.

[10] ABOUELEW MH, SHABANA MI, SELIM MH, et al. Residual postural instability in benign paroxysmal positional vertigo. J Audiological Medicine, 2011, 9(1): 8-15.

[11] NAGARKAR AN, GUPTA AK, MANN SB. Psychological findings in benign paroxysmal positional vertigo and psychogenic vertigo. J Otolaryngol, 2000, 29(3): 154-158.

[12] BHATTACHARYYA N, GUBBELS SP, SCHWARTZ SR, et al. Clinical practice guideline: benign paroxysmal positional vertigo (update). Otolaryngol Head Neck Surg, 2017, 156(3S): S1-S47.

[13] LAWSON J, BAMIOU DE, COHEN HS, et al. Positional vertigo in a falls service. Age Ageing, 2008, 37(5): 585-588.

[14] ACAR B, KARASEN RM, BURAN Y. Efficacy of medical therapy in the prevention of residual dizziness after successful repositioning maneuvers for Benign Paroxysmal Positional Vertigo (BPPV). B-ENT, 2015, 11(2): 117-121.

[15] GUNERI EA, KUSTUTAN. The effects of betahistine in addition to epley maneuver in posterior canal benign paroxysmal positional vertigo. Otolaryngol Head Neck Surg, 2012, 146(1): 104-108.

[16] JUNG HJ, KOO JW, CHONG SK, et al. Anxiolytics reduce residual dizziness after successful canalith repositioning maneuvers in benign paroxysmal positional vertigo. Acta Otolaryngol, 2012, 132(3): 277-284.

[17] DENG W, YANG C, XIONG M, et al. Danhong enhances recovery from residual dizziness after successful repositioning treatment in patients with benign paroxysmal positional vertigo. Am J Otolaryngol, 2014, 35(6): 753-757.

[18] HONRUBIA V, BELL TS, HARRIS MR, et al. Quantitative evaluation of dizziness characteristics and impact on quality of life. Am J Otol, 1996, 17(4): 595-602.

[19] VONBREVERN M, BERTHOLON P, BRANDT T, et al. Benign paroxysmal positional vertigo: diagnostic criteria. J Vestib Res, 2015, 25(3-4): 105-117.

[20] DIX MR, HALLPIKE CS. The pathology, symptomatology and diagnosis of certain common disorders of the vestibular system. Pro R Soc Med, 1952, 45(6): 341-354.

[21] SCHUKNECHT HF. Cupulolithiasis. Arch Otolaryngol, 1969, 90(6): 765-778.

[22] HALL SF, RUBY RR, MCCLURE JA. The mechanics of benign paroxysmal vertigo. J Otolaryngol, 1979, 8(2): 151-158.

[23] JEONG S, CHOI SH, KIM J, et al. Osteopenia and osteoporosis in idiopathic benign positional vertigo. J Neurology, 2009, 72(12): 1069-1076.

[24] VIBERT D, KOMPIS M, HÄUSLER R. Benign paroxysmal positional vertigo in older women may be related to

osteoporosis and osteopenia. Ann Otol Rhinol Laryngol, 2003, 112(10): 885-889.

[25] MIKULEC A, KOWALCZYK K, PFITZINGER M, et al. Negative association between treated osteoporosis and benign paroxysmal positional vertigo in women. J Laryngol Otol, 2010, 124(4): 374-376.

[26] COHEN HS, KIMBALL KT, STEWART MG. Benign paroxysmal positional vertigo and comorbid conditions. ORL J Otorhinolaryngol Relat Spec, 2004, 66(1): 11-15.

[27] PAPI G, CORSELLO SM, MILITE MT, et al. Association between benign paroxysmal positional vertigo and autoimmune chronic thyroiditis. Clin Endocrinol, 2009, 70(1): 169-170.

[28] MODUGNO GC, PIRODDA A, FERRI GG, et al. A relationship between autoimmune thyroiditis and benign paroxysmal positional vertigo? Med Hypotheses, 2000, 54(4): 614-615.

[29] BHATTACHARYYA N, BAUGH RF, ORVIDAS L, et al. Clinical practice guideline: benign paroxysmal positional vertigo. Otolaryngol Head Neck Surg, 2008, 139(5 Suppl): 47-81.

[30] SEMONT A, FREYSS G, VITTE E. Curing the BPPV with a liberatory maneuver. Adv Otorhinolaryngol, 1988(42): 290-293.

[31] EPLEY J. The canalith repositioning procedure: for treatment of benign paroxysmal positional vertigo. Otolaryngol Head Neck Surg, 1992, 107(3): 399-404.

[32] HILTON MP, PINDER DK. The Epley (canalith repositioning) manoeuvre for benign paroxysmal positional vertigo. Cochrane Database Syst Rev, 2014(12): CD003162.

[33] COHEN HS, JERABEK J. Efficacy of treatments for posterior canal benign paroxysmal positional vertigo. Laryngoscope, 1999, 109(4): 584-590.

[34] KIM MB, LEE HS, BAN JH. Vestibular suppressants after canalith repositioning in benign paroxysmal positional vertigo. Laryngoscope, 2014, 124(10): 2400-2403.

[35] VON BREVERN M, SCHMIDT T, SCHÖNFELD U, et al. Utricular dysfunction in patients with benign paroxysmal positional vertigo. Otol Neurotol, 2006, 27(1): 92-96.

[36] POLLAK L, DAVIES RA, LUXON LL. Effectiveness of the particle repositioning maneuver in benign paroxysmal positional vertigo with and without additional vestibular pathology. Otol Neurotol, 2002, 23(1): 79-83.

[37] VADUVA C, ESTÉBAN-SÁNCHEZ J, SANZ-FERNÁNDEZ R, et al. Prevalence and management of post-BPPV residual symptoms. Eur Arch Otorhinolaryngol, 2018, 275(6): 1429-1437.

[38] INAGAKI T, SUZUKI M, OTSUKA K, et al. Model experiments of BPPV using isolated utricle and posterior semicircular canal. Auris Nasus Larynx, 2006, 33(2): 129-134.

第八章 梅尼埃病

一、概述

1. 定义　梅尼埃病（Ménière's disease，MD）是一种发病原因及发病机制不明、以内淋巴积水为主要病理学特征的内耳病变，主要临床表现为发作性眩晕、波动性听力下降、耳鸣和/或患耳闷胀感。

2. 流行病学　目前有关梅尼埃病发病率和患病率的文献报道在不同国家、地区和人种之间均存在较大差异，其总体发病率为（10~157）/10万，患病率为（16~513）/10万。其中，日本的患病率为3.5/10万，英国的患病率为157/10万，美国的患病率为190/10万，芬兰的患病率为513/10万。发病可开始于任何年龄，其总体发病率与年龄呈正相关，即随着年龄增长而逐渐升高，一般在40~60岁高发。儿童梅尼埃病的发病率较少，占所有患病人群的0.4%~7.0%。文献报道，有2%~78%的梅尼埃病患者表现为双侧性，且随着病程的延长双侧受累比例呈逐渐升高趋势。在一项长期随访研究中，梅尼埃病患者发病10年内进展为双耳病变的比例可达35%；20年内约占47%；部分梅尼埃病患者存在家族聚集倾向（5%~15%）。

二、诊疗历史

1861年，法国医师Prosper Ménière首先报道内耳（膜迷路）可能是表现为发作性眩晕、耳鸣和听力损失的综合征根源，但将病因错误归结为内耳出血。因此，该病以Prosper Ménière的名字命名。

1926年，Portmann G首先报道行内淋巴囊减压术治疗梅尼埃病。直到20世纪50年代，内淋巴囊手术逐渐开始流行。

1934年，Furstenberg AC在导师Kopetzky S博士的建议下，研究通过控制水代谢治疗内淋巴积水的可能性，他认为通过低钠饮食和给予利尿药可以预防梅尼埃病的症状。此后，"Furstenberg饮食"成为梅尼埃病急性期患者的标准治疗方法，他的这一理论一直沿用至今。

1940年，Dandy W发表了选择性前庭神经切断术运用于梅尼埃病的手术治疗疗效的报道。1943年，来自英国的耳科医生Cawthorne T首先介绍了经乳突的迷路切除术，通过破坏迷路来治疗梅尼埃病。这一手术方式迅速在耳鼻咽喉科界广泛开展和应用。

1948年，Fowle等首先通过链霉素全身注射来治疗双侧梅尼埃病。1957年，Schuknecht等首次报道了链霉素鼓室注射来治疗单侧梅尼埃病。1977年，Lange等开始利用庆大霉素鼓室注射来治疗单侧梅尼埃病。至今，庆大霉素鼓室注射已经成为难治性梅尼埃病和晚期梅尼埃病的重要手段之一。

1991年，Sakata等首次提出了鼓室内注射激素可用于梅尼埃病的治疗，作用机制可能是抑制免疫反应和炎症反应，调节体内离子平衡，通过水通道蛋白影响内耳内环境的稳定性，调节内耳血流量。在过去20年内，鼓室注射糖皮质激素治疗梅尼埃病已得到了广泛重视和应用。

三、病因和发病机制

梅尼埃病的病因和发病机制错综复杂，受多种因素的影响，尚无一种权威性理论。目前，梅尼埃病的病因和发病机制经常混淆在一起，形成了不同的病因和/或发病机制假设。具体包括内淋巴机械阻塞与内淋巴吸收障碍学说、解剖因素学说、免疫反应和变态反应学说、膜迷路破裂学说、Ca^{2+} 超载学说、自主神经功能紊乱及内耳微循环障碍学说、炎症和病毒感染学说等。总之，梅尼埃病缺乏单一的病因理论，可能反映了潜在的临床和遗传异质性；梅尼埃病的发病机制可能与内淋巴产生和吸收失衡等因素有关。本文将梅尼埃病的病因和发病机制分别进行阐述。

1. 病因

(1) 遗传学说：梅尼埃病存在明显的遗传易感性。其发病率在不同种族和地区差异明显，高加索人的发病率为 1‰~2‰，远高于美洲印第安人的发病率。在家族遗传方面，有部分梅尼埃病患者有家族遗传现象，梅尼埃病患者有遗传早发现象。梅尼埃病的种族和地区差异以及家族聚集现象，一定程度上支持梅尼埃病的发生可能与基因有关，但是没有取得明确的证据。

大多数家族性梅尼埃病患者为常染色体显性遗传，其遗传异质性可能是线粒体遗传和隐性遗传。Requena 等通过对一个西班牙梅尼埃病家系进行全组基因测序，发现了 *FAM136* 和 *DTNA* 两个导致编码氨基酸改变的新的基因突变位点，还发现其编码的蛋白产物也在大鼠的壶腹嵴上皮细胞中表达，故推测 *FAM136*、*DTNA* 基因可能是此家系的候选基因。Koyama 及 Aeweiler 等认为，10%~50% 的患者可能与遗传因素有关，多为常染色体显性遗传。也有学者认为，梅尼埃病是基因与环境共同作用的结果。随着近年来的研究发现，许多候选基因被证实与梅尼埃病有关，包括参与水通道的基因、和 K^+ 通道相关基因内收蛋白 ADD1、群体凝血因子 C 同源物、白介素 -1 及热激蛋白 70（HSP70）等。

(2) 免疫学说：免疫学说在梅尼埃病的发病机制研究中仍是一个十分活跃的领域。近些年来，越来越多的学者关注到自身免疫反应、Ⅰ型变态反应，以及免疫遗传与梅尼埃病的关系。大量研究表明，外界的刺激会导致内耳的免疫反应，抗原 - 抗体复合物沉积在内淋巴囊上，内淋巴囊壁的吸收功能障碍产生膜迷路积液。1923 年，Duke 首次提出梅尼埃病与Ⅰ型变态反应相关的观点。Atllas 等对 36 例梅尼埃病患者血清中的特异性抗体进行检测，发现活动期特异性抗内耳蛋白抗体的阳性率高达 88%，表明抗体的出现和疾病的活动性相关。动物实验也证明，抗原可诱发内淋巴积水，并可全身致敏，故内淋巴囊可能是免疫应答的场所，最终导致自身免疫反应引起的内淋巴囊吸收功能障碍。

目前关于免疫因素和梅尼埃病的发病存在不同的假设：①抗原进入内淋巴囊，刺激肥大细胞脱颗粒，释放炎症介质，代谢产物堆积，逆行干扰内耳功能；②机体组织细胞内抗原导致产生自身抗体，抗原 - 抗体复合物在细胞内的循环沉积以及补体系统的激活导致炎症组织破坏；③免疫反应导致组胺释放，内淋巴囊脉管扩张，血管功能紊乱，内淋巴液转运紊乱；④大量 T 细胞进入内淋巴囊，致敏 T 淋巴细胞介导机体产生炎症反应等。综上所述，内耳免疫反应可能与梅尼埃病的发生、发展和转归密切相关。

(3) 病毒学说：病理研究显示，在梅尼埃病患者内耳淋巴囊手术的病理标本中，有约 78% 检测出巨细胞病毒。现已从梅尼埃病患者外淋巴液中提取出单纯疱疹病毒的抗体，且从前庭神经节中提取出单纯疱疹病毒的 DNA 片段，但这些病毒和梅尼埃病的发病之间是否存在直接相关性仍需要进一步研究。Arenberg 等认为病毒通过血液循环或圆窗膜到达内耳从而造成内耳不同部位的损害，其症状差异可能与病毒数量、强度以及宿主免疫反应差异有关。部分学者认为，病毒可能是通过直接 / 间接作用引起炎性、免疫微血管反应，进而损伤暗细胞、血管纹以及内淋巴管，最后造成内淋巴积水，目前这一假说还等待进一步的研究证据支持。

(4) 细菌感染学说：慢性中耳炎患者出现波动性感音神经性聋，提示长期细菌感染可引起内淋巴积水的可能，间接证明细菌感染可能与梅尼埃病相关。Paparella 等对人颞骨组织病理学研究也证实，在耳源性或脑源性引起的化脓性或浆液性迷路炎中，很多存在内淋巴积水的现象。另外，慢性中耳炎的动物模型中也检出内淋巴积水的存在。关于细菌感染引起梅尼埃病的推测如下：①细菌毒素或炎症介质经圆窗膜或发育异常的内淋巴管进入耳蜗，再经前庭膜或破裂的基底膜进入内淋巴，导致内淋巴电解质紊乱，渗透压改变，导致内淋巴积水；②中耳炎影响内淋巴囊和内淋巴管的发育，特别是在青少年时期。

2. 发病机制

(1) 内淋巴循环障碍假说：内淋巴积水和梅尼埃病的关系一直是学术界有争议的话题，目前有人认为内淋巴积水导致梅尼埃病，也有人认为先有梅尼埃病的发生，然后导致内淋巴积水，因果关系尚不清楚。

内淋巴循环中任何部位的异常，如内淋巴囊发育异常、先天性狭窄、炎性纤维变性增厚等，或囊吸收障碍都可以导致内淋巴积水。1938 年，Hallpike 和 Yamakawa 分别独立报道了梅尼埃病患者中存在内淋巴系统积水的现象。Morita 等对 53 例诊断为梅尼埃病的患者的颞骨解剖发现，梅尼埃病患者的耳蜗管、球囊、椭圆囊的总淋巴容量高达 64μL，相比健康受试者的 20μL 来说，内淋巴液腔扩大 200% 以上。大量颞骨解剖学研究证实，内淋巴积水以球囊和耳蜗更为多见，而椭圆囊和半规管较为少见，验证了引起梅尼埃病的内淋巴积水可能与内淋巴循环通路功能障碍有关，即由耳蜗血管纹及前庭暗细胞产生的内淋巴经内淋巴管引流至内淋巴囊，并最终在内淋巴囊内被吸收，如果这一循环过程受阻致纵向循环通路功能障碍，则引起内淋巴积水。

(2) 自主神经功能紊乱及内耳微循环障碍假说：正常情况下，内耳血管的舒张和收缩由交感与副交感神经协调。在此调节过程中，如果交感神经起主导作用，小血管发生痉挛导致内耳淋巴囊的微循环受阻，导致囊壁细胞缺血缺氧，代谢功能紊乱造成渗透压升高，造成内淋巴积水。1880 年，Emlie 提出梅尼埃病与血管痉挛有关。1924 年，Pansius 在临床治疗过程中观察到梅尼埃病患者出现甲床和唇部的毛细血管功能障碍导致的临床表现。刘兆华等也观察到内淋巴积水动物模型的耳蜗螺旋韧带的血管管径变细，血流速度缓慢，提示内耳微循环障碍可能参与了内淋巴积水的发生。由此推测，自主神经功能紊乱及内耳微循环障碍可能与梅尼埃病的急性发作症状相关。

(3) Ca^{2+} 超载假说：Gottesberge 等首先提出 Ca^{2+} 超载与内淋巴积水相关。他们通过积水动物模型的电生理研究发现，蜗管的 K^+、Na^+ 和 Cl^- 等均无明显改变，但 Ca^{2+} 浓度提高了 10 倍以上。Shinomori 等通过对豚鼠进行内淋巴管阻塞，将别嘌醇向腹膜内注入，结果显示其可清除氧自由基，从而减轻毛细胞损伤，也间接证实了 Ca^{2+} 超载学说。多项临床实践也发现，通过使用 Ca^{2+} 拮抗剂抑制 Ca^{2+} 浓度能够有效减轻梅尼埃病发作的频率和强度，验证了 Ca^{2+} 超载学说的临床可能性。

(4) 膜迷路破裂假说：1959 年，Lawrence 首先提出了“膜破裂及中毒论”。后来，Schuknecht 对这一理论进行完善和补充，认为梅尼埃病发作与膜迷路破裂有关，用膜迷路破裂学说解释梅尼埃病的眩晕及耳聋。此理论是基于内耳的淋巴离子的浓度差异提出的，内外淋巴之间与膜迷路有离子弥散屏障，高浓度的 K^+ 存在于内淋巴中对神经组织有损伤作用。Jahnke 也根据电镜观察，提出“弥漫性漏出假说”，即内外淋巴间由紧密闭锁状态转变成有漏孔结构，导致内淋巴弥漫性漏出，高钾的内淋巴液混入外淋巴液中，具有外淋巴特性的 Nuel 间隙及科蒂器的隧道淋巴被高钾的内淋巴液污染，使毛细胞及神经纤维受化学性损伤，抑制感觉细胞兴奋，产生发作性眩晕及波动性听力下降。

(5) 解剖因素：Clemis 等在 1968 年首先提出了前庭水管狭窄是梅尼埃病的特征。Stahle 等通过影像学检查也发现：颞骨气化不良、前庭水管短小和前庭水管外口狭窄等均与梅尼埃病的发生发展有关。Yamamoto 等用颞骨 CT 三维重建测量前庭水管周围面积，梅尼埃病患者前庭水管外口明显小于正常组，正常人外口宽度为 (6.4±2)mm；梅尼埃病是 (3.7±1.5)mm。这种解剖上的异常一直隐匿存在，一旦被感染、外伤、免疫反应等易感因素触发，即表现出临床症状。

四、诊断

1. 临床表现　典型的梅尼埃病有如下症状：

(1) 发作性眩晕：多为突然发作的旋转性眩晕。患者多意识清醒，感觉周围物体围绕自身沿一定的方向旋转，闭目时症状可减轻。头部的任何运动都可以使眩晕加重。眩晕持续时间多为数十分钟或数小时，多数不超过12h。眩晕发作后可转入间歇期，症状消失，间歇期长短因人而异，数天到数年不等。眩晕可反复发作，同一患者每次发作的持续时间和严重程度不尽相同，不同患者之间亦不相同。眩晕发作次数越多，每次发作持续时间越长，间歇期越短。

(2) 波动性听力下降：一般为单侧，早期多为低频下降的感音神经性聋，可为波动性，发作期听力下降，而间歇期可部分或完全恢复。随着病情发展，听力损失可逐渐加重，逐渐出现高频或全频听力下降。本病还可出现一种特殊的听力改变——复听现象，即患耳与健耳对同一纯音可听成两个不同的音调和音色的声音。此外，部分患者会出现听觉重振现象。

(3) 耳鸣：可能是本病最早的症状，初期可表现为持续性的低调吹风样或流水声，晚期可出现多种音调的嘈杂声，如蝉鸣声、铃声、风吹声等。耳鸣可在眩晕发作前突然出现或加重。间歇期耳鸣减轻或消失，随着病情的发展，部分耳鸣可持续存在。少数患者可有双侧耳鸣。

(4) 耳闷胀感：眩晕发作期，患耳可出现耳内胀满感、压迫感、沉重感。少数患者诉患耳轻度疼痛，耳痒感。

(5) 其他伴随症状：发作期眩晕常伴有恶心、呕吐、面色苍白、发冷汗、血压下降、脉搏迟缓等自主神经症状。

梅尼埃病的特殊临床表现形式还包括Tumarkin耳石危象和Lermoyez发作。Tumarkin耳石危象是1936年由Tumarkin所叙述并提出的以突然跌倒发作，不伴有意识丧失等自主神经体征的一种少见的现象，其原因可能与耳石器功能障碍有关，多发生在晚期梅尼埃病患者。Lermoyez发作又名耳鸣-耳聋-眩晕综合征，是非典型梅尼埃病发作。它具有耳鸣、耳聋、眩晕3个主要特征，且眩晕发作出现在耳蜗症状之后，耳鸣、耳聋常继眩晕发作而减轻。Lermoyez发作是梅尼埃病的一种异型，可能为内听动脉血管痉挛所致，也可能与变态反应有关。

2. 辅助检查

(1) 基本检查：耳镜检查正常，鼓室导抗通常无特殊。

(2) 听力学检查：包括纯音测听、耳蜗电图（electrocochleogram，ECochG）、耳声发射（otoacoustic emission，OAE）、听性脑干反应（ABR）等，可检测听觉功能的变化，协助对眩晕的定位和定性诊断。

纯音测听可了解听力是否下降，听力下降的程度和性质。梅尼埃病听力下降特征是早期低频感音神经性聋，听力曲线呈轻度上升型。多次发作后，高频听力也下降，听力曲线可呈平坦型或下降型。听力下降为波动性，眩晕发作时听力下降，缓解期听力下降改善，纯音测听还可以动态观察患者听力连续改变的情况。

耳蜗电图可客观检测膜迷路积水。耳蜗电图检查结果中的-SP/AP比值的变化被认为是基底膜机械不对称性的结果。研究发现，听力损失程度反映了梅尼埃病的不同阶段，-SP/AP振幅比随着听力损失程度加重而增大，其比值和一定范围内听阈水平呈正相关。另外，研究也发现，1kHz和2kHz短纯音的耳蜗电图对内淋巴积水的诊断最敏感。一般认为，-SP/AP振幅比值>0.4具有诊断意义，可间接表明有内淋巴积水存在。但是耳蜗电图检查有一定的假阳性率，检查结果的敏感性依赖于疾病的严重程度和长期性。

耳声发射可首先反映早期梅尼埃病患者的耳蜗功能状况，本病早期纯音测听未发现异常时，瞬态耳声发射可减弱或引不出。

(3) 甘油试验：主要通过减少异常增加的内淋巴从而判断是否有内淋巴积水。因甘油渗透压高，且分子直径小于细胞质浆膜小孔直径，可弥散到内耳边缘细胞，增加了细胞内渗透压，使内淋巴液中的水分经细胞通路进入血管纹的血管中，达到减压作用。发作期检测常为阳性，但间歇期或治疗期可为阴性。此外，甘油试验可以与耳蜗电图、耳声发射、前庭功能检查、前庭诱发肌源性电位、钆造影等方法联合应用，对梅尼埃病的诊断有一定的帮助，且应注意双耳评价相结合，以此提高梅尼埃病的确诊率。

(4) 前庭功能检查：包括自发性眼震、凝视眼震、视动、平滑追踪、扫视、位置试验、冷热试验、旋转试验、摇头试验、头脉冲试验、前庭自旋转试验、前庭诱发肌源性电位（VEMP)、主观垂直视觉 / 主观水平视觉等。

眼震电图发作期可见自发性眼震，可观察到或用眼震电图记录到节律整齐、强度不同、初向患侧继而转向健侧的水平性自发性眼震和位置性眼震，在恢复期眼震转向健侧。间歇期自发性眼震及各项前庭功能检查结果可能正常。

冷热试验早期患侧前庭功能可正常或轻度减退，多次发作后可出现朝向健侧的优势偏向，晚期出现半规管轻瘫或功能丧失。

前庭诱发肌源性电位可出现波幅、阈值异常。

Hennebert 征表现为增减外耳道气压可诱发眩晕与眼震。梅尼埃病患者镫骨足板与膨胀的球囊粘连时，Hennebert 征可出现阳性。

(5) 平衡功能检查：包括静态或动态姿势描记、感觉统合测试以及步态评价等。

(6) 耳鸣检查：由《中华耳鼻咽喉头颈外科杂志》编辑委员会和中华医学会耳鼻咽喉头颈外科学分会出台的《梅尼埃病诊断和治疗指南(2017)》提出了梅尼埃病可以进行耳鸣检查，包括耳鸣声调及强度匹配检查。

(7) 影像学检查：颞骨 CT 检查可显示前庭水管狭窄。特殊钆造影下的内耳膜迷路 MRI 可显示部分患者内淋巴管变细。耳蜗内淋巴积水判断的标准主要依据前庭膜是否移位及移位程度，当前庭膜移位但中阶的面积没有超过前庭阶为耳蜗轻度积水；反之，当中阶的面积超过前庭阶的面积则认为耳蜗重度积水。2007 年，Nakashima 等首次通过经鼓室内耳钆造影磁共振成像技术，在梅尼埃病患者的耳蜗或 / 和前庭发现内淋巴积水。到目前为止，对于通过内耳钆造影 MR 成像技术诊断内淋巴积水，国际上尚没有统一的评价标准。Nakashima 等在 2009 年提出了内淋巴积水的分度标准，即将内淋巴积水分成无积水、轻度积水和重度积水。具体方法：计算前庭中内淋巴间隙面积与同侧耳前庭总面积的比值 R，$R<1/3$ 为无积水，R 在 1/3~1/2 为轻度积水，$R>1/2$ 为重度积水。2013 年，Pyykko 等经过临床多中心研究发现，90% 的梅尼埃病患者在钆增强 MRI 上可看到内淋巴积水的现象。《梅尼埃病诊断和治疗指南(2017)》首次将内耳钆造影 MRI 纳入梅尼埃病诊断的检查手段中，提示内耳钆造影 MRI 技术已受到公众认可，是梅尼埃病很好的辅助诊断技术。

(8) 病因学检查：包括免疫学检查、变应原检查、遗传学检查、内分泌功能检查等。部分患者有 HSP70 抗体和 68kDa 抗原抗体。

3. 梅尼埃病诊断标准的修订　1972 年，AAO 的听力和平衡委员会(Committee on Hearing and Equilibrium，CHE）制定了第一个梅尼埃病诊断标准，将梅尼埃病分为前庭型梅尼埃病（vestibular Ménière's disease）和耳蜗型梅尼埃病（cochlear Ménière's disease)。

1985 年，AAO-CHE 进一步修订梅尼埃病诊断标准，放弃了梅尼埃病亚型诊断模式，提出只有出现典型的眩晕、耳聋、耳鸣 3 个症状方能确诊梅尼埃病。

1995 年，美国耳鼻咽喉 - 头颈外科学会（AAO-HNS）修订梅尼埃病诊疗指南，并进行梅尼埃病的分期和功能评定。他们首次按诊断依据认可程度将梅尼埃病分为 4 类：①确诊梅尼埃病（certain)；②临床诊断梅尼埃病(definite);③可能梅尼埃病(probable);④疑似梅尼埃病(possible)。该修订基于听力学基础将梅尼埃病分为 4 期,并根据其对日常活动影响的严重程度,功能评级分为 6 级。

1996 年,为适应我国临床工作需要,中华医学会耳鼻咽喉科学分会在广泛征集全国各地耳鼻咽喉科专家的意见后,提出了我国的《梅尼埃病诊断依据和疗效分级》标准(上海)。该标准详细阐述了听力下降的判断标准和具体方法,即诊断主要依赖于眩晕、耳鸣、耳聋、耳胀满的反复发作史及排除诊断,具体列出了常需排除的几种眩晕疾病,这有利于临床医师掌握和使用本标准。该标准未对眩晕和听力做综合评定,也不适用于工作能力的评估。

2006 年,中华医学会耳鼻咽喉科学分会和《中华耳鼻咽喉头颈外科杂志》编辑委员会进一步修订了《梅尼埃病的诊断依据和疗效评估(2006 年,贵阳)》。与 1996 年的诊断标准相比,本次标准根据患者的听力损失情况新增加了梅尼埃病的临床分期,这有助于临床医师根据患者听力损失判别疾病的临床阶段,以指导患者的治疗;同时增加了"可疑诊断(梅尼埃病待诊)"这一选项,使临床上一些不典型的梅尼埃病纳入"可疑诊断"。

2015 年,由国际巴拉尼协会(CCBS)、美国耳鼻咽喉 - 头颈外科学会(AAO-HNS)、欧洲耳科与神经耳科学会(European Academy of Otology and Neurotology,EAONO)、日本平衡研究学会和韩国平衡学会共同制定颁布了新版梅尼埃病诊断标准,该标准反映了全球学者对梅尼埃病认知的改变和进步。2015 年版诊断标准将梅尼埃病简化为确定诊断和可能诊断两类。它对听力的标准进行了修订,较旧版本的标准提高了 10dB,单耳病变时,与对侧相比,患耳 500Hz、1kHz、2kHz 听力损失平均 30dB 以上;双耳病变时,患耳 500Hz、1kHz、2kHz 平均听阈在 35dBHL 以上。

2017 年,中华医学会耳鼻咽喉头颈外科学分会和《中华耳鼻咽喉头颈外科杂志》编辑委员会制订了最新版《梅尼埃病诊断和治疗指南(2017)》。此版指南沿用了 2015 年巴拉尼协会版梅尼埃病的分类。本版指南进一步对辅助检查和治疗方案进行了规范,尤其是根据梅尼埃病的临床分期对治疗方案的选择进行规范。它增加了对辅助检查和治疗方案的规范及补充,明确了应根据梅尼埃病的临床分期选择治疗方案。此外,与旧标准相比,在疗效评价中,除了原来的眩晕疗效评定和听力疗效评定,还补充了耳鸣评价的指标。

2018 年,欧洲学术组织进行了 2 次大规模流行病学研究,将梅尼埃病分为 5 种亚型。①单侧梅尼埃病(约占 53%):无家族病史、偏头痛病史或自身免疫性疾病等;②延迟型梅尼埃病(约占 8%):突发性听力下降早于眩晕发作;③家族遗传学梅尼埃病(约占 13%);④伴有偏头痛的梅尼埃病(约占 15%);⑤并发自身免疫性疾病的梅尼埃病(约占 11%)。

4. 诊断中确定和有争议的观点

(1) 梅尼埃病的诊断中确定的观点:目前梅尼埃病的诊断基本基于症状,而非客观检查。根据最新诊疗标准,梅尼埃病分为确定诊断梅尼埃病和可能诊断梅尼埃病。

确定诊断梅尼埃病:①前庭症状。2 次以上自发性、发作性眩晕,每次发作持续 20min~12h。②患耳在眩晕发作期间或之后出现中低频感音神经性听力下降。③患侧耳伴有波动性听觉症状,包括听力损失、耳鸣和耳闷胀感。④排除其他前庭疾病。

可能诊断梅尼埃病:①前庭症状。2 次以上自发性、发作性眩晕或头晕,每次发作持续 20min~24h。②患侧耳伴有波动性听觉症状,包括听力损失、耳鸣和耳闷胀感。③排除其他前庭疾病。

(2) 梅尼埃病的诊断中有争议的观点:梅尼埃病和内淋巴积水的关系是学术界争议至今的话题,主要观点包括以下几种:①内淋巴积水是梅尼埃病的病因和发病机制,出现在梅尼埃病之前;②内淋巴积水是梅尼埃病的病理表现形式,出现在梅尼埃病之后;③内淋巴积水与梅尼埃病无必然的关系,不存在先后或因果关系。

辅助检查在梅尼埃病的诊断中也存在争议,尤其是 MRI 钆造影。研究显示,约 10% 的正常个体中也存在球囊积水，40% 的感音神经性聋（PTA>45dB）不存在任何前庭症状的情况下出现耳蜗内淋巴积水的现象。另外，部分梅尼埃病患者的影像学结果也显示无内淋巴积水。所以，MRI 检查迷路积水不能代替梅尼埃病诊断标准。

五、治疗

1. 急性期治疗

（1）一般治疗：注意休息，避免刺激。让患者充分认识梅尼埃病的发病过程和自然转归，解除患者的恐惧和焦虑心理。膳食方面，控制水分及盐的摄入，水分控制在 1 000~1 500mL/d 或以下，食盐的摄入量低于 1.5g/d。避免咖啡因制品，减少巧克力摄入，戒烟酒。

（2）药物治疗：治疗梅尼埃病的药物种类较多，但迄今为止没有一个被广泛接受的药物治疗方案或标准。常用的药物有：

1）前庭神经抑制剂：包括地西泮（安定）、地芬尼多（difenidol）、利多卡因、苯海拉明（diphenhydramine）等。

2）胆碱能受体阻断剂：包括东莨菪碱、山莨菪碱（654-2）、氢溴酸注射液和硫酸阿托品等，其机制是使乙酰胆碱不能与受体结合，能缓解平滑肌痉挛，扩张血管，改善内耳微循环，抑制腺体分泌，适用于自主神经反应严重，胃肠症状较重的患者。

3）血管扩张剂：包括氟桂利嗪（flunarizine）、倍他司汀（betahistine）、桂利嗪（cinnarizine）、尼莫地平（nimodipine）等。内耳微循环障碍可能是本病病因之一，故改善微循环药物对控制眩晕、耳聋和耳鸣可能有一定疗效。血管扩张剂在梅尼埃病中的应用存在较多争议，部分学者认为，目前尚无足够证据表明此类药物有效，而且尚未能证实内淋巴积水的发生与血管因素有关。但 James 和 Burton（2001 年）和 Nauta（2014 年）分别进行了倍他司汀治疗梅尼埃病的系统评价和 meta 分析，结果均支持倍他司汀可减轻梅尼埃病的眩晕症状。最新一项长期、多中心、双盲、随机、安慰剂对照研究表明，倍他司汀与安慰剂相比，并不能减少梅尼埃病的眩晕发作。总之，尽管系统评价中纳入的文献质量普遍不高，但大部分研究支持倍他司汀可减轻梅尼埃病的眩晕症状这一结论。

4）利尿药：常用的有氯噻酮（chlortalidone）、70% 硝酸异山梨醇（isosorbide dinitrate）等。研究已证实梅尼埃病的病理表现为内淋巴积水，故可采用利尿药治疗。Cochrane 系统评价认为，没有足够的证据表明利尿药可以有效缓解临床诊断梅尼埃病患者的眩晕、听力下降、耳鸣和耳闷胀感。但新近系统综述分析显示，多项低证据级别的研究报道，口服利尿药在梅尼埃病的治疗中可能是有益的，可以减少眩晕发作的频率，但缺乏改善听力的可信证据。

5）糖皮质激素：目前认为，自身免疫或变态反应因素可能与梅尼埃病的发病机制有关，因此，近年来糖皮质激素较为广泛地被应用于梅尼埃病的治疗。糖皮质激素的给药方法有全身应用和局部应用。由于全身应用类固醇激素的诸多不良反应，目前仅在梅尼埃病的急性期，可有选择地全身应用。中耳给药治疗成为近年来应用较为广泛的梅尼埃病治疗方法之一。循证医学证据结果表明，鼓室注射地塞米松可有效治疗梅尼埃病，给药后 24 个月，眩晕发作频率和严重程度均可显著改善。在一项纳入 22 例梅尼埃病患者的随机对照试验中，地塞米松鼓室内给药组（每天 4mg/mL，连续 5d）比安慰剂组患者症状和功能评分均有改善。因此，对于口服药物治疗无效的梅尼埃病患者，鼓室注射或重复注射糖皮质激素可以达到较好的眩晕控制率。该治疗可以同时保存耳蜗功能和前庭功能。

2. 非急性期治疗　梅尼埃病患者若无症状无须任何治疗，若有平衡功能障碍、耳聋、耳鸣者，可对症治疗。非急性期或间歇期的治疗目的在于预防眩晕发作、减轻听力下降和缓解耳鸣等。

(1) 预防眩晕急性发作：主要是患者的教育和生活方式的调整，避免对听力和平衡有不利影响的饮食与环境因素，包括生活规律、减少情绪及精神刺激，低盐饮食等。一些患者可能对某些食物过敏，故需要了解相应的变应原并进行治疗或尽可能避免；部分患者存在季节性变态反应，应避免或减少与花粉等变应原的接触。大部分梅尼埃病患者通过一般治疗可以减少眩晕发作频率和严重程度。

(2) 减轻听力下降和缓解耳鸣：针对遗留耳蜗症状的梅尼埃病患者，可选用血管扩张剂，改善内耳微循环等。

3. 鼓室注射氨基糖苷类药物 1957 年，Schuknecht 等首次报道鼓室内注射链霉素用于梅尼埃病的治疗；1978 年，Beck 改用庆大霉素鼓室内注射治疗取得更好的治疗效果。目前，局部应用氨基糖苷类抗生素治疗梅尼埃病已经成为治疗单侧梅尼埃病的一种相对安全和有效的方法。适用于难治性梅尼埃病，且无应用听力或重度耳聋的患者。

由于氨基糖苷类对内耳感觉神经上皮选择性的毒性作用，局部药物注射经过圆窗膜渗透，在内外淋巴液中达到比全身给药时的脑脊液或血液中高得多的浓度。因此，鼓室注射庆大霉素与全身给药相比，具有诸多无可比拟的优点。大量研究表明，鼓室注射氨基糖苷类抗生素可有效控制大部分梅尼埃病患者的眩晕症状。2001 年，Harner SG 等长期随访研究发现，庆大霉素鼓室注射一次，76% 的患者在随访 4 年以上的眩晕仍得到有效控制，耳蜗损害极轻；15%~20% 的患者需第 2 次鼓室注射庆大霉素。2012 年，一项开放随机试验比较了低剂量庆大霉素鼓室内注射（40mg/mL 庆大霉素溶液，2mL，最多注射 2 次）和地塞米松鼓室内注射（4mg/mL，7d内注射 3 次）。庆大霉素组患者眩晕的完全控制和大部分控制相比地塞米松组更强，其中庆大霉素组分别为 81.0% 和 12.5%，而地塞米松组分别为 43% 和 18%；庆大霉素组的 32 例患者中有 4 例出现显著的听力损失（>10dB）。Cochrane 2011 年对 2 项关于梅尼埃病随机试验的系统评价发现，与安慰剂相比，庆大霉素鼓室内给药可有效减轻梅尼埃病患者的眩晕症状。该方法治疗顽固性单侧梅尼埃病，眩晕控制率达 90%，听力损失发生率为 10%~30%。

4. 低压脉冲治疗 是一种较新的梅尼埃病治疗方法，主要通过外耳道给予脉冲式正压治疗梅尼埃病所致的眩晕。其机制不清，可能与压力促进内淋巴吸收有关，主要设备为 Meniett 仪。研究表明，应用低压脉冲治疗可有效控制梅尼埃病患者的眩晕发作，降低耳鸣和耳闷胀感程度；但也有研究表明低压脉冲治疗长期疗效差。2015 年 Cochrane 通过系统评价得出，低压脉冲治疗并未给梅尼埃病患者带来明显收益，甚至会加重听力损伤情况。因其临床疗效的不确定性，目前已较少应用。

5. 手术治疗 目前常见的手术包括内淋巴囊手术、半规管阻塞术、前庭神经切断术和迷路切除术等。

(1) 内淋巴囊手术：该术式的目的旨在减轻内淋巴囊积水，改善内淋巴的引流。1927 年，Portmann 首先提出内淋巴囊手术。理论上而言，内淋巴囊手术的基本类型有两种。①内淋巴囊减压术：这要靠切除乳突部的颅后窝骨板来实现；②内淋巴囊引流术：使内淋巴囊腔与乳突气房或与颅后窝脑脊液系统相通。一项病例回顾研究发现，75%~80% 患者的眩晕可被控制。目前唯一的双盲、安慰剂对照（假手术）研究共纳入 30 例患者，结果表明内淋巴囊引流术与乳突切除术具有同等疗效，该结论目前仍有争议。基于两项共 59 例患者的随机对照试验研究，2013 年 Cochrane 系统评价结果示内淋巴囊手术对于治疗梅尼埃病无明显受益。尽管长期以来被质疑并被认为是安慰手术，2018 年梅尼埃病治疗的国际共识对于有实用听力、年轻的梅尼埃病患者，药物保守治疗失败后应该首选推荐内淋巴囊手术。

(2) 前庭神经切断术：该术式切断前庭神经，可中断或消除异常动作电位向前庭中枢的传递，而切除前庭神经节则可防止神经再生，能够缓解 90%~95% 患者的眩晕。按手术径路可分为：颅中窝径路前庭神经截断 / 切断术、经乳突及迷路径路前庭神经截断、经耳蜗径路前庭神经截断、迷路后径路前庭神经切断术、乙状窦后径路前庭神经切断术等。1902 年，ParryRH 首次报道颅中窝第Ⅷ对脑神经切断术；20 世纪 60 年代初，House 等在显微神经外科基础上进行内耳道减压和前庭上神经切断术，有效缓解患者的眩晕。

该手术较内淋巴囊手术有更高的眩晕控制率，术后前庭功能完全丧失。但要警惕的是 10%~20% 的患者会出现感音神经性聋。

(3) 迷路切除术：该手术是所有梅尼埃病治疗方法中最具破坏性的，其眩晕缓解率接近 100%。手术原则是完全清除病变侧所有 5 个前庭外周感觉器官的感觉上皮，以及支配这 5 个前庭外周感觉器官的外周神经纤维，从而消除从病变侧的前庭外周向脑干传入的神经冲动信号，再通过中枢的代偿作用而获最大程度的定位，达到消除眩晕症状的目的。目前普遍采用的迷路切除术式有经鼓室和经乳突两种径路。1943 年，Cawthorne 首次经乳突进行迷路切除术，去除患耳所有神经上皮组织的骨迷路和膜迷路功能，有效缓解患者的眩晕，但会造成不可逆的听力损失，目前仅适用于经内科治疗无效且患侧听力已较差或完全丧失的顽固性眩晕患者。笔者采用耳道径路取出镫骨，扩大卵圆窗，切除椭圆囊和球囊，这种微创迷路切除术也可以取得满意效果。

6. 前庭康复治疗　近年来，随着对梅尼埃病研究和治疗方法的深入，以及前庭康复治疗概念的深化，前庭康复也开始用于梅尼埃病的治疗。一般认为，以下两种情况前庭康复可以发挥重要作用：①对于间歇期的梅尼埃病患者，前庭康复治疗可使患者的姿势稳定性提高，提高其生活质量；②对于已经进行了外科手术治疗或化学性迷路切除（如梅尼埃病的中耳给药治疗）治疗的梅尼埃病患者，尤其是前庭功能破坏性手术的患者适合进行前庭康复治疗。手术破坏单侧迷路导致一侧的前庭功能低下，使得来自双侧前庭终器的感觉信息不对称，通过前庭康复治疗可促进中枢代偿的建立，消除由于不对称前庭外周信息输入而产生的不平衡感。

我国《梅尼埃病诊断和治疗指南（2017）》提出，前庭康复训练可作为稳定、无波动性前庭功能损伤的梅尼埃病患者的一种治疗方法。2018 年梅尼埃病治疗国际共识也提出，在梅尼埃病眩晕症状发作期间，前庭康复应作为一种治疗选择（B 级推荐）。另外，van Esch 等提出了前庭康复是一种安全的治疗选择，特别是对梅尼埃病伴有跌倒和 / 或其他合并症患者。但仍然需要大规模、多中心、高质量的临床研究来进一步研究前庭康复在梅尼埃病患者中的应用价值及其机制。

7. 梅尼埃病治疗中确定和有争议的观点

(1) 梅尼埃病治疗中确定的观点：梅尼埃病的保守治疗仍是一线推荐，包括患者教育、改善生活方式和药物治疗等。改善生活方式具体包括低盐饮食，降低压力，避免酒精、咖啡因和烟草等；药物治疗方面包括前庭神经抑制剂、胆碱能受体阻断剂、血管扩张剂和利尿药等。

随着近年来对梅尼埃病治疗的深入研究，鼓室内注射类固醇激素作为不破坏前庭功能的二线用药，鼓室注射庆大霉素作为破坏前庭功能的四线用药，已经在临床广泛应用，大量临床研究已经证实其对梅尼埃病的控制具有显著疗效。梅尼埃病的治疗趋势是微创化，国外的研究表明由于内耳局部给药的普遍应用，外科干预逐渐减少。另外，对难治性眩晕采取以迷路切除和前庭神经切断术为代表的完全破坏性手术的疗效基本确定。

2017 年 Cochrane 的系统综述总结了前庭康复对梅尼埃病所致的平衡和头晕相关生活质量的积极影响，比较有力地证明了前庭康复对梅尼埃病所致的单侧周围性前庭功能障碍的安全性和有效性。另外，认知行为疗法的干预也能显著改善梅尼埃病所致的慢性主观性头晕患者的头晕相关症状、残疾和功能损害等。

(2) 梅尼埃病治疗中有争议的观点：在梅尼埃病的保守治疗方面，治疗梅尼埃病的药物种类较多，但迄今为止没有一个被广泛接受的药物治疗方案或标准。

在梅尼埃病的外科治疗方面，内淋巴囊手术虽然一直存在争议，但其仍是最常用的外科技术之一。2013 年更新的 Cochrane 综述版认为，内淋巴囊手术治疗梅尼埃病证据不足，但 2018 年最新的梅尼埃病国际治疗指南还是推荐将其作为梅尼埃病的第三阶段治疗之一。另外，半规管堵塞术用于梅尼埃病的疗效报道较少，缺乏对其临床疗效的大样本、随机、对照研究。

在双侧梅尼埃病的外科治疗方面也一直存在争议，更多专家建议采取保守治疗，避免双侧去前庭传入或破坏性治疗。

六、展望

梅尼埃病是一种病因不明的复杂的多因素疾病，临床表型多样，病因学理论不明确，临床诊断缺乏“金标准”，实验室诊断没有特异性的生物标志物，治疗方法多样却无特效的手段。这是目前梅尼埃病诊断和治疗的困难与现状。

虽然在梅尼埃病的机制研究和基因学研究方面尚未取得明确性和突破性进展，但普遍认为梅尼埃病是由一个或多个基因参与且与环境相互作用的一种多因素疾病，因此在今后的研究中，应该利用遗传学的先进技术和方法，以发现更多的候选基因，对相同遗传背景的健康人群进行基因变异的过滤和验证来确定新的致病基因，并考虑环境因素易感的遗传背景和基因的相互作用，为梅尼埃病的病因学理论提供更可靠的支持。另外，期望通过基础研究发现梅尼埃病相关的特异性生物标志物，为梅尼埃病的诊断提供客观依据。

随着磁共振成像技术和内耳钆造影技术的发展，关于梅尼埃病和内淋巴积水方面的研究越来越深入，为梅尼埃病的诊断及病理生理变化提供了客观的影像学依据。目前该技术在临床上应用时间尚短，缺乏长期、大规模的临床研究和随访数据，期待通过内耳钆造影 MRI 技术进一步阐述内淋巴积水在梅尼埃病发生发展中的作用和意义，为未来梅尼埃病的诊治提供更精准和个体化的方案。

在梅尼埃病的治疗研究上，如何最大限度控制眩晕、减轻听力损害，减缓病情发展是目前摆在临床医生面前的一系列问题。随着近年来鼓室注射（包括庆大霉素和激素等）、前庭康复等的广泛应用，如何通过大规模随机对照研究得出最优的梅尼埃病的临床治疗方案也是一线医生面临的共同课题。

（于慧前　任冬冬　李华伟）

参考文献

[1] ALEXANDER TH，HARRIS JP.Current epidemiology of Ménière’s syndrome. Otolaryngol Clin North Am，2010，43(5)：965-970.

[2] SHOJAKU H，WATANABE Y，FUJISAKA M，et al. Epidemiologic characteristics of definite Ménière’s disease in Japan. A long-term survey of Toyama and Niigata prefectures. ORL J Otorhinolaryngol Relat Spec，2005，67(5)：305-309.

[3] YARDLEY LDB，OSBORNE G. Factors associated with quality of life in Ménière’s disease. Clin Otolaryngol Allied Sci，2003，28(5)：436-441.

[4] CAREY J. Intratympanic gentamicin for the treatment of Ménière’s disease and other forms of peripheral vertigo. Otolaryngol Clin North Am，2004，37(5)：1075-1090.

[5] SCHOO DP，TAN GX，EHRENBURG MR，et al. Intratympanic (IT) therapies for Ménière’s disease：some consensus among the confusion. Curr Otorhinolaryngol Rep，2017，5(2)：132-141.

[6] GAZQUEZ I，SOTO-VARELA A，ARAN I，et al. High prevalence of systemic autoimmune diseases in patients with Ménière’s disease. PLoS One，2011，6(10)：e26759.

[7] MATTINGLY JK, CASS SP, PORTNUFF CDF, et al. Response to colebatch and rosengren: "safe levels of acoustic stimulation for vemps" comment on "sudden bilateral hearing loss after cervical and ocular vestibular evoked myogenic potentials". Otol Neurotol, 2016, 37(1): 118-119.

[8] FUKUSHIMA M, KITAHARA T, UNO Y, et al. Effects of intratympanic injection of steroids on changes in rat inner ear aquaporin expression. Acta Otolaryngol, 2002, 122(6): 600-606.

[9] PONDUGULA SR, SANNEMAN JD, WANGEMANN P, et al. Glucocorticoids stimulate cation absorption by semicircular canal duct epithelium via epithelial sodium channel. Am J Physiol Renal Physiol, 2004, 286(6): F1127-F1135.

[10] BIRD PA, MURRAY DP, ZHANG M, et al. Intratympanic versus intravenous delivery of dexamethasone and dexamethasone sodium phosphate to cochlear perilymph. Otol Neurotol, 2011, 32(6): 933-936.

[11] TSENG CC, YOUNG YH. Eliciting cervical vestibular-evoked myogenic potentials by bone-conducted vibration via various tapping sites. Ear Hear, 2016, 37(2): 235-242.

[12] GOVENDER S, ROSENGREN SM, DENNIS DL, et al. Contrasting phase effects on vestibular evoked myogenic potentials (VEMPs) produced by air- and bone-conducted stimuli. Exp Brain Res, 2016, 234(1): 141-149.

[13] PATEL M, AGARWAL K, ARSHAD Q, et al. Intratympanic methylprednisolone versus gentamicin in patients with unilateral Ménière's disease: a randomised, double-blind, comparative effectiveness trial. Lancet, 2016, 388(10061): 2753-2762.

[14] CASANI AP, PIAGGI P, CERCHIAI N, et al. Intratympanic treatment of intractable unilateral Ménière's disease: gentamicin or dexamethasone? A randomized controlled trial. Otolaryngol Head Neck Surg, 2012, 146(3): 430-437.

[15] LIBERATI A, ALTMAN DG, TETZLAFF J, et al. The PRISMA statement for reporting systematic reviews and meta-analyses of studies that evaluate healthcare interventions: explanation and elaboration. BMJ, 2009(339): b2700.

[16] HUTTON B, SALANTI G, CALDWELL DM, et al. The PRISMA extension statement for reporting of systematic reviews incorporating network meta-analyses of health care interventions: checklist and explanations. Ann Intern Med, 2015, 162(11): 777-784.

[17] RYU IY, PARK SH, PARK EB, et al. Factors prognostic of season-associated sudden sensorineural hearing loss: a retrospective observational study. J Audiol Otol, 2017, 21(1): 44-48.

[18] LOPEZESCAMEZ JA, CAREY J, CHUNG WH, et al. Diagnostic criteria for Ménière's disease. J Vestib Res, 2015, 25(1): 1-7.

[19] PEDRAMBORGHEI ES, FREYDON H, HAMED E. Intratympanic dexamethasone delivery versus placebo in intractable Ménière's disease. Acad J Surg, 2016, 3(3-4): 58-62.

[20] SHAMAS IU. Short term results of intra tympanic gentamicin and dexamethasone on hearing and tinnitus in Ménière's disease: a case control study. Int Tinnitus J, 2017, 21(1): 21-23.

[21] A GRADE Working Group approach for rating the quality of treatment effect estimates from network meta-analysis. BMJ, 2015(350): h3326.

[22] HIGGINS JP, THOMPSON SG. Quantifying heterogeneity in a meta-analysis. Stat Med, 2002, 21(11): 1539-1558.

[23] DIAS S, WELTON NJ, SUTTON AJ, et al. Evidence synthesis for decision making 4: inconsistency in networks of evidence based on randomized controlled trials. Med Decis Making, 2013, 33(5): 641-656.

[24] BREMER HG, VAN ROOY I PULLENS B, et al. Intratympanic gentamicin treatment for Ménière's disease: A randomized, double-blind, placebo-controlled trial on dose efficacy - results of a prematurely ended study. Trials, 2014(15): 328.

[25] GARDUÑOANAYA MA, DETOLEDO HC, HINOJOSAGONZÁLEZ R, et al. Dexamethasone inner ear perfusion by intratympanic injection in unilateral Ménière's disease: a two-year prospective, placebo-controlled, double-blind, randomized trial. Otolaryngol Head Neck Surg, 2005, 133(2): 285-294.

[26] LAMBERT PR, CAREY J, MIKULEC AA, et al. Intratympanic sustained-exposure dexamethasone thermosensitive gel for symptoms of Ménière's disease: randomized phase 2b safety and efficacy trial. Otol Neurotol, 2016, 37(10): 1669-1676.

[27] LAMBERT PR, NGUYEN S, MAXWELL KS, et al. A randomized, double-blind, placebo-controlled clinical study to assess safety and clinical activity of OTO-104 given as a single intratympanic injection in patients with unilateral Ménière's disease. Otol Neurotol, 2012, 33(7): 1257-1265.

[28] POSTEMA RJ, KINGMA CM, WIT HP, et al. Intratympanic gentamicin therapy for control of vertigo in unilateral Ménière's disease: a prospective, double-blind, randomized, placebo-controlled trial. Acta Otolaryngol, 2008, 128(8): 876-880.

[29] SARAFRAZ M, SAKI N, NIKAKHLAGH S, et al. Comparison the efficacy of intratympanic injections of methylprednisolone and gentamicin to control vertigo in unilateral Ménière's disease. Biomedical and Pharmacology Journal, 2015, 8(october Spl edition): 705-709.

[30] STOKROOS R, KINGMA H. Selective vestibular ablation by intratympanic gentamicin in patients with unilateral active Ménière's disease: a prospective, double-blind, placebo-controlled, randomized clinical trial. Acta Otolaryngol, 2004, 124(2): 172-175.

[31] YASSERFAWZI EL, BELTAGY AGS, AHMED MM, et al. Intratympanic injection in Ménière's disease; symptomatic and audiovestibular; comparative, prospective randomized 1-year control study. Egyptian J Otolaryngol, 2012(28): 171-183.

[32] PIU F, WANG X, FERNANDEZ R, et al. OTO-104: a sustained-release dexamethasone hydrogel for the treatment of otic disorders. Otol Neurotol, 2011, 32(1): 171-179.

[33] Committee on Hearing and Equilibrium guidelines for the diagnosis and evaluation of therapy in Ménière's disease. American Academy of Otolaryngology-Head and Neck Foundation, Inc. Otolaryngol Head Neck Surg, 1995, 113(3): 181-185.

[34] PELOSI S, SCHUSTER D, JACOBSON GP, et al. Clinical characteristics associated with isolated unilateral utricular dysfunction. Am J Otolaryngol, 2013, 34(5): 490-495.

[35] TOPF MC, HSU DW, ADAMS DR, et al. Rate of tympanic membrane perforation after intratympanic steroid injection. Am J Otolaryngol, 2017, 38(1): 21-25.

[36] ATRACHE AL, ATTRACHE N, KRSTULOVIC C, et al. Response over time of vertigo spells to intratympanic dexamethasone treatment in Ménière's disease patients. J Int Adv Otol, 2016, 12(1): 92-97.

[37] PATEL M. Intratympanic corticosteroids in Ménière's disease: a mini-review. J Otol, 2017, 12(3): 117-124.

[38] YETISER S. Intratympanic gentamicin for intractable Ménière's disease—a review and analysis of audiovestibular impact. Int Arch Otorhinolaryngol, 2018, 22(2): 190-194.

[39] DEBEER L, STOKROOS R, KINGMA H. Intratympanic gentamicin therapy for intractable Ménière's disease. Acta Otolaryngol, 2007, 127(6): 605-612.

[40] HARNER SG, DRISCOLL CL, FACER GW, et al. Long-term follow-up of transtympanic gentamicin for Ménière's syndrome. Otol Neurotol, 2001, 22(2): 210-214.

[41] HARNER SG, KASPERBAUER JL, FACER GW, et al. Transtympanic gentamicin for Ménière's syndrome.

Laryngoscope,1998,108(10):1446-1449.

[42] COHEN-KEREM R,KISILEVSKY V,EINARSON TR,et al. Intratympanic gentamicin for Ménière's disease:a meta-analysis. Laryngoscope,2004,114(12):2085-2091.

[43] CHUANGCHUANG Á,BAEZA MA. Are intratympanic corticosteroids effective for Ménière's disease? Medwave,2017,17(Suppl 1):e6863.

[44] SAJJADI H,PAPARELLA MM. Ménière's disease. Lancet,2008,372(9636):406-414.

[45] STAMATIOU G,GKORITSA E,XENELLIS J,et al. Semicircular canal versus otolithic involvement in idiopathic sudden hearing loss. J Laryngol Otol,2009,123(12):1325-1330.

第九章 前庭性偏头痛

一、概述

1. 定义　前庭性偏头痛(vestibular migraine,VM)是一种发作性眩晕疾病,患者在发病时可伴有偏头痛的临床表现,并且符合国际偏头痛疾病分类中伴或者不伴有先兆偏头痛的现病史或既往史。VM患者的眩晕持续时间不等,一般持续数分钟或者数小时,至少有50%的前庭发作伴有偏头痛性症状。由于没有任何病理特征、生物学标志、血液或实验室检查,并且在VM与其他眩晕疾病之间存在重叠症状,因此,VM的诊断必须排除所有引起眩晕的原因。

2. 诱发因素　VM具有与典型偏头痛相似的触发因素。其常见诱因包括压力(情绪压力,体力消耗,睡眠不足,强光或强声刺激),女性患者的月经,天气变化和饮食。饮食触发因素可能包括咖啡因、酒精、巧克力、奶酪、味精和亚硝酸盐等。症状通常在接触触发物的几分钟或几小时内发生,但在某些情况下可能会明显延后。另外,前庭刺激(旋转、冷热试验等)诱发的眩晕可能会引起偏头痛发作,并且可以作为特定的偏头痛触发因素。

3. 流行病学　VM是引起儿童和成人眩晕的常见疾病。有报道指出,VM是继良性阵发性位置性眩晕(BPPV)之后,引起反复发作性眩晕的第二大常见原因,但因其诊断特异性低,临床漏诊误诊率较高。2018年美国的一项基于国际头痛分类第3版(International Classification of Headache Disorders,ICHD-3)的研究发现,VM在成年人中的发病率为2.7%。德国的一项大规模研究指出,VM的终身患病率约为1%,年患病率也约为1%。一个以社区为基础的中年女性研究显示,VM的年患病率较高,约为5%。在韩国的一项多中心研究中,约10%的偏头痛患者在他们第一次去神经科就诊时被诊断为VM。根据文献报道,VM在耳鼻咽喉科门诊中占4.2%~9.3%。类似于其他类型的偏头痛;VM女性发病率较高,男女比例为1~1.5∶5。VM的发病年龄一般在8~50岁,中位数年龄在30~40岁。

二、VM简史

偏头痛与眩晕在临床上是较为常见的疾病。那么两者是否具有联系呢?公元前131年,学者Aretaeus首次将偏头痛和眩晕相联系。1873年,神经学家Living等也注意到了头痛与头晕具有关联性。但直到1981年及1984年,才逐渐有文章系统性地研究了两者之间的关系。这些偏头痛并伴有反复眩晕的患者曾被称为"偏头痛性眩晕""偏头痛相关性眩晕/头晕""偏头痛相关性平衡障碍""偏头痛相关性前庭疾病"等。2001年,Neuhauser等把"偏头痛性眩晕"定义为一个独立疾病体,并提出了明确的和可能的诊断标准。2009年,Neuhauser等对其本人于2001年提出的诊断标准进行了部分修改,并提出了"前庭性偏头痛"这个术语,不过并未得到广泛的肯定。2012年在德国柏林,国际巴拉尼协会和国际头痛学会(International Headache Society,IHS)讨论了明确的和可能的前庭性偏头痛(VM)的诊断标准,并于2013年发表在《国际头痛疾病分类诊断标准》第3版(ICHD-3)的附录中,这标志着VM被大部分专家认定为一种疾病实体。2018年ICHD-3又修改了这一标准,仅将明确的VM诊断添加在附录中,认为VM需要进一步的研究证实。目前,VM的诊断、病理生理以及治疗措施仍有许多有争议的地方,但其已被广泛认定为一种独立的、良性的、与神经紊乱有关的疾病。

三、病理与发病机制

迄今为止,VM 的发病机制仍不清楚,无论是临床研究还是基础实验,都没有统一的发病机制来解释患者的症状。单单依赖于临床表现而缺乏特异的实验室检查阻碍了对 VM 病理生理学的理解。不同的学者提出了多种理论来解释 VM 的病理和发病机制,具体如下述。

1. 皮质扩散性抑制(cortical spreading depression,CSD) 皮质扩散性抑制是解释偏头痛先兆的一种假说,即多个神经元及神经胶质细胞受到刺激后去极化,产生兴奋 - 抑制波,表现为神经细胞代谢的降低和皮质血流的减少,这种去极化可以导致多种神经功能障碍,当其累及前庭皮质甚至脑干前庭核时,产生相应的前庭症状,比如眩晕。皮质扩散性抑制包括短暂但大量的神经去极化,该去极化产生的波从枕骨区域缓慢扩散到整个皮质,随后长时间抑制皮质生物电活动。CSD 导致跨膜离子梯度的破坏,增加了突触间隙中 Ca^{2+} 的细胞内浓度以及 H^{+}、K^{+}、谷氨酸、花生四烯酸和一氧化氮(NO)的细胞外浓度。CSD 的启动是由于细胞外 K^{+} 浓度超过临界值而局部增加,以及皮质锥体细胞顶端树突释放谷氨酸和激活 NMDA 受体引起的,这可能是由于电压门控的 Ca^{2+} 的开放所致。

2. 三叉神经血管系统 三叉神经核和前庭神经核关联学说是唯一在实验模型基础上提出的假说。三叉神经血管系统(trigeminovascular system,TVS)的激活和致敏会引起头痛这一观点已经被广泛接受。TVS 涉及三叉神经节内的痛觉性假单极神经元,其主要通过三叉神经的眼支支配软脑膜、硬脑膜和颅内血管,这些一级神经元集中投射到三叉神经颈复合体(trigeminocervical complex,TCC),其由三叉神经脊束核尾端与脊髓 C_1、C_2 的后角构成。TCC 发出神经纤维,经脑干交叉后投射至丘脑,组成三叉丘系,止于腹后内侧核和丘脑后核。丘脑后核内三级神经元投射到主要和次要的体感皮质、岛叶皮质以及扣带前回。此外,TCC 可与痛觉性信息处理的脑干中心(延髓腹内侧核、中脑导水管周围灰质腹外侧区、下丘脑)建立相互联系,其调节主要依赖于皮质、下丘脑后部和这些脑干核团的下行通路。

研究表明,脑膜痛觉感受器外周末梢的去极化可导致 TVS 的激活,使血管周围的神经末梢释放血管活性肽,主要包括 P 物质、降钙素基因相关肽和神经激肽 A。这些血管活性肽会引起血管舒张、脑血流增加、硬脑膜上的血浆蛋白渗出和肥大细胞脱颗粒。炎症因子的释放最终导致神经源性炎症反应。释放的炎症介质和谷氨酸盐会增加三叉神经节内一级神经元的兴奋性,从而引起搏动性头痛。这些介质也可增加二级、三级神经元的兴奋性,从而引起触摸痛。

三叉神经节眼支通过基底动脉和小脑下前动脉支配内耳,除此之外,三叉神经节还支配耳蜗核和上橄榄复合体。研究表明,对三叉神经节的化学和电刺激会导致内耳血流量的显著增加,并伴随血浆蛋白的渗入,最终引起血管通透性的改变。文献报道中指出,在三叉神经感觉纤维支配的内耳和前庭核中发现了血管活性肽(例如 P 物质和降钙素基因相关肽)。这些发现证实了 TVS 参与 VM 的病理生理。

3. 缺血 内听动脉或其分支可逆性痉挛与 VM 患者突发的前庭症状、内耳症状、自发性眼震以及 VM 与梅尼埃病、BPPV 的共病有关。VM 患者的前庭诱发肌源性电位反应减弱或缺如与内耳灌注不足引起的科蒂器以及脑干 - 科蒂器下行通路缺血有关。然而内听动脉缺血并不能解释中枢性自发性眼震和眼球运动异常,其可能是小脑下前动脉缺血所致。meta 分析表明,偏头痛和脑卒中不仅是并存的疾病,偏头痛是脑血管病独立的危险因素,尤其是在先兆性偏头痛的年轻人中。

4. 神经递质参与 神经递质如降钙素基因相关肽(CGRP)、5- 羟色胺(5-HT)、去甲肾上腺素和多巴胺等与偏头痛的发生有关,因此推测其可能参与 VM 的发病机制。研究表明,消耗色氨酸进而减少脑内 5-HT 合成能够引起头痛、畏光和恶心等症状。在 VM 患者中,5-HT 合成减少可引起平衡障碍,而 5-HT 激动剂($5\text{-}HT_{1A}$ 和 $5\text{-}HT_{1B}$)可通过作用于 5-HT 能前庭自主神经进而改善眩晕症状。进一步证实 5-HT 与 VM 存在相关性。此外,在 VM 中,CGRP 作用于脑干背侧和内侧区域前庭神经元神经末梢,其受体耦合 GAS

信号通路使环磷酸腺苷增加并激活蛋白激酶 A，最终引起偏头痛及眩晕发作。

5. 遗传因素 Baloh 等在 1994 年第一次报道了 3 个家系成员患有偏头痛等疾病，引发了前庭性偏头痛遗传学方向的关注。Bahmad 等在 2009 年同样报道了一个家系中偏头痛相关眩晕的患者中常染色体 5q35 这一区域有异常。VM 家系的报道提示遗传因素可能在发病机制中有着一定作用。几个全基因组关联分析发现了与偏头痛有关的 3 个基因变异：*PRDM16* 基因的 rs2651899、*TRPM8* 基因的 rs10166942 和 *LRP1* 基因的 rs11172113。*PRDM16* 基因常见变异与欧洲、中国和北印度人的偏头痛有关，但是该基因在偏头痛中的作用尚不清楚。由于 VM 的发病率中女性明显高于男性，所以也有报道雌孕激素受体基因与 VM 相关。其中，Lee 等在 2007 年的一篇文章中报道了一个家系中偏头痛相关眩晕的女性患者中常染色体 11q（孕激素受体 *PGR* 基因所在的位置）这一区域产生了 PROGINS 变异。

家族性 VM 的发生表明了遗传因素的参与，在同一个家系中可能有多个受影响的个体。有些人患有 VM，而另一些人则患有良性阵发性位置性眩晕等其他与前庭有关的疾病，表明存在表型的异质性。Cha 在 2008 年报道的 6 个家系中，其成员有梅尼埃病、偏头痛、眩晕等与前庭有关的不同表型，这验证了上述的观点。根据 VM 的患病率，它不太可能像偏瘫型偏头痛或发作性共济失调那样是单基因疾病，前庭途径和疼痛网络中涉及的多个离子通道和受体的功能遗传变异可能决定了 VM 表型的临床异质性。

6. 离子通道 *CACNA1A* 基因的突变，编码电压门控 CaV2.1（P/Q 型）钙通道的中心成孔亚基，引起至少 3 种神经系统钙通道病综合征：阵发性共济失调Ⅱ型、家族性偏瘫型偏头痛Ⅰ型和脊髓小脑共济失调Ⅳ型。有文章推测，CaV2.1 通道可能参与了偏头痛和 VM 的发病过程，当 Ca^{2+} 进入神经元，K^+ 外流，这种缺陷的钙通道诱发细胞外 K^+ 局部富集，引起皮质扩散性抑制，从而产生前庭症状。不过目前没有直接证据表明 VM 的发病机制直接由离子通道的缺陷导致，两者之间的关联有待进一步验证。

7. 前庭 - 丘脑 - 皮质功能障碍 动物的电生理和神经解剖学研究，以及正电子发射体层摄影（positron emission tomography，PET）和功能性磁共振成像（functional magnetic resonance imaging，fMRI）对人类的功能性神经成像技术，已经确定前庭丘脑和前庭皮质是中枢前庭系统的重要组成部分。多个丘脑核参与前庭处理，尤其是腹外侧核（VPL）和腹内侧核（VPM）。丘脑是前庭通路中的一个主要感觉传递站，它参与前庭、视觉和本体感觉输入的多感觉整合和处理，因此丘脑功能可能是多感觉敏化的关键点。在偏头痛发作时用 fMRI 证实了丘脑的激活。VPL 参与人体空间定位的控制，VPM 接收三叉神经的信号输入。有文章推测偏头痛发作可能短暂地使 VPL 和 VPM 核敏感，并增强包括前庭信息在内的感官知觉。这一假设也可以解释偏头痛和 VM 患者对晕车的易感性。

在 VM 的 PET 研究中也证实了大脑皮质的参与。发作期与发作间期图像相比，双侧小脑、额叶皮质、颞叶皮质、后岛叶和丘脑的代谢增加，双侧颞枕叶和顶后叶皮质的代谢降低。小脑等区域的代谢增加是通过抑制前庭系统的适应性机制来解释的，而枕颞区的代谢降低则是通过视觉和前庭系统之间的相互抑制来解释的。虽然人类尚未明确识别出特定的前庭皮质，但前庭信息的处理涉及几个皮质区域，特别是岛叶、顶叶、颞顶叶交界处，以及顶叶后皮质、扣带回皮质、体感皮质，额叶外侧和内侧皮质，这些区域是多感官区域。岛叶后区被认为是主要的痛觉感受区，并且它是前庭和痛觉感受相互作用的部位。

8. 血管痉挛 内听动脉或其分支的可逆性血管痉挛是最早提出的解释之一。这种机制可能是造成前庭或听觉症状突然发作，自发性眼球震颤的原因，内耳特别是迷路反复缺血可能导致内淋巴积水，造成 VM 与 MD 或 BPPV 之间的相互联系。此外，一项基于人群的研究表明，偏头痛引起的血管痉挛可能与突然的感音神经性听力损失有关。

四、诊断标准

目前,VM的诊断是根据国际巴拉尼协会和国际头痛学会(IHS)所制定的标准进行评估的。2001年,Neuhauser和两个学会制定的ICHD-3附录中的诊断标准之间的主要区别在于后者新定义出了至少5次前庭症状发作,持续时间为5min~72h。

VM的临床表现差异很大,这种差异体现在同一患者的不同时期和不同患者之间。由于没有任何病理特征、生物学标志、血液或实验室检查,并且在VM与其他眩晕疾病之间存在重叠症状,因此要诊断VM,必须排除所有引起眩晕的原因,详见表9-1和表9-2。

表9-1　前庭性偏头痛(VM)诊断标准

A	至少5次中度或重度[a]前庭症状[b]发作,持续5min~72h[c]
B	符合国际头痛疾病分类(ICHD)伴或不伴先兆性偏头痛的现病史或既往史
C	至少50%的前庭发作伴有以下至少1项偏头痛性症状[d]
	1. 头痛满足至少以下4项中的2项特征:①单侧;②搏动性;③中或重度头痛;④日常体力活动加重头痛
	2. 畏光和畏声[e]
	3. 视觉先兆[f]
D	不能用ICHD的其他诊断或其他前庭疾病解释[g]

[a]:巴拉尼协会对前庭症状的分类如下。①自发性眩晕:包括内在性眩晕(自身运动的错觉)和外在性眩晕(视景运动的错觉);②位置性眩晕:头部位置变动后发生;③视觉诱发性眩晕:由复杂或大的运动性视觉刺激诱发;④头动诱发性眩晕:由头部活动诱发;⑤头动诱发伴恶心的头晕:头晕的特点为感觉空间定向受损。其他形式的头晕目前尚未纳入VM的分类中。

[b]:中或重度前庭症状:中度为前庭症状影响但尚未阻碍日常活动;重度为前庭症状阻碍日常活动。

[c]:发作持续时间不定:约有30%的患者为数分钟、30%的患者为数小时、30%的患者为数天,余下10%患者为数秒,表现为头部活动及视觉刺激时反复发作。这10%患者的发作持续时间定义为短暂发作时间的总和。另外还有一类患者可能需要数周方能从第一次发作中完全恢复。但是,核心发作时间极少超过72h。

[d]:前庭发作伴有以下至少1项偏头痛性症状:单次发作存在1个症状就足够。每次发作可能伴有不同症状。伴随症状可出现在前庭症状之前、之中或之后。

[e]:畏声:是指声音诱发的不适感,表现为一过性、双侧均累及。此畏声必须与重振区别开来,后者通常表现为持续性、单侧累及。重振多见于有听力下降的患耳,此耳感声增强并失真。

[f]:视觉先兆:其特点为明亮闪烁的光或曲线,常伴盲点,干扰阅读。典型的视觉先兆多持续5~20min,不超过60min。通常但并不只是局限于一侧视野。其他类型的偏头痛相关先兆,如体感先兆、失语性先兆由于缺乏特异性,并且大部分患者同时存在视觉先兆,因此未纳入诊断标准。

[g]:不能用ICHD的其他诊断或其他前庭疾病解释:病史及查体结果不提示其他前庭疾病,或者曾考虑其他前庭疾病但经过适当的检查已排除,或存在的前庭疾病为合并症或独立病症,可与本标准的发作明确区分。偏头痛的发作可以由前庭刺激诱发,故鉴别诊断应包括重叠了偏头痛而复杂化的其他前庭疾病。

表9-2　可能的前庭性偏头痛(VM)诊断标准

A	至少5次中度或重度前庭症状发作,持续5min~72h
B	只满足VM诊断标准中B和C其中一项(偏头痛病史或发作时的偏头痛样症状)
C	不能用ICHD的其他诊断或其他前庭疾病解释

五、诊断

1. 诊断依据

(1) 特征症状及病史

1) VM 的前庭症状：根据文献统计，患者的前庭症状表现形式有多种，旋转性眩晕最为常见(70%)，其次是头部运动不耐受(48%)和位置诱发的眩晕(42%)，当然这几种表现形式是有重叠的。前庭性偏头痛的前庭症状可分为自发性眩晕与诱发性眩晕(包括视觉诱发性眩晕，头动诱发性眩晕和头动诱发伴恶心性眩晕)。自发性眩晕在有先兆的偏头痛患者中较常见，并常伴有视觉先兆。诱发性眩晕在无先兆的偏头痛患者中更为常见，并常伴有头痛。

眼震在前庭性偏头痛中表现为高度可变，其可能是中枢性或周围性，可能是自发性或位置性。据文献报道，在 29%~100% 的 VM 患者中观察到了位置性眼震。明确的中枢性位置性眼震更为常见，但患者也可能具有周围性特征的位置性眼震。

VM 患者发作的频率和持续时间各不相同。发作时间可能持续数秒 (10%)，数分钟 (30%)，数小时(30%) 或数天 (30%)。发作频率可以是数天甚至数年不定。

2) VM 的听觉症状：听觉症状在 VM 患者中很常见。Dash 等报道，VM 的听觉症状有多种，声音恐惧症占 66%，耳鸣占 63%，听力下降占 32%，听力波动伴耳闷占 11%。在另一报道中，在眩晕或头痛发作期间，38% 的 VM 患者有与听觉有关的主诉(包括主观听力下降，耳闷或耳鸣)。听觉症状的患病率可能随患病时间的增加而增加。2012 年 Radtke 等报道，其观察到在初次就诊时 15% 的患者出现听觉症状，经过长期随访，这一现象增加到 49%。

前庭性偏头痛患者可能主诉耳鸣，特别是在伴有听力损失的情况下。Weinreich 等报道，有 12% 的 VM 患者伴有耳鸣，1.9% 的耳鸣表现为搏动性，并且在针对 VM 的治疗后，耳鸣通常会消失。

3) VM 的精神病性合并症：大量的偏头痛患者合并有抑郁症、焦虑症、药物滥用、躯体化障碍和其他精神疾病。文献指出，VM 患者比经典偏头痛患者更常见焦虑和广场恐惧症。

4) 其他：Krams 等指出，童年的良性阵发性眩晕被认为是 VM 的最初表现，许多患有该病的儿童在眩晕发作停止后的几年中出现了偏头痛。

(2) 辅助检查

1) 纯音测听：偏头痛有可能导致内耳血管痉挛或者炎症，引起内耳供血障碍或者内耳炎症，导致听力下降。可以表现为突发性聋，或者反复听力下降。VM 的纯音测听结果一般显示为轻度至中度的低频感音神经性聋，可表现为单侧或双侧。Battista 等指出，在梅尼埃病的病例中，听力下降倾向于波动性和进行性，但在 VM 的病例中，听力下降倾向于保持稳定。Radtke 等研究发现，18% 的 VM 患者表现为轻度对称性的双耳低频感音神经性聋。

2) 前庭功能检查：文献报道，VM 急性发作期约有 2/3 的患者出现了平滑追踪的异常。凝视、扫视、平滑追踪等的异常，可能反映了皮质、脑干、小脑、前庭神经核等传导通路的异常。

前庭功能检查提示，大部分 VM 患者会出现患侧的冷热试验反应降低。冷热试验检测的是外半规管的低频通路功能，反映前庭上神经是否完整。研究显示，10%~20% 的 VM 患者会出现患侧半规管轻瘫(canal paresis，CP；CP 为双侧最大慢相角速度之差与双侧最大慢相角速度之和的比值)。Vitkovic 等发现，与偏头痛并存的其他前庭疾病患者相比，VM 患者对冷热试验的刺激敏感 4 倍，后者更容易发生呕吐。Boldingh 等指出，有 26% 的 VM 患者其 vHIT 表现出了异常，不过类似的报道不多。

颈性和眼性前庭诱发肌源性电位(cVEMP/oVEMP)用来评估前庭耳石器及其神经通路的功能，在 VM 患者中也显示出矛盾的结果。一些研究报道了振幅降低或潜伏期的延长，而另外一些研究发现正常的振幅及潜伏期，最近使用ICHD标准进行的3项研究报告了VM患者的oVEMP异常但cVEMP反应正常。VEMP似乎不能将VM与梅尼埃病区分开来，因为梅尼埃病患者处在疾病的不同时期也可以引出不同的结果。

总而言之，VM患者在无症状期内可能会出现周围和中枢前庭功能障碍的轻度体征，前庭和眼部运动异常的患病率随患病时间增加。这些临床体征结果并非VM所特有，也可能在没有前庭症状的偏头痛患者中发现。

3）影像学检查：没有影像学研究可用于明确前庭性偏头痛的诊断。影像学检查的真正目的是排除患者眩晕的其他可能原因。在评估眩晕和疑似前庭性偏头痛中可能最有用的影像学检查包括多普勒超声、计算机断层扫描（CT）、磁共振成像（MRI）。

2. 鉴别诊断 由于VM没有明确的实验室指标或者病理指标进行诊断，只能依靠病史和临床表现进行经验性的诊断，所以要与其他前庭疾病鉴别开来。

(1) 梅尼埃病（MD）：MD和VM之间的关联已经进行了大量的研究。在临床上，这两种疾病的诊断都主要依赖于病史，并且其临床症状有明显的重叠，比如发作性眩晕、耳鸣、持续或波动性的听力下降。两者最大的区别在于疾病的发展及转归。MD导致的内耳功能损害是不可逆的，但VM一般不会造成内耳永久性的功能损害。①听力减退：MD早期的患者表现为波动性低频感音神经性聋，随着病情发展，听力下降表现为不可逆，并波及高频。部分VM患者可有听力下降，可以表现为突发性聋，或者反复听力下降。VM的听力下降一般显示为轻度至中度的低频感音神经性聋，一般不波及高频。②性别比例：梅尼埃病在性别比例上没有明显差别，一项198例的研究发现男女比例为1.11∶1，有其他文献报道的男女比例为1.31∶1。Beh等报道的VM女性患者占优势，男女比例为1∶1.5~1∶5。并且有研究表明VM发作时间、频率与血清中雌二醇浓度呈负相关。③视觉刺激：VM患者发病前会有视觉刺激的情况，发病时闭眼可有明显缓解。④眩晕发作的持续时间：VM的眩晕持续为5min~72h，MD的眩晕持续时间为20min~12h，两者的眩晕发作时间有重叠。

笔者的研究发现，内耳钆造影可以很好地将两者区别开来。笔者对确诊为梅尼埃病的174例患者经鼓室注射钆造影对比剂，24h后进行3D-FLAIR扫描显示，全部患者显示出了内淋巴积水，79.9%为单耳积水，20.1%为双耳积水。对于诊断为VM的患者，至今没有发现积水阳性的患者。

值得注意的是，一部分研究也认为，很多患者有VM和MD共病的情况。如Neff等的一项报告指出，38%的VM患者在眩晕发作期间出现了典型的梅尼埃病症状，49%的MD患者也出现过VM症状。

(2) 良性阵发性位置性眩晕（BPPV）：由于VM也可能伴有位置性眩晕，因此两者容易混淆。在BPPV中，眩晕发作时间很短暂，通常持续数秒，这与VM持续数分钟至数小时不同，并且BPPV未经治疗病程可持续数周或数个月。VM患者位置性眼震的特点为持续性，不能用单一半规管耳石解释；而BPPV眼震具有时间短、潜伏期、疲劳性、与变位位置有关等特性。

(3) 前庭神经炎（VN）：VM也需与VN鉴别。VN是因前庭神经元受累所致的一种突发性眩晕疾病，病变的部位为前庭神经节或前庭通路的向心部分。在临床表现上VM是发作性前庭综合征，而VN是急性前庭综合征。无论是单次发作型还是多次发作型VN，眩晕发作时均可观察到水平旋转性眼震，快相偏向健侧，无中枢病变征象。VN患者中，前庭上神经损伤及前庭下神经损伤分别表现为oVEMP及cVEMP患侧P1、N1潜伏期的延长，双侧非对称比异常。VM患者的oVEMP及cVEMP检查结果没有特异性。

(4) 后循环缺血：后循环缺血包括小脑梗死、椎基底动脉短暂性脑缺血发作。后循环缺血患者的发病年龄多在60岁以上，平均年龄大于VM。60岁以上伴有血压异常、血脂或血糖异常、血管超声有动脉粥样硬化及突然起身眼前发黑等血管相关危险因素的眩晕患者应警惕后循环缺血。大多数后循环缺血的患者常伴随有中枢神经系统症状和体征，如视物模糊或重影，口周、颜面部及单侧肢体无力或麻木，声音嘶哑，饮水呛咳，构音或吞咽障碍，肢体偏瘫，交叉性的感觉减退等。头颅 MRI 对于鉴别诊断有一定的帮助。而部分小梗死灶仅表现为孤立性眩晕，可进行床旁 HINTS 检查（头脉冲 - 眼震 - 眼偏斜）联合影像学检查［MRI 平扫 + 弥散加权成像（diffusion weighted imaging，DWI）］以明确病因。对于老年性眩晕患者，长期的偏头痛病史有助于两者鉴别。VM 患者核心症状发作时间不超过 72h，一旦超过 72h，必要时可进行相关的影像检查，排除颅内缺血的责任病灶及血管病变。

六、治疗

目前国内外没有关于 VM 的治疗指南，VM 的治疗主要参考经典偏头痛的治疗方法。不过，这些疗法治疗 VM 的证据并不充足，大部分 VM 治疗的信息来源于回顾性研究或观察性研究。VM 的治疗分为 4 类，分别为避免诱发因素、预防性治疗、急性期药物治疗和前庭康复。处理 VM 的第一步就是识别和避免可能的诱发因素。常用的预防药物包括 β 受体阻断剂（如普萘洛尔、比索洛尔、美托洛尔），钙通道阻滞剂（如维拉帕米、氨氯地平、氟桂利嗪、桂利嗪），抗癫痫药（如丙戊酸、拉莫三嗪）和三环类抗抑郁药（如阿米替林、去甲替林）。曲坦类药物可能对 VM 急性发作治疗有效。发作间歇期的症状尤其是不平衡感，应该考虑前庭康复治疗。在缺乏基于证据的标准化治疗方案的情况下，治疗方法通常取决于医师的熟悉程度和偏好。

1. 避免诱因　Baier 等对 100 例患者进行了研究，发现有 52% 的患者确定了引发 VM 的因素，在这些患者中，有 61% 的患者认为精神或身体压力是诱发因素，23% 的患者指出激素水平或者天气的变化为诱发因素，10% 的患者提到了特定的食物，如奶酪或咖啡。笔者在门诊也发现了大部分 VM 患者都有明显的诱发因素，比如食用了咸肉香肠、红肠、豆腐干、酸奶等发酵类食物，核桃杏仁、瓜子花生、红枣、桂圆干等坚果及晒干的果实，酱油、味精、鸡精等调料和火锅等富含调味品的食物，酒、茶、咖啡、奶酪、巧克力等可以兴奋神经系统的食物等。

2. 急性期药物治疗　VM 急性期治疗的药物主要是曲坦类药物。一项小型的双盲、安慰剂对照研究表明，服用佐米曲普坦后 2h 内，有 38% 的 VM 患者从重度或中度眩晕改善为轻度或无眩晕，而安慰剂组为 22%，但是由于研究的患者有限，差异没有达到统计学意义。另一项纳入 111 例“偏头痛相关性眩晕或头晕”患者的回顾性研究显示，舒马曲坦对头痛及偏头痛相关性眩晕均具有良好的效果。Furman 等指出，与安慰剂相比，利扎曲普坦减轻了偏头痛患者前庭诱发的晕动病，并认为利扎曲普坦可能通过影响 5- 羟色胺能前庭自主神经通路来减轻此症状。也有文章报道，类固醇注射对 VM 患者中长期或频繁的眩晕发作有效，类似于偏头痛发作期类固醇的治疗。

3. 预防性治疗　像其他偏头痛亚型一样，VM 患者的药物治疗旨在降低症状的频率和严重程度。用于 VM 治疗的大多数药物都旨在预防性治疗。这些药物主要是抗高血压药、抗抑郁药和抗癫痫药。这些药物对 VM 的治疗数据量较少，随机对照试验的证据不足，无法证实它们对 VM 的预防效果。一些研究表明，β 肾上腺素能抑制剂如普萘洛尔，钙通道阻滞剂如维拉帕米和抗癫痫药如托吡酯、拉莫三嗪，有时能有效预防偏头痛，但是它们对治疗 VM 的作用尚不清楚。Lepcha 等对 VM 患者进行的一项前瞻性随机非安慰剂对照研究表明，氟桂利嗪可有效降低眩晕发作的严重程度和频率。Taghdiri 等的一项回顾性研究发现，桂利嗪降低了 VM 患者的眩晕频率。Jackson 等发现三环类抗抑郁药具有广泛的作用机制，可有效减轻发作性偏头痛症状。Bisdorff 等发现选择性 5- 羟色胺再摄取抑制剂（selective serotonin reuptake inhibitors，SSRI）或 5- 羟色胺和去甲肾上腺素再摄取抑制剂（serotonin-norepinephrine reuptake inhibitor，SNRI）对 VM 也有预防作用。这些抗抑郁药可能在患有精神病性合并症（如焦虑症和抑郁症）的患者中有用。最近，单克隆抗 CGRP 抗体已被批准用于预防偏头痛。

4. 前庭康复　与其他前庭疾病一样，前庭康复已被用来缓解 VM 患者的症状并促进其康复。尽管大多数研究表明，有针对性的前庭康复使患者受益，但尚无随机对照研究评估前庭物理疗法对 VM 患者的疗效。Whitney 等一项早期研究比较了 14 例 VM 患者与 25 例无前庭功能障碍的偏头痛患者的前庭康复效果，显示两组在 4 个月内的主观和客观预后指标均得到显著改善。这一发现得到了 Reploey 等对 34 名 VM 患者的另一项研究的支持。Vitkovic 等进行一项前瞻性研究，其中有 20 名 VM 患者接受了为期 9 周的定制前庭康复计划，与患者口服药物种类无关，前庭康复在所有患者中都显示出了有用的效果。在另一项研究中，Sugaya 等招募了 28 名基于 ICHD-3 标准的 VM 患者和 79 名紧张性头痛和头晕的患者，两组均在为期 5d 的住院过程中接受过前庭疗法训练，并在 6 个月后进行了评估，结果表明，与紧张性头痛组相比，VM 组前庭康复的临床改善效果更大。VM 患者通常会因头和身体位置的变化而感到头晕目眩和迷失方向，这增加了空间方向多感官整合中"更高级别"功能障碍的可能性。因此，增强空间知觉和身体协调性的自然活动，例如乒乓球和舞蹈，可以帮助减轻这些患者的症状。

七、未来实践及研究方向

1. 重视听力检测及前庭功能检查　由于前庭性偏头痛的纯音测听及前庭功能检查没有特异性，纯音测听结果一般显示为轻度至中度的低频感音神经性聋，可表现为单侧或双侧。前庭功能测试中，一部分患者的凝视、扫视、平滑追踪等出现异常，一部分患者冷热试验反应降低，还有部分患者颈性和眼性前庭诱发肌源性电位也出现异常。所以要多收集患者的临床资料，并对检测结果进行归类分析，找出差异。

2. 增加实验研究，寻找 VM 的发病机制　目前 VM 的发病机制仍不清楚，不同学者提出了多种理论来解释 VM 的病理和发病机制，具体包括皮质扩散性抑制、神经递质参与、遗传学学说、三叉神经核和前庭神经核关联学说、Ca^{2+} 通道缺陷、内耳损害、迷路动脉血管痉挛等。但目前尚不清楚患者的过度兴奋是存在于外周水平还是脑干水平，或者是否与小脑或大脑半球对前庭系统的调节有关；VM 患者大脑的感觉过程以及高级网络活动也有待进一步研究；在遗传方面，多基因遗传是否在 VM 患者中起到作用也有待探究。

3. 收集临床数据，找出眩晕疾病之间的差异　VM 与梅尼埃病、良性阵发性位置性眩晕、前庭神经炎等耳科疾病在鉴别方面存在着一些困难，未来需要通过输入不同患者的不同临床症状、辅助检查结果和最终诊断，逐渐明确疾病之间的差异和规律，并且有助于临床工作的进一步发展和突破。

（王　丹　王武庆）

参考文献

[1] GOADSBY PJ，HOLLAND PR，MARTINSOLIVEIRA M，et al. Pathophysiology of migraine：a disorder of sensory processing. Physiol Rev，2017，97(2)：553-622.

[2] BALOH RW，KERBER K. Baloh and Honrubia's clinical neurophysiology of the vestibular system. 4th ed. New York：Oxford University Press，2011：287-301.

[3] LIVEING E. On Megrim，sick-headache，and some allied disorders. A contribution to the pathology of nerve storms. London：J & A Churchill，1873.

[4] AKKERMANS R. Harold G Wolff. Lancet Neurol，2015，14(10)：982-983.

[5] LASHLEY KS. Patterns of cerebral integration indicated by the scotomas of migraine. Arch Neurol Psych, 1941 (46): 339.

[6] LEÃO AAP. Spreading depression of activity in the cerebral cortex. J Neurophysiol, 1944 (7): 359-390.

[7] LEÃO AAP. Pial circulation and spreading depression of activity in the cerebral cortex. Neurophysiol, 1944 (7): 391-396.

[8] BALOH RW. Genes and migraine. Drugs Today (Barc), 2004, 40 (7): 577-588.

[9] EGGERS SD. Migraine-related vertigo: diagnosis and treatment. Curr Pain Headache Rep, 2007, 11 (3): 217-226.

[10] LEE H, JEN JC, CHA YH, et al. Phenotypic and genetic analysis of a large family with migraine-associated vertigo. Headache, 2008, 48 (10): 1460-1467.

[11] SUTHERLAND HG, GRIFFITHS LR. Genetics of migraine: insights into the molecular basis of migraine disorders. Headache, 2017, 57 (4): 537-569.

[12] DUCROS A, DENIER C, JOUTEL A, et al. The clinical spectrum of familial hemiplegic migraine associated with mutations in a neuronal calcium channel. N Engl J Med, 2001, 345 (1): 17-24.

[13] JEN J, YUE Q, NELSON SF, et al. A novel nonsense mutation in CACNA1A causes episodic ataxia and hemiplegia. Neurology, 1999, 53 (1): 34-37.

[14] JEN JC, GRAVES TD, HESS EJ, et al. CINCH investigators. primary episodic ataxias: diagnosis, pathogenesis and treatment. Brain, 2007, 130 (10): 2484-2493.

第十章 持续性姿势-知觉性头晕

一、概述

1. 定义 持续性姿势-知觉性头晕(persistent postural perceptual dizziness,PPPD)是一种慢性的、功能性的前庭疾病,表现为持续3个月或更长时间的头晕、不稳定或非旋转性眩晕,时轻时重。PPPD的诱因包括可能导致前庭症状或破坏平衡功能的多种疾病,包括神经性耳科疾病、其他疾病以及心理困扰。直立、主动或被动运动以及暴露于复杂或动态视觉刺激的环境都会加剧这种头晕或不稳定感。

2. 简史 PPPD是一个新的术语。然而,早在1870年的医学文献中就可以找到与PPPD相似的综合征的描述。1986年,Brandt和Dieterich将恐惧性姿势性眩晕(phobic postural vertigo,PPV)定义为具有强迫性人格特质的患者的一种可诊断的姿势性头晕和不稳定的症状,伴有轻度焦虑和抑郁。1989年,Jacob等描述并随后验证了空间运动不适(space motion discomfort,SMD)的症状是对空间定向的不安和对运动刺激意识增强的结合。1995年,Bronstein等描述了部分患者的视觉眩晕(visual vertigo,VV)症状。2004年,Staab及其同事根据对平衡中心患者的观察,描述了慢性主观头晕(chronic subjective dizziness,CSD)的临床表现,并在2007年进一步明确了它的定义。

2010年,巴拉尼协会分类委员会(Classification Committee of the Bárány Society ,CCBS)组建了一个专家小组委员会。该委员会由研究人员组成,负责描述和PPPD症状类似的每一个概念,以期统一。2017年,巴拉尼协会将PPPD纳入前庭疾病国际分类(international classification of vestibular disorder,ICVD)中。

3. 流行病学 PPPD尚无流行病学研究,但其患病率和发病率可以通过对PPV、VV、CSD和急性前庭综合征后慢性头晕患者的研究来估计。

来自基层健康康复中心的临床流行病学数据显示,在所有前来评估前庭症状的患者中,PPV的患病率为15%~20%,年轻人中最常见,在所有成年人中排名第二,仅次于良性阵发性位置性眩晕(BPPV)。三级会诊的平均病程为4.5年,有些患者出现症状长达数十年。残疾情况千差万别,从日常功能几乎没有限制的个人到严重受损和无法工作者。接受PPV、CSD和PPPD评估的患者平均年龄在40岁左右,范围从青春期到成年后期。关于PPPD的首份临床报告报道发病以女性为主。

通过对急性或发作性前庭疾病(如前庭神经炎、BPPV、前庭性偏头痛、梅尼埃病)患者进行前瞻性随访的研究,可以估计神经耳科疾病引起的PPPD的发生率。调查发现,在3~12个月的随访中,约25%的患者尽管已从最初的疾病中恢复或者代偿,仍然出现PPPD样慢性头晕或持续性视觉眩晕。这些结果表明,在患有急性或发作性前庭综合征的患者中,发生PPPD的比例并不小。

回顾性研究发现,焦虑症诱发的CSD患者的病程和治疗反应与急性前庭疾病诱发的CSD患者的病程和治疗反应相似,提示PPPD的临床病程可能是相似的。一项对PPV患者的长期随访研究发现,只有一小部分人的症状自动消失,大多数人都有一个慢性的消长过程,3/4的人出现了焦虑或抑郁的共病。因此,无论最初的起因是什么,大多数PPPD患者可能在没有治疗的情况下仍有症状。

二、病理与发病机制

研究发现,PPV、CSD、SMD和VV的病理生理过程可能适用于PPPD,包括焦虑相关的人格特征作为可能的危险因素，以及在突发事件中对急性症状的高度焦虑和警惕作为初始病理反应，姿势控制策略的改变，多感觉整合的转移，以及空间定向和威胁评估网络的皮质整合减少，都是可能的发病机制。当然，所有这些还需要在符合 PPPD 诊断标准的患者中进行更详细的研究。

Brandt 和 Dieterich 对此进行了临床观察，发现 PPV 患者可能有强迫型人格特征。心理学研究发现，具有神经质和内向等焦虑相关个性特征的个体患 PPPD 的风险增加。相反地，表现出韧性、乐观和相信生活是有意义和可控的人，在急性前庭事件后持续性头晕的风险降低。在前庭症状出现之前就有焦虑症家族史或个人病史的患者，在突发事件后发生持续性头晕或 CSD 的风险增加。在焦虑症患者中，既往前庭疾病史和 SMD 相关。这些研究表明，焦虑相关的人格特征或焦虑症的个人或家庭病史可能是继相关病因后发生 PPPD 的危险因素。

三项前瞻性研究发现，在急性前庭神经炎或 BPPV 发作期对眩晕的高度焦虑，预示着 3 个月、6 个月或 12 个月后可能出现持续头晕。相比于外周前庭功能或前庭眼动反射的初始状况，这些最初的心理反应对长期结果的影响要大得多。此外，出现 CSD 症状的患者在突发事件发生后 8 周内开始接受 3 次认知行为疗法后，头晕明显减轻。这些数据提示，对突发事件的高度焦虑反应可能是 PPPD 最初关键的病理生理过程，对早期症状的特异性干预可能会抵消这一影响。

多项研究表明，PPV 患者存在姿势控制改变，表现为站立时与小腿肌肉协同收缩有关的高频、低振幅姿势摆动。一项针对 PPPD 患者的研究显示了类似的结果。在正常、健康的人群中进行的调查发现，他们只在挑战平衡的情况下使用这种高要求的姿势控制策略，比如站在高处。与正常人相比，PPV 患者在要求较低的任务中采用了这一策略，这可能与采用闭环反馈机制来调整姿势的门槛较低有关。Brandt 等报道了一例从急性前庭神经炎发作到 PPV 发展的前瞻性随访病例。向慢性症状的转变与 PPV 的高频、低振幅摇摆模式的出现相吻合。未来的研究将不得不评估这种体位控制策略在 PPPD 患者中的普及率，并确定其与疾病的临床特征，特别是体位症状的相关性。

Bronstein 等的研究表明，VV 患者表现出视觉依赖性，这是一种依赖视觉信息进行空间定位的类似特征的倾向。在一项前瞻性研究中，Cousins 等发现，急性前庭神经炎发作后持续头晕至少 6 个月的患者比那些没有慢性症状康复的患者有更大的视觉依赖性。Redfern 等研究发现，患有焦虑症和 SMD 的患者对运动视觉环境的反应比焦虑症但没有 SMD 的患者有更大的身体摇摆，也比正常对照组更大。未来的研究将进一步评估 PPPD 患者视觉依赖的患病率和严重程度，并确定其与疾病的临床特征，特别是视觉症状的相关性。

对 CSD 和 PPPD 患者的神经影像研究使用功能性磁共振成像（fMRI）评估了 CSD 患者与焦虑相关的人格特征相匹配的正常对照受试者的前庭、视觉和焦虑相关区域的活跃度和关联性，这些区域对声音诱发的前庭刺激做出反应。与正常人相比，CSD 患者顶岛前庭皮质（PIVC）、前岛前叶、额下回、海马和前额叶皮质的刺激相关活动减少。PIVC 与前岛、前扣带回、海马以及前岛与枕中皮质之间的负连接也较多。一项基于 fMRI 的研究发现，急性前庭疾病继发 PPPD 的女性对旨在引发负面情绪的标准化图片的非运动刺激的反应与不继发 PPPD 的女性相比，患有 PPPD 的女性前扣带回皮质的激活较少，这与焦虑状态有关；患有 PPPD 的女性楔前叶的激活也较少。

这些早期研究结果表明，PPPD 患者负责高水平空间定向、多感觉整合和威胁评估的大脑区域可能不像正常人那样活跃或连接良好，这可能会使较低水平的姿势和凝视控制机制彼此整合得很差。

三、临床表现

1. 前庭症状　PPPD 的主要症状是头晕、不稳感和某些类型的非旋转性眩晕。PPPD 的头晕是一种非运动症状，患者可能会有不同的描述，如晕晕乎乎、头胀、头重或头轻，或者感觉自己的空间方向不清晰或视焦不清晰。不稳感是一种直立时不稳或摇晃的感觉，或者是在没有方向优势的情况下走路时左右摇晃的感觉。非旋转性眩晕包括摇摆、弹跳或上下摆动的感觉，患者可能会将其描述为头部内的运动，涉及整个头部或身体。

2. 症状的时间特点　PPPD有两种时间模式：症状期和无症状期。患者几乎每天都有症状，同时也有无症状期。无症状期往往比较短，一般是数分钟到数小时，有少数患者可能会经历数天到数周的无症状期。症状会自然起伏，但都容易随着直立姿势、运动和暴露在复杂的视觉刺激下而恶化。没有上述加重因素的情况下，患者的症状一般是可耐受的，仅限于静止性眩晕，伴有轻微的不稳定或不旋转的眩晕。

3. 诱发因素　直立姿势、主动或被动运动，以及暴露在复杂视觉或运动刺激下，都会加重PPPD的核心症状。关于3个因素的权重，目前人们已经认识到不同患者对这3个因素的敏感度不一样，即这些因素中影响最大的因素会因PPPD患者不同而有所不同。站立、移动或进入视觉刺激环境时，症状可能不会立即增加，而是在暴露过程中有个逐渐累积的过程。同样地，症状通常也不会在暴露结束后立即恢复到基线水平，而是可能会持续数小时或更长时间。这种模式不同于结构性前庭疾病患者的经历，后者症状的增加和减少与运动有密切的时间关系。此外，PPPD患者可能会表达对暴露在加重因素中有害症状增加的担忧，但这与焦虑症患者不同，焦虑障碍患者更多地关注于对丧失行为能力、伤害自己或他人的恐惧。

四、诊断

1. 诊断依据　按照2017 ICVD，PPPD必须同时满足5个标准（表10-1中A~E），才能诊断。

表10-1　PPPD诊断标准

A. 头晕、不稳定或非旋转性眩晕，持续达3个月及以上。
1. 症状会持续很长时间（数小时），但严重程度可能起伏不定
2. 症状不一定全天持续出现
B. 症状的发生没有特定诱因，但以下3个因素可使之加剧：
1. 直立姿势
2. 主动或被动运动，无论方向或位置
3. 暴露于运动中的视觉刺激或复杂的视觉模式
C. 疾病是由引起眩晕、不稳定、头晕或出现平衡障碍的疾病引起的，包括急性、发作性和慢性前庭综合征，或其他神经系统疾病或内科疾病，或心理困扰
1. 起因为急性或发作性疾病时，随着起因消失，症状会以标准A的模式解决，但它们可能在第一时间间歇性地发生，然后发展为持续性病程
2. 起因为慢性综合征时，症状一开始可能会缓慢发展，然后逐渐恶化
D. 症状引起严重困扰或功能受损
E. 症状不能由其他疾病或障碍更好地解释

2. 鉴别诊断　PPPD的鉴别诊断包括具有类似临床症状的急性病的慢性后遗症、发作性疾病的反复发作、慢性疾病的持续症状，其他慢性前庭综合征，产生持续不稳定或头晕眼花的其他医学或精神类疾病以及定期服用处方药或非处方药的副作用。

（1）急性病的慢性后遗症：PPPD的某些起因是急性病，具有潜在的慢性并发症（如前庭神经炎或脑卒中导致持续的无法代偿的前庭病）。这种情况下，主要问题在于识别患者出现的症状是仅由PPPD引起，还是其起因疾病的慢性表现，抑或是二者兼有。通过仔细分析临床病史和评估患者的代偿情况，可以解决该问题。由患者自身直立姿势、主动活动、暴露于视觉运动刺激引起的持续性非眩晕性头晕和不稳定症状的病史，加上体格检查以及良好代偿的实验室证据（例如，无自发性眼震，甩头、摇头、踏步试验等结果无异常）表明 PPPD 是唯一的积极诊断。相反，持续的头部运动诱发眩晕发作或不稳定而没有持续的头晕，检查结果显示代偿不完全等与 PPPD 不符合。第 3 种可能性是持续的头晕和运动敏感性，加上头部运动诱发的症状和不完全补偿的检查结果的结合，这表明 PPPD 和未补偿的前庭病变并存。

(2) 发作性疾病的反复发作：有些患者在诊断为 PPPD 之前可能发生过阵发性前庭疾病，如前庭性偏头痛、梅尼埃病和 BPPV 等，这些疾病有典型的前庭症状，与 PPPD 的特征（持续、起伏的头晕，不稳定和非旋转的眩晕）形成鲜明对比。当 PPPD 与这些疾病共存时，正确的诊断取决于确定每种活动性疾病的特征性症状。发作性疾病增加了 PPPD 背景下的前庭症状，如前庭性偏头痛的眩晕加头痛、畏光和畏声、视觉先兆等，BPPV 的短暂的位置性眩晕，或梅尼埃病的眩晕、耳鸣及波动性听力下降的发作。

(3) 慢性疾病的持续症状：PPPD 的一些起因本身就是慢性疾病（例如，焦虑和抑郁障碍、脑震荡后综合征、自主神经障碍和心脏病）。它们可能会导致持续性的不稳定或头晕，并伴或不伴有 PPPD。当这些障碍单独存在时，患者不会像 PPPD 存在时那样受到诊断标准 B 的加重因素的很大影响。在这些病例中，鉴别诊断的策略是确定 PPPD 的标准 A~D 是否存在，并评估临床病史、体检和实验室测试的关键因素，以确定哪些情况最能解释患者的症状（即单独 PPPD、仅有诱发事件或两者兼而有之）（标准 E）。

(4) 其他慢性前庭综合征：包括双侧前庭病变、神经退行性疾病（例如，向下的眼球震颤综合征和其他小脑疾病）和 Mal de Debarquement 综合征等。

(5) 药物不良反应：处方药、非处方药和膳食补充剂可能会导致头晕、不稳或眩晕。新药或现有药物改变剂量引起的前庭症状可能会促成 PPPD。

(6) 前庭症状的其他功能形式：临床医生可能会遇到描述持续性前庭症状的患者，这些症状不符合 PPPD 或其他常见的慢性前庭综合征的诊断标准。在许多患者中，前庭症状的这些功能性形式伴随着其他慢性生理主诉，如疲劳和疼痛，这增加了它们只是更广泛的躯体症状障碍或身体缺陷障碍的一种表现的可能性。

(7) 步态障碍、跌倒和接近跌倒：PPPD 患者可能会报告行走时左右摇晃的感觉。在检查时，他们可能会表现出缓慢或谨慎的步态。一项对行走机制的研究发现，与健康受试者相比，PPV 患者行走速度更慢，步幅更短，双脚着地的时间更长。这些变化与平衡信心降低有关。一项案例研究将 CSD 的步态和姿势症状与功能性步态障碍的症状区分开来。跌倒和接近跌倒从来不是 PPV 或 CSD 的一部分。因此，临床证据表明，步态或反复跌倒或接近跌倒的显著改变表明存在结构性或功能性步态障碍。PPPD 可能与这些疾病并存。

(8) 前半规管裂：前半规管裂的患者存在前骨半规管骨缝，颅内压力改变将会产生头晕和眩晕、不稳症状，在体位改变、运动时，患者容易产生症状，需要和 PPPD 鉴别。前半规管裂患者往往会有自声增强、有时能听见眼球转动和颈部转动的声音，强声刺激和外耳道加压容易诱发眩晕，前庭诱发肌源性电位检查表现为阈值低和幅值高。

五、治疗

PPPD 的治疗原则包括认知行为疗法、前庭康复以及药物治疗（如 SSRI 和 SNRI 等）。尽管迄今为止对 PPPD 和类 PPPD 障碍的治疗研究前景广阔，但仍缺乏大规模、随机、对照试验。多模式、跨学科治疗方案的随访观察结果证实了不同治疗原则的结合使大多数慢性眩晕患者的症状均有所改善，PPPD患者也可以从这些疗法中获益。

1. 认知行为疗法（cognitive behavioral therapy，CBT） 原理基于认知障碍可加重精神障碍和心理困扰这个前提。因此，CBT激发患者识别并挑战不良适应认知，从而改变不良适应行为模式。用于慢性头晕的CBT包括和头晕相关的心理教育、解释及讨论哪些因素可能和头晕有关，集中注意力、学习放松技巧、调整应对策略以及自我观测等。研究表明，CBT对头晕的作用很小，但在临床上仍具有临床意义。

2. 前庭康复 是一种基于锻炼的方法，可以训练系统克服头晕、眩晕和平衡障碍。前庭康复已被证明可以改善单侧前庭功能受损后的症状。前庭康复锻炼基于不同的物理治疗方法，补偿是大脑学习并因此改变中枢神经网络功能的能力；替代是在前庭功能受损的情况下，刺激其他系统感觉输入（例如视觉或本体感觉）的使用；适应意味着可以纠正和重新调整视觉-前庭和平衡系统中的错误；习服意味着该系统可能会降低其对运动刺激的反应能力，以减轻头晕的症状。最近的研究发现前庭康复对PPPD患者是有用的。

关于PPPD常用的前庭康复和认知行为疗法，Staab等给出了一些推荐方案，具体见表10-2。

表10-2 PPPD治疗推荐方案

症状/行为	前庭康复	认知行为疗法
僵硬的姿势和步态（包括并存的功能性步态障碍）	正常化姿势（放松的姿势，正常的体重分布） 正常化步态（放松的步态，自然步幅，消除不需要的步态辅助物）	减少过度警惕 避免对头晕或跌倒的恐惧
对自己的动作敏感	习服训练：逐渐增加头、眼和身体的运动	减少过度警惕 脱敏策略以补充物理疗法
视觉依赖	习服练习（逐渐暴露于越来越复杂的模式和移动的视觉刺激下）	减少过度警惕 脱敏策略以补充物理疗法
规避诱发环境	逐渐暴露	抗可预期的焦虑 促进逐步暴露

3. 药物治疗 目前主要的药物包括选择性5-羟色胺再摄取抑制剂（SSRI，如舍曲林等）以及5-羟色胺和去甲肾上腺素再摄取抑制剂（SNRI，如文法拉辛和度洛西汀缓释剂）。一项随机、前瞻性但非盲法的研究将单纯舍曲林与舍曲林加认知行为疗法的治疗进行了比较，发现接受联合治疗的患者在治疗4周和8周后症状有显著改善。

六、小结与展望

规范PPPD的定义和范畴极大地促进了人们对于一些非典型的头晕和平衡不稳的认识和信息交流，但这并非终点。目前PPPD的诊断仍然是症状诊断，没有客观的指标，且个体临床表现差异很大，是否存在亚型仍需要更细致的临床研究分析。PPPD的病理机制尚不明确，性格特质、对突发事件的反应、姿势控制策略的改变、多感觉整合的转移，以及空间定向和威胁评估网络的皮质整合减少等都是可能的发病机制。治疗上以认知行为疗法、前庭康复锻炼以及药物相结合的综合治疗为主。

（张毅博）

参考文献

[1] POWELL G, DERRYSUMNER H, RAJENDERKUMAR D, et al. Persistent postural perceptual dizziness is on a spectrum in the general population. Neurology, 2020, 94(18): e1929-e1938.

[2] STAAB JP. Persistent postural-perceptual dizziness.Semin Neurol, 2020, 40(1): 130-137.

[3] STAAB JP, ECKHARDTHENN A, HORII A, et al. Diagnostic criteria for persistent postural-perceptual dizziness (PPPD): consensus document of the committee for the classification of vestibular disorders of the Bárány Society. J Vestib Res, 2017, 27(4): 191-208.

[4] TRINIDADE A, GOEBEL JA. Persistent postural-perceptual dizziness-a systematic review of the literature for the balance specialist. Otol Neurotol, 2018, 39(10): 1291-1303.

[5] NADA EH, IBRAHEEM OA, HASSAAN MR. Vestibular rehabilitation therapy outcomes in patients with persistent postural-perceptual dizziness. Ann Otol Rhinol Laryngol, 2019, 128(4): 323-329.

[6] ADAMEC I, JUREN MEAŠKI S, KRBOT SKORIĆ M, et al. Persistent postural-perceptual dizziness: clinical and neurophysiological study. J Clin Neurosci, 2020(72): 26-30.

[7] AXER H, FINN S, WASSERMANN A, et al. Multimodal treatment of persistent postural-perceptual dizziness. Brain Behav, 2020, 10(12): e01864.

[8] YU YC, XUE H, ZHANG YX, et al. Cognitive behavior therapy as augmentation for sertraline in treating patients with persistent postural-perceptual dizziness. Biomed Res Int, 2018(2018): 8518631.

[9] YAN Z, CUI L, YU T, et al. Analysis of the characteristics of persistent postural-perceptual dizziness: a clinical-based study in China. Int J Audiol, 2017, 56(1): 33-37.

[10] EREN OE, FILIPPOPULOS F, SÖNMEZ K, et al. Non-invasive vagus nerve stimulation significantly improves quality of life in patients with persistent postural-perceptual dizziness. J Neurol, 2018, 265(1): 63-69.

[11] BREINBAUER HA, CONTRERAS MD, LIRA JP, et al. Spatial navigation is distinctively impaired in persistent postural perceptual dizziness. Front Neurol, 2020(10): 1361.

第十一章 突发性聋伴眩晕

一、概述

1. 定义 突发性感音神经性聋是指72h内突然发生的、原因不明的感音神经性听力损失。美国AAO-HNS关于突发性聋的诊断标准(临床实践指南,2019年更新版)为72h内突然发生的、原因不明的感音神经性听力损失,至少在相邻的3个频率听力下降≥30dBHL。中国《突发性聋诊断和治疗指南(2015)》的标准略有不同:72h内突然发生的、原因不明的感音神经性听力损失,连续2个频率听力下降≥20dBHL。

部分突发性聋患者伴有不同程度的眩晕表现。眩晕是前庭急性损伤的重要症状,可表现为视物旋转并伴随姿态不稳、自发性眼震及自主神经症状等。除眩晕外,外周前庭功能损伤还可表现为头晕、不平衡感、恶心、呕吐以及头部运动时视觉模糊感等。

另外,部分突发性聋患者,尤其是极重度耳聋患者在听力下降数年后会再次出现反复发作性眩晕,可持续20min到数小时。发作时可伴有自主神经症状,如恶心、呕吐、面色苍白、发冷汗等。1978年,Schuknecht第一次引入了“迟发性膜迷路积水”的术语。

中国《突发性聋诊断和治疗指南(2015)》根据听力损失累及的频率和程度,将突发性聋分为4种类型:低频下降型、高频下降型、平坦下降型和全聋型(含极重度聋)。①低频下降型:1 000Hz(含)以下频率听力下降,至少250Hz、500Hz处听力损失≥20dBHL;②高频下降型:2 000Hz(含)以上频率听力下降,至少4 000Hz、8 000Hz处听力损失≥20dBHL;③平坦下降型:所有频率听力均下降,250~8 000Hz(250Hz、500Hz、1 000Hz、2 000Hz、3 000Hz、4 000Hz、8 000Hz)平均听阈≤80dBHL;④全聋型:所有频率听力均下降,250~8 000Hz(250Hz、500Hz、1 000Hz、2 000Hz、3 000Hz、4 000Hz、8 000Hz)平均听阈≥81dBHL。

2. 流行病学 目前有关突发性聋发病率的文献报道在不同国家存在一定的差异,尚缺乏大样本流行病学数据。其中,美国发病率为(5~27)/10万人(2019年),每年新发4 000~25 000例;日本发病率为27.5/10万人(2001年);德国指南报告为(160~400)/10万人(2011年);各国均呈逐年上升趋势。本病可见于任何年龄段人群,以45~65岁为主,绝大多数为单侧发病,双侧发病率仅为1.7%~4.9%,男女患病比例相近。大部分文献表明32%~65%的突发性聋患者可以自行恢复,而32%~70%的患者可出现复发。

突发性聋患者中28%~57%伴有不同程度的眩晕表现。国内外学者研究发现部分突发性聋患者可同时伴发或继发BPPV,发病率为18%~41.7%。突发性聋伴发其他疾病引起的眩晕不在本章节讨论范围。大量研究发现伴前庭损伤症状的患者听力损失要重于不伴前庭损伤症状者,同时,眩晕也是突发性聋患者不良预后的危险因素之一,即伴随眩晕表现与患者听力恢复存在明显的负相关性。

二、病因和病理生理机制

1. 病因学说 突发性聋伴眩晕的病因错综复杂,受多种因素的影响,病理生理机制尚未完全阐明,尚无一种权威性理论。目前主要的病因学为病毒感染学说和内耳供血障碍学说,还有最新的内耳免疫学说。

(1) 病毒感染学说:前庭器官和耳蜗器官的毗邻关系是病毒感染学说的基础。临床上部分患者(约28%)在发病前1个月内有上呼吸道病毒感染的症状和表现,血清学检测提示抗病毒滴度增高。

⑵ 内耳供血障碍学说：迷路动脉是内耳的供血动脉，其供血包括耳蜗和前庭。该学说认为，迷路动脉的痉挛、堵塞或炎症等造成的内耳供血障碍不仅是突发性聋的主要病因，同时也是伴发眩晕的主要原因。Jaffee 和 Penner 等报道 6 例突发性聋患者中有 5 例出现高凝血状态。笔者前期研究发现，前庭功能受损部位与迷路动脉血供并没有直接关联性。至今，内耳供血障碍学说仍有争议。

⑶ 内耳免疫学说：内耳免疫学说目前已经得到了国内外许多学者的认可。因为内耳并不属于免疫豁免器官，它受全身免疫系统的控制，血液中较低水平的淋巴细胞及抗体等都能够通过内耳 - 血迷路屏障，导致一些炎症反应出现。Mayot 等研究发现，突发性聋患者外周血附近的淋巴细胞亚群中，$CD4^{+}T$ 淋巴细胞和 $CD3^{+}T$ 淋巴细胞计数显著下降，而 $CD8^{+}T$ 淋巴细胞明显增加，提示突发性聋的发生和免疫抑制有着紧密联系。

2. 发病机制　目前突发性聋伴眩晕的可能发病机制包括：病毒感染、血管病变、膜迷路破裂、膜迷路积水以及毛细胞损伤等。

⑴ 病毒感染：病毒颗粒进入内耳途径主要包括 3 种。①血行感染：病毒颗粒由血液循环直接进入内耳血液循环内，引起耳蜗循环障碍或内淋巴迷路炎。②经脑膜途径：病毒由蛛网膜下腔经内耳道底的筛板或经蜗小管侵入外淋巴间隙引起外淋巴迷路炎，故耳蜗症状出现于脑膜炎之后。带状疱疹病毒是引起外淋巴迷路炎的主要病原体。③经圆窗途经：病毒引起的非化脓性中耳炎，感染经圆窗侵入内耳。

⑵ 血管病变：血管病变在突发性聋发病机制中有重要意义。内耳血管痉挛、血管纹功能障碍、血管栓塞或血栓形成等都属于血管病变的范畴。由于血管痉挛、栓塞、血栓形成、血管受压、血管内狭窄、出血、血液凝固性增高、动脉血压波动以及其他血管障碍，因缺氧而使科蒂器感觉结构及其毗邻的前庭器官发生变性。

⑶ 膜迷路破裂：指内耳的圆窗或卵圆窗膜破裂合并蜗管膜破裂。由于膜破裂，引起突发性感音神经性聋、眩晕和耳鸣等症状。

⑷ 膜迷路积水：部分突发性聋患者当时伴发眩晕症状，部分患者在突发性聋后数年内也会出现眩晕症状，这都提示膜迷路积水在突发性聋疾病发病和进展中的可能性。突发性聋亦可能是梅尼埃病最先出现的症状。在临床实践中，部分突发性聋患者（5%~6.6%）最后发展为梅尼埃病者，另外，脱水剂对部分耳聋患者有效也支持膜迷路积水的可能性。

三、诊断

1. 临床表现　典型的突发性聋有如下症状：耳聋、耳鸣、眩晕、耳堵塞感和眼震等。

⑴ 耳聋：耳聋是突发性聋的主要临床表现之一，一般可在瞬间、数小时或数天内发生，部分患者数天后才停止进展。多为单侧，偶有双侧同时或先后发生。

⑵ 耳鸣：约 70% 的患者有耳鸣发生。一般发生在耳聋前后，多为嗡嗡声，持续时间不确定，部分患者听力恢复后耳鸣仍存在。

⑶ 眩晕：28%~57% 的患者伴有不同程度的眩晕，尤其以重度耳聋多见。一般持续 1 至数天，严重者伴恶心、呕吐等，轻度眩晕的感觉可持续 6 周以上。少数患者以眩晕为主要症状。一般数天后缓解，不反复发作。另外，突发性聋可导致耳石脱落，继发 BPPV，在这里不做讨论。

⑷ 耳堵塞感：部分患者会出现耳胀、耳闷堵感等，耳堵塞感一般先于耳聋出现。

⑸ 眼震：部分患者会出现自发性眼震。

2. 辅助检查

⑴ 耳科常规检查：注意耳周皮肤、耳周淋巴结、外耳道情况及鼓膜有无异常等。

(2) 听力学检查:主要是音叉检查和纯音测听。音叉检查包括 Rinne 试验、Weber 试验以及 Schwabach 试验。纯音测听包括 250~8 000Hz 的骨导和气导听阈。另外还包括声导抗检查、耳声发射、听性脑干反应(ABR)、耳蜗电图、言语测听(包括言语识别阈和言语识别率)等。其中 2019 年美国 AAO-HNS 版指南强调了言语识别率的重要性。

(3) 前庭功能检查:对伴有眩晕需要进一步明确诊断和治疗的患者,应根据其具体情况选择进行前庭和平衡功能检查。具体包括 Romberg 试验、位置试验、温度试验、瘘管试验、眼震电图检查等。颈性前庭诱发肌源性电位(cVEMP)、眼性前庭诱发肌源性电位(oVEMP)与头脉冲试验(vHIT)等。

(4) 影像学检查:2019 年美国 AAO-HNS 版指南指出,在突发性聋的初步评估中不需要进行非针对性的头部 CT 检查。在耳蜗后病变的检查中,内耳 MRI 可以用来排除听神经瘤等桥小脑角病变,如果没有 MRI,根据病情需要可酌情选择颞骨 CT 检查。随着 MRI 纳入突发性聋患者的推荐筛查手段,MRI 提示内耳信号异常检出率不断增加,报道发生率占总患病群体的 29%~57%。因此 MRI 在突发性聋患者中的应用具有更多的临床价值。

(5) 实验室检查:包括血常规、血生化(血糖、血脂、同型半胱氨酸等)、凝血功能(纤维蛋白原等)、C 反应蛋白等。血清学检查分离病毒和抗体滴定度测量,还可考虑血糖、血脂、血氮和血清梅毒试验。在 2019 年美国 AAO-HNS 指南中不建议临床医生进行常规实验室检查。

3. 鉴别诊断

(1) 突发性聋的鉴别诊断:首先需要排除脑卒中、鼻咽癌、听神经瘤等严重疾病导致的听力下降。其次需要除外常见的局部或全身疾病导致的听力下降,如各种类型的中耳炎、病毒感染如流行性腮腺炎、药物中毒性耳聋、外伤性耳聋、耳带状疱疹(Hunt 综合征)、噪声性聋等。另外,双侧突发性聋需排除以下疾病:自身免疫性内耳病、Cogan 综合征等免疫性疾病;甲状腺功能减退等内分泌疾病;颅内占位性病变、弥散性脑炎、多发性硬化等神经系统疾病;脑膜炎等感染性疾病;红细胞增多症、白血病、脱水症、镰状细胞贫血等血液系统疾病;大前庭水管综合征、Usher 综合征、Pendred 综合征等遗传性疾病。

(2) 眩晕的鉴别诊断:需要与梅尼埃病、迟发性膜迷路积水、BPPV、前庭神经炎等相鉴别。

四、治疗

由于病因未明,尤其是突发性聋伴眩晕的患者,目前的治疗仍以经验治疗为主。

1. 激素治疗　糖皮质激素是国内外公认的治疗突发性聋的一线用药。

尽管还需要更多更高质量临床研究的证据支持,无论是 2019 年美国 AAO-HNS 指南还是 2015 年中国指南,都将激素治疗作为可选择方案的首选。从激素类型来看,常用激素包括地塞米松、甲泼尼龙、泼尼松龙等。给药途径包括口服、静脉滴注和鼓室内注射。从治疗疗程来看,激素治疗分为初始冲击治疗和补救性治疗,一般来说,鼓室内注射糖皮质激素是最常用的补救性治疗。关于常用的两种给药途径(全身应用和鼓室内注射),多项 meta 分析发现,全身应用糖皮质激素治疗与鼓室内注射激素治疗对于突发性聋无明显差别,但就激素副作用而言,鼓室内注射糖皮质激素具有更好的安全性。

具体治疗方案如下:在口服激素方面,建议泼尼松每天 1mg/kg(最大剂量建议为 60mg/d),晨起顿服;连用 3d,如有效,可再用 2d 后逐渐减量或直接停药。激素也可静脉注射给药,按照泼尼松剂量类比推算,甲泼尼龙 40mg 或地塞米松 10mg,疗程同口服激素。在鼓室内注射激素治疗方面,可以作为首选治疗方案,也可作为补救性治疗,尤其是具有全身疾病或不适宜全身使用激素的患者。鼓室内注射可用地塞米松 5mg 或甲泼尼龙 20mg,隔日 1 次,连用 4~5 次。

2. 改善内耳微循环、降低血黏度、营养神经、抗氧化、抗病毒、溶栓等药物　因为突发性聋病因和发病机制尚不明确，内耳微循环、血管痉挛、血管栓塞等多种病因学说并存，临床上目前常用的药物主要包括改善内耳微循环、降低血黏度、营养神经、抗氧化、抗病毒、溶栓等药物。

2019 年美国 AAO-HNS 指南强烈不推荐常规使用抗病毒药物、溶栓药物、血管扩张剂或抗氧化剂。在 2015 年中国指南中，将血管活性药物及改善血液流变学的药物作为基本治疗建议及分型治疗方案推荐。但这需要更多循证医学支持。

3. 高压氧治疗　高压氧治疗突发性聋是希望通过提高氧分压，增加组织含氧量，抗组织水肿，降低血黏度，抑制病毒活性，抑制免疫反应和抑制过度炎症反应等多方面影响，来纠正组织缺氧以达到治疗的目的。

根据最新的系统回顾与 meta 分析报告，2019 年美国 AAO-HNS 指南建议发病最初 2 周内高压氧联合类固醇激素治疗的初始治疗，以及发病后 1 个月内行高压氧联合类固醇激素治疗的补救治疗。关于高压氧的疗效国内外尚有争议，2015 年中国指南不建议高压氧作为首选治疗方案。如果常规治疗效果不佳，可考虑作为补救性措施。

4. 眩晕治疗　目前对突发性聋患者的眩晕治疗仍在起步阶段。

(1) 对症治疗：眩晕急性期可以使用镇静药和前庭抑制剂。

(2) 对因治疗：急性期大剂量激素冲击治疗。

(3) 前庭康复训练：主要是针对前庭功能受损短时间未恢复的患者，可以通过前庭康复训练促进前庭代偿等。

对于突发性聋后数年继发膜迷路积水的患者，治疗方案参考梅尼埃病章节。

5. 替代治疗

(1) 助听器：数字化助听器可以根据所处环境的具体情况，自动调节降低噪声、改变方向、调整压缩比等特性，以适应不断变化的环境。尤其是对双侧耳聋者，助听器可以作为有效的替代治疗方案。

(2) 人工耳蜗：又称电子耳蜗，它可以帮助重度或极重度感音神经性聋患者恢复或获得听力，听觉耳蜗植入技术是目前治疗严重感音性耳聋最有效的手段。对于由于突发性聋造成的双耳重度感音神经性聋患者，人工耳蜗可以直接刺激神经末梢，模拟听觉信号转导听觉中枢，产生听觉。

6. 心理治疗　突发性聋，尤其是伴有眩晕的患者容易产生焦虑心理，从而造成的心理问题也不容忽视。患者的焦虑状态不利于突发性聋的治疗。有研究认为，因为焦虑能应激性刺激体内肾上腺素分泌增加，引起内耳血管收缩，加重内耳缺血缺氧，加重毛细胞损伤，焦虑对患者内耳微循环产生消极影响，不利于神经的恢复，降低治愈率。在临床工作中，发现存在心理问题的患者应给予适当的安慰及心理疏导，心理问题严重者应给予必要的心理治疗，减轻患者心理压力及恐惧感，有助于患者的预后。

五、展望

在突发性聋伴眩晕的病因学上，尤其是眩晕发生的机制方面，需要探讨患者前庭损伤的具体程度与部位。具体来说，可以通过基因学研究、流行病学调查、前庭功能客观检查、分子生物学等多种手段对突发性聋伴眩晕的病因及发病机制进行研究，探讨突发性聋伴眩晕患者的前庭损伤情况，并定位常见损伤位点与损伤模式，以供临床诊断和治疗康复参考。

在突发性聋伴眩晕的转归方面，中枢代偿和前庭恢复在前庭功能损伤后恢复中分别扮演着什么样的角色？前庭损伤后功能重建机制主要包括修复、适应和替代。现有研究证实，人类的前庭系统具有强大的中枢代偿能力，损伤后患侧前庭神经核次级神经元可逐渐恢复自发活动，并接受健侧前庭、视觉、本体觉等系统的信息传入，在对这些信息进行有效整合以及高级中枢调控的共同作用下，多数患者会出现临床症状减轻甚至消失。随着前庭检查手段的不断进步，陆续研究发现急性外周前庭疾病（前庭神经炎、梅尼埃病等）中部分患者前庭功能检查异常结果可在随访一段时间后恢复正常，包括 cVEMP、oVEMP 与 vHIT 检查结果的恢复，这些发现提示除代偿以外，外周前庭功能恢复现象的存在。笔者期望通过临床实践和基础研究，随访前庭功能损伤后转归模式，可以从临床角度帮助探究人类外周前庭的自我修复潜力，最终对其转归进行预测性判断和规范化治疗。

在突发性聋伴眩晕的治疗方面，基因治疗和干细胞治疗是笔者一直努力的方向。在基因治疗方面，随着分子生物学及遗传学的进展，基因载体及导入途径的研究深入，基因治疗成为可能。目前研究最为广泛的是 *Atoh1* 基因。有报道指出 *Atoh1* 基因的过表达，*Atoh1* 基因的负向调节基因 *Hes-1* 和 *Hes-5* 基因缺陷可以实现耳蜗和前庭受损毛细胞修复或再生，毛细胞数量的增加。由于内耳膜迷路相对封闭，与周围组织隔离，注入耳蜗内的载体可以通过内、外淋巴液在耳蜗内扩散，为内耳基因治疗提供理想的环境。干细胞是具有自我复制和多向分化潜能的原始细胞，在一定条件下可以分化成多种功能细胞或组织器官，修复病变细胞或组织。当内耳损伤时，应用外源性干细胞或前体细胞来补充、替代或刺激患者受损耳蜗毛细胞再生是新的研究方向。

（于慧前）

参考文献

[1] 中华耳鼻咽喉头颈外科杂志编辑委员会，中华医学会耳鼻咽喉头颈外科学分会．突发性聋诊断和治疗指南．中华耳鼻咽喉头颈外科杂志，2015，50(6)：443-437.

[2] CHANDRASEKHAR SS，TSAI DOBS，SCHWARTZ SR，et al. Clinical practice guideline：sudden hearing loss (update). Otolaryngol Head Neck Surg，2019，161(1 suppl)：S1-S45.

[3] STACHLER RJ，CHANDRASEKHAR SS，ARCHER SM，et al. Clinical practice guideline：sudden hearing loss. Otolaryngol Head Neck Surg，2012，146(3 suppl)：S1-S35.

[4] KUO CY，CHUNG CH，WANG CH，et al. Increased incidence in hospitalised patients with sudden sensorineural hearing loss：a 14-year nationwide population-based study. Int J Audiol，2019，58(11)：769-773.

[5] NAKASHIMA T，ITOH A，MISAWA H，et al. Clinicoepidemiologic features of sudden deafness diagnosed and treated at university hospitals in Japan. Otolaryngol Head Neck Surg，2000，123(5)：593-597.

[6] RAUCH SD.Clinical practice. Idiopathic sudden sensorineural hearing loss. N Engl J Med，2008，359(8)：833-840.

[7] 中国突发性聋多中心临床研究协作组．中国突发性聋分型治疗的多中心临床研究．中华耳鼻咽喉头颈外科杂志，2013，48(5)：355-361.

[8] SHAIA FT，SHEEHY JL. Sudden sensori-neural hearing impairment：a report of 1，220 cases. Laryngoscope，1976，86(3)：389-398.

[9] WEN YH，CHEN PR，WU HP. Prognostic factors of profound idiopathic sudden sensorineural hearing loss. Eur Arch Otorhinolaryngol，2014，271(6)：1423-1429.

[10] TIGHILET B，BORDIGA P，CASSEL R，et al. Peripheral vestibular plasticity vs central compensation：evidence and questions. J Neurol，2019，266(Suppl 1)：27-32.

[11] SCHUKNECHT H. Pathology of the Ear. 2nd ed. Philadelphia：Lea and Febiger，1993.

[12] BALOH RW. Clinical practice. Vestibular neuritis. N Engl J Med，2003，348(11)：1027-1032.

[13] CASALE J, GUPTA G. Physiology, Vestibular System. StatPearls: Treasure Island (FL), 2020.

[14] LIU J, ZHOU RH, LIU B, et al. Assessment of balance and vestibular functions in patients with idiopathic sudden sensorineural hearing loss. J Huazhong Univ Sci Technolog Med Sci, 2017, 37 (2): 264-270.

[15] BENDAVID J, LUNTZ M, PODOSHIN L, et al. Vertigo as a prognostic sign in sudden sensorineural hearing loss. Int Tinnitus J, 2002, 8 (2): 127-128.

[16] YU H, LI H. Association of vertigo with hearing outcomes in patients with sudden sensorineural hearing loss: a systematic review and meta-analysis. JAMA Otolaryngol Head Neck Surg, 2018, 144 (8): 677-683.

[17] CHO CS, CHOI YJ. Prognostic factors in sudden sensorineural hearing loss: a retrospective study using interaction effects. Braz J Otorhinolaryngol, 2013, 79 (4): 466-470.

[18] NAKASHIMA T, YANAGITA N. Outcome of sudden deafness with and without vertigo. Laryngoscope, 1993, 103 (10): 1145-1149.

[19] HU J, WANG H, CHEN Z, et al. Recovery of ocular and cervical vestibular evoked myogenic potentials after treatment of inner ear diseases. Int J Neurosci, 2019, 129 (10): 1004-1012.

[20] FUJIMOTO C, EGAMI N, KINOSHITA M, et al. Involvement of vestibular organs in idiopathic sudden hearing loss with vertigo: an analysis using oVEMP and cVEMP testing. Clin Neurophysiol, 2015, 126 (5): 1033-1038.

[21] YU H, LI H. Vestibular dysfunctions in sudden sensorineural hearing loss: a systematic review and meta-analysis. Front Neurol, 2018 (9): 45.

[22] KIM CH, SHIN JE, YANG YS, et al. Sudden sensorineural hearing loss with positional vertigo: initial findings of positional nystagmus and hearing outcomes. Int J Audiol, 2016, 55 (10): 541-546.

[23] SHIH CP, CHOU YC, CHEN HC, et al. Analysis of caloric test responses in sudden hearing loss. Ear Nose Throat J, 2017, 96 (2): 59-64.

[24] WEISS D, BOCKER AJ, KOOPMANN M, et al. Predictors of hearing recovery in patients with severe sudden sensorineural hearing loss. J Otolaryngol Head Neck Surg, 2017, 46 (1): 27.

[25] YOU TZ, WANG SJ, YOUNG YH. Registering grades of sudden deafness to predict the hearing outcome via an inner-ear test battery. Int J Audiol, 2014, 53 (3): 153-158.

[26] OCHI K, OHASHI T. Recovery of vestibular-evoked myogenic potential: relationship to other neural disorders in two patients with acute sensorineural hearing loss. ORL J Otorhinolaryngol Relat Spec, 2002, 64 (5): 346-351.

[27] COUSINS S, KASKI D, CUTFIELD N, et al. Predictors of clinical recovery from vestibular neuritis: a prospective study. Ann Clin Transl Neurol, 2017, 4 (5): 340-346.

[28] FU W, HE F, WEI D, et al. Recovery pattern of high-frequency acceleration vestibulo-ocular reflex in unilateral vestibular neuritis: a preliminary study. Front Neurol, 2019 (10): 85.

[29] CURTHOYS IS. Vestibular compensation and substitution. Curr Opin Neurol, 2000, 13 (1): 27-30.

第十二章 前庭神经炎

前庭神经炎（VN），又名前庭神经元炎、病毒性迷路神经炎、急性单侧前庭功能减退、急性单侧周围性前庭神经病，是指发生于前庭神经节及前庭神经的炎性病变，耳蜗及前庭中枢系统正常，典型表现为眩晕、恶心和步态不平衡，不伴有听力下降、耳鸣及其他神经系统症状。

一、概述

1. 流行病学　VN 是常见的外周性前庭病变之一，仅次于良性阵发性位置性眩晕和梅尼埃病，其发病率为(3.5~15.5)/10 万，在儿童眩晕病例中占 1%~5%。本病于 1909 年由 Ruttin 首次报道，为突然眩晕发作而无耳蜗及其他神经系统症状的疾病；1924 年 Nylen 将此病命名为前庭神经炎；1952 年 Dix 及 Hallpike 总结本病临床表现并改名为前庭神经元炎；1981 年，Schuknecht 对 4 名前庭神经炎患者进行组织病理学研究，发现前庭神经和外周感受器同时受损，又定名为前庭神经炎；1993 年 Ogata 报道有双侧前庭神经炎病例，其发作时间不同，在 74 例患者中仅有 2 例双侧发病，一例为患病 3 周后另侧发作，另一例为 5 年后另一侧发作；2001 年 AW 首先提出前庭下神经炎。

2. 病因学　VN 的病因现仍不明确。多数学者认为病毒感染可能是其主要发病原因，流行病学调查发现 VN 的发生与病毒感染常常密切关联。侵袭前庭神经最常见的病毒是单纯疱疹病毒、肠道病毒和流感病毒，其他包括流行性腮腺炎病毒、风疹病毒、巨细胞病毒、EB 病毒等。越来越多的研究表明，病毒感染导致的炎症因素是 VN 发生和发展的原因。有研究指出，VN 与前庭神经节潜伏感染的单纯疱疹病毒 1 型（herpes simplex virus typel，HSV-1）的再激活有关；研究发现，人类前庭神经节内有 HSV-1 的潜伏证据，部分 VN 患者尸检发现前庭神经节中可检测到 HSV-1 DNA 的表达。其他发病机制包括自身免疫学说和前庭微循环学说。研究发现 VN 患者的 CD40 阳性单核细胞和巨噬细胞的百分率显著增加，这些单核细胞和巨噬细胞可促使 VN 患者的血管系统发生血栓性和炎症性改变，使前庭器官微血管灌注减少，导致前庭器官功能障碍或功能丧失。

前庭神经是第Ⅷ对脑神经发出的分支，分为上、下两支。前庭上神经穿过内耳道底前庭上区，主要分布于椭圆囊斑、外半规管、前半规管壶腹嵴；前庭下神经经内耳道底前庭下区，分布于球囊斑及后半规管壶腹嵴。解剖研究表明，前庭上神经在颞骨中穿行的骨性通道比前庭下神经长 7 倍以上，与前庭上神经和伴行的小动脉走行在较为狭窄的骨管，这使得前庭上神经更易受到绞窄和缺血的影响，更容易受损伤。因而，前庭神经炎主要影响前庭上神经分布的区域，包括前半规管、外半规管、椭圆囊。一般，前庭上神经炎最常见（55%~100%），同时累及前庭上、下神经即混合性前庭神经炎少见（15%~30%），仅累及前庭下神经更少见（3.7%~15%）。

二、VN 的临床特点及临床分型

VN 起病急，发病前多有呼吸系统感染或胃肠道感染史。眩晕在数分钟或数小时达高峰，头位置或体位等改变时眩晕症状可加重，伴有自主神经症状，包括恶心、呕吐等，眼球震颤和向一侧倾倒的趋势，无耳鸣及听力下降等耳蜗受累症状，无其他神经系统异常征象。急性发作后，眩晕和平衡障碍逐渐减轻，但症状一般要持续 1 个月至数个月，老年人恢复慢，可长达数个月。还有部分患者可继发 BPPV。VN 多一耳患病，偶有两耳先后发病者。有单次发作型和多次发作型，多次发作型为反复发作眩晕或不稳感，系前庭神经部分萎缩或神经功能障碍所致。VN 的复发并不常见，研究显示，只有 2%~11% 的患者出现 VN 复发。患者发病前可能会有病毒性疾病发生史，但是缺乏病毒性感染的病史并不能排除 VN 的可能，有报道多达 50% 的 VN 患者没有病毒感染性疾病史。

1. 单侧前庭神经炎

(1) 急性型：多在呼吸道或胃肠道感染后发病，多突然发作眩晕，数小时达高峰，伴有恶心、呕吐，可持续数天或数周；自发性眼震为水平或水平旋转性，快相朝向健侧；发病过程中无耳鸣、无听力下降。

(2) 慢性型：多为中年以上人群患病，可反复发作眩晕，程度较轻，直立行走时明显，可持续数年，恶心、呕吐少见，常表现为长久不稳感。

2. 双侧前庭神经炎　报道较少，双侧前庭神经炎可能是双侧前庭功能低下，也可见双侧前庭病变先后出现，有的患者可能只表现为平衡障碍，并无眩晕，这可能是半规管功能正常，而病变只累及耳石器官的结果。

三、VN 的临床检查

1. 朝向健侧的自发性眼震　哪个半规管受损，其壶腹嵴受刺激后可造成相对应平面的眼震；VN 急性发作期中可见自发性、水平或水平旋转性眼震，快相指向健侧。

2. 眼震可部分被注视抑制　当患者向眼震快相侧注视或者用 Frenzel 眼镜消除注视因素时，眼震增强；向慢相侧注视时眼震减弱，但眼震方向不变。

3. 头脉冲试验（HIT）　可以评价每个半规管的功能，尤其对诊断外半规管病变的敏感度较高。单侧前庭功能障碍可通过迅速转动患者头部而得到证实，当头转向患侧时前庭眼动球反射异常。

4. 冷热试验　可判断病变的侧别和前庭功能障碍的程度。患侧半规管轻瘫或麻痹，有时呈向健侧优势偏向，提示前庭功能部分或完全丧失。但是冷热试验检测受多种因素的影响，可出现假阳性或者假阴性，因此冷热试验结果正常也不能排除 VN。

5. 前庭诱发肌源性电位（VEMP）　包括眼性前庭诱发肌源性电位（oVEMP）、颈性前庭诱发肌源性电位（cVEMP）等。oVEMP 来源于椭圆囊，并经前庭上神经传入，投射到对侧眼下斜肌，反映同侧椭圆囊和前庭上神经功能情况。cVEMP 起源于球囊，经前庭下神经传入后，经中枢神经系统分析后引起同侧的胸锁乳突肌收缩，反映同侧前庭下神经和球囊的功能状态。VEMP 检查主要表现为振幅低或未引出，其对 VN 的定位是有重要意义的，但该检查也有局限性，其结果的引出受年龄和肌张力的影响较大。

6. 躯体向病灶侧倾倒　在患者活动时很容易观察到，也可由 Romberg 试验获得证实，闭眼后的方向性倾倒更为明显，过度代偿者可向健侧歪斜。

7. 踏步试验　也称福田测试（Fukuda test），用来评价平衡性。如果闭目踏步时偏斜超过 45° 为异常。

8. 轻度垂直性眼球分离（反向偏斜）以及垂直方向复视　此情况见于一些后半规管和耳石受累患者，严重的反向偏斜和复视则应考虑中枢神经系统病变。

9. 纯音测听　检查正常或无新增听力损失。

四、VN 的诊断和鉴别诊断

1. 诊断　须结合病史、临床表现、症状体征和临床检查，综合判断，并结合前庭功能检查进行定位诊断；同时须排除其他疾病的可能。

主要诊断要点有：①突发强烈旋转性眩晕；②伴自发性眼震快相指向健侧；③冷热试验等前庭功能检

查显示前庭功能明显减退或丧失，患侧 VEMP 下降或缺失，HIT 试验结果阳性；④无耳鸣及听力下降，无其他脑神经症状。

2. 鉴别诊断 首先须排除中枢性眩晕，避免造成严重后果。中枢性眩晕多表现为以平衡障碍为主，眩晕症状较轻，持续时间较长，眩晕程度与平衡障碍、自主神经功能紊乱不一致；眼震多为垂直性眼震；有的伴有脑神经症状，如发音困难、共济失调、麻木感或无力等。其次，还须与 BPPV、梅尼埃病、上骨半规管裂综合征、前庭性偏头痛、迷路炎等鉴别。

BPPV 是一种相对于重力方向的头位变化所诱发的、以反复发作的短暂性眩晕，特征性眼震为表现的外周性前庭疾病，常有自限性，易复发；头位变化如起床、躺下、床上翻身、低头或抬头时，眩晕突然发生，持续时间通常不超过 1min，可伴有恶心、呕吐等。可行 Dix-Hallpike 试验、Roll 试验诱发试验等鉴别诊断。

梅尼埃病眩晕发作突然，一般持续数十分钟到数小时，伴有耳鸣、耳闷，波动性听力下降，眩晕反复发作，以及伴有恶心、呕吐等自主神经功能紊乱和平衡功能障碍，间歇期无眩晕发作，但可有平衡功能障碍。

前庭性偏头痛的前庭症状主要为发作性的自发性眩晕，包括自身运动错觉和视物旋转或漂浮错觉，有的患者表现为头部活动或位置诱发眩晕或不稳。前庭症状发作持续数分钟到数小时，很少超过 72h；发作时除前庭症状外，还伴有偏头痛的现病史或既往史、畏声、畏光及视觉先兆。

上骨半规管裂综合征患者的眩晕为发作性，常在强声刺激或中耳、颅内压增加的情况下发生，反复发作，持续时间较短，前庭功能障碍并伴不同程度的听力症状，包括自听增强、耳鸣、传导性或者混合性听力下降；行前庭诱发肌源性电位和颞骨高分辨率 CT 及多平面成像可明确诊断。

五、VN 的治疗

1. 一般治疗 急性期可卧床休息，防止跌倒，眩晕伴恶心、呕吐者注意水电解质平衡；急性期使用前庭抑制剂或中枢抑制剂，缓解眩晕，但应用时间不宜过长（原则上不超过 3d），以免影响中枢代偿功能的建立。推荐使用增强前庭代偿的药物、抗病毒药（但是有研究显示抗病毒组与安慰剂组的疗效差异无统计学意义）、血管扩张剂及营养、保护神经药物。

2. 糖皮质激素治疗 急性期推荐短期小剂量糖皮质激素治疗，其治疗作用主要是抗炎，通过减轻前庭神经和内耳前庭的组织肿胀而改善外周前庭功能。但是激素疗效也是有争议的，也有研究结果显示激素治疗组的外周前庭功能恢复与安慰剂组相比无统计学差异，但激素治疗组患者的眩晕症状明显好转；还有学者提出激素治疗对 VN 无明显帮助。

3. 前庭康复 推荐尽早开始个体化的前庭康复锻炼，眩晕症状减轻后尽可能早期活动，配合前庭功能康复训练，主要利用眼动、前庭 - 脊髓的调节能力促进前庭功能早日恢复。

六、存在的问题

1. 存在争议的抗病毒药物 有研究将 VN 患者进行大样本随机对照研究，发现抗病毒组与安慰剂组的疗效差异无统计学意义，激素联合抗病毒治疗组同单激素治疗组相比疗效差异无统计学意义。另一项临床研究比较了甲泼尼龙、阿昔洛韦和甲泼尼龙 + 阿昔洛韦三种治疗方法的疗效，结果表明甲泼尼龙可明显改善前庭神经炎的症状，抗病毒药物无效，两者联合无助于提高疗效。同类研究也显示，用抗病毒药物阿昔洛韦治疗并没有改善疗效，而且这些药物的联合使用并没有比单独使用甲泼尼龙更有效。

先前有部分学者认为，在 VN 治疗中抗病毒治疗是非必需的方案，但考虑在有较确切病毒感染的发病初期仍有治疗的意义，所以在部分病例选择上应作保留方案。

2. 激素药物的使用 类固醇皮质激素治疗前庭神经炎的基本原理是基于先前的研究，这些研究显示皮质类固醇对急性周围神经炎治疗的积极作用，如视神经炎、特发性面神经麻痹和特发性听力丧失。但是在前庭神经炎中，有研究比较类固醇皮质激素、前庭康复、联合应用皮质类固醇和前庭康复这 3 组治疗对 VN 患者主客观症状改善的效果，比较随访患者在就诊时和 12 个月内的冷热试验、VEMPs 检查和眩晕障碍量表（dizziness handicap inventory，DHI）评分，随访结束时，3 组间无统计学差异，皮质类固醇和前庭康复治疗 VN 疗效相当。该研究表明，皮质类固醇可以加速 VN 的恢复，但对该病的长期预后没有更有利的作用。同样，Shupak 等研究说明类固醇对 VN 患者早期是有益的，可以促进早期恢复，但是在长期预后中，前庭康复和类固醇激素显示出相同的效果。并且根据一系列的随机对照试验，有力的证据表明前庭康复是治疗单侧外周前庭功能障碍安全、有效的方法，前庭康复可以在 VN 中期内解决症状并改善功能。

3. 继发疾病的发生　有部分前庭神经炎患者发作后可继发为 BPPV 或 PPPD；15%~20% 的 VN 患者会在数周或数个月内继发 BPPV，且继发 BPPV 的患者一般为年龄较轻、累及后半规管、VN 治疗疗程较长。

BPPV 继发于 VN 的发病机制与内耳前庭神经的分布有关。前庭神经炎主要影响前庭上神经分布的区域，包括前半规管、外半规管、椭圆囊。损伤椭圆囊可使耳石脱落，当脱落的耳石进入后半规管可引起后半规管 BPPV。Morgenstein 和 Seung 报道了一例 VN 患者的椭圆囊神经上皮变性，这支持了这一假设。另一种可能的发病机制，最初由 Hemenway 和 Lindsay 提出：前庭前动脉相关的缺血性机制引起继发性 BPPV，前庭前动脉供应外半规管和椭圆囊，这一区域缺血性坏死的特征是初期急性眩晕发作和随后的 BPPV 性眩晕，这是由于耳石囊斑变性和耳石脱落向半规管内积聚所致。

PPPD 是一种新的非旋转性眩晕综合征，它结合了慢性主观眩晕、恐惧性姿势性眩晕和其他相关疾病的显著特征。研究发现，随访急性或阵发性前庭功能紊乱的患者 3~12 个月，其中在 25% 的患者中发现 PPPD；急性前庭神经炎发作期间和之后，对眩晕高度焦虑的、眩晕持续时间长的患者更易发生 PPPD。

（吴净芳）

参考文献

[1] STRUPP M，MAGNUSSON M.Acute unilateral vestibulopathy. Neurol Clin，2015，33（3）：669-685.

[2] STRUPP M，ZINGLER VC，ARBUSOW V，et al. Methylprednisolone，valacyclovir，or the combination for vestibular neuritis. N Engl J Med，2004，351（4）：354-361.

[3] ADAMEC I，SKORIĆ MK，HANDŽIĆ J，et al. Incidence，seasonality and comorbidity in vestibular neuritis. Neurol Sci，2015，36（1）：91-95.

[4] WIENERVACHER SR.Vestibular disorders in children. Int J Audiol，2008，47（9）：578-583.

[5] OREILLY RC，GREYWOODE J，MORLET T，et al. Comprehensive vestibular and balance testing in the dizzy pediatric population. Otolaryngol Head Neck Surg，2011，144（2）：142-148.

[6] ERBEK SH，ERBEK SS，YILMAZ I，et al. Vertigo in childhood：a clinical experience. Int J Pediatr Otorhinolaryngol，2006，70（9）：1547-1554.

[7] CHOUNG YH，PARK，MOON SK，et al. Various causes and clinical characteristics in vertigo in children with normal eardrums. Int J Pediatr Otorhinolaryngol，2003，67（8）：889-894.

[8] PYYKKO I，ZOU J.Do viruses cause inner ear disturbances? ORL J Otorhinolaryngol Relat Spec，2008，70（1）：

32-40 ;discussion 40-41.
[9] ERGUL Y, EKICI B, TASTAN Y, et al. Vestibular neuritis caused by enteroviral infection. Pediatr Neurol, 2006, 34(1):45-46.
[10] BARTUALPASTOR J.Vestibular neuritis:etiopathogenesis. Rev Laryngol Otol Rhinol(Bord), 2005, 126(4):279-281.
[11] ARBUSOW V, DERFUSS T, HELD K, et al. Latency of herpes simplex virus type-1 in human geniculate and vestibular ganglia is associated with infiltration of CD8+ T cells. J Med Virol, 2010, 82(11):1917-1920.
[12] ARBUSOW V, SCHULZ P, STRUPP M, et al.Distribution of herpes simplex virus type 1 in human geniculate and vestibular ganglia:implications for vestibular neuritis. Ann Neurol, 1999, 46(3):416-419.
[13] JEONG SH, KIM HJ, KIM JS.Vestibular neuritis. Semin Neurol, 2013, 33(3):185-194.
[14] KASSNER SS, BONATERRA GA, HORMANN K, et al. Proinflammatory activation of peripheral blood mononuclear cells in patients with vestibular neuritis. Audiol Neurootol, 2011, 16(4):242-247.
[15] BEYEA JA, AGRAWAL SK, PARNES LS.Recent advances in viral inner ear disorders. Curr Opin Otolaryngol Head Neck Surg, 2012, 20(5):404-408.
[16] FETTER M, DICHGANS J.Vestibular neuritis spares the inferior division of the vestibular nerve. Brain, 1996, 119(Pt 3):755-763.
[17] GIANOLI G, GOEBEL J, MOWRY S, et al. Anatomic differences in the lateral vestibular nerve channels and their implications in vestibular neuritis. Otol Neurotol, 2005, 26(3):489-494.
[18] GOEBEL JA, MARA WO, GIANOLI G.Anatomic considerations in vestibular neuritis. Otol Neurotol, 2001, 22(4):512-518.
[19] BALOH RW.Clinical practice. Vestibular neuritis. N Engl J Med, 2003, 348(11):1027-1032.
[20] BARTOLOMEO M, BIBOULET R, PIERRE G, et al. Value of the video head impulse test in assessing vestibular deficits following vestibular neuritis. Eur Arch Otorhinolaryngol, 2014, 271(4):681-688.
[21] FURMAN JM, CASS SP.Benign paroxysmal positional vertigo. N Engl J Med, 1999, 341(21):1590-1596.
[22] SCHUKNECHT HF, WITT RL.Acute bilateral sequential vestibular neuritis. Am J Otolaryngol, 1985, 6(4):255-257.
[23] LEE SU, PARK SH, KIM HJ, et al. Normal caloric responses during acute phase of vestibular neuritis. J Clin Neurol, 2016, 12(3):301-307.
[24] JORNSHADERLI M, STRAUMANN D, PALLA A.Accuracy of the bedside head impulse test in detecting vestibular hypofunction. J Neurol Neurosurg Psychiatry, 2007, 78(10):1113-1118.
[25] STRUPP M, ARBUSOW V, BRANDT T.Exercise and drug therapy alter recovery from labyrinth lesion in humans. Ann N Y Acad Sci, 2001(942):79-94.
[26] ADAMEC I, BARUN B, LJEVAK J, et al. Intravenous dexamethasone in acute management of vestibular neuritis:a randomized, placebo-controlled, single-blind trial. Eur J Emerg Med, 2016, 23(5):363-369.
[27] KITAHARA T, KONDOH K, MORIHANA T, et al. Steroid effects on vestibular compensation in human. Neurol Res, 2003, 25(3):287-291.
[28] KIM JC, CHA WW, CHANGDS, et al. The effect of intravenous dexamethasone on the nausea accompanying vestibular neuritis:a preliminary study. Clin Ther, 2015, 37(11):2536-2542.
[29] YOO MH, YANG CJ, KIM SA, et al. Efficacy of steroid therapy based on symptomatic and functional improvement in patients with vestibular neuritis:a prospective randomized controlled trial. Eur Arch Otorhinolaryngol, 2017, 274

(6):2443-2451.

[30] FISHMAN JM, BURGESS C, WADDELL A. Corticosteroids for the treatment of idiopathic acute vestibular dysfunction (vestibular neuritis). Cochrane Database Syst Rev, 2011 (5): CD008607.

[31] ALSALAHEEN BA, MUCHA A, MORRIS LO, et al. Vestibular rehabilitation for dizziness and balance disorders after concussion. J Neurol Phys Ther, 2010, 34 (2): 87-93.

[32] LORIN P, DONNARD M, FOUBERT F. Vestibular neuritis: evaluation and effect of vestibular rehabilitation. Rev Laryngol Otol Rhinol (Bord), 2015, 136 (1): 21-27.

[33] GRECO A, MACRI GF, FUSCONI M, et al. Is vestibular neuritis an immune related vestibular neuropathy inducing vertigo? J Immunol Res, 2014 (2014): 459048.

[34] BRUSAFERRI F, CANDELISE L. Steroids for multiple sclerosis and optic neuritis: a meta-analysis of randomized controlled clinical trials. J Neurol, 2000, 247 (6): 435-442.

[35] GOUDAKOS JK, MARKOU KD. Corticosteroids vs corticosteroids plus antiviral agents in the treatment of Bell palsy: a systematic review and meta-analysis. Arch Otolaryngol Head Neck Surg, 2009, 135 (6): 558-564.

[36] SCHWEINFURTH JM, PARNES SM, VERY M. Current concepts in the diagnosis and treatment of sudden sensorineural hearing loss. Eur Arch Otorhinolaryngol, 1996, 253 (3): 117-121.

[37] ISMAIL EI, MORGAN MA, ABDELRAHMAN AM. Corticosteroids versus vestibular rehabilitation in long-term outcomes in vestibular neuritis. J Vestib Res, 2018, 28 (5-6): 417-424.

[38] SHUPAK A, ISSA A, GOLZ A, et al. Prednisone treatment for vestibular neuritis. Otol Neurotol, 2008, 29 (3): 368-374.

[39] MCDONNELL MN, HILLIER SL. Vestibular rehabilitation for unilateral peripheral vestibular dysfunction. Cochrane Database Syst Rev, 2015 (1): CD005397.

[40] MANDALA M, SANTORO GP, AWREY J, et al. Vestibular neuritis: recurrence and incidence of secondary benign paroxysmal positional vertigo. Acta Otolaryngol, 2010, 130 (5): 565-567.

[41] BALATSOURAS DG, KOUKOUTSIS G, GANELIS P, et al. Benign paroxysmal positional vertigo secondary to vestibular neuritis. Eur Arch Otorhinolaryngol, 2014, 271 (5): 919-924.

[42] WEEKS VD, TRAVELL J. Postural vertigo due to trigger areas in the sternocleidomastoid muscle. J Pediatr, 1955, 47 (3): 315-327.

[43] STAAB JP, HORII A, JACOB R, et al. Diagnostic criteria for persistent postural-perceptual dizziness (PPPD): consensus document of the committee for the classification of vestibular disorders of the Bárány Society. J Vestib Res, 2017, 27 (4): 191-208.

[44] STAAB JP, ROHE DE, EGGERS SD, et al. Anxious, introverted personality traits in patients with chronic subjective dizziness. J Psychosom Res, 2014, 76 (1): 80-83.

[45] BEST C, TSCHAN R, DIETERICH M, et al. Who is at risk for ongoing dizziness and psychological strain after a vestibular disorder? Neuroscience, 2009, 164 (4): 1579-1587.

第十三章 老年性前庭病

一、概述

1. 定义　老年性前庭病（presbyvestibulopathy，PVP）是一类慢性前庭综合征，其特征是老年患者在双侧前庭功能轻度损伤的情况下出现不稳感、步态障碍和 / 或反复跌倒，双侧前庭功能的实验室检查结果介于正常值和异常阈值，也可以认为，其前庭受损程度介于正常与双侧前庭病（bilateral vestibulopathy，BVP）之间。

2. 流行病学　年龄相关性视力减退称为“老花眼”，年龄相关性听力减退称为“老年性聋”，PVP 与上述名词类似，主要指由于机体自然老化引起的轻度和不完全的前庭功能损伤，出现头晕、不稳、跌倒等症状。头晕和不稳感是社区老年人最常见的症状，但是这些症状并非完全由前庭功能受损引起，其他系统的病变与老化同样可以导致，因此 PVP 的流行病学数据很难获取。前庭功能损伤在老年人中较为普遍，有文献指出，60 岁以上的老年人中有近 50% 可表现出某种形式的前庭功能受损。美国一项研究采用改良的 Romberg 试验对前庭损伤进行大规模人群调查，结果显示 40 岁以上的成年人中有 35% 存在前庭功能损伤，80 岁及以上人群中有 85% 出现平衡障碍。德国的一项研究指出，60~69 岁居民中前庭性眩晕的 1 年患病率为 7.2%，80 岁以上的老年人中其患病率为 8.8%。

3. 疾病负担　众多研究表明，前庭功能损伤对老年人的躯体和心理方面均会造成严重的影响。一方面可引起老年人姿势控制能力下降与步态障碍，跌倒风险大大增加，可导致骨折、颅脑损伤等一系列继发性损害。研究指出，每年有超过 5 万次的老年人跌倒归因于前庭损伤。另一方面，由于前庭功能受损而引起的头晕、活动限制和跌倒风险，可造成日常生活能力的下降，严重者甚至难以完成上下床、站立、行走等基本动作，生活质量降低。瑞典一项研究发现，头晕是影响老年人生活质量最主要的症状之一。此外有文献指出，老年人前庭损伤可对认知功能产生影响，特别是空间认知，包括空间记忆、空间导航和定向，由此导致患者避免出门，形成社会孤立。

二、病因与发病机制

与衰老相关的前庭功能下降曾被称为老年性头晕、老年性眩晕等，国际上并未对其名称达成共识，也并未完全接受这一特殊状态疾病的存在。直到 2019 年，巴拉尼协会发布了老年性前庭病的诊断标准，才使得临床上对这类患者的描述逐渐趋于一致。

目前，多数学者认为 PVP 的发病多归因于内源性因素，如遗传。另一方面，老年人暴露于前庭毒性物质的可能性更大，包括感染、炎症、血管病变、药物和创伤等，且具有累积影响。例如，老年人经常使用的苯二氮䓬类药物与一些中枢神经系统抑制剂等可造成前庭反射减弱或代偿不足，从而产生头晕或不稳感。此外，衰老本身即可导致可证实的前庭系统功能减退。组织病理学研究记录到整个前庭终末器官的前庭感觉上皮功能的下降，包括 3 个半规管、椭圆囊和球囊中的毛细胞数量减少以及耳石形态学改变，前庭神经节细胞与前庭核细胞数量也逐渐减少。同时，通过评估前庭对旋转、平移、听觉和振动刺激反应的生理学研究，同样观察到了与年龄相关的反应幅度下降和潜伏期延长。现有的一系列关于前庭生理功能和衰老关系的研究指出，随着年龄的增长，旋转试验提示前庭眼动反射（VOR）增益逐渐降低，VOR 处理机制（如速度存储）逐渐下降，时间常数缩短，相位提前，推测衰老可导致双侧外周前庭功能渐进性丧失。

三、诊断与鉴别诊断

1. 诊断　PVP 的诊断基于患者病史、床旁评估和实验室检查的综合判断，同时须排除其他疾病的可能。

PVP 的诊断要点：①慢性前庭综合征（持续时间至少 3 个月）；②轻度双侧外周前庭功能减退；③年龄≥60 岁；④不能用其他疾病或失调更好地解释。

2. 临床检查

（1）纯音听阈测试：衰老可引起多个器官系统的功能减退，因此，PVP 可能伴随着其他如视觉、听觉等感觉和功能损伤。听力检查的价值在于耳神经疾病的排除性诊断。

（2）感觉统合测试：用于定量评价患者的总体平衡功能与视觉、前庭觉和本体觉是否正常。

（3）Romberg 试验：用于平衡功能的床旁评估，其优点是简便易行，不须借助设备。

（4）视频头脉冲试验（vHIT）：检查高频范围 VOR 的反应。前庭疾病国际分类（ICVD）提议，双侧前庭病双侧 VOR 增益均需<0.6，作为诊断双侧前庭病的标准之一。PVP 作为轻度的前庭病变，其 VOR 增益设定在 0.6 水平，综合多项研究数据，0.8 作为其上限。因此，vHIT 试验中 PVP 患者的 VOR 增益要≥0.6 且<0.8。

（5）旋转试验：检查低频和中频刺激下 VOR 的反应，PVP 的诊断要求≥0.1 且<0.3。

（6）冷热试验：检查低频范围内的 VOR 反应。在热水和冷水刺激下，以每侧耳的冷热刺激反应之和≥6°/s 为 PVP 的下限，以<25°/s 为其上限，即 PVP 的诊断需满足每侧耳的冷热水试验慢相角加速度之和介于每秒 6°和 25°之间。

3. 鉴别诊断　首先，可通过临床表现初步辨别，如锥体外系疾病可表现出一系列锥体外系症状如强直、运动迟缓等；下视性眼球震颤综合征可出现下跳性眼震的典型表现。其次，在这些鉴别诊断中，以 BPPV 在老年人中最为常见，约占眩晕病例的 39%，其核心特点是急性、短暂性、位置性眩晕发作，不伴发听力丧失。但部分老年人的临床症状并不典型，在一项针对 100 例老年患者的研究中发现，有 9% 的老年患者存在未被识别的 BPPV。此外，PVP 表现为双侧前庭功能的轻度损伤，许多诊断均可以通过双侧前庭功能检查与其相鉴别，如单侧前庭病变、双侧前庭病、功能性头晕、感觉运动病以及中毒引起的头晕等。尤应注意的是，除单侧前庭病变和双侧前庭病外，许多诊断可与 PVP 同时发生。因此，老年人的前庭症状是由该系统的老化直接导致还是由其他叠加因素（共病、使用中枢神经系统抑制剂药物）引起，其辨别并不容易，需结合病史、床旁评估和实验室检查结果进一步评估。

四、治疗

目前临床针对 PVP 的治疗，最主要的是开展早期和连续的前庭康复。大量证据表明，前庭康复训练对前庭功能丧失的老年患者有益，尤其对于因前庭损伤而头晕的老年人效果较佳。然而，区别于急性前庭损伤患者可以通过前庭康复训练使平衡功能恢复，PVP 患者的前庭康复除了习服，最主要的是适应，即感觉替代和行为替代，可在一定程度上改善患者的症状。然而，由于衰老的原因，PVP 患者常伴随视觉、本体觉、骨关节等多个系统感觉功能的减退，其前庭康复训练的方案设计及实际效果尚有待进一步研究。

五、存在问题与展望

1. 诊断的评价指标尚未标准化　PVP 分类委员会选择与前庭损伤最相关的症状纳入诊断标准中，包括姿势不稳、步态障碍、头晕和反复跌倒。然而，缺乏对症状严重程度的量化。姿势不稳的可能客观测量方法包括 Romberg 试验、趾踵站立试验和平衡台姿势描记试验。步态障碍的客观测量方法包括步速、动态步态指数和功能步态评价等指标。可使用眩晕障碍量表进一步评估头晕相关障碍。跌倒可以通过记录特定时间段内的跌倒次数进行量化，也可以使用跌倒效能量表进行评估。目前，PVP 分类委员会认为现阶段的评价指标尚不够标准化，且缺乏公认的老年人的正常值和异常值阈值，未来 PVP 诊断标准的修订对于所纳入的指标应重新评估。

此外，现有研究指出老年人前庭损伤会对认知功能产生影响。PVP 分类委员会认为，前庭损伤和认知功能之间的联系仍需进一步的证据证明，诊断标准的修订是否应额外纳入认知障碍以支持 PVP 的诊断有待重新评估，以及应使用哪些措施来确定认知功能。

待时机成熟后，应进一步考虑 PVP 亚型的描述，例如，关于半规管与耳石器损伤、低频与高频前庭损伤、外周与中央前庭损伤。此外，组织病理学研究表明，随着年龄的增长，半规管毛细胞比耳石毛细胞退化的程度更为严重。未来对于 PVP 诊断标准的修订，应考虑是否可以对发生老化的前庭生理损伤类型进行更精确的定义。

2. 是否纳入耳石器功能检查需重新评估　研究表明，随着年龄的增长，耳石器结构与功能会有所退化。且有证据指出，姿势异常和空间认知的损伤与耳石器损伤有关。尽管如此，耳石器功能的临床检测并没有像 VOR 检查那样通过双温试验、旋转试验和 vHIT 试验进行操作与标准化。尽管 VEMP 目前在耳石器功能检测方面应用广泛，但考虑到在老年人中很难可靠引出，因此 PVP 分类委员会决定把耳石器损伤排除在 PVP 诊断标准之外，在未来的修订中应重新评估耳石器功能检查的状态以及在诊断标准中纳入耳石器损伤的可能性。

（聂国辉　吴沛霞）

参考文献

［1］ AGRAWAL Y，VANDEBERG R，WUYTS F，et al. Presbyvestibulopathy：diagnostic criteria consensus document of the classification committee of the Bárány Society. J Vestib Res，2019，29（4）：161-170.

［2］ 王振华，杜一，吴子明．老年性前庭病的诊断标准（草案）——Bárány 协会分类委员会的一致性意见．听力学及言语疾病杂志，2019，27（2）：119-123.

［3］ YARDLEY L，DONOVANHALL M，SMITH HE，et al. Effectiveness of primary care-based vestibular rehabilitation for chronic dizziness. Ann Intern Med，2004，141（8）：598-605.

［4］ WRISLEY DM，KUMAR NA. Functional gait assessment：concurrent，discriminative，and predictive validity in community-dwelling older adults. Phys Ther，2010，90（5）：761-773.

［5］ WHITNEY SL，WRISLEY DM，MARCHETTI GF，et al. The effect of age on vestibular rehabilitation outcomes. Laryngoscope，2002，112（10）：1785-1790.

［6］ WALTHER LE，WESTHOFEN M. Presbyvertigo-aging of otoconia and vestibular sensory cells. J Vestib Res，2007，17（2-3）：89-92.

［7］ STEVENS KN，LANG IA，GURALNIK JM，et al. Epidemiology of balance and dizziness in a national population：

findings from the English longitudinal study of ageing. Age and Ageing,2008,37(3):300-305.

[8] SOTOVARELA A,ROSSI-IZQUIERDO M,DEL-RÍO-VALEIRAS M,et al. Presbyvestibulopathy,comorbidities, and perception of disability:a cross-sectional study. Front Neurol,2020(11):582038.

[9] SHOAIR OA,NYANDEGE AN,SLATTUM PW. Medication-related dizziness in the older adult. Otolaryngol Clin North Am,2011,44(2):455-471.

[10] SEMENOV YR,BIGELOW RT,XUE Q,et al. Association between vestibular and cognitive function in U.S. adults: data from the National Health and Nutrition Examination Survey. J Gerontol A:Biol Sci Med Sci,2016,71(2):243-250.

[11] RODITI RE,CRANE BT.Directional asymmetries and age effects in human self-motion perception.J Assoc Res Otolaryngol,2012,13(3):381-401.

[12] NEUHAUSER HK,VONBREVERN M,RADTKE A,et al. Epidemiology of vestibular vertigo:a neurotologic survey of the general population. Neurology,2005,65(6):898-904.

[13] NEUHAUSER HK,RADTKE A,VONBREVERN M,et al. Burden of dizziness and vertigo in the community. Arch Intern Med,2008,168(19):2118-2124.

[14] MAES L,DHOOGE I,DHAENENS W,et al. The effect of age on the sinusoidal harmonic acceleration test, pseudorandom rotation test,velocity step test,caloric test,and vestibular-evoked myogenic potential test. Ear Hear, 2010,31(1):84-94.

[15] LIN HW,BHATTACHARYYA N. Balance disorders in the elderly:epidemiology and functional impact. Laryngoscope,2012,122(8):1858-1861.

[16] JACOBSON GP,NEWMAN CW. The development of the dizziness handicap inventory. Arch Otolaryngol - Head and Neck Surgery,1990,116(4):424-427.

[17] HARUN A,SEMENOV YR,AGRAWAL Y. Vestibular function and activities of daily living:analysis of the 1999 to 2004 National Health and Nutrition Examination Surveys. Gerontol Geriatr Med,2015,1 :2333721415607124.

[18] GOPINATH B,MCMAHON C M,ROCHTCHINA E,et al. Dizziness and vertigo in an older population:the Blue Mountains prospective cross-sectional study. Clin Otolaryngol,2009,34(6):552-556.

[19] ERNST A,BASTA D,MITTMANN P,et al. Can hearing amplification improve presbyvestibulopathy and/or the risk-to-fall ?Eur Arch Otorhinolaryngol,2021,278(8):2689-2694.

[20] EKWALL A,LINDBERG Å,MAGNUSSON M. Dizzy - why not take a walk? Low level physical activity improves quality of life among elderly with dizziness. Gerontology,2009,55(6):652-659.

[21] BIGELOW RT,SEMENOV YR,DULAC S,et al. Vestibular vertigo and comorbid cognitive and psychiatric impairment:the 2008 National Health Interview Survey. J Neurol,Neurosurgery & Psychiatry,2016,87(4):367-372.

[22] BIGELOW RT,AGRAWAL Y. Vestibular involvement in cognition:visuospatial ability,attention,executive function,and memory. J Vestib Res,2015,25(2):73-89.

[23] AGRAWAL Y,ZUNIGA MG,DAVALOSBICHARA M,et al. Decline in semicircular canal and otolith function with age. Otol Neurotol,2012,33(5):832-839.

[24] AGRAWAL Y,CAREY J P,DELLA SANTINA CC,et al. Disorders of balance and vestibular function in US adults. Archives of Internal Medicine,2009,169(10):938-944.

第十四章 双侧前庭病

一、概述

1. 定义　双侧前庭病(BVP)也称为双侧前庭功能低下、双侧前庭障碍、双侧前庭衰竭,是一类由双侧前庭或其传导通路受损所导致的以站立或步态不稳为主要特点,在头部运动、黑暗环境和/或地面不平时不稳症状加重的慢性前庭综合征。

2. 流行病学　2008年美国的调查资料显示,BVP在成年人群中的发病率为28/10万。综合各种报道后估计BVP发病率为4%~7%,占眩晕或头晕病例的6.7%。青年到老年人均可发病。继发性BVP的平均发病年龄为50~60岁。与眩晕患者中女性居多的特点不同,BVP患者以男性居多,占62%。据报道,90%的BVP患者生活质量明显下降,且有25%的患者诉近期发生过跌倒相关性损伤。在对BVP患者的临床随访研究中发现,随着时间的延长,患者病情轻微加重。

3. 病因　BVP可分为原发性和继发性。原发性BVP病因不明,约占BVP患者的50%;继发性BVP病因明确(24%)和病因可能明确(25%)的比例相近。在确定的病因中,最常见的是老化、神经耳毒性药物、双侧前庭疾病。

(1) 老化:随着年龄的增长,健康人的前庭毛细胞会逐步减少或老化。研究发现,80岁时会丧失30%~50%的前庭毛细胞和前庭神经纤维。对于健康人来说,如果未患有其他疾病,这种程度的损失对日常生活并不会产生明显影响。但如果合并患有其他内耳疾病或视觉和深感觉障碍,则可表现为明显的平衡障碍。

(2) 神经耳毒性药物:许多药物具有前庭毒性,临床最常见的为氨基糖苷类抗生素,其中以链霉素、庆大霉素、新霉素、妥布霉素对前庭的损害较重,庆大霉素是造成双侧前庭功能丧失的最常见病因,占10%~20%。其他耳毒性药物包括大环内酯类抗生素、多肽类抗生素、水杨酸类解热镇痛药、抗疟药、抗肿瘤药、β受体拮抗剂。另外,乙醇、一氧化碳、汞、铅、砷等物质也可造成前庭损伤。

(3) 双侧前庭疾病:该病因多见于以下情况。①双侧梅尼埃病:在BVP的病因中占7%~15%。②脑膜炎:约占病因的5%,其病理过程可通过前庭和蜗水管累及迷路,导致前庭功能障碍。③双侧前庭神经炎:占病因的4%~5%。④肿瘤:占病因的1%~2%,如2型神经纤维瘤病(NF2)伴发的双侧前庭神经鞘瘤、脑膜癌侵犯颅底或放疗损伤。⑤自身免疫性内耳疾病(autoimmune inner ear disease,AIED):病因占比不到1%。AIED通常造成听力和前庭功能损害,亚急性波动性双侧感音神经性聋可在数天、数周至数个月内较快发展,半数患者同时伴有前庭症状。其他如周围神经病、神经梅毒、神经结节病、先天性畸形、头部创伤、血管病变等也可导致BVP。头部创伤引起的鞭击损伤综合征(whiplash injury syndrome)可以造成双侧前庭损害。

(4) 伴BVP的其他疾病:部分BVP患者表现为伴有下跳性眼震的小脑综合征,可能是由于前庭神经节和小脑的退行性变,常以小脑性共济失调、周围神经和前庭反射消失综合征(cerebellar ataxia, neuropathy and vestibular areflexia syndrome,CANVAS)的形式出现,其发病率略低于1%。

随着人类遗传学的最新研究进展,BVP已被认为是一种单基因遗传性疾病,遗传模式包括常染色体显性遗传、常染色体隐性遗传、性连锁或线粒体遗传。Lucieer等回顾分析了154例BVP患者的病因,其中15%有明确的遗传学病因,10%疑有遗传学病因。目前推测BVP可能存在基因易感性,但对其知之甚少，有待进一步研究。

儿童 BVP 的病因不同于成人，常见于以下疾病：各种先天性颅底畸形（包括内耳发育不良、Usher 综合征或 Waardenburg 综合征，常导致耳聋）、胚胎期感染（如风疹）和细菌性脑膜炎。

约 60% 的 BVP 患者初始症状表现较隐匿，疾病呈缓慢进行性发展，就诊时多已有明显的前庭功能损害，一般无发作性眩晕。双侧前庭功能逐渐丧失，具体情况取决于病因，可呈急性或慢性进展，完全性或不完全性，对称性和不对称性，伴或不伴听力减退。部分患者在眩晕反复发作后可能会出现疾病进展，一侧前庭功能变差后渐发展至双侧前庭功能障碍，此时应考虑自身免疫病或血管性疾病或罕见的感染。如果是氨基糖苷类抗生素耳毒性作用的结果，由于耳毒性作用的延迟性，通常在用药后数天到数周后方出现症状。如果是由双侧梅尼埃病所引起的，前庭损害通常经历一个较长的时间过程，在严重眩晕发作后其前庭损害程度加重，并伴有听力损害。如果为双侧前庭神经鞘瘤所致，通常也伴有双侧听力减退。

二、BVP 研究简史

BVP 始于对聋哑患者的研究。1882 年，W. James 报道了聋哑患者会出现头晕的感觉。1907 年，Bárány 发现聋哑患者双侧前庭温度试验反应减弱。1941 年，Dandy 发现进行双侧前庭神经切除术的梅尼埃病患者，术后出现了振动幻视（oscillopsia）和姿势不稳症状，视觉剥夺后症状加重，其将这组病症命名为 Dandy 综合征。1965 年，Bender 认为运动诱发的振动幻视是双侧前庭功能减退的常见症状。1989 年，“特发性双侧前庭病”的概念被提出，患者表现出失衡和振动幻视，在黑暗环境下症状加重，无听力下降和其他局灶性神经系统症状。2005 年，Brandt 等发现 BVP 可导致空间记忆障碍和海马萎缩，Kremmyda 等的 MRI 研究结果证实了这一发现。2009 年，Fujimoto 等认为 BVP 存在仅 VEMP 异常而温度试验正常的亚型。随后许多文献报道，BVP 与小脑功能受损有关联，Szmulewicz 在 2011 年提出了伴神经病变和前庭反射消失的小脑性共济失调综合征（CANVAS）的概念，指出它是一种伴小脑萎缩的神经病变。BVP 溯源与研究大事记见表 14-1。

表 14-1 BVP 溯源与研究大事记

年份	事件
1882 年	W. James 报道聋哑患者伴有头晕的感觉
1907 年	Bárány 发现聋哑患者双侧前庭温度试验反应减弱
1941 年	Dandy 报道双侧前庭切除的梅尼埃病患者出现振动幻视和姿势不稳，视觉剥夺后症状加重，命名其为 Dandy 综合征
1965 年	Bender 认为运动诱发的振动幻视是双侧前庭功能减退的常见症状
1989 年	“特发性双侧前庭病”的概念被提出
2005 年	Brandt 等发现 BVP 可导致空间记忆障碍和海马萎缩，并被 MRI 研究证实
2009 年	Fujimoto 等报道 BVP 存在一个仅 VEMP 异常而温度试验正常的亚型
2011 年	Szmulewicz 提出伴神经病变和前庭反射消失的小脑性共济失调综合征（CANVAS）的概念

三、病理生理

BVP 的主要症状可以用前庭眼动反射（VOR）和前庭脊髓反射（VSR）功能损伤或缺失来解释。VOR 与 VSR 的功能均有赖于正常的前庭功能，而完整的前庭功能对空间定向、空间记忆和导航功能均具有重要意义。当双侧外周前庭冲动传入障碍或缺失时，便可引起 VOR、VSR、空间定向、导航和空间记忆障碍。

1. 振动幻视和视物模糊　由于角 VOR（angular VOR，aVOR）增益下降，在头部高加速运动时视觉影像无法稳定在视网膜上，引起振动幻视和动态视敏度（DVA）的下降。

2. 姿势不稳和步态异常　由于 VSR 功能不足，在站立及行走过程中出现平衡障碍，特别是当机体无法适当地依赖本体觉（如在柔软或不平整的地面上）或视觉（如在黑暗环境中）对姿势进行控制时，平衡障碍会加重。

3. 空间记忆和定向障碍　在视觉和本体觉缺失时，BVP 患者失去地球重力感知和空间定向力（如潜水时）。而海马结构和功能的改变，则可导致空间学习和记忆能力下降。

四、诊断

1. 诊断分类　巴拉尼协会前庭疾病委员会于 2017 年制定并发布了 BVP 的诊断标准，依据诊断确定性将其分为 BVP 和可能的 BVP。

2. BVP 诊断标准

（1）具有下列症状的慢性前庭综合征：①行走或站立不稳，并伴有至少②或③中的一项；②行走或头部 / 身体快速运动时出现运动诱发的视物模糊或振动幻视；③黑暗环境中或地面不平时上述不稳症状加重。

（2）静坐或平躺时症状消失。

（3）下列检查方法可记录到双侧 aVOR 功能减退或缺失（3 选 1）：①视频头脉冲试验（vHIT）或巩膜搜索线圈检查测得双侧外半规管 VOR 增益<0.6；②温度试验反应减弱［每一侧冷热灌注后眼震高峰的慢相角速度（slow phase velocity，SPV）之和<6°/s］；③正弦谐波旋转试验检查（0.1Hz，V_{max} 为 50°/s）水平增益<0.1，相位超前>68°（时间常数<5s）。

（4）不能归因于其他疾病。

3. 可能的 BVP 诊断标准

（1）具有下列症状的慢性前庭综合征：①行走或站立不稳，②或③中的一项；②行走或头部 / 身体快速运动时出现运动诱发的视物模糊或振动幻视；③黑暗环境中或地面不平时上述不稳症状加重。

（2）静坐或平躺时症状消失。

（3）床旁头脉冲试验（HIT）提示双侧外半规管病变。

（4）不能归因于其他疾病。

4. 相关检查　BVP 的诊断和鉴别诊断依赖前庭与平衡的多项检查，相关检查总结见表 14-2。

（1）Romberg 试验：为一项静态平衡测试，要求受试者双脚并拢并站立，先睁眼，后闭眼。当受试者闭眼出现明显的晃动或摔倒而睁眼无异常时，提示为病理性，说明身体依赖视觉维持姿势。BVP 患者睁眼试验可基本正常，但常呈宽基步态；闭目试验时，其身体摇摆加重；而当双脚紧贴前后站立、单腿站立、脚尖或脚后跟行走时，症状更为明显。患者闭目前行时无法执行走直线，步态偏移方向提示为最近或较近期受累之侧。需要注意的是，虽然 BVP 患者的 Romberg 试验（或睁眼和闭眼加强 Romberg 试验）阳性，但本体觉严重缺陷的患者也可出现 Romberg 试验阳性，因此 Romberg 试验一般作为诊断 BVP 的补充试验。

（2）头脉冲试验：用于检查高频角加速运动时的 VOR 功能（aVOR），分为视频头脉冲试验（vHIT）与床旁简易 HIT。vHIT 可量化 aVOR 功能，可测量被动头部转动期间（头部转动速度 150°~300°/s）的头动和眼动速度，精确度与巩膜搜索线圈技术接近。外半规管 VOR 增益<0.6 是诊断 BVP 的必要条件。应用后半规管 VOR 增益诊断 BVP 的具体价值尚需进一步评估。

床旁HIT是检查高频VOR功能的简易床旁测试法。受试者双眼需注视检查者的鼻尖。检查者双手扶住患者头部,高频、快速甩动头部,最大甩动幅度为15°,并且在水平面左右随机甩动。在每次甩动之后,头部固定在偏正中位,仔细观察患者眼睛是否存在补偿性扫视。补偿性扫视可让患者重新注视靶点,即检查者的鼻尖,它的出现提示VOR功能存在缺陷。尽管床旁HIT可用于诊断BVP,但其可能无法捕捉到隐性的补偿性扫视。研究表明,只有患者存在严重的VOR功能缺陷(增益<0.4)时,床旁HIT才有阳性发现。

(3) 动态视敏度(DVA)检查:可以揭示患者动态条件下的视敏度。有多种检查方法:患者的头部进行主动或被动在水平或垂直方向上运动或在跑步机上以不同的速度行走时看视力表或电脑屏幕。视力下降超过视力表2行(0.2Log MAR)提示异常,但少数正常人也可出现上述异常。若以敏感度(降低)为代价而提高DVA的特异度,可能需要要求视力下降超过4行才认为是阳性。此外,当头部运动过程中成像在视网膜上的滑动被部分补偿时,DVA结果可能出现假阴性。Herdman等报道在单侧和双侧前庭病的受试者中,DVA检查的敏感度可达94.5%,特异度可达95.2%。Kim等对BVP患者的研究显示,96%的患者DVA受损。综上所述,DVA检查有助于BVP的诊断,但DVA结果阴性不能除外BVP,DVA下降也并不意味着存在双侧前庭功能低下。DVA下降与具体何种前庭功能缺陷(半规管、耳石器还是频率特性受损)有关尚不明确。

(4) 冷热试验:可用于检测外半规管低频区aVOR的功能,其频率远低于大多数头部自然运动的频率,且冷热试验检测的是单侧耳的功能,因此它被认为是非生理性前庭检查。与HIT检查和旋转试验相比,冷热试验是目前唯一广泛使用的、仅刺激单侧耳的前庭检查。

应用冷热试验诊断BVP仍存在许多挑战。首先,要将外半规管置于与地平面垂直位,需要将Reid水平面偏离垂直轴20°,而非30°(即仰卧位头抬高20°)。其次,为减少前一次灌注的残余影响,刺激间隔时间应为5min,刺激时间为30s,灌注水量相同(>200mL),水温为30℃和44℃,上述条件均须保持恒定。温度每相差1℃,将会产生14%的刺激幅度的差别。

目前,研究人员对于年龄所致的温度试验差异值还没有达成共识,一般认为双耳不对称比在19%以内均属于正常。这种差异可能与某些不可控因素有关,包括受试者的颞骨解剖变异(出现温度传导差异)、血流量和中耳积液等;更主要受可控因素影响,包括刺激的各项参数、操作者的技术、避免固视抑制等。既往研究表明,4次冷热刺激诱发出的SPV结果总和<20°/s,是诊断BVP常用的标准。然而由于各种变异,这一标准仍然会出现假阳性和假阴性结果。目前每侧耳冷热试验反应之和小于6°/s被认为是诊断BVP的安全指标。

(5) 旋转试验:可检测低频至中频aVOR功能。对于严重的BVP患者,当温度试验几乎没有反应时,可采用旋转试验检测其残存的外半规管的功能。其还能提供来自双侧迷路的前庭冲动进行中枢处理的信息。正弦谐波旋转试验和速度阶跃旋转试验(velocity step test,VST)是2种常用的试验模式。旋转试验可以在黑暗中进行整体的全身被动旋转,从而识别出由于颈-眼反射、预判性扫视和其他非迷路性视觉稳定系统参与而导致床旁HIT或vHIT出现假阴性的BVP患者。

但目前,旋转试验在BVP的诊断中仍面临诸多挑战。第一个挑战是如何进行标准化测试。在黑暗中进行测试本身就人为地降低VOR增益,故在测试中患者须时刻保持警觉,因为警觉状态会增加测试状态下VOR增益。而正弦谐波旋转试验使用的是低频刺激,从0.005Hz开始逐渐增加至0.64Hz,完成检测需要相当长的时间,受试者很难保持如此长时间的警觉状态。

第二个挑战是如何为旋转试验提供正确的参数标准值。现有的报道中,不同前庭实验室之间正弦谐波旋转试验和VST的VOR增益相差很大。许多实验室都有自己的标准值。另外,患者的疲劳度、警觉性、压力和习惯等因素也可影响旋转试验的VOR增益,这些都被认为是最易变的参数。此外,VOR增益与刺激频率也相关,在一定范围内它随着刺激频率的增加而增加。目前,旋转试验检测的频率和界限值尚无统一标准。

基于以上,使用旋转试验诊断 BVP 的最后一个挑战就是对检查结果的解释。由于个体内和个体间某些参数的变异性较大,旋转试验结果的解释通常较为困难。然而部分学者目前仍建议将旋转试验作为 BVP 诊断的"金标准"。假设 BVP 患者出现异常,通常低频区受影响最大,会出现 VOR 增益降低和相位超前。但根据这个标准,只有 53% 的 BVP 患者在旋转试验中表现出异常反应。因此,为 BVP 患者建立一个标准化的诊断方案是非常必要的。

虽然旋转试验目前仍存在部分问题,但当患者无法进行 vHIT 或温度试验检查时,如患者存在焦虑、解剖异常,婴儿(无法做冷热试验)或患者无法按照指示完成 vHIT 测试等情况,正弦谐波旋转试验亦可作为诊断 BVP 的替代手段及有用的检查项目之一。

(6) 前庭诱发肌源性电位(VEMP)检查:可提供 BVP 患者病情的严重程度及耳石器受累程度的信息。其中,cVEMP 主要检测球囊的功能,oVEMP 主要检测椭圆囊的功能。几个小样本病例报道和 2 个大样本临床研究表明,BVP 患者的 cVEMP 平均参数值低于正常人,甚至不能引出,提示球囊功能受损。BVP 患者 oVEMP 也常存在明显的异常,提示椭圆囊功能受损。然而,大部分 BVP 患者 VEMP 正常,提示耳石器功能损伤的程度似乎弱于半规管功能损伤的程度。因此,VEMP 仅提供支持信息,而不可作为 BVP 的诊断指标。

另外,在正常情况下 VEMP 的振幅范围很大,且在伴有眼偏斜的患者和老年人(>60 岁)中引出率下降。振幅除了受耳石器本身功能影响外还取决于以下因素:声音或振动到达耳石器的强度、记录电极放置的位置、肌肉收缩的强度(cVEMP)或垂直凝视的角度(oVEMP)。如此大的波动范围使有意义的 VEMP 振幅下限很难被定义,特别是在老年人中。因此,正常老年患者经常会出现 cVEMP 或 oVEMP 双侧振幅降低(甚至无法引出)。相比之下,VEMP 不对称比值能较可靠地解释单侧耳石器功能障碍。孤立性双侧耳石器功能异常的病例也偶见报道,如果没有耳石器功能检查,这些罕见的 BVP 病例可能被忽略。但孤立性 VEMP 异常需要与假阳性结果鉴别。综合以上因素,当 VEMP 异常时应根据其他测试结果谨慎解释。

(7) 视 - 眼动功能检查:扫视或跟踪的异常有助于鉴别诊断,特别是伴小脑损害的 BVP。

(8) 感觉统合测试(SOT):可提示 BVP 患者前庭脊髓反射通路受损情况,提供平衡三联中视觉、本体觉、前庭觉在维持平衡中发挥作用的比重,确定前庭功能是否异常及判断异常程度,可客观定量检测,但不能定侧。

表 14-2 BVP 相关检查

检查项目	诊断的必要检查	辅助检查	可床旁进行
Romberg 试验		✓	✓
头脉冲试验	✓(vHIT)		✓
动态视敏度检查		✓	✓
冷热试验	✓		
旋转试验		✓	
前庭诱发肌源性电位检查		✓	
视 - 眼动功能检查		✓	✓
感觉统合测试		✓	

5. 鉴别诊断　BVP 的鉴别诊断要点在于,区分引起振动幻视和姿势步态不稳的其他前庭疾病或非前庭疾病。需要与 BVP 鉴别的疾病详见表 14-3。

表 14-3 需与 BVP 进行鉴别的疾病或临床状况

不伴有 BVP 的小脑性共济失调
下跳性眼震综合征
功能性头晕:持续性姿势 - 知觉性头晕,恐惧性姿势性头晕,视觉诱发的头晕
单侧前庭病变
前庭抑制剂的使用
耳毒性或前庭毒性药物的使用
直立性震颤
视觉异常(振动幻视为著)
周围神经病
运动障碍疾病:帕金森病、非典型帕金森综合征、多系统萎缩
正常颅内压脑积水导致的中枢性步态异常、额叶步态异常疾病、多发性硬化等

五、治疗

总体来说,BVP 的治疗重点有以下几方面。

1. 首先要明确病因,积极治疗原发病,尽可能地促使前庭功能的康复。若能及时祛除病因,可以控制 BVP 的早期发展。例如,使用有效药物控制炎症和感染;早期监控、及时停用神经耳毒性药物;如果存在自身免疫病的临床表现或内耳组织抗体检测阳性,可尝试免疫治疗。

2. 早期诊断、早期预防进行性前庭功能丧失,严密观察和监测 BVP 的发展,尽可能地防止前庭功能障碍的进一步加重。注意患者是否存在 BVP 的病因以及可能演变成 BVP 的倾向性。一般而言,前庭功能受损后在 6 个月内可产生外周性前庭功能恢复,6 个月后恢复基本停止,继续恢复的可能性较低。要特别关注临床表现为一侧的单侧前庭疾病却出现双侧前庭功能都降低的患者,需在疾病早期阶段采取积极治疗措施,减少前庭功能继续丧失的趋势,保存和改善尚存的前庭功能,这是 BVP 的重要诊治环节。

3. 在 BVP 的治疗中避免使用前庭抑制类药物,如抗组胺类药物、三环类抗抑郁药、苯二氮䓬类药物等,此类药物会抑制前庭代偿机制,导致或加剧长期前庭功能障碍。

4. 多数 BVP 患者确诊较晚,虽然症状不严重,却可导致生活质量严重下降。因此,对患者的宣教十分必要,应向患者详细解释其病因、疾病类型、发病机制、症状发生原因、疾病过程及结果等,常仅通过充分的解释和宣教即可减轻患者的一些主观症状。

5. 前庭康复 不同于单侧前庭损害,BVP 患者一般不能自行建立前庭代偿。前庭康复可以显著改善双侧前庭功能低下症状,其主要机制为促进中枢代偿和视觉与本体觉的替代作用,从而加快对前庭功能丧失的适应。在《前庭康复治疗外周前庭功能低下的循证临床实践指南(2016)》中,有强有力的证据表明前庭康复治疗对 BVH 患者有显著且实质性益处。除特殊情况外,对于有症状的 BVP 患者(如头晕、平衡不良、振动幻视)或平衡障碍的患者,应给予前庭康复治疗。近来研究更支持了这一说法,传统的或虚拟现实环境下的前庭康复锻炼均有助于 BVP 患者的平衡功能康复。

BVP 患者前庭康复的主要原则:①由于 BVP 患者双侧前庭功能减弱,严重影响生活质量,存在跌倒风险,故康复治疗需尽早启动;②前庭康复训练应由简到繁,由慢到快,由小角度到大角度,康复期间通常不用前庭抑制剂,但可根据需要选用促进前庭代偿的药物;③由于 BVP 患者双侧前庭功能减弱或丧失,故其前庭康复方案以替代性前庭康复为主;④要耐心向患者和家属讲解前庭康复的意义,使其认识到前庭康复不是一般的体育锻炼，而是经过专业化设计的治疗方案。家属也要参与其中，给患者鼓励和做好康复过程中的保护。康复师或医师应结合视频给患者及其家属讲解每一项训练的要点和意义，使患者及其家属能够准确地掌握康复训练方法，并能坚持每日按要求训练。

6. 前庭电刺激　除了前庭康复外，前庭电刺激等技术的研发也为 BVP 的治疗提供了新思路。

前庭电刺激一直以来都被用于探究前庭系统复杂的功能以及它与人体步态、姿势的关系，其理论基础可能为外源性前庭电刺激信号传入中枢，参与并影响姿势调整的有关通路。前庭电刺激目前分为 3 种类型，分别是人工耳蜗电刺激、人工前庭电刺激以及前庭电流刺激。人工耳蜗电刺激是基于兴奋扩散的基础，耳蜗植入物的电流可以扩散到周围结构施加刺激。已有研究表明，人工耳蜗确实可以刺激前庭结构。据此提出了人工耳蜗电刺激用于治疗 BVP 的办法。而前庭植入电刺激是一种更直接的刺激方法，其概念建立在人工耳蜗植入技术和原理的基础之上。目前研究初步发现不同前庭植入物能够激活不同类型的前庭反射，其可行性与功能性尚在评估中。前庭电流刺激使用的是表面电极而不是植入式电极阵列。其缺点在于当电流通过皮肤、颅骨从一侧乳突传导至另一侧乳突时，电流刺激无法精确刺激到前庭。虽然目前前庭电刺激的 3 种类型都被证明是有效的，但多是基于实验室的数据，距离临床应用仍有较大距离。

六、现存问题与未来研究方向

1. 诊断标准的缺陷　巴拉尼协会于 2017 年提出的 BVP 诊断标准仍存在诸多缺陷，其中最大的问题在于前庭功能检查的选择与判定。目前临床上普遍采用的前庭功能检查中，大多都只能作为辅助确诊的工具，而一些必要检查却因各种因素导致判定标准存在差异，使得 BVP 的确诊存在不确定性。总体而言，专家委员会对于采用 vHIT 和冷热试验来检测外周前庭功能减退的病理值要求过于严格，被认为是确诊“极重度”BVP 的标准。而这两项结果轻度异常也有可能诊断 BVP。此外，由于目前还没有一个单独的试验能够充分评估所有前庭器官的功能，疾病分类面临着巨大挑战，BVP 临床亚型亦无法确定。基于 BVP 的定义，推测存在以下几种分类：半规管低频区与高频区功能损伤、水平或后半规管功能损伤和耳石器功能损伤，但目前尚不能明确双侧 10 个外周前庭终末器官是部分损伤或全部损伤。基于此，未来针对前庭功能检查还需要进行深入研究，以确定标准化的诊断方案，提高诊断的准确性与效率，同时完善疾病分型，为 BVP 发病机制的深入研究打下基石。

2. 基础研究有待深入　目前有关 BVP 的病因与发病机制仍不明确，并且相关遗传学假说更是迷雾重重。未来还需要在深入外周前庭终末器官功能的研究上，向上探索中枢与外周前庭病变的联系，向下挖掘前庭传出通路及其修复的生物学可能性。

3. 发展基层医疗，提高 BVP 康复的可及性　BVP 作为一种严重影响生活工作的慢性疾病，除去某些特殊病因，基本不可逆转，需要尽早治疗以防止前庭功能障碍的进一步加重，故及时确诊显得尤为重要。目前 BVP 的诊断依赖于冷热试验、vHIT 等前庭检查设备的使用，基层医院面临着缺乏设备导致误诊漏诊的窘境。巴拉尼协会于 2017 年 BVP 诊断标准中提出了“可能的 BVP”诊断，这将有助于基层医院的临床诊断工作，但前庭检查设备的普及仍是根本之道。其次，BVP 作为一种慢性病，需接受长期康复治疗以改善功能障碍，但 BVP 康复治疗在基层医院的开展仍处于空白阶段，亟待人才、场地和设备的投入。

4. 重视预防，开展多方位治疗　目前，治愈 BVP 是一项几乎不可能的任务，因此预防相较于治疗就更为重要。其中应重点关注耳毒性药物所致的前庭损伤，特别是氨基糖苷类药物，在使用时应把握严格的适应证及剂量，监测血药浓度。肾功能不全、高龄、具有家族性氨基糖苷抗生素耳毒性者都是高危人群。

其次耳毒性抗生素不应和其他耳毒性药物联合应用，如袢利尿药，可能增加潜在的内耳损伤概率。治疗方面除了夯实前庭康复在 BVP 治疗中的地位，还需要大力开展前庭电刺激的研究，明确其作用机制，不断完善新兴康复技术，使其能够早日投入临床应用。前庭康复联合药物治疗，多管齐下，为患者提供更加有效的个性化治疗方案，是临床实践努力的方向。

（聂国辉　吴沛霞）

参考文献

[1] 徐先荣，杨军．眩晕内科诊治和前庭康复．北京：科学出版社，2020.

[2] STRUPP M，KIM JS，MUROFUSHI T，et al. Bilateral vestibulopathy：diagnostic criteria consensus document of the classification committee of the Bárány Society.J Vestib Res，2017，27（4）：177-189.

[3] FISCHER CS，BAYER O，STRUPP M. Transient bilateral vestibular dysfunction caused by intoxication with low doses of styrene. Eur Arch Otorhinolaryngol，2014，271（3）：619-623.

[4] RUEHL RM，GUERKOV R. Amiodarone-induced gait unsteadiness is revealed to be bilateral vestibulopathy.Eur J Neurol，2017，24（2）：e7-e8.

[5] GÜERKOV R.Amiodarone：A newly discovered association with bilateral vestibulopathy.Front Neurol，2018（9）：119.

[6] CHANSKY PB，WERTH VP. Accidental hydroxychloroquine overdose resulting in neurotoxic vestibulopathy.BMJ Case Rep，2017，2017 ：bcr2016218786.

[7] ZINGLER VC，CNYRIM C，JAHN K，et al.Causative factors and epidemiology of bilateral vestibulopathy in 255 patients. Ann Neurol，2007，61（6）：524-532.

[8] ARBUSOW V，STRUPP M，DIETERICH M，et al. Serum antibodies against membranous labyrinth in patients with "idiopathic" bilateral vestibulopathy. J Neurol，1998，245（3）：132-136.

[9] GLUTH MB，BARATZ KH，MATTESON EL，et al.Cogan syndrome：a retrospective review of 60 patients throughout a half century. Mayo Clin Proc，2006，81（4）：483-488.

[10] KANG KW，LEE C，KIM SH，et al. Bilateral vestibulopathy documented by video head impulse tests in superficial siderosis.Otol Neurotol，2015，36（10）：1683-1686.

[11] MIGLIACCIO AA，HALMAGYI GM，MCGARVIE LA，et al. Cerebellar ataxia with bilateral vestibulopathy：description of a syndrome and its characteristic clinical sign. Brain，2004，127（Pt 2）：280-293.

[12] LUCIEER F，VONK P，GUINAND N，et al. Bilateral vestibular hypofunction：insights in etiologies，clinical subtypes，and diagnostics.Front Neurol，2016（7）：26.

[13] JEN JC.Genetics of vestibulopathies.Adv Otorhinolaryngol，2011（70）：130-134.

[14] ELSTNER M，SCHMIDT C，ZINGLER VC，et al.Mitochondrial 12S rRNA susceptibility mutations in aminoglycoside-associated and idiopathic bilateral vestibulopathy.Biochem Biophys Res Commun，2008，377（2）：379-383.

[15] WARD BK，AGRAWAL Y，HOFFMAN HJ，et al.Prevalence and impact of bilateral vestibular hypofunction：results from the 2008 US National Health Interview Survey.JAMA Otolaryngol Head Neck Surg，2013，139（8）：803-810.

[16] BRANDT T，DIETERICH M. The dizzy patient：don't forget disorders of the central vestibular system.Nat Neurol Rev，2017，13（6）：352-362.

[17] RINNE T, BRONSTEIN AM, RUDGE P, et al. Bilateral loss of vestibular function: clinical findings in 53 patients.J Neurol, 1998, 245 (6-7): 314-321.

[18] YOUNG AS, TAYLOR RL, MCGARVIE LA, et al. Bilateral sequential peripheral estibulopathy. Neurology, 2016, 86 (15): 1454-1456.

[19] FUJIMOTO C, KINOSHITA M, KAMOGASHIRA T, et al.Characteristics of vertigo and he affected vestibular nerve systems in idiopathic bilateral estibulopathy. Acta Otolaryngol, 2016, 136 (1): 43-47.

[20] GUINAND N, BOSELIE F, GUYOT JP, et al. Quality of life of patients with bilateral vestibulopathy.Ann Otol Rhinol Laryngol, 2012, 121 (7): 471-477.

[21] BRANDT T, ZWERGAL A, GLASAUER S.3-D spatial memory and navigation: functions and disorders.Curr Opin Neurol, 2017, 30 (1): 90-97.

[22] SMITH PF. The vestibular system and cognition.Curr Opin Neurol, 2017, 30 (1): 84-89.

[23] BRANDT T, SCHAUTZER F, HAMILTON D, et al.Vestibular loss causes hippocampal atrophy and impaired spatial memory in humans. Brain, 2005, 128 (Pt 11): 2732-2741.

[24] VITAL D, HEGEMANN SC, STRAUMANN D, et al.A new dynamic visual acuity test to assess peripheral vestibular function.Arch Otolaryngol Head Neck Surg, 2010, 136 (7): 686-691.

[25] HALMAGYI GM, CURTHOYS IS. A clinical sign of canal paresis.Arch Neurol, 1988, 45 (7): 737-739.

[26] YIP CW, GLASER M, FRENZEL C, et al.Comparison of the bedside head-impulse test with the video head-impulse test in a clinical practice setting: a prospective study of 500 outpatients.Front Neurol, 2016 (7): 58.

[27] WEBER KP, AW ST, TODD MJ, et al. Head impulse test in unilateral vestibular loss: vestibulo-ocular reflex and catch-up saccades. Neurology, 2008, 70 (6): 454-463.

[28] TJERNSTROM F, NYSTROM A, MAGNUSSON M.How to uncover the covert saccade during the head impulse test.Otol Neurotol, 2012, 33 (9): 1583-1585.

[29] GUINAND N, PIJNENBURG M, JANSSEN M, et al. Visual acuity while walking and oscillopsia severity in healthy subjects and patients with unilateral and bilateral vestibular function loss.Arch Otolaryngol Head Neck Surg, 2012, 138 (3): 301-306.

[30] FIFE TD, TUSA RJ, FURMAN JM, et al.Assessment: vestibular testing techniques in adults and children: report of the therapeutics and technology assessment subcommittee of the American Academy of Neurology.Neurology, 2000, 55 (10): 1431-1441.

[31] HAIN TC, CHERCHI M, YACOVINO DA.Bilateral vestibular loss. Semin Neurol, 2013, 33 (3): 195-203.

[32] HERDMAN SJ, TUSA RJ, BLATT P, et al. Computerized dynamic visual acuity test in the assessment of vestibular deficits.Am J Otol, 1998, 19 (6): 790-796.

[33] WIT HP, SEGENHOUT JM.Caloric stimulation of the vestibular system of the pigeon under minimal influence of gravity.Acta Otolaryngol (Stockh), 1988, 105 (3-4): 338-342.

[34] MINOR LB, GOLDBERG JM.Influence of static head position on the horizontal nystagmus evoked by caloric, rotational and optokinetic stimulation in the squirrel monkey.Exp Brain Res, 1990, 82 (1): 1-13.

[35] SCHERER H, CLARKE AH.The caloric vestibular reaction in space. Physiological considerations.Acta Otolaryngol, 1985, 100 (5-6): 328-336.

[36] DELLASANTINA CC, POTYAGAYLO V, MIGLIACCIO AA.et al. Orientation of human semicircular canals measured by three-dimensional multiplanar CT reconstruction.J Assoc Res Otolaryngol, 2005, 6 (3): 191-206.

[37] VAN DER STAPPEN, WUYTS FL, VAN DE HEYNING PH.Computerized electronystagmography: normative data

revisited. Acta Otolaryngol, 2000, 120(6): 724-730.

[38] MAES L, DHOOGE I, DE VE, et al. Water irrigation versus air insufflation: a comparison of two caloric test protocols. Int J Audiol, 2007, 46(5): 263-269.

[39] GONCALVES DU, FELIPE L, LIMA TM. Interpretation and use of caloric testing. Braz J Otorhinolaryngol, 2008, 74(3): 440-446.

[40] SILLS AW, BALOH RW, HONRUBIA V. Caloric testing 2. results in normal subjects. Ann Otol Rhinol Laryngol Suppl, 1977, 86(5 Pt 3 Suppl 43): 7-23.

[41] BRUNER A, NORRIS TW. Age-related changes in caloric nystagmus. Acta Otolaryngol Suppl, 1971(282): 1-24.

[42] MALLINSON AI, LONGRIDGE NS. Caloric response does not decline with age. J Vestib Res, 2004, 14(5): 393-396.

[43] ZINGLER VC, WEINTZ E, JAHN K, et al. Saccular function less affected than canal function in bilateral vestibulopathy. J Neurol, 2008, 255(9): 1332-1336.

[44] EVIATAR. The torsion swing as a vestibular test. Arch Otolaryngol, 1970, 92(5): 437-444.

[45] BALOH RW, SILLS AW, HONRUBIA V. Impulsive and sinusoidal rotatory testing: a comparison with results of caloric testing. Laryngoscope, 1979, 89(4): 646-654.

[46] VANDEBERG R, GUINAND N, GUYOT JP, et al. The modified ampullar approach for vestibular implant surgery: feasibility and its first application in a human with a long-term vestibular loss. Front Neurol, 2012(3): 18.

[47] MAES L, DHOOGE I, DE VE, et al. Normative data and test-retest reliability of the sinusoidal harmonic acceleration test pseudorandom rotation test and velocity step test. J Vestib Res, 2008, 18(4): 197-208.

[48] MOLLER C, ODKVIST L, WHITE V, et al. The plasticity of compensatory eye movements in rotatory tests. Ⅰ. The effect of alertness and eye closure. Acta Otolaryngol, 1990, 109(1-2): 15-24.

[49] WALL C, BLACK FO, HUNT AE. Effects of age, sex and stimulus parameters upon vestibulo-ocular responses to sinusoidal rotation. Acta Otolaryngol Stockh, 1984, 98(3-4): 270-278.

[50] BARNES GR. Visual-vestibular interaction in the control of head and eye movement: the role of visual feedback and predictive mechanisms. Prog Neurobiol, 1993, 41(4): 435-472.

[51] AGRAWAL Y, BREMOVA T, KREMMYDA O, et al. Semicircular canal, saccular and utricular function in patients with bilateral vestibulopathy: analysis based on etiology. J Neurol, 2013, 260(3): 876-883.

[52] BRANTBERG K, LOFQVIST L. Preserved vestibular evoked myogenic potentials (VEMP) in some patients with walking-induced oscillopsia due to bilateral vestibulopathy. J Vestib Res, 2007, 17(1): 33-38.

[53] CHIAROVANO E, ZAMITH F, VIDAL PP, et al. Ocular and cervical VEMPs: a study of 74 patients suffering from peripheral vestibular disorders. Clin Neurophysiol, 2011, 122(8): 1650-1659.

[54] CURTHOYS IS, MANZARI L. Otolithic disease: clinical features and the role of vestibular evoked myogenic potentials. Semin Neurol, 2013, 33(3): 231-237.

[55] STRUPP M, FEIL K, DIETERICH M, et al. Bilateral vestibulopathy. Handb Clin Neurol, 2016(137): 235-240.

[56] WHITNEY SL, ALGHADIR AH, ANWER S. Recent evidence about the effectiveness of vestibular rehabilitation. Curr Treat Options Neurol, 2016, 18(3): 13.

[57] GUINAND N, VAN DE BERG R, CAVUSCENS S, et al. Vestibular implants: 8 years of experience with electrical stimulation of the vestibular nerve in 11 patients with bilateral vestibular loss. ORL J Otorhinolaryngol Relat Spec, 2015, 77(4): 227-240.

[58] WUEHR M, NUSSER E, DECKER J. Noisy vestibular stimulation improves dynamic walking stability in bilateral vestibulopathy. Neurology, 2016, 86(23): 2196-2202.

[59] STEPHAN T, HUFNER K, BRANDT T. Stimulus Profile and modeling of continuous galvanic vestibular stimulation functional magnetic resonance imaging. Ann N Y Acad Sci, 2009 (1164): 472-475.

[60] CHANG CM, YOUNG YH, CHENG PW. Age-related changes in ocular vestibular-evoked myogenic potentials via galvanic vestibular stimulation and bone-conducted vibration modes. Acta Otolaryngol, 2012, 132 (12): 1295-1300.

[61] SLUYDTS M, CURTHOYS I, VANSPAUWEN R, et al. Electrical vestibular stimulation in humans: a narrative review. Audiol Neurootol, 2020, 25 (1-2): 6-24.

第十五章 前庭阵发症

一、概述

1. 定义 前庭阵发症(vestibular paroxysmia,VP)是外周性眩晕的一种,以反复发作的短暂性眩晕为主要表现,常伴姿势步态不稳、耳鸣等表现。其病因和发病机制不明,可能与血管压迫前庭蜗神经有关。

2. 流行病学 目前,国内外尚无系统的 VP 流行病学资料。有报道显示,在 18~79 岁的成年人中,眩晕的终身患病率约为 7%;Brandt 等报道 VP 在头晕专病门诊中占 3.2%;Hufner 等报道 VP 约占头晕门诊的 4%。上述报道既包括确定的 VP,也包括可疑的 VP。另有报道称,VP 在周围性眩晕的致病原因中位列第 5,发病率约占头晕和眩晕门诊患者的 3.9%,但由于临床上对其认识不足,易误诊为良性阵发性位置性眩晕、梅尼埃病、前庭性偏头痛等其他以发作性眩晕为主要表现的疾病。

3. 诊断和治疗中明确及有争议的观点

(1) 前庭阵发症诊断中确定的观点:目前 VP 的诊断基本基于症状,而非客观检查。根据最新诊疗标准,VP 分为确定诊断 VP 和可能诊断 VP。确定诊断 VP:①至少 10 次自发性旋转或非旋转性眩晕发作;②持续时间小于 1min;③特定患者的刻板现象学;④卡马西平 / 奥卡西平治疗有效;⑤不能更好地用另一种诊断解释。可能诊断 VP:①至少 5 次旋转性或非旋转性眩晕发作;②持续时间不超过 5min;③自发发生的或由某些头部运动引起;④特定患者的刻板现象学;⑤不能更好地用另一种诊断解释。

(2) 前庭阵发症诊断中有争议的观点:虽然神经血管相互压迫是 VP 的病因已被大多数学者接受,但神经血管相互压迫现象在正常人群中亦存在,而发病人数却很少,此现象的原因目前尚不清楚。

辅助检查在 VP 的诊断中也存在争议,尤其是 MRI 的三维稳态构成干扰序列(three dimensional constructive inference insteady state,3D-CISS)。MRI 在识别患侧中的作用还有待进一步评估。

(3) 前庭阵发症治疗中确定的观点:VP 的内科治疗即药物治疗仍是一线推荐,卡马西平为首选用药,卡马西平不耐受的患者可选用奥卡西平、加巴喷丁、丙戊酸或苯妥英钠。

对于药物治疗效果不佳者或有药物禁忌且症状较重者,可以选择手术治疗。可选用的手术方式为微血管减压术、前庭神经切断术。

(4) 前庭阵发症治疗中有争议的观点:在 VP 的保守治疗方面,治疗 VP 的药物种类较多,虽然卡马西平为首选用药已被认可,但其治疗剂量尚无定论,迄今为止没有一个被广泛接受的药物治疗标准。在 VP 的外科治疗方面,微血管减压术虽然是最常用的外科治疗方法之一,但对于其适应证一直存在争议。

二、诊疗历史

1975 年,Jannetta 及其同事描述了有第Ⅷ对脑神经功能异常症状的患者,其前庭耳蜗神经受到血管交叉压迫,神经外科医生在病理生理学、受压区和第Ⅷ对脑神经减压治疗等方面进一步诠释了这一现象。

1984 年,Jannetta 及其同事将其称为“致残性体位性眩晕”,从临床角度来看,这是一种异质性眩晕综合征,包括症状持续时间不同(从数秒到数天)、不同的特征(旋转性眩晕、头晕或步态不稳定),以及不同的伴随症状。

1986 年，Jannetta 及其同事报道了 26 例患者行微血管减压术治疗前庭阵发症，有 16 例受益。这些结果得到了更大样本组（41 例患者）资料的证实，患者治疗的成功率为 73%~80%。由于缺乏能够令人完全信服的手术疗效证据，手术治疗并未被广泛认可。

1994 年，该疾病才被 Brandt 正式命名为前庭阵发症（VP）。

2008 年，Hufner 等提出应用卡马西平及奥卡西平治疗前庭阵发症，目前已经成为治疗该疾病的一线用药。

三、病因和发病机制

很多学者认为前庭阵发症的病因为前庭耳蜗神经受到周围血管的压迫。桥小脑角的动脉或罕见的静脉是引起节段性、压力性第Ⅷ对脑神经功能障碍的病理生理原因。与三叉神经痛一样，这些症状是由血管直接的搏动压迫导致局部脱髓鞘，邻近轴突之间的神经冲动发生短路或假突触而引发。

四、病理生理机制

前庭阵发症的病理生理机制错综复杂，争议很大，受多种因素的影响。目前包括外周假说和中枢假说，尚无一种权威性理论。

1. 外周假说　Jannetta 推测 VP 的发病机制与三叉神经痛类似，系血管压迫神经（neurovascular compression，NVC）后使局部神经脱髓鞘，产生异位冲动，相邻神经纤维间产生短路或假突触形成，致使动作电位在相邻神经间过度传递，神经冲动过度释放，引起眩晕症状。Sirikci 认为，血管压迫脑神经可能是由于随着年龄的增长，动脉硬化使血管壁变得越来越厚，逐渐变僵硬，或是由于年龄的增长，脑脊液总量增加以及脑萎缩使得脑神经更加伸展，导致先前分离的血管与神经发生接触。Jannetta 发现，许多有三叉神经痛和偏侧面肌痉挛（hemifacial spasm，HFS）典型症状的年轻人，虽然无动脉和神经被牵拉延长的迹象，但是通过受累神经的血管减压，症状也可以完全缓解；但 Moller 认为 NVC 非常常见，很多正常人检查时也会发现有 NVC，他们既无症状也无体征，提示这可能是桥小脑角正常解剖的一部分，不能仅凭 NVC 来诊断前庭阵发症。

2. 中枢假说　很多学者发现，在三叉神经和面神经与血管走行密切的个体中，大约 70% 的人无任何症状。有学者认为，血管与神经之间的接触只有发生在脑神经根进入脑干区才会引起显著的临床症状。研究提示，中枢段脑神经结构性能稳定性较差，该区域的血管压迫才会与临床症状有关，只有极少数的脑神经颅外段受压能引起症状。这些学者认为，病变部位在脑神经核内，由于该病损的存在，直接使局部兴奋性增加，或者丘脑 - 皮质投射水平或皮质水平功能障碍使传出抑制减弱而导致局部兴奋性增加，从而引起了临床症状。不同个体的脑神经中枢段长度不同，其中枢段的长度与相关的微血管压迫综合征的发病率相关。由于前庭耳蜗神经的中枢段是所有脑神经中最长的，所以前庭耳蜗神经压迫综合征的发病率应该是所有 NVC 综合征中最高的，为（8~9）/10 万。

关于 VP 的病理生理机制，“外周假说”和“中枢假说”孰对孰错仍有争议。Adams 甚至推断 NVC 与患者的症状毫无关联。总体来说，“双重病理学说”可能是对各种概念、争论最好的解答。外周的 NVC 似乎是定义 NVC 综合征各种症状的必要因素，中枢病理改变造成中枢神经核内兴奋性过高或对脑神经核抑制投射的减少似乎对发病也必不可少。此外，单纯的血管与神经接触并不足以诱发疾病，一些未知的因素可能改变了膜电位或隐藏了神经的损伤。动物实验已经表明，长时间神经直接压迫或神经血管压迫造成的缺血，均可导致神经轴突去极化及传导受阻；短时间机械压迫造成的局部神经缺血可以诱发异位放电；这两种机制均很好地解释了发生在同一根神经内的兴奋性过高和过低的现象。

五、诊断

1. 诊断依据 前庭阵发症的诊断缺乏特异性，一般在具有该疾病临床表现及相关辅助检查结果的基础上排除其他疾病，才可做出诊断。

(1) 临床表现

1) 发作性眩晕：多为反复发作的旋转性或非旋转性眩晕，持续数秒至数分钟，可自发发作，也可由头位或身体位置变化引起。

2) 伴随症状：包括耳鸣(28%)、耳内或耳周压痛 / 麻木(25%)、轻微头痛或头部压痛、头针刺感(22%)，但这些症状并没有特异性。

(2) 辅助检查：前庭阵发症的诊断尚缺乏特异的检查方法，多数学者认为应该将临床表现与电生理学检查相结合来诊断此病。

1) 专科检查：耳镜检查耳郭、外耳道，鼓膜正常。

2) 听力学检查：包括纯音测听、鼓室导抗、听性脑干反应（ABR）等，可检测听觉功能的变化。

Hüfner 等报道了 32 例前庭阵发症患者中 ABR 异常率达 86%。国内文献报道，VP 患者 ABR 异常率高达 78.4%，以Ⅰ~Ⅲ波峰间期延长为主。Ⅰ~Ⅲ波峰间期延长或其耳间差延长均提示蜗神经受累；且病程越长，Ⅰ~Ⅲ波峰间期及其耳间差延长越明显，蜗神经损害越不可逆。VP 患者也可出现Ⅱ波延迟。临床报道电测听发现听觉减退为 46.7%~85%，但听力损害程度通常不重。

3) 前庭功能检查：通过眼震电图评估视眼动通路功能（包括扫视、平滑追踪、视动、凝视眼震）及前庭眼动通路功能（包括冷热试验、旋转试验等），还有自发性眼震、位置试验、头脉冲试验、前庭诱发肌源性电位（VEMP）等检查。有研究显示眼震电图中 VP 患者异常率为 62.1%，约 10% 的患者在冷热试验中表现为前庭功能反应过度敏感。前庭诱发肌源性电位的异常率约为 55%。

4) 影像学检查：CT 对于 VP 诊断意义不大，而 MRI 对诊断和鉴别诊断意义较为重要，特别是 MRI 的三维稳态构成干扰序列(3D-CISS) 或三维稳态进动快速成像序列(three-dimentional fast imaging employing steady-state acquisition，3D-FIESTA)，三维时间飞跃法成像序列 MR 血管造影术，可以发现神经血管交互压迫(neurovascular cross-compression，NVCC)，表现为血管与神经之间无脑脊液影像。在一项涉及 3~2 位前庭阵发症患者的研究中，发现 95% 的患者前庭耳蜗神经终端区的神经血管压迫。因此，高分辨率 MRI 伴脑干 3D-CISS 序列可为诊断提供支持。此外，头颅 MRI 要排除桥小脑角占位、蛛网膜囊肿、长基底动脉变异、多发性硬化症中的脑干斑块或其他的脑干病变。

2. 鉴别诊断

(1) 良性阵发性位置性眩晕(BPPV)：是临床上最常见的眩晕类型，常由耳石脱落进入半规管引起，一般在卧位起身或坐位躺下、左右翻身时出现眩晕发作伴有恶心、呕吐，改变体位可减轻眩晕，眩晕常持续数秒至 1min，常伴眼震。发作具有适应性，反复发作可使眩晕减轻，眼震持续时间缩短。发作间期行 Dix-Hallpike 试验，Roll 试验等变位试验可诱发发作。

(2) 梅尼埃病：病因不明，病理表现为膜迷路积水，主要表现为反复眩晕发作，每次持续 20min~12h，常伴耳鸣、听力下降；无明显诱因，近 10% 的患者有家族史；眩晕发作期间患者均有自发病理性眼震，88% 的患者听力下降，大部分患者伴姿势不稳；发作间期检查患耳听力下降，平均下降 50dB，48%~74% 的患者患耳前庭功能减退。行内耳钆造影 MRI 可发现膜迷路积水征。

(3) 前庭性偏头痛：目前病因尚不明确。主要表现为发作性眩晕，常持续 5min~72h，发作 5 次以上，常伴姿势步态不稳、有偏头痛病史。眩晕可与头痛同时或不同时发作、常伴畏光、畏声、视觉先兆等。可由睡眠不规律、饮酒、特殊的食物等诱发。少部分患者可伴有反复的低频听力下降，大多数患者不伴明显的听力及前庭功能减退的表现。

3. 前庭阵发症诊断标准的修订

(1) 1994 年 Brandt 等第一次提出了 VP 的诊断标准：①短暂的旋转性眩晕发作，持续数秒到数分钟；②发作常由特定的头位引发；③发作期间或持续性听力下降或耳鸣；④前庭功能试验无异常；⑤卡马西平治疗有效。

(2) 2008 年 Hüfner 等在 Brandt 诊断标准的基础上，增加磁共振发现神经血管交互压迫现象及过度换气试验诱发眼震等标准，提出新的诊断标准。

至少 5 次眩晕发作，每次发作具有以下特点：

1) 未经治疗，眩晕发作持续数秒至数分钟。

2) 眩晕在静息时发作或某种头位或体位时发作。

3) 眩晕发作时至少具备以下 1 个特点：①无伴随症状；②姿势不稳；③步态不稳；④单侧耳鸣；⑤单侧耳闷或耳周麻木感；⑥单侧听力下降。

4) 至少具备以下 1 项：①桥小脑角区 MRI 平扫提示 NVCC；②过度换气试验诱发眼震；③眼震电图随访发现前庭功能不足加重；④抗癫痫药治疗有效。

5) 排除其他疾病或上述症状用其他疾病无法解释。

(3) 2015 年巴拉尼协会分类委员会（CCBS）制定了前庭阵发症诊断标准，内容如下：

1) 前庭阵发症的诊断标准（需同时满足以下条件）：①至少 10 次自发性旋转或非旋转性眩晕发作；②持续时间小于 1min；③特定患者的固定型表现；④卡马西平 / 奥卡西平治疗有效；⑤不能更好地用另一种诊断解释。

2) 前庭阵发症可疑诊断（需同时满足以下条件）：①至少 5 次旋转性或非旋转性眩晕发作；②持续时间不超过 5min；③自发发生的或由某些头部运动引起；④症状刻板；⑤不能更好地用另一种诊断解释。

4. 笔者对诊断标准的评价　笔者建议采用 2015 年由巴拉尼协会分类委员会（CCBS）制定的前庭阵发症诊断标准，该标准是基于对当前最佳科学证据的严格评估而制定。这个诊断标准是实用的，可以应用于世界各个国家，尤其适用于没有实验室检查的国家。

5. 诊断中明确和有争议的观点

(1) 确定的观点：目前前庭阵发症的诊断基本基于症状，而非客观检查。根据最新诊断标准，前庭阵发症分为确定诊断和可能诊断。对于反复发作的短暂的自发性旋转或非旋转性眩晕，患者症状固定，卡马西平 / 奥卡西平治疗有效，又排除其他诊断，可做出 VP 的相应诊断。

(2) 有争议的观点：虽然神经血管交互压迫是前庭阵发症的病因已被很多学者接受，但神经血管交互压迫现象在正常人群中亦存在，而发病人数却很少，此现象的原因目前尚不清楚。Sbarbati 等认为，只有血管压迫前庭蜗神经的转换区才会出现压迫表现，而压迫其他部位则不会出现。Kuroki 等认为，神经的早期轻微受损是发病的一个重要因素，在此基础上若有血管的压迫，才会导致症状出现。因此，前庭阵发症的病因和发病机制仍是有争议的话题。

辅助检查在前庭阵发症诊断中的应用也存在争议，尤其是 MRI 的三维稳态构成干扰序列（3D-CISS）。MRI 在识别患侧中的作用还有待进一步评估。在一项 32 例 VP 患者的研究中，95% 的患者被检测到第Ⅷ对脑神经的神经血管压迫，42% 的患者被检测到双侧神经血管压迫。在另一项对 20 例 VP 患者的研究中，所有患者都发现了第Ⅷ对脑神经的神经血管压迫，但在 7 位对照组中也发现了同样的表现。因此，MRI 中的异常发现是否可以作为诊断的依据依然未能达成一致意见。

六、治疗

前庭阵发症目前主要的治疗方式为内科药物治疗、前庭康复治疗，治疗无效或不适合时可选择手术治疗。

1. 内科药物治疗　首选药物为卡马西平，初始剂量为每次100~200mg，3次/d，或者200~600mg/d。对于卡马西平不耐受的患者可以选用奥卡西平，也可选用加巴喷丁、丙戊酸或苯妥英钠。有文献显示，卡马西平和奥卡西平的平均最大剂量分别为600mg/d和900mg/d。而在Hüfuer的研究中，药物剂量相对较大，卡马西平为100~1 000mg/d或奥卡西平300~1 500mg/d，还有1例患者应用了30mg的巴氯芬。结果显示，应用这些药物后，患者的眩晕发作频率降低到治疗前的10%（在发作频率的控制方面，卡马西平较奥卡西平差，控制率分别为12.05%和3.19%），发作强度降低到15.07%，发作持续时间降低到10.81%，且没有明显不良反应。但国内有报道称，对20例VP患者应用卡马西平（0.1g/次，3次/d）治疗1个月后，患者的症状即有明显改善，随后的2个月疗效无明显改变，提示使用时间延长对眩晕发作频率及发作程度无显著影响，其中有3例产生不良反应（15%），但均反应轻微，不适感会逐渐消失，不影响治疗，但需要警惕小部分患者使用卡马西平后出现严重过敏反应导致剥脱性皮炎的可能。此外，也有报道称卡马西平/奥卡西平与倍他司汀联合应用可取得更好疗效，但尚缺乏大规模随机对照试验的数据支持。

2. 手术治疗　对于药物治疗效果不佳者或有药物禁忌且症状较重者，可以选择手术治疗。目前最常见的手术方式为微血管减压术，另外还包括前庭神经切断术。

McCabe等对8例有VP症状的患者行前庭神经切断术，随访3个月~7年，有7例患者症状缓解，1例手术失败，但该患者在疾病复发前症状控制良好，再次行颅后窝探查发现血管袢压迫了传入神经的残留部分，行第Ⅷ对脑神经截除术后症状缓解。Moller等对207例VP患者行显微血管减压术（microvascular decompression，MVD），结果显示MVD是治疗VP患者的有效办法。MVD治疗VP患者眩晕的成功率与治疗偏侧面肌痉挛（HFS）、三叉神经痛（trigeminal neuralgia）相仿，可达到80%以上。

3. 前庭康复治疗　前庭康复训练是一种治疗前庭系统疾病的物理疗法，包括运动时的姿势和平衡训练、眼-头协调定向训练和诱发头晕症状的习服训练，应根据患者的诊断和评估结果制订全面的前庭康复计划，并且定期修改训练方案以逐步提高训练难度。

Hillier等通过对前庭康复组与非前庭康复组的疗效对比，认为前庭康复训练对前庭功能减退患者是一种安全、有效的治疗方法，对控制眩晕、改善平衡、增加凝视稳定性有极大的帮助。Yardley等也证实前庭康复训练对平衡障碍患者的治疗具有较好的临床疗效。它能够减轻前庭功能受损引起的症状，对单侧或双侧前庭功能减退均有效。

尽早应用于前庭系统疾病的治疗可加速前庭代偿、缓解症状，目前前庭康复训练由于其无创性、高效性、稳定性而逐渐受到青睐。

4. 最新指南建议、最新指南修订的关键点　由于前庭阵发症目前仅有小样本病例和个案报道，被认为是一种罕见病，故至今还没有统一的治疗指南发布。

2015年巴拉尼协会分类委员会发布的前庭阵发症的诊断标准指南中的治疗方法如下：

（1）药物治疗：应用低剂量卡马西平（200~800mg/d）或奥卡西平（300~900mg/d）进行试验性治疗通常是有效的。而且药物治疗有效，进一步支持VP的确定性诊断。但药物治疗有效对VP诊断的确切特异性尚需进一步研究。一项对32例患者接受卡马西平或奥卡西平治疗的研究表明，在服药的3年期间，VP发作频率已显著且持续下降至治疗前的10%，发作强度及持续时间也明显下降。

（2）外科治疗：虽然已有部分手术治疗成功的案例和临床证据充足的个案报道，但是对上述药物治疗有效但不能耐受的VP患者，即使病变侧别明确，在选择微血管减压术时仍须慎重，因为在术中或术后发生的血管痉挛有导致脑干梗死的风险。

5. 笔者对治疗的评价 目前，临床首选的药物是卡马西平，对于卡马西平不耐受的患者可以选用奥卡西平，也可选用加巴喷丁、丙戊酸、倍他司汀或苯妥英钠。应用这些药物后患者的眩晕发作频率、发作强度及发作持续时间都明显下降，且没有明显不良反应。

手术不作为首选治疗，仅适用于药物治疗效果不佳或有药物禁忌且症状较重者，最常用的手术方式为微血管减压术。但由于其术中术后血管痉挛发生率高达3%~5%，有导致脑干梗死的风险，且很难足够充分确定患侧，手术适应证应慎重选择。

此外，前庭康复训练尽早应用于前庭系统疾病的治疗，可加速前庭代偿、缓解症状，目前在前庭阵发症的治疗中起到了越来越重要的作用。

6. 前庭阵发症治疗的争议

（1）前庭阵发症治疗中确定的观点：前庭阵发症的内科治疗即药物治疗仍是一线推荐，卡马西平为首选用药，卡马西平不耐受的患者可选用奥卡西平、加巴喷丁、丙戊酸或苯妥英钠。对于药物治疗效果不佳者或有药物禁忌且症状较重者，可以选择手术治疗。可选用的手术方式为微血管减压术、前庭神经切断术。

（2）前庭阵发症治疗中有争议的观点：在前庭阵发症的保守治疗方面，治疗前庭阵发症的药物种类较多，虽然卡马西平为首选用药已被认可，但其治疗剂量尚无定论，迄今为止没有一个被广泛接受的药物治疗标准。

在前庭阵发症的外科治疗方面，微血管减压术虽然是最常用的外科治疗方法之一，但是一直存在争议。Moller等建议应该早期行MVD，因为随着眩晕病史的延长，患者的听力亦更加趋于受累，而且一旦听力受累，行MVD并不能使患者的听力改善，为避免前庭功能及听力的永久性损害，一旦发现受累神经与血管交互压迫，就应该尽早行MVD。但也有人持反对观点，认为术中、术后可能会发生血管痉挛（发生率高达3%~5%），由此有导致脑干梗死的风险；另外，很难足够充分确定患侧；仍应该慎重选择微血管减压术。

七、展望

前庭阵发症是一种发病机制不明的复杂疾病，临床表现多样，临床诊断缺乏“金标准”，治疗方法多样却无特效的手段。这是目前前庭阵发症诊断和治疗的困难与现状。

在前庭阵发症的机制研究方面尚未取得明确性和突破性进展，随着磁共振成像技术的发展，关于前庭阵发症发病机制和病因的研究越来越深入。目前该技术在临床上应用时间尚短，缺乏长期、大规模的临床研究和随访数据，现有报道显示没有确切证据证明影像学显示的前庭耳蜗神经病变和神经血管压迫与前庭阵发症有密切关系，笔者期待通过MRI的三维稳态构成干扰序列（3D-CISS）去进一步阐述神经血管压迫在前庭阵发症发生发展中的作用和意义，为未来前庭阵发症的诊治提供更精准和个体化的治疗方案。

在前庭阵发症的诊治研究上，如何能提高诊断的准确性、最大程度控制症状，减缓病情发展是目前摆在临床医生面前的一系列问题。随着近年来药物治疗、手术治疗等的应用，如何进行大规模、随机、对照研究从而得出最优的前庭阵发症的临床治疗方案也是一线医生面临的共同课题。

（王 璟 高英琦）

参考文献

[1] 折霞,陈丽,汤敏,等.MRI 高分辨神经血管成像在前庭阵发症中的应用.影像诊断与介入放射学,2018,27(3):190-193.

[2] 卢伟,范凯慧,孙淑萍.前庭阵发症.听力学及言语疾病杂志,2015,23(3):330-334.

[3] 李慧,刘春岭.前庭阵发症.国际神经病学神经外科学杂志,2014,41(2):160-163.

[4] 刘洪宇,苏永进.前庭阵发症的临床研究进展.临床医学,2017,37(8):121-123.

[5] BAYER O,BREMOVA T,STRUPP M,et al. A randomized double-blind,placebo-controlled,cross-over trial (Vestparoxy) of the treatment of vestibular paroxysmia with oxcarbazepine. J Neurol,2018,265(2):291-298.

[6] YI C,WENPING X,HUI X,et al. Efficacy and acceptability of oxcarbazepine vs. carbamazepine with betahistine mesilate tablets in treating vestibular paroxysmia:a retrospective review. Postgrad Med,2016,128(5):492-495.

[7] BEST C,GAWEHN J,KRAMER H,et al.MRI and neurophysiology in vestibular paroxysmia:contradiction and correlation. J Neurol Neurosurg Psychiatry,2013,84(12):1349-1356.

[8] STRUPP M,ELGER C,GOLDSCHAGG N. Treatment of vestibular paroxysmia with lacosamide. Neurol Clin Pract,2019,9(6):539-541.

[9] BRANDT T,STRUPPM,DIETERICH M. Vestibular paroxysmia:a treatable neurovascular cross-compression syndrome. J Neurol,2016,263(Suppl 1):S90-S96.

[10] HUFNER K,BARRESI D,GLASER M,et al. Vestibular paroxysmia:diagnostic features and medical treatment. Neurology,2008,71(13):1006-1014.

[11] NEUHAUSER HK,RADTKE A,VON BM,et al. Burden of dizziness and vertigo in the community.Arch Intern Med,2008,168(19):2118-2124.

[12] BRANDT T,STRUPP M.Migraine and vertigo:classification,clinical features,and special treatment considerations. Headache Currents,2006,3(1):12-19.

[13] JANNETTA PJ,MOLLER MB,MOLLER AR.Disabling positional vertigo.N Engl J Med,1984,310(26):1700-1705.

[14] SIRIKCI A,BAYAZIT Y,OZER E,et al.Magnetic resonance imaging based classification of anatomic relationship between the cochleovestibular nerve and anterior inferior cerebellar artery in patients with non-specific neuro-otologic symptoms.Surg Radiol Anat,2005,27(6):531-535.

[15] JANNETTA PJ.Hemifacial spasm:treatment by posterior fossa surgery.J Neurol Neurosurg Psychiatry,1983,46(5):465-466.

[16] MØLLER AR.Vascular compression of cranial nerves:Ⅱ:pathophysiology. Neusol Res,1999,21(5):439-443.

[17] JANNETTA PJ,ABBASY M,MAROON JC,et al. Etiology and definitive microsurgical treatment of hemifacial spasm. Operative techniques and results in 47 patients. J Neurosurg,1977,47(3):321-328.

[18] MATSUSHIMA T,INOUE T,FUKUI M. Arteries in contact with the cisternal portion of the facial nerve in autopsy cases:microsurgical anatomy for neurovascular decompression surgery if hemifacial spasm.Surg Neurol,1990,34(2):87-93.

[19] HAMLYN PJ,KING TT. Neurovascular compression in trigeminal neuralgia:a clinical and anatomical study. J Neurosurg,1992,76(6):948-954.

[20] DE RIDDER D,MOLLER A,VERLOOY J,et al. Is the root entry/exit zone important in microvascular compression

syndromes? Neurosurgery, 2002, 51(2): 427-433.

[21] RYU H, YAMAMOTO S, SUGIYAMA K, et al. Hemifacial spasm caused by vascular compression of the distal portion of the facial nerve. Report of seven cases. J Neurosurg, 1998, 88(3): 605-609.

[22] LANG J. Anatomy, length and blood vessel relations of "central" and "peripheral" paths of intracisternal cranial nerves. Zentralbl Neurochir, 1982, 43(3): 217-258.

[23] ADAMS CB. Microvascular compression: an alternative view and hypothesis. J Neurosurg, 1989, 70(1): 1-12.

[24] DAHLIN LB. Effects of nerve compression or ischaemia on conduction properties of myelinated and nonmyelinated nerve fibres. An experimental study in the rabbit common peroneal nerve. Acta Physiologica Scandinavica, 1989, 136 : 97-105.

[25] SUGAWARA O, ATSUTA Y, IWAHARA T, et al. The effects of mechanical compression and hypoxia on nerve root and dorsal root ganglia. An analysis of ectopic firing using an in vitro model. Spine (Phila Pa 1976), 1996, 21(18): 2089-2094.

[26] TANG CT, BAIDYA NB, AMMIRATI M. Endoscope-assisted neurovascular decompression of the trigeminal nerve: a cadaceric study. Neurosurg Rev, 2013, 36(3): 403-410.

[27] SBARBATI A, CARNER M, COLLETTI V, et al. Myelin-containing corpora amylacea in vestibular root entry zone. Ultrastruct Pathol, 1996, 20(5): 437-442.

[28] KUROKI a, MULLER AR. Facial nerve demyelination and vascular compression are both needed toinduce facial hyperactivity: a study in rats. Acta Neurochir (Wien), 1994, 126(2-4): 149-157.

[29] 陈敏 . 良性阵发性位置性眩晕 . 国际神经病学神经外科学杂志, 2006, 33(4): 315-318.

[30] MINOR LB, SCHESSEL DA, CAREY JP. Ménière's disease. Curr Opin Neurol, 2004, 17(1): 9-16.

[31] ANDREWS JR, HONRUBIA V. Ménière's disease// BALOH R, HALMAGYI GM. Disorders of the Vestibular System. Oxford: Oxford University Press, 1996.

[32] 王密, 卢伟 . 前庭康复治疗对平衡障碍患者的疗效分析 . 听力学及言语疾病杂志, 2015, 23(3): 230-234.

[33] BLACK FO, ANGEL CR, PESZNECKER SC, et al. Outcome analysis of individualized vestibular rehabilitation protocols. Am J Otolaryngol, 2000, 21(4): 543-551.

[34] CASS SP, BORELLO-FRANCE D, FURMAN JM. Functional outcome of vestibular rehabilitation in patients with abnormal sensory-organization testing. Am J Otol, 1996, 17(4): 581-594.

[35] CARMONA S, FERRERO A, PIANETTI G, et al. Galvanic vestibular stimulation improves the results of vestibular rehabilitation. Ann N Y Acad Sci, 2011(1233): E1-E7.

[36] HILLIER SL, MCDONNELL M. Vestibular rehabilitation for unilateral peripheral vestibular dysfunction. Clin Otolaryngol, 2011, 36(3): 248-249.

[37] YARDLEY L, BEECH S, ZANDER L, et al. A randomized controlled trial of exercise therapy for dizziness and vertigo in primary care. Br J Gen Pract, 1998, 48(429): 1136-1140.

第三部分　耳源性眩晕少见疾病

第十六章　自身免疫性内耳病

一、概述

1. 定义　自身免疫性内耳病(AIED)是一种免疫介导的累及耳蜗和前庭的罕见疾病,临床多表现为双耳感音神经性聋,可伴有耳鸣及前庭症状,且对免疫抑制疗法有反应。该病可以是器官特异性的原发性内耳损伤,也可以继发于某些自身免疫性疾病,如类风湿关节炎、系统性红斑狼疮、肉芽肿性血管炎、Cogan综合征等,且与系统性自身免疫病的共患率为15%~30%。

2. 发病率　自身免疫性内耳病的发病率难以确定,因为缺乏特异的诊断标志物及诊断试验,AIED的诊断可能被忽略。它是一种罕见疾病,占所有听力障碍和眩晕病例的比例不足1%,每年每100 000人中约有5例发病,AIED的多发年龄为30~50岁,女性好发,也有研究报道性别差异并不显著,该病在儿童时期并不常见。

二、AIED简史

关于自身免疫反应可以导致内耳功能紊乱假说的提出已经有近70年的历史。1958年,Lhehnardt首先对双耳特发性突发性聋提出了免疫反应的病因学说。此后,由于内淋巴囊被认为是具有免疫功能的器官,并且似乎与循环抗体发生双重免疫反应(细胞免疫和体液免疫),已确认该疾病的发病机制是自身免疫。1979年,McCabe首次描述了一组患有双侧特发性进行性感觉神经性听力损失的患者,他们在接受皮质类固醇治疗后听力得到改善,从而确定了自身免疫性发病机制并且首次提出并定义这一特殊的疾病为自身免疫感音神经性聋(autoimmune sensorineural hearing loss,ASNHL),因发现不仅有耳蜗功能损害,亦有前庭功能受损,后称为自身免疫性内耳病(AIED)。1984年,Hughes等考虑到AIED患者中约有30%与系统性自身免疫病相关,遂根据发生部位将免疫反应仅发生于内耳的感音神经性聋(sensorineural hearing loss,SNHL)称为"自身免疫性内耳病",而对于全身性系统性自身免疫反应,他更倾向于将其命名为"免疫介导的内耳疾病"(immune-mediated inner ear disease,IMIED)。直到2012年,Malik等提出,将所有与自身免疫相关的听力损失均称为IMIED并区分为"器官特异性"IMIED(organ specific immune-mediated inner ear disease,OS-IMIED)和"系统性"IMIED(systemic immune-mediated inner ear disease,S-IMIED)形式。

三、发病机制及病理生理变化

1. 发病机制　由于现有的诊断工具难以进入内耳的解剖结构、从外周血获得的数据不可靠、缺乏理想的动物模型等原因，导致自身免疫性内耳病的发病机制仍然不是一个容易理解的过程。自身免疫反应是个体免疫平衡状态破坏的结果，体液免疫和细胞免疫或两者均参与的免疫反应引起了内耳功能障碍，从而导致感音神经性聋和前庭症状。目前关于自身免疫性内耳病的病因及发病机制尚不明确，且病因和发病机制经常混淆在一起，形成了不同的病因或机制假说：

(1) 内淋巴囊在内耳免疫中的作用：由于存在血 - 迷路屏障，内耳被认为是免疫豁免器官。后来的研究发现在内淋巴囊中存在大量的巨噬细胞，且内淋巴囊周围分布有淋巴管，内淋巴囊周围区域有多种免疫活性细胞和免疫球蛋白结合细胞，是人体抗原物质进入内耳的有途径之一。因此，内淋巴囊是内耳免疫的活动中心。

(2) 热激蛋白和Ⅱ型胶原在内耳免疫中的作用：在 AIED 的病理生理学中研究了许多自身抗体，其中研究最多的是 HSP70 和Ⅱ型胶原。对进行性感音神经性聋（SNHL）的患者进行血清抗体分析发现，32%~58% 的患者血清中有 68kDa 自身抗体，且以女性为主，已经提出热激蛋白 70（HSP70）是一种与该分子量相对应的蛋白，它是普遍表达的管家蛋白，在细胞应激期间表达。Bloch 等认为内耳 HSP70 的产生可能是内耳特异性微生物感染引起的。用纯化的牛或鸡的Ⅱ型胶原，均可诱导出高频听力下降的 AIED 动物模型。且研究发现Ⅱ型胶原蛋白在内淋巴管的上皮下层和螺旋韧带中表达，这些蛋白可能是免疫介导的听力损失的潜在靶标。

(3) 外伤、手术、感染因素：在外伤、手术、感染等情况下，血 - 迷路屏障被破坏，内耳隐蔽抗原与免疫细胞接触，被视为“异己”而启动免疫应答。另外，理化及感染因素可改变内耳组织抗原决定簇成为“异己”物质，激发免疫应答，所以在 AIED 患者的血清中可检测到抗内耳组织特异性抗体。

(4) 遗传：人类主要组织相容性复合体是位于第 6 对染色体短臂上的一组紧密连锁的基因群，其产物人类主要组织相容性抗原（humen leukocyte antigen，HLA）组成了复杂的抗原系统。*HSP70* 基因、补体成分基因和肿瘤坏死因子基因均位于 *HLA* 基因群，故 *HLA* 基因的表达可激活内耳的自身免疫反应，和一些补体共同参与抗原的表达和免疫反应。

所有以上及其他因素共同促进了内耳自身免疫反应的发生，被人们广泛接受的“交叉反应”理论指出抗体或细胞毒 T 细胞会对内耳造成意外伤害，因为它与病毒、免疫系统所抵抗的细菌共享共同抗原。另一种“旁观者效应”认为在内耳组织受到损伤后可以引起白介素 -1（interleukin-1，IL-1）、肿瘤坏死因子（TNF）等细胞因子释放，这些细胞因子引起继发免疫反应。总之，在体液免疫及细胞免疫参与下，内耳的特殊结构所遭受的炎症反应和免疫介导性损伤导致 Th1 细胞免疫反应过度，免疫复合物沉积，引起耳蜗血管改变和组织损伤，造成 SNHL。

2. 病理生理变化　反应性 T 淋巴细胞、免疫复合物沉积、微血栓形成和电化学干扰等均可引起神经传导通路受损。其中，免疫复合物沉积在内耳受累过程中可能起中心作用，免疫复合物沉积到血管壁，会导致毛细血管上皮受损，血管通透性改变，导致不同程度的内淋巴积水。同时，血管纹及蜗轴中小血管出现血管炎改变，血流减少导致氧缺乏，毛细胞和螺旋神经节内活性氧水平增高，继而毛细胞出现损伤，螺旋神经节细胞变性，数目减少等。鼓阶或内淋巴囊可有炎性渗出和细胞浸润。

四、诊断

1. 诊断依据

(1) 临床表现：自身免疫性内耳病的听力障碍和前庭症状可单独、先后或同时出现，并可伴有耳鸣或面神经麻痹。

1) 进行性感音神经性聋：患者为双侧感音神经性听力损失，双侧可同时或先后发病，非对称性多见，也可为对称性，在 80% 的情况下，即使第 2 只耳朵可能在数个月或数年后发生，也表现为双侧。听力损失进行性加重，病程多为数周或数个月，而不是数小时或数年（太快而不可能是老年性聋，太慢而不可能是突发性聋）。纯音测听提示低频或高频听力损失，上升性或下降性听力曲线。

2）眩晕：前庭症状共存于 50% 的患者中，为位置性眩晕和发作性眩晕。本病的眩晕症状类似梅尼埃病，但更严重，每天发作数次，而不是每周或每个月发作 1~2 次。此外可有平衡失调，共济失调和运动不耐受等。

3）耳鸣和耳闷胀感：耳鸣共存于 25% 的患者，可波动，另有少部分患者可出现面神经麻痹。

4）其他免疫系统疾病：15%~25% 的患者还伴有关节炎、血管炎、肾小球肾炎等其他免疫性疾病。

(2) 实验室检查

1）一般项目：包括红细胞沉降率、血清中免疫球蛋白、补体、C 反应蛋白、类风湿因子等。

2）非特异性自身抗体的检测：包括抗核抗体、抗线粒体抗体、抗内质网抗体、抗层黏素抗体、抗内皮细胞抗体、抗平滑肌抗体等。非特异性自身抗体检测可用于系统免疫功能障碍的证据，但是与免疫介导的内耳疾病的诊断没有严格的关联。

3）抗内耳组织特异性自身抗体的检测：包括内耳自身抗体和细胞免疫检测。采用免疫印迹方法或免疫组织化学法检测患者血清中是否存在针对内耳抗原或组织的自身抗体。目前 AIED 患者中检测到多种针对内耳抗原的自身抗体，包括 HSP70、P0 蛋白、β-肌动蛋白（β-actin）、β-微管蛋白、磺酸葡萄糖苷酰基糖脂、钙黏蛋白等。目前认为用免疫印迹法检测血清中抗 HSP70 抗体是预测 ASNHL 对类固醇激素反应性的最好试验，有重要的诊断及预后指导意义。

(3) 治疗反应：对糖皮质激素或环磷酰胺诊断性治疗为阳性反应者，通常可以考虑诊断。但是，并不是所有对激素有反应的内耳病患者都患有 AIED。同样，试验性治疗无效也不能完全排除 AIED，这与疾病的严重程度和用药的剂量密切相关。

2. 鉴别诊断 由于耳科医师对 AIED 缺乏足够的认识而容易发生漏诊，且本病与一些原因不明的 SNHL 难以鉴别，加之缺乏高度特异性和灵敏性的实验室检查方法，使得诊断较为困难。尽管存在各种潜在的免疫标记，但本质上 AIED 仍然是排除性诊断。特别在 AIED 的早期阶段（可能出现波动性的 SNHL），必须考虑与梅尼埃病（波动性感音性听力损失、发作性眩晕）的鉴别诊断，当满足梅尼埃病的诊断条件时应优先诊断梅尼埃病。对于渐进性 SNHL，当在其他病因学原因已经被排除的情况下，可怀疑自身免疫性内耳病。对于特发性 SNHL，应该进行磁共振成像（MRI）检查，以排除耳蜗后病变和先天内耳畸形。AIED 的鉴别诊断主要有前庭水管扩大综合征、Charcot-Marie-Tooth 病、耳毒性药物（庆大霉素、顺铂等）治疗、莱姆病、耳梅毒等。

3. 诊断标准和诊断流程

(1) 诊断标准：AIED 目前尚无可被普遍接受的诊断标准和诊断试验。《中华耳鼻咽喉科杂志》编辑委员会在 1994 年的全国自身免疫性内耳病研讨会上提出的诊断标准为：①快速进行性、波动性、双侧或单侧的感音神经性聋，可伴眩晕、耳鸣；②病程数周、数个月甚至数年，但不包括突发性聋；③血清免疫学检查有改变，或伴有其他免疫疾病，如关节炎、血管炎、桥本甲状腺炎、肾小球肾炎等；④除外噪声性聋、突发性聋、药物性聋、外伤性聋、遗传性聋、老年性聋等；⑤激素试验治疗有效。

(2) 诊断流程：对于每一个双侧进行性感音神经性聋伴眩晕患者来说，如果找不到确切病因，就应该考虑 AIED 这个诊断并评估与自身免疫性疾病的相关性。可采取如下诊断流程：

1）询问病史，发病时间：数周至数个月，反复突然发生或波动；耳蜗前庭症状：耳鸣、眩晕和耳闷；系统性自身免疫参与：血管炎、肾炎、皮疹、肠功能紊乱等。

2）体格检查：耳镜检查正常，音叉试验提示 SNHL（单侧 / 双侧 / 可疑双侧）。

3）听力学特征：多为双侧不对称的 SNHL（也有部分呈对称性）。

4）实验室检验：排除其他 SNHL 的原因；诊断未知的系统性自身免疫性疾病；全血细胞计数、C 反应蛋白、红细胞沉降率、抗核抗体谱、类风湿因子、人类免疫缺陷病毒；外周血淋巴细胞表型分析。

5）MRI：排除耳蜗后 / 中枢神经系统病理，如前庭水管扩大、听神经瘤、脱髓鞘、肿瘤转移等。

五、治疗

自身免疫性内耳病是少数几种经恰当治疗后听力和前庭功能障碍可好转或稳定的内耳病之一。AIED 的治疗应尽早开始，早期治疗可预防不可逆的听力损失。

1. 糖皮质激素　AIED 的自体免疫过程导致内耳的破坏性变化，因此，最有效的治疗方法重在调节免疫系统，皮质类固醇是最有效和最主要的推荐治疗。一旦诊断确定或高度怀疑，应尽快使用糖皮质激素治疗。现在推荐使用的治疗方法是由 Rauch 提出的经验治疗方案：初始成人治疗为泼尼松 60mg/d 或 1mg/（kg·d）试验治疗 4 周。治疗 4 周后，听力有改善者继续激素治疗，直到听力稳定后激素逐渐减量，最后以 10mg/d 维持，总疗程至少满 6 个月；治疗 4 周后，听力无改善或继续下降者（对激素治疗不敏感）逐渐减量，减量过程需超过 12d，后停止激素治疗。给药方式有全身给药方式（静脉或口服）和局部给药方式（鼓室内注射，经圆窗膜途径，经耳蜗骨壁开窗途径），研究表明局部注射效果可能更好。

2. 细胞毒性药物　包括氨甲蝶呤和环磷酰胺，主要利用其免疫抑制作用治疗 AIED。氨甲蝶呤属于叶酸拮抗剂类的抗代谢药，主要通过干扰蛋白质合成起作用，能抑制 T 细胞的克隆增长，并可使 IL-2 受体拮抗物及可溶性 TNF 受体增加。环磷酰胺属于烷化剂，破坏 DNA 结构从而阻断其复制，导致细胞死亡，为细胞周期非特异性细胞毒性药物。对糖皮质激素无反应或在退出治疗后功能改善没有得到维持的患者，则采取该药物进行替代治疗或与糖皮质激素联合治疗。

3. 其他生物制剂　如肿瘤坏死因子拮抗剂、IL-1β 受体阻断剂等。依那西普（TNF-α 拮抗剂）已被成功应用于临床，对系统性自身免疫性疾病有很好的疗效，但在治疗 AIED 方面有争议。阿那白滞素（IL-1β 受体拮抗剂）可以竞争性抑制 IL-1β 的生物活性，对于激素抵抗型 AIED 患者似乎是一种值得尝试的方法，但尚未作为一线用药。利妥昔单抗可以有效地减少 B 细胞，从而减少自身抗体的产生，但对其疗效研究尚少。

4. 其他治疗方法　如血浆置换、联合治疗、助听器、人工耳蜗植入等。对于不愿意使用药物或不能耐受药物的不良反应、听力在 25~70dBHL 的 AIED 患者可以尝试使用助听器。重度 / 极重度 SNHL 的患者可选择人工耳蜗植入。

5. 治疗新进展及未来可能性

（1）关于激素治疗 AIED 的给药方法，目前证明局部注射效果更好。鼓室内注射是将药物输送到内耳的最常用方法，但是通过该途径获得的耳蜗液中药物浓度不佳，需要新颖的药物输送系统优化内耳中的药物浓度以具有最大的治疗效果，因此采用生物材料与药物结合的递送系统提供了令人振奋的研究领域。目前，主要有两大类生物材料：水凝胶和纳米颗粒。将激素药物加载到放置在圆窗膜处的水凝胶中，可以使药物持续地从中耳间隙扩散，来维持药物长时间暴露于靶细胞。将药物与纳米颗粒偶联可阻止药物降解，并可进行调节以实现内耳的快速扩散和细胞特异性靶向。目前基于纳米颗粒的药物向内耳的递送系统仍未开发。

（2）针对神经元保存，毛细胞生成和抗炎途径激活的基因治疗，也为恢复 AIED 的听力丧失提供了可能性。包括递送基因构建体以增加其在靶组织中的表达，以及小的干扰 RNA 来阻断特定基因的表达。这些治疗策略都是基于在胚胎发生过程中涉及耳蜗感觉上皮细胞发育的细胞信号转导途径的知识。目

前研究较多的是基因修饰的单核细胞或巨噬细胞作为载体以产生治疗分子或促进内耳特定结构再生因子。由于载体进入病变部位的机会有限，是否在耳蜗内正确的位置而不是异位毛细胞以及肿瘤发展的风险等原因，给内耳的核酸治疗带来诸多挑战。同时，病毒载体存在毒性和安全性问题，包括免疫原性和诱变性，寻找新的非病毒载体也至关重要。

(3) 干细胞疗法试图恢复已形成的内耳损伤，是用于治疗 SNHL 的有前途的研究途径。已知人脂肪来源的间充质干细胞（human adipose-derived mesenchymal stromal cell，hAdMSC）具有免疫调节特性，已有几种动物模型用于研究 hAdMSC 在自身免疫性 SNHL 中的用途。用 hAdMSC 治疗实验性 SNHL 小鼠，它们的听力参数得到改善，调节性 $CD25^+$T 细胞和 IL-10 升高。然而关于 hAdMSC 在自身免疫性 SNHL 中使用的临床试验很少，偶尔的临床报告确实显示干细胞的听力改善，将干细胞成功归巢到靶向部位以及在人内耳中的体内存活涉及多种挑战。如果成功的话，干细胞疗法可以彻底改变由 AIED 和其他各种原因引起的听力损失。

六、展望与前景

虽然应用免疫抑制剂有效，但目前自身免疫性内耳病的病因尚不十分清楚且难以诊断，病理标本难以获取，故有必要对其做进一步的深入研究。今后的工作重点仍将在动物模型上进行，研究的深入有赖于方法学的进步及相关学科如免疫学、分子生物学的进展。寻找潜在的内耳特异性标志物进而找到更为客观的、具有较高敏感性和特异性的实验诊断方法是今后 AIED 临床研究的重点。同时，仍需要对 AIED 的病理生理机制进行研究，并制订新的治疗策略，以及对生物制剂的有效性、安全性进行更多的研究。

AIED 是一种不常见的诊断，且由于早期诊断和及时治疗可给患者带来更好疗效，因此建议耳鼻咽喉科医生和风湿病学家密切合作，以便在诊断早期阶段对这一罕见疾病的治疗和康复策略进行多学科管理。同时，目前仍无公认的诊断标准，这需要多中心试验和协作才能制定完善的诊断标准和治疗指南。在临床工作中，对于所有进行性双侧 SNHL 且无其他可解释原因的患者，应考虑 AIED 的诊断，评估其与自身免疫性疾病的相关性，对以后更好地诊断和治疗免疫介导的 SNHL，获取不同系统疾病的流行病学资料，将有一定的实用价值。

（任冬冬）

参 考 文 献

［1］SHAMRIZ O，TAL Y，GROSS M. Autoimmune inner ear disease：immune biomarkers，audiovestibular aspects，and therapeutic modalities of Cogan’s syndrome. Immunol Res，2018（2018）：1498640.

［2］CIORBA A，CORAZZI V，BIANCHINI C，et al. Autoimmune inner ear disease（AIED）：a diagnostic challenge. Int J Immunopathol Pharmacol，2018，32 ：2058738418808680.

［3］GIRASOLI L，CAZZADOR D，PADOAN R，et al. Update on vertigo in autoimmune disorders，from diagnosis to treatment.Immunol Res，2018（2018）：5072582.

［4］PENÊDA JF，LIMA NB，MONTEIRO F，et al. Immune-mediated inner ear disease：diagnostic and therapeutic approaches. Acta Otorrinolaringol Esp，2019，70（2）：97-104.

［5］GOODALL AF，SIDDIQ MA. Current understanding of the pathogenesis of autoimmune inner ear disease：a review. Clin Otolaryngol，2015，40（5）：412-419.

[6] SAKANO H, HARRIS JP. Emerging options in immune-mediated hearing loss. Laryngoscope Investig Otolaryngol, 2018, 4(1): 102-108.

[7] PATHAK S, STERN C, VAMBUTAS A. N-Acetylcysteine attenuates tumor necrosis factor alpha levels in autoimmune inner ear disease patients. Immunol Res, 2015, 63(1-3): 236-245.

[8] WARCHOL ME. Interactions between macrophages and the sensory cells of the inner ear. Cold Spring Harb Perspect Med, 2019, 9(6): A033555.

[9] HIROSE K, RUTHERFORD MA, WARCHOL ME. Two cell populations participate in clearance of damaged hair cells from the sensory epithelia of the inner ear. Hear Res, 2017(352): 70-81.

[10] KAMPFE NC, DANCKWARDTLILLIESTROM N, LAURELL G, et al. The human endolymphatic sac and inner ear immunity: macrophage interaction and molecular expression. Front Immunol, 2018(9): 3181.

[11] TIAN G, ZHANG S, YANG J. Coexistence of IL-6-572C/G and ICAM-1 K469E polymorphisms among patients with sudden sensorineural hearing loss. Touoku J Exp Med, 2018, 245(1): 7-12.

[12] YOON SH, KIM ME, KIM HY, et al. Inflammatory cytokines and mononuclear cells in sudden sensorineural hearing loss.Laryngol Otol, 2019, 133(2): 95-101.

[13] ESTERBERG R, LINBO T, PICKETT SB, et al. Mitochondrial calcium uptake underlies ROS generation during aminoglycoside-induced hair cell death. Clin Inves, 2016, 126(9): 3556-3566.

[14] SHI X, QIU S, ZHUANG W, et al. NLRP3-inflammasomes are triggered by age-related hearing loss in the inner ear of mice. Am J Transl Res, 2017, 9(12): 5611-5618.

[15] FREJO L, REQUENA T, OKAWA S, et al. Regulation of Fn14 receptor and NF-κB underlies inflammation in Ménière's disease. Front Immunol, 2017(8): 1739.

第十七章 迷 路 炎

一、概述

迷路炎，即发生在内耳迷路内的感染，有很多同义词，如急性迷路炎、急性前庭神经病、病毒性神经迷路炎等，临床上可以表现为类似于前庭神经炎一样的急性发作的眩晕，有恶心、呕吐症状，并可同时伴有听力下降。迷路炎可以由多种致病菌引起，根据致病菌的不同，治疗方法也有所区别。

二、简史

20 世纪初，迷路炎是欧美等地的耳科医生和研究者讨论的热门问题。医生们发现继发于中耳炎症或者脑膜炎等内耳周边结构的感染，很容易引起迷路内炎症反应，出现浆液或脓液在内耳迷路中的聚集，导致眩晕或 / 和听力下降等症状。1914 年的研究表明，约有 1.5% 的中耳感染患者可能发生迷路炎，即鼓室源性迷路炎。迷路感染也可能由脑膜炎引起，即脑膜源性迷路炎，在儿童中较常见，有报道称其发病率为 4%~37.5%。根据一贯的指导方针，即哪里有脓肿就在哪里切开引流，众多临床及科研工作者就是否应对患者进行手术和手术的方式进行了持续数十年的研究和讨论。在当时手术干预依旧帮助很多患者免除感染进展的死亡威胁，同时也有一定程度的前庭功能恢复。

随着抗生素的发现和广泛应用，迷路炎的发生逐渐减少，同时迷路炎的治疗方针也从手术干预变成了优先抗生素治疗。随着对微生物世界认识的深入，迷路炎的致病菌及其致病机制也逐渐被揭示，其中肺炎链球菌和脑膜炎球菌等是常见的致病菌。迷路炎患者的颞骨解剖研究发现，内耳迷路中存在脓性分泌物或细菌、成纤维细胞，甚至新骨形成。抗生素的应用导致细菌性迷路炎逐渐减少，而病毒引起类似的迷路炎症反应开始被关注。研究者通过临床观察及动物实验等方法，逐渐识别出疱疹病毒、巨细胞病毒等病原体对内耳的感染，这些发现有助于逐渐完善迷路炎的诊治方案。

随着耳显微外科手术的广泛开展，手术涉及内耳进而继发迷路炎症的病例有所增加，人工耳蜗术后鼓室内和电极介导的感染也可引起迷路炎或脑膜炎等。但同时，人工耳蜗手术也可以用来帮助改善迷路炎性骨化后患者的听力障碍，从而提高患者的生活质量。

三、病因与发病机制

1. 解剖学基础　内耳膜迷路包裹在致密的骨迷路内，深埋于颞骨骨质，因此很少会被炎症侵犯。内耳在解剖上有两处与外界相通的地方，分别是卵圆窗和圆窗，是内耳与中耳相连的部位。生理上，两窗可以帮助声波传导至迷路内；病理上，致病菌可能通过两窗进入内耳。另外，蛛网膜下腔内的脑脊液则可以通过蜗水管进入鼓阶，是脑膜炎感染扩散至内耳的可能途径。

2. 致病菌、病理学及分类　根据致病菌不同，迷路炎可分为细菌性迷路炎及病毒性迷路炎。

(1) 细菌性迷路炎：因常由中耳或颅内感染传播引起，所以细菌性迷路炎的致病菌与中耳炎、脑膜炎等疾病相似，如肺炎链球菌、脑膜炎奈瑟菌、金黄色葡萄球菌、流感嗜血杆菌等。对迷路炎患者进行了更多的病理学研究后，研究者根据感染情况将迷路炎分为 3 种：局限性迷路炎、浆液性迷路炎及化脓性迷路炎。

1）局限性迷路炎：指感染多局限在前庭系统内，可见于中耳胆脂瘤或慢性炎症引起迷路骨壁破坏，使中耳腔内感染扩散至迷路但仍局限在前庭器官内，故患者常见主诉为眩晕，而听力保持尚好。

2）浆液性迷路炎：是指迷路内弥漫的以渗出为主的炎症或炎症反应，为无菌性炎症，多因迷路外细菌毒素或炎症介质进入并刺激内耳后发生，可由局限性迷路炎、急性中耳炎或中耳乳突术后诱发。迷路弥漫性受损使患者除前庭症状外，可有听力不同程度受损。但不同于化脓性炎症患者，浆液性迷路炎患者在感染控制后，听力及前庭功能可有不同程度的恢复。

3）化脓性迷路炎：顾名思义，是迷路内产生化脓性病变，患者常出现严重的听力损失和眩晕。根据颞骨解剖和动物实验研究结果，Paparella 等提出将化脓性迷路炎病程进展分为 3 期：急性期、纤维化期、骨化期。①急性期：细菌和白细胞首先出现在外淋巴区的细胞内、外，其后浆液纤维素渗出，外淋巴液中蛋白含量增加，同时可能因白细胞分解产生的酶反应出现液化坏死；②纤维化期：主要标志是外淋巴区内的成纤维细胞增生，同时微毛细血管及肉芽组织也可出现；③骨化期：即膜迷路中出现了异常骨化，新骨形成一般是在迷路炎恢复后数个月于耳蜗中被发现，多出现在耳蜗底圈的鼓阶中，尽管少见，但骨化也可出现在耳蜗的全程。脑膜炎导致迷路炎引起的骨化从范围及发生概率上均高于中耳炎导致的迷路炎，后者骨化常局限在圆窗龛附近的鼓阶中。

（2）病毒性迷路炎：许多病毒可以侵犯内耳引起病毒性迷路炎，临床中可能较细菌性感染更多见，然而病理上却更难判别。疱疹病毒科的先天性巨细胞病毒（cytomegalo-virus，CMV），是造成儿童耳聋的重要病原体。不到 25% 的无症状感染 CMV 的婴儿出现感音神经性聋，而在无法确定病因的儿童耳聋中，也有接近 20% 是由于 CMV 感染造成的。单纯疱疹病毒（herpes simplex virus，HSV）也可在儿童中造成听力损失。此外，传染性很强的风疹病毒、麻疹病毒都曾被报道可以影响听力，但随着疫苗的广泛接种，这类病毒引起的迷路炎很少见。病毒感染并影响膜迷路内感觉细胞及神经元的具体机制并不是十分清楚。不同病毒感染动物的免疫荧光实验表明，巨细胞病毒可以侵犯耳蜗顶圈鼓阶，呼吸道肠道病毒则优先出现在前庭神经节，麻疹病毒可以出现在前庭感受器细胞中，单纯疱疹病毒 1 型（HSV-1）除了侵犯前庭系统感受器外，也会侵犯螺旋神经元。

四、诊断

1. 临床表现　迷路炎常表现为急性前庭功能障碍，如眩晕、平衡障碍，常伴有恶心、呕吐，甚至可能因自发性眼震带来不能睁眼、视物模糊等症状。这些症状可以在数小时内逐渐恶化，1~2d 内达到顶峰，在随后的数周内逐渐好转，至 1~3 个月时，前庭功能可被代偿。局限性迷路炎主要表现为平衡障碍，而当全迷路均被感染时，患者亦可出现感音神经性听力下降，可伴有耳鸣。听力受损的程度可能因感染范围、致病菌及治疗干预时间的不同而表现多样。但与前庭功能受损可恢复不同，听力损伤常不能恢复到正常。

在急性发作期，患者可突然出现症状，严重眩晕伴听力下降，活动后加重，严重影响患者生活。而在非急性期，患者可能并不具有典型的耳源性眩晕表现，可能只是出现平衡障碍，甚至很难描述自己的症状。听力受损情况也可能很多样。细菌性迷路炎常继发于中耳炎或脑膜炎，所以中耳炎症表现或脑膜炎表现可作为诊断依据。而病毒性炎症则更难分辨，患者可有上呼吸道病毒感染史，并可表现为特发性听力下降和 / 或眩晕。

2. 辅助检查

（1）听力及前庭功能检测：临床诊断考虑迷路炎的患者，均应进行耳科常规听力学检测和前庭功能评估。患者可能具有不同程度的听觉损失，如中耳炎导致迷路炎患者可在传导性耳聋的基础上表现出神经性听力损失，脑膜炎导致迷路炎及病毒性迷路炎患者可能只表现为感音神经性聋。当然，如果患者听力正常，也不能排除如局限性迷路炎的可能。听力学评估除了辅助诊断之外，也可以用于病情评估和预后判断。迷路炎患者常具有前庭功能损害，因此冷热试验、平衡台试验、VEMPs 试验及眼震电图可用来评估患者前庭功能损害情况并辨别患侧。与前庭神经炎类似，迷路炎患者也可具有自发性眼震，因患侧迷路破坏，眼震方向可偏向健侧。因迷路炎患者的听力及前庭表现不具有特异性，需要结合病史进行综合评估。

(2) 实验室检查：血常规、C 反应蛋白、红细胞沉降率甚至脑脊液测试都可以帮助明确患者是否患有感染性疾病，并可帮助明确感染性质。此外，如果考虑病毒性迷路炎，可针对不同病毒进行 PCR 检测，以明确感染病原的类型。

(3) 影像学检查：虽然既往并不推荐应用影像学检查来诊断迷路炎，但随着技术发展，CT 和 MRI 也可以被用来评估存在潜在感染的可能。应用高分辨率 CT 进行耳颞部扫描时，可通过识别出一些耳囊骨质的缺损，如外半规管瘘的存在，提示可能有炎症扩散到内耳的可能。同时，脑部 CT 可以发现耳周颅内感染的征象，为迷路炎的诊断提供辅助依据。而增强 MRI 可以用来鉴别迷路内施万细胞瘤，与迷路内施万细胞瘤相比，迷路炎可在 T_1 相增强时表现出更多的强化和更强的信号影。

(4) 其他检查：为排除其他神经源性疾病的可能，相关的神经学检查和评估也是需要的。

3. 鉴别诊断　迷路炎的耳科症状并不十分特异，因此需要与其他可能造成眩晕及听力下降的疾病鉴别，如迷路瘘管、外淋巴瘘、梅尼埃病、良性阵发性位置性眩晕，甚至颞骨骨折外伤等。中耳源性迷路炎可与化脓性中耳炎、中耳胆脂瘤或其他侵蚀性颞骨占位等相鉴别。脑膜源性迷路炎则需要与不明原因的头晕、听神经瘤、椎基底动脉阻塞、颅内感染或占位相鉴别。前庭神经炎的前庭损害可能与迷路炎类似，但前庭神经炎一般不伴听觉系统损害，可根据患者症状鉴别诊断。

五、治疗

1. 支持保守治疗　对于迷路炎患者，首先需给予卧床休息及支持治疗，特别是急性期严重眩晕的患者，避免因平衡不稳导致跌倒等进一步伤害。当急性前庭症状逐渐缓解后可开展前庭功能锻炼，提高中枢前庭系统的补偿来改善患者症状。

2. 药物治疗

(1) 抗感染治疗：对于可疑的细菌性迷路炎患者，应尽早经验性应用全身广谱抗生素，尤其是怀疑急性期化脓性迷路炎时，随后可根据药敏试验结果选择敏感的抗生素进行治疗。推荐使用可透过血脑屏障的抗生素，如头孢曲松等，可治疗脑膜源性感染，同时有利于控制迷路内感染向颅内扩散。如果治疗及时，大部分内耳感染可以被控制并避免永久性听力和前庭功能损伤。

(2) 抗病毒治疗：对于病毒性迷路炎，除必要的疫苗接种避免感染外，首选保守支持治疗。针对不同病毒感染选择不同的药物，如更昔洛韦被证明可以治疗巨细胞病毒感染，而阿昔洛韦可以治疗单纯疱疹病毒感染。

(3) 抗眩晕治疗：缓解患者的眩晕症状非常重要，可采用苯海拉明、美克洛嗪、异丙嗪、劳拉西泮、地西泮等药物来减轻患者的前庭症状。

(4) 类固醇激素应用：推荐局部和 / 或全身使用以控制患者感染症状，减轻听觉前庭感受器的损伤，同时激素还可能预防进一步的迷路炎性骨化。

3. 手术干预

(1) 鼓膜切开术或鼓膜置管术：可引流中耳炎症以进一步缓解迷路内炎症。同时借由开放的鼓膜，予鼓室内抗生素及激素冲洗或滴耳来改善鼓室内甚至迷路内炎症。

(2) 鼓室成形术和 / 或乳突切除术：因鼓室内胆脂瘤引起的迷路炎，应尽早行手术切除鼓室内胆脂瘤以祛除迷路炎症的诱发因素，并阻止炎症进一步向颅内扩散，同时术后应注意使用足量抗生素预防术后感染。

(3) 人工耳蜗植入术：如果治疗后数个月患者听力下降，并通过影像学评估发现迷路炎性骨化，推荐尽早给予人工耳蜗植入，降低患者听力损害造成的言语能力丧失可能，改善患者生活质量。

4. 预后　迷路炎通常预后较好，患者前庭功能可代偿，但是听力损害的恢复情况与耳蜗受损程度有关。此外，一些细菌性化脓性迷路炎患者，康复后数个月可出现迷路内炎性骨化，特别是底圈的鼓阶。对于脑膜源性迷路炎继发双侧耳聋的患者，可尽早植入人工耳蜗，术后 37% 患儿的言语识别能力可得到恢复。

六、结论与展望

随着抗生素的出现以及诊疗手段的不断丰富，迷路炎已经渐渐失去了往日耳科学界“争论焦点”的地位。在临床中遇到感染性患者出现听力下降及前庭功能损害时，要仔细收集患者病史，进行完善的辅助检查以明确诊断。当诊断为迷路炎后，尽早足量应用抗生素或抗病毒治疗控制感染进展，同时给予患者对症支持治疗。考虑中耳源性迷路炎时，应尽早手术干预，根治疾病的同时控制感染的进展和播散。同时，当面对中耳胆脂瘤或中内耳手术术后、脑膜炎，或上呼吸道感染引起中枢神经损害的患者时，要考虑到潜在迷路感染的可能性，提前预防并尽早采取措施以防范疾病的进展。对于迷路炎患者康复后如有迷路炎性骨化出现，尤其是儿童脑膜源性迷路炎患者，应尽早行人工耳蜗植入术，预防患儿沟通能力丧失。

（李文妍　姜　涛）

参考文献

［1］FRASER FC.Acute suppurative otitis media，purulent labyrinthitis and leptomeningitis without rupture of the tympanic membrane. J Laryngol Otol，1914，29（6）：284-303.

［2］FRASER JS，DICKIE JK. Meningitic neuro-labyrinthitis. Proc R Soc Med，1920，13（Otol Sect）：23-62.

［3］WEST CE，SCOTT S. The operative surgery of labyrinthitis，based upon an experience of thirty cases. Proc R Soc Med，1908，1（Otol Sect）：37-83.

［4］PAPARELLA MM，SUGIURA S. The pathology of suppurative labyrinthitis. Ann Otol Rhinol Laryngol，1967，76（3）：554-586.

［5］DAVIS LE，SHURIN S，JOHNSON RT.Experimental viral labyrinthitis. Nature，1975，254（5498）：329-331.

［6］ANTONELLI PJ，OJANODIRAIN CP. Microbial flora of cochlear implants by gene pyrosequencing. Otol Neurotol，2013，34（7）：e65-e71.

［7］RUBIN LG，PAPSIN B，et al. Cochlear implants in children：surgical site infections and prevention and treatment of acute otitis media and meningitis. Pediatrics，2010，126（2）：381-391.

［8］PHILIPPON D，BERGERON F，FERRON P，et al. Cochlear implantation in postmeningitic deafness. Otol Neurotol，2010，31（1）：83-87.

［9］LEMMERLING M，VANZIELEGHEM B，DHOOGE I，et al.CT and MRI of the semicircular canals in the normal and diseased temporal bone. Eur Radiol，2001，11（7）：1210-1219.

［10］BAE YJ，SONG JJ，CHOI BS，et al. Differentiation between intralabyrinthine Schwannoma and contrast-enhancing labyrinthitis on MRI: quantitative analysis of signal intensity characteristics. Otol Neurotol, 2018, 39(8): 1045-1052.

[11] BOOTH TN, ROLAND P, LEE K, et al.High-resolution 3-D T2-weighted imaging in the diagnosis of labyrinthitis ossificans: emphasis on subtle cochlear involvement. Pediatr Radiol, 2013, 43(12): 1584-1590.

[12] MARANHAO AS, GODOFREDO VR, PENIDONDE O.Suppurative labyrinthitis associated with otitis media: 26 years' experience. Braz J Otorhinolaryngol, 2016, 82(1): 82-87.

[13] ENGEL F, BLATZ R, SCHLIEBS R, et al. Bacterial cytolysin perturbs round window membrane permeability barrier in vivo: possible cause of sensorineural hearing loss in acute otitis media. Infect Immun, 1998, 66(1): 343-346.

[14] GREEN JD, MARION MS, HINOJOSA R.Labyrinthitis ossificans: histopathologic consideration for cochlear implantation. Otolaryngol Head Neck Surg, 1991, 104(3): 320-326.

[15] SUGA F, LINDSAY JR.Labyrinthitis ossificans. Ann Otol Rhinol Laryngol, 1977, 86(1 Pt 1): 17-29.

[16] ROEHM CE, FERNANDEZ M.Inner ear infections//VALDEZ TA, VALLEJO JG. Infectious Diseases in Pediatric Otolaryngology. Berlin Springer, 2016 : 65-81.

[17] DAVIS LE.Comparative experimental viral labyrinthitis. Am J Otolaryngol, 1990, 11(6): 382-388.

[18] HARTNICK CJ, KIM HH, CHUTE PM, et al. Preventing labyrinthitis ossificans: the role of steroids. Arch Otolaryngol Head Neck Surg, 2001, 127(2): 180-183.

第十八章 外淋巴瘘

一、概述

外淋巴瘘(perilymphatic fistula)被定义为内耳中充满液体的外淋巴管与充满气体的中耳腔之间形成的异常沟通。外淋巴瘘常位于圆窗或卵圆窗,外淋巴液通过这个异常开放口从内耳溢出,流入中耳腔,从而引发前庭和/或听觉系统症状。造成外淋巴瘘的原因有很多种,如医源性、外伤性、气压伤性、先天性或耳科疾病(如中耳慢性炎症、胆脂瘤等)。

二、简史

外淋巴瘘作为一种临床诊断,从定义分类到诊断标准都曾经历广泛的讨论。

早在1905年,Hennebert发现改变外耳道正负压可以引起眼球震颤,这就是目前为大家所熟悉的瘘管试验,即Hennebert征。这个体征当时被认为可能与各种原因引起的镫骨足板过度活动相关。1962年,Farrier报道了第1例因聚乙烯柱从活动的镫骨足板滑入内耳造成外淋巴流出的病例。随后一些镫骨足板切除术后出现镫骨足板瘘造成耳聋、耳鸣及平衡障碍等症状陆续被报道。1982年,一篇回顾性研究发现,镫骨足板切除术后切口较大或封闭性差可能是造成这种术后外淋巴漏出的主要原因。

除了相继报道的手术相关的外淋巴瘘外,1968年Fee描述了3例轻度头部外伤或非脑震荡性头部损伤后出现卵圆窗瘘的病例,并提出头部外伤也是外淋巴瘘的病因之一,这些患者的主诉是"头晕"。

1970年,Stroud和Calcettera引入了"自发性外淋巴瘘"的概念,即因日常活动或者无诱因导致的外淋巴瘘症状,称为"自发性",更准确地说是"特发性"外淋巴瘘,但这个定义直到今天仍饱受争议。Shea曾对"自发性外淋巴瘘"质疑,认为这个诊断缺少特定的体征、症状甚至诊断标准。为了验证这个问题,Cole在回顾了40例"特发性外淋巴瘘"的患者后,提出强度不高的日常活动或者无诱因引起的外淋巴瘘是可能存在的,并可通过手术中软组织修补圆窗和卵圆窗取得改善症状的效果。

为了更好地区分不同的外淋巴瘘类别,2017年,日本研究者提出了一种对外淋巴瘘的新的分类标准,根据病因将外淋巴瘘分为4类,见表18-1。

表18-1 外淋巴瘘病因分类

分类	病因
第一类	与外伤、中耳和/或内耳疾病及手术相关 a. 迷路外伤,如镫骨足板脱臼、耳囊骨折等。 b. 其他外伤,如头部损伤、身体挫伤等。 c. 中耳或内耳疾病,如胆脂瘤、肿瘤、前半规管裂等。 d. 医源性病因,如耳部手术、临床治疗等。
第二类	先前经历过外部来源的气压伤,如飞行或潜水等
第三类	先前经历过内部来源的气压伤,如擤鼻、喷嚏、咳嗽等
第四类	无任何诱发事件,即特发性

三、症状

外淋巴瘘的患者常有听觉和前庭系统的症状，可以表现出听力下降、头晕或平衡障碍，伴或不伴有耳鸣。但具体表现在每一个患者身上，外淋巴瘘的症状可能是多样的，并不具有特征性。因此，外淋巴瘘在临床上很容易与梅尼埃病、迷路炎甚至是前庭性偏头痛相混淆。

听力下降是外淋巴瘘的主要表现之一，可以表现为突发的或进行性的感音神经性聋。听力损害症状也可能有高频、低频，甚至表现得像梅尼埃病或内耳积水型听力改变，患者可表现出言语识别能力的波动。在手术探查证实的外淋巴瘘中，超过 80% 的患者有不同形式的听力下降。

前庭症状则是患者就诊最常见的原因，可以表现出从平衡失调到眩晕的多种多样的症状，这些表现可能与患者体位或外力变化相关。临床中，因外淋巴瘘缺乏特征性的临床表现，并对常见的治疗措施不敏感，使得外淋巴瘘患者在确诊前平衡障碍症状的持续时间明显长于其他耳科疾病。

除听力下降及前庭症状外，耳鸣或者耳闷也是外淋巴瘘的特征表现，这使得外淋巴瘘更难以与其他前庭性疾病相鉴别。因此，单一的耳科症状不足以诊断外淋巴瘘，听力下降、前庭症状、耳鸣或者耳闷三联征是绝大多数患者的诊断要素。

对于诊断外淋巴瘘的最关键临床症状，世界各地医生也有不同的意见，日本医生认为听力症状应该更多地被重视，美国及澳大利亚的医生则认为前庭系统的症状更重要，而在欧洲，这两种症状则被认为需要同样被考虑。

四、发病机制

目前关于外淋巴瘘的发病机制仍存在很大争议。受 Stroud 和 Calcettera 文章中提及的增加外淋巴压造成窗漏而导致“自发性”的外淋巴瘘启发，1971 年，Goodhill 提出因外力或外伤引起迷路窗破裂而造成突发性聋的理论。该理论提出两种外淋巴瘘的发病机制，即外爆和内爆。“外爆”理论主要是指内耳道或蜗水管内骤升的脑脊液压力，撕裂耳蜗基底膜和前庭膜后将压力传导到前庭阶，进而很可能损伤了前庭系统，以及圆窗膜或镫骨的位置。而“内爆”的力量可能来源于 Valsalva 动作后鼓室内气压的突然增高而撕裂圆窗膜或者改变镫骨足板位置。基于这个理论，在后续几年的研究中，研究人员总结发现气压伤容易对圆窗造成损害，而卵圆窗瘘则更多由头部外伤引起。因此，Goodhill 的理论更好地解释了圆窗瘘的发生，但导致卵圆窗瘘的机制仍需要完善。

另一个可能的发病机制是内耳迷路的自然解剖结构存在形成瘘口的裂隙。早期的颞骨研究认为，圆窗龛、后半规管壶腹以及卵圆窗的前后缘存在一些微裂隙，可能在发育中出现，成为外淋巴漏出的潜在通路。另外，Kohut 对可疑外淋巴瘘患者的颞骨解剖发现，圆窗龛裂和位于卵圆窗前方的窗前裂只有疏松的结缔组织覆盖。Kohut 在另一例确诊为右侧外淋巴瘘患者的颞骨解剖中发现右耳窗前裂和圆窗龛底板各有一处纤维组织修补的裂隙，而左耳的同样位置并没有出现这样的裂痕，这种骨迷路上裂隙的存在可能是患者长达 43 年平衡失调和右耳听力下降的原因。随后有报道提出影像学可以发现“耳蜗裂隙”，进一步证实这个充满争议的微裂隙存在的可能，并且随着年龄的增长，这个可能的裂隙出现的比例逐渐减少，这可能是有些外淋巴瘘患者在年少时期出现症状的原因。

五、诊断

1. 临床表现 外淋巴瘘的诊断需要结合病史、临床表现以及各种辅助检查。可疑的外伤或者气压伤史，听力下降、平衡失调和耳鸣三联征症状，以及排除了其他疾病后，可给予外淋巴瘘的诊断。然而这些耳科症状与梅尼埃病、迷路炎等多种耳科疾病相似，所以如何能够根据客观检查结果明确外淋巴瘘的诊断，排除其他疾病，是诊断的主要难点。

2. 辅助检查　可靠的辅助检查对于明确外淋巴瘘的诊断显得分外重要，有文献报道高分辨率耳部CT中圆窗龛下方的空气影被液体影代替是诊断外淋巴瘘的直接证据，手术过程中观察到外淋巴漏出口仍然是淋巴瘘诊断的"金标准"。然而需要意识到的是，真正的外淋巴液漏出是很难被观测到的，因此即使探查不到漏出口，也不代表可以排除外淋巴瘘的诊断。同理，即使在中耳腔或圆窗、卵圆窗附近收集到"漏出"的液体，也不能直接诊断为外淋巴瘘。因此，术前如何筛查出外淋巴瘘的患者，术中如何明确诊断，仍困扰着众多临床医生。

怀疑有外淋巴瘘的患者都应接受听力检测。虽然外淋巴瘘的听力下降不典型、无特异性，也不能作为病情严重程度的评估标准，但是仍可以用来与其他前庭疾病如梅尼埃病等鉴别。例如低频感音神经性聋可能是梅尼埃病，而低频传导性听力下降需要考虑前半规管裂的可能。为了增强外淋巴瘘诊断的准确性，有学者建议行位置性听力测试，即纯音测听检查时采用患耳朝上的仰卧位30min，以增加内耳传导性听力损失的检出。当有至少3个连续的频率中出现大于10dBHL的听阈变化时，可被认为是阳性结果。这项测试具有特异性但无敏感性，但对于患侧耳的定位较为重要。

外淋巴瘘患者常有平衡失调症状，因此前庭功能检查对于诊断和鉴别诊断是非常有必要的。虽然Hennebert征即瘘管试验是最早用于诊断外淋巴瘘的客观体征，但实际临床中发现，瘘管试验阳性的患者中只有约25%存在瘘管。所以该试验在外淋巴瘘诊断中的敏感性和特异性都不足。眼震电图（ENG/VNG），特别是温度试验或Valsalva动作诱导的眼震，可以用来评估患者前庭功能损害，确定病变的侧别，虽然特异性较差，但与瘘管试验相结合能够进一步辅助诊断外淋巴瘘。前庭诱发电位（vestibular evoked myogenic potentials，VEMPs）可以用于外淋巴瘘的筛查，与前半规管裂患者类似，外淋巴瘘患者也可以表现出阈值降低及振幅增加。耳蜗电图（ECochG）也可以作为外淋巴瘘的辅助诊断试验。豚鼠模型中，淋巴瘘急性期可以表现出异常的耳蜗电图综合电位与动作电位比，并可以在淋巴瘘治愈后回归正常。但在临床实践中发现，耳蜗电图对外淋巴瘘的诊断没有特异性，耳蜗积水的患者，不论是外淋巴瘘还是梅尼埃病引起的，都可能具有类似的耳蜗电图阳性结果。因外淋巴瘘患者多出现慢性平衡障碍，从1992年开始，姿势描记法就被用于评估外淋巴瘘患者的前庭功能。姿势描记法结合噪声暴露或瘘管试验可以识别一些并不显著的瘘管相关眩晕，也有研究提出姿势描记法可发现一些轻微的摇动损害，并在频域内掩蔽重心的周期性震颤。综上，虽然前庭功能检查是诊断外淋巴瘘的必选项目，但这些试验对外淋巴瘘的诊断特异性和敏感性均较差，需要对每一位患者的各项检查进行综合分析。

随着影像学技术的发展，以及研究人员对外淋巴瘘疾病认识的逐步提高，影像学在外淋巴瘘诊断中的地位逐渐提升。虽然正常的影像结果不能够完全排除外淋巴瘘诊断，但高分辨率的颞骨CT和MRI扫描都具有重要的诊断意义。结合CT和MRI的结果，可以更快速、准确地判断圆窗和卵圆窗附近的外淋巴瘘，敏感度可达80%以上。最常见的外淋巴瘘影像学标志是液体积聚的圆窗或卵圆窗。另外，高分辨率CT也可以识别出镫骨足板脱位或者气迷路，即迷路中有气泡存在，这些影像学标志都清晰地指向卵圆窗的外淋巴瘘。同时，CT结果可以帮助排除其他内耳病变，如前半规管裂、内中耳畸形等。MRI扫描除了可以鉴别诊断耳畸形和明确外淋巴瘘口周围积水外，90%发生在镫骨附近漏出的外淋巴液可以通过内耳钆造影得以识别。

为了更好地确认外淋巴液确实从内耳漏出至中耳腔，直接手术探查寻找瘘口或者是间接检测中耳渗出物中的外淋巴液标志物，是重要的诊断措施。此外有一些仍存在争议的新技术应用于外淋巴瘘的辅助诊断，鞘内注射荧光素可以快速进入外淋巴液，因此认为手术中定位荧光素能够帮助探查到外淋巴瘘口。但随后的动物实验表明，圆窗龛和卵圆窗龛周围经常聚集渗出的含有较强荧光素的液体，而真正漏出的外淋巴液中荧光可能很弱甚至没有荧光亮度，所以该方法不被推荐。此外，也有研究者认为可以将荧光素混合于局麻药中，将周围组织标记后，观察是否有无荧光素的外淋巴液漏出。β_2- 转铁蛋白是在外淋巴液和脑脊液中存在而血浆中不存在的蛋白，但不同报道中，漏出外淋巴液 β_2- 转铁蛋白的阳性率差异很大，可能因为外淋巴液中 β_2- 转铁蛋白含量比脑脊液中低约 50%，而外淋巴液只有 0.5mL 并容易被血浆和局麻药污染，所以这个监测方法的敏感性过低。最近一种新的外淋巴液特异性的标记蛋白（cochlin-tomoprotein，CTP）引起了重视，手术中可以通过用生理盐水灌洗中耳腔收集漏出的外淋巴液并进行检测，CTP 阳性考虑有外淋巴瘘的可能。2012 年开发出检测 CTP 的 ELISA 试剂盒并在日本进行了多中心研究，结果表明该项检测技术的特异性和敏感性都较高，可能以后会在临床中得到更多的应用。

综上所述，尽管长久以来缺乏外淋巴瘘诊断的确诊试验，各种检测手段在临床的应用仍然有争议和存疑的部分，但随着现代检验和影像诊断学技术的进步，相信会有更多、更准确的方法辅助医生进行术前筛查和术中诊断。

3. 诊断标准 目前尚未形成外淋巴瘘诊断的共识。2017 年日本医学界基于影像学和检验学相关研究的积累，提出了一个诊断标准，结合疾病的临床表现、病史、辅助检查结果进行诊断（表 18-2）。

表 18-2 外淋巴瘘诊断标准

1. 临床表现 在以下情况后出现的听力下降、耳鸣、耳闷、前庭功能损害的症状： a）现病史或既往史中有中耳或 / 和内耳疾病，如外伤、胆脂瘤、肿瘤等；中耳或 / 和内耳手术史 b）因先前外界压力变化造成的气压伤，如爆炸、潜水或飞行等 c）因先前内部压力变化造成的气压伤，如擤鼻、喷嚏、负压或搬运重物等
2. 辅助检查 a）显微镜或内镜下探查：镜下探查发现内耳和中耳腔间瘘管存在，瘘管可位于卵圆窗、圆窗、骨折线，也可因微裂纹、中内耳畸形、骨迷路炎症破坏引起 b）生化检查：从中耳检测到外淋巴液中特定蛋白
3. 可参考情况 a）外淋巴液特定蛋白检测，如 CTP 测试：鼓膜切开术后，用 0.3mL 生理盐水灌洗中耳腔 3 次，收集中耳灌洗液进行 CTP 多克隆抗体 ELISA 试验 诊断标准：CTP＜0.4，阴性；0.4≤CTP＜0.8，中性；CTP≥0.8，阳性 b）可能存在一些特发性的病例 c）下述症状或 / 和检测结果可能被观察到：①流水样耳鸣或中耳内流水声；②发作时可闻及爆音；③中耳压力变化引起共济失调或 / 和眩晕，如 Hennebert 征等；④影像学结果提示骨迷路瘘管或气迷路征 d）进行性听力损害，急性、进行性、搏动性或复发性的耳闷、耳鸣症状 e）可能主诉前庭功能障碍而没有听力损害症状
4. 鉴别诊断 病因明确的内耳疾病，如病毒感染、基因变异、蜗神经瘤等
5. 诊断 a）可疑外淋巴瘘：表现出前述“1”中的临床症状 b）确诊外淋巴瘘：临床症状及“2”中的辅助检查阳性

六、治疗

虽然手术治疗效果良好，但并不是必需的。当患者症状不明显或只有轻度生活损害或听力良好时，可优先选择保守治疗并密切随访。外淋巴瘘保守治疗的方法与脑脊液漏类似，要求头高位卧床休息、避免激动等防止内耳和颅内压升高的诱因。同时,外淋巴瘘患者的症状会出现一定的自愈可能,因此保守治疗可能取得一定效果。在保守治疗的基础上,鼓室内激素注射也可以缓解患者的听觉和前庭觉症状。如保守和药物治疗有效,患者的症状得到缓解,则无须行手术干预。

当患者出现严重影响生活的症状时,如反复发作的眩晕或进行性感音神经性听力下降,手术封闭瘘管就成为首选。术中行显微镜或耳内镜下鼓室探查,寻找到圆窗或卵圆窗区域内的漏出口,然后用自体组织行瘘口封闭。如果未能探查到明确漏出,可以预防性在圆窗和卵圆窗区直接行修补术。自体组织一般包括脂肪、颞肌筋膜或耳屏软骨膜。考虑到颞肌筋膜可能在液体浸润下肿胀而很难完整贴合瘘口,因此常采取取材便捷且能够在液体中相对稳定的耳屏软骨,用于瘘口的修复。除自体组织外,部分医生也会采用纤维蛋白胶、凝血酶或微纤维蛋白原止血剂等生物材料来支撑修补片,甚至使用氩激光焊接移植物。虽然理论上可以在术中使用升高血压等方法来寻找瘘口,但实际应用中效果可能并不明显。因此术前谈话要充分,要明确告知患者术中找不到瘘口的可能性。

外淋巴瘘的预后一般较好,尤其前庭症状的改善率经常要远远好于听力的改善。而一旦出现听力症状时,听力损害就很难被挽救。目前认为,预后与发病及手术治疗的间隔时间相关,但临床中因外淋巴瘘诊断的难度较大,所以实际上这种滞后很难避免。综上所述,基于修补手术并发症少、风险低,当高度怀疑外淋巴瘘时,应加强与患者沟通,并采取相对积极的治疗手段。

七、总结与展望

外淋巴瘘仍是一个在临床症状、辅助检查、术中探查、预后结果等各方面存在许多争议的临床诊断。总体而言,外淋巴瘘常出现在中内耳损伤或气压伤后,出现眩晕或平衡失调的症状。识别诱发事件在诊断中发挥重要作用,无论是“内爆”或“外爆”的创伤,或镫骨切除术,都可能引起外淋巴瘘。临床中,有很多患者会隐瞒或是遗忘诱发事件,因此可以诊断为“自发性”或“特发性”外淋巴瘘。外淋巴瘘发病机制仍不甚明了,除明确的手术造成漏出口外,创伤损害了患者先天具有的骨迷路薄弱区,如圆窗膜龛或卵圆窗前缘的窗前裂,可能是造成外淋巴瘘的主要原因。内耳与气化的中耳形成沟通,导致内耳功能受损是可能的发病机制,除此之外,内耳积水、耳石器官功能损害,都可能出现在外淋巴瘘的患者中。

患者多因出现听力下降、前庭损伤、耳鸣或耳闷三联征就诊。尽管听力检查及前庭功能测试结果特异性较低,但临床中仍要仔细评估患者听力及前庭觉损害情况,这些结果对于明确患侧及患者预后判定仍有重要作用。随着高分辨率 CT 和新的 MRI 序列技术的进步,为术前诊断提供了更多影像学依据。术中探查到漏出口,检测到特异性的外淋巴液蛋白标志物,是明确诊断的重要依据。当没有明显的听力或者前庭损害时,可以优先考虑保守及药物治疗,手术封堵漏出口或可能的漏出区域,仍是最直接的解决患者症状——尤其是前庭症状的主要手段。一般外淋巴瘘患者的预后良好,但听力损害多不可逆转,因此应在术前注意交代病情,术后辅助用药来缓解患者不适。

综上所述,当临床中怀疑外淋巴瘘时,需要完整收集患者的病史,详尽评估听力和前庭功能,并进行充分的影像学检查,术前注重与患者沟通,术中仔细操作寻找可能的漏出口,同时可考虑辅助更准确的检验方法。相信随着更多研究结果的发现和更准确的辅助检查手段的应用,外淋巴瘘会渐渐脱下从发现那天就披在它身上“争议的外衣”。

（李文妍　姜　涛）

参考文献

[1] GOODHILL V.Sudden deafness and round window rupture. Laryngoscope, 1971, 81(9): 1462-1474.

[2] HORNIBROOK J.Perilymph fistula: fifty years of controversy. ISRN Otolaryngol, 2012(2012): 281248.

[3] STEFFEN TN, HOUSE HP, SHEEHY JL.The slipped strut problem. A review of 52 cases. Ann Otol Rhinol Laryngol, 1963(72): 191-205.

[4] SHEA JJ.Stapedectomy - long-term report. Ann Otol Rhinol Laryngol, 1982, 91(5 Pt 1): 516-520.

[5] SHEA JJ.The myth of spontaneous perilymph fistula. Otolaryngol Head Neck Surg, 1992, 107(5): 613-616.

[6] COLE GG. Validity of spontaneous perilymphatic fistula. Am J Otol, 1995, 16(6): 815-819.

[7] DEVEZE A, MATSUDA H, ELZIERE M, et al. Diagnosis and treatment of perilymphatic fistula. Adv Otorhinolaryngol, 2018(81): 133-145.

[8] SELTZER S, MCCABE BF.Perilymph fistula: the Iowa experience. Laryngoscope, 1986, 96(1): 37-49.

[9] OKANO Y, MYERS EN, DICKSON DR.Microfissure between the round window niche and posterior canal ampulla. Ann Otol Rhinol Laryngol, 1977, 86(1 Pt 1): 49-57.

[10] KOHUT RI, HINOJOSA R, BUDETTI JA. Perilymphatic fistula: a histopathologic study. Ann Otol Rhinol Laryngol, 1986, 95(5 Pt 1): 466-471.

[11] KOHUT RI, HINOJOSA R, THOMPSON JN, et al.Idiopathic perilymphatic fistulas. A temporal bone histopathologic study with clinical, surgical, and histopathologic correlations. Arch Otolaryngol Head Neck Surg, 1995, 121(4): 412-420.

[12] CHADWELL JB, HALSTED MJ, CHOO DI, et al. The cochlear cleft. AJNR Am J Neuroradiol, 2004, 25(1): 21-24.

[13] HAZELL JW, FRASER JG, ROBINSON PJ.Positional audiometry in the diagnosis of perilymphatic fistula. Am J Otol, 1992, 13(3): 63-269.

[14] HEALY GB, STRONG MS, SAMPOGNA D. Ataxia, vertigo, nd hearing loss. A result of rupture of inner ear window. Arch Otolaryngol, 1974, 100(2): 130-135.

[15] ALBERA R, CANALE A, LACILLA M, et al. Delayed vertigo after stapes surgery. Laryngoscope, 2004, 114(5): 860-862.

[16] MODUGNO GC, MAGNANI G, BRANDOLINI C, et al.Could vestibular evoked myogenic potentials(VEMPs) also be useful in the diagnosis of perilymphatic fistula? Eur Arch Otorhinolaryngol, 2006, 263(6): 552-555.

[17] CAMPBELL KC, PARNES L.Electrocochleographic recordings in chronic and healed perilymphatic fistula. J Otolaryngol, 1992, 21(3): 213-217.

[18] FITZGERALD DC.Perilymphatic fistula and Ménière's disease. Clinical series and literature review. Ann Otol Rhinol Laryngol, 2001, 110(5 Pt 1): 430-436.

[19] SHEPARD NT, TELIAN SA, NIPARKO JK, et al.Platform pressure test in identification of perilymphatic fistula. Am J Otol, 1992, 13(1): 49-54.

[20] PYYKKO I, SELMANI Z, ZOU J.Low-frequency sound pressure and transtympanic endoscopy of the middle ear in assessment of "spontaneous" perilymphatic fistula. ISRN Otolaryngol, 2012(2012): 137623.

[21] VENKATASAMY A, OHRAINI ZA, KAROL A, et al. CT and MRI for the diagnosis of perilymphatic fistula: a study of 17 surgically confirmed patients. Eur Arch Otorhinolaryngol, 2020, 277(4): 1045-1051.

[22] KING EB, SALT AN, EASTWOOD HT, et al. Direct entry of gadolinium into the vestibule following intratympanic

applications in Guinea pigs and the influence of cochlear implantation. J Assoc Res Otolaryngol, 2011, 12(6): 741-751.

[23] APPLEBAUM EL.Fluorescein kinetics in perilymph and blood: a fluorophotometric study. Laryngoscope, 1982, 92(6 Pt 1): 660-671.

[24] BOJRAB DI, BHANSALI SA.Fluorescein use in the detection of perilymphatic fistula: a study in cats. Otolaryngol Head Neck Surg, 1993, 108(4): 348-355.

[25] ARENBERG IK, WU CM.Fluorescein as an easy, low-cost, indirect, or reverse intraoperative marker to rule out perilymph versus local injection. Am J Otol, 1996, 17(2): 259-262.

[26] THALMANN I, KOHUT RI, RYU J, et al. Protein profile of human perilymph: in search of markers for the diagnosis of perilymph fistula and other inner ear disease. Otolaryngol Head Neck Surg, 1994, 111(3 Pt 1): 273-280.

[27] BUCHMAN CA, LUXFORD WM, HIRSCH BE, et al. Beta-2 transferrin assay in the identification of perilymph. Am J Otol, 1999, 20(2): 174-178.

[28] YAMAMOTO M, IKEZONO T, MATSUMURA T, et al.The diagnostic performance of a novel ELISA for human CTP (Cochlin-tomoprotein) to detect perilymph leakage. PLoS One, 2018, 13(1): e0191498.

[29] KUBO T, KOHNO M, NARAMURA H, et al.Clinical characteristics and hearing recovery in perilymphatic fistulas of different etiologies. Acta Otolaryngol, 1993, 113(3): 307-311.

[30] FARRIOR JB. Stapedectomy and tympanoplasty. Arch Otolaryngol, 1962(76): 140-145.

第十九章 听神经瘤

一、概述

1. 定义 听神经瘤(acoustic neuroma,AN)也称前庭神经鞘瘤(vestibular schwannoma,VS),通常认为来源于第Ⅷ对脑神经鞘膜的施万细胞,其中主要来源于前庭下神经,报道比例达70%~90%,其次为前庭上神经和耳蜗神经,是桥小脑角区最常见的良性肿瘤,也属于颅后窝最常见的神经源性肿瘤,约占颅内肿瘤的10%。听神经瘤在临床上主要表现为患侧耳鸣、高频神经性耳聋、其次可有面瘫、眩晕、失衡及共济失调等临床表现。

2. 临床特征 听神经瘤多为单侧发病,偶有双侧发病,发病年龄多见于30~65岁的成年人,男女发病比例无明显的差异。大多数患者会因耳鸣、听力下降就诊,经详细检查发现听神经瘤;只有少部分患者会因头晕就诊。早期小的听神经瘤往往不会出现明显可察觉的症状,由于听觉功能对损伤的反应比较敏感,当听神经瘤逐渐增大,压迫听神经或对内耳的血供产生影响时,部分患者会出现突发性聋,然而很大一部分患者则表现为持续、逐渐加重的听力下降、耳鸣和耳闷等听觉功能异常的表现。

仔细追问病史,会发现约50%的患者曾出现过暂时的头晕、眩晕症状,小听神经瘤患者可能在早期偶然出现急性眩晕发作,但由于前庭代偿机制的存在,能够很快恢复到正常状态,偶然发作的急性眩晕往往被忽视,因此,患者在前期病变发展过程中并没有出现明显的眩晕反复发作及站立不稳。当听神经瘤体积逐渐增大,对内耳道的神经、血管及邻近组织的压迫程度进一步加重,尤其是肿瘤超出内耳道开始压迫脑干及第四脑室时,出现前庭功能异常和小脑功能障碍的表现,如原来的眩晕程度会加重或发作次数增加,头位变化诱发眩晕发作、走路偏斜及自身的倾倒感、坐船样的漂浮感、地面倾斜或视物不稳感等,可阵发性或持续性发作,尤其当内耳道肿瘤的直径大于3cm时,患者出现平衡失调的表现会比较常见。

少部分患者听神经瘤体积逐渐增大而使邻近的神经受损,如面神经受损出现同侧周围性面瘫,三叉神经受损出现颌面部疼痛、动眼障碍等表现。

二、听神经瘤眩晕发生的可能机制

听神经瘤眩晕发生的机制,可能与听神经瘤对前庭神经和外周前庭感受器供养血管的压迫,造成外周前庭感受器和传入神经冲动的功能异常有关。另外,最新的研究表明听神经瘤患者同时可伴有内淋巴积水,后者可能是导致眩晕发作的一个原因。

正常状态下,半规管是角加速度感受器,前庭神经元放电与头旋转角度成比例,耳石器对头部的线性运动及相对于重力轴的静态倾斜产生反应。当头部运动时,外周前庭感受器受位移刺激,产生相应的神经电信号,经传入神经 - 前庭上、下神经,准确地将神经电信号传递到前庭传入初级中枢 - 前庭神经复合体。位于脑干两侧的前庭神经复合体将传出信息支配相应的眼肌及骨骼肌收缩运动,同时将传入信息(前庭觉、本体觉、视觉的综合传入信息)在大脑皮质高级中枢的参与下,实现感觉信息的整合,可以与运动输出神经元提供的传出信息建立直接、快速的连接,维持正常的空间识别能力和姿势的平衡调节,不会出现眩晕和不稳。

由于听神经瘤来源于前庭神经,可能会对该侧的前庭神经本身造成损伤。当供应血管受压会使外周前庭感受器因缺血、缺氧发生器质性损害和功能异常。笔者推测，外周前庭感受器不能正常发挥感知功能，对位移变化刺激不能产生相应的神经电信号，或传入神经 - 前庭神经本身功能异常，造成神经电信号传递失真、丢失甚至错配，均意味着单侧前庭觉传入冲动异常，从而使脑干两侧的前庭神经核之间的神经活动不平衡，是产生前庭反应的基础，使前庭神经核内的Ⅰ型和Ⅱ型神经元之间的协同关系发生改变，本身正常的自发放电速率受影响，同时前庭核内也发生着抑制性和兴奋性神经递质释放的失衡，甚至出现“错误信号”的化学递质释放等。上述情况均可能会导致眩晕的发生。

新近研究发现，听神经瘤患者经内耳 MRI 钆造影检查，可同时发现有前庭和耳蜗的内淋巴积水征，且发现患侧的信号较健侧明显升高，可能与内耳的血管纹通透性改变有关，然而内淋巴积水与眩晕发作的具体发病机制还不是很清楚。

听神经瘤一般生长过程缓慢，对外周前庭传入的破坏也是比较缓慢的过程，前庭中枢代偿机制被启动并有足够时间发挥代偿功能，眩晕急性发作的情况并不十分常见。但随着肿瘤体积逐渐增大，压迫脑干、小脑，甚至造成颅内高压时，前庭中枢的适应和代偿机制不能充分地补救单侧前庭传入神经阻滞导致的功能异常，则容易出现眩晕及失衡的症状，也可表现为前庭功能障碍的失代偿，如小脑共济失调、姿势偏斜等。

三、听神经瘤的诊断

1. 诊断依据　出现进行性听力下降、耳鸣，其次有头痛、眩晕及平衡障碍等临床表现，尤其当感音神经性聋程度与言语识别率不匹配，ABR 检测发现Ⅴ波潜伏期延后或Ⅰ ~ Ⅴ波间期延长，伴或不伴不同程度的前庭功能下降时，应高度怀疑听神经瘤的可能。经颞骨增强 MRI 检查，发现内耳道与桥小脑角区占位是诊断听神经瘤的“金标准”。

2. 听神经瘤的前庭功能评价

(1) 眼震检查评估：视频眼震电图（VNG）主要用来评估前庭眼动反射（VOR）通路的状态，对听神经瘤的诊断意义有限，但术前检查对评估听神经肿瘤大小、肿瘤与小脑和脑桥的关系以及手术径路的选择有很大的帮助。

冷热试验是一种通过冷热水 / 气刺激外周前庭感受器，诱发患者出现眩晕及相应眼震表现的检查方式，可评定单侧外半规管（前庭上神经支配）的功能状态。因听神经瘤起源于听神经的前庭支，文献报道在眩晕中心，主诉眩晕、头晕及平衡障碍的患者中冷热试验诊断听神经瘤的敏感性为 77%~92%，特异度为 57.4%。病变早期采用此方法诊断听神经瘤，可发现患侧的前庭功能减退或消失。患者冷热试验异常可作为肿瘤定位的依据，预测肿瘤可能起源于前庭上神经，然而冷热试验异常程度并不能很好地预测肿瘤的大小，当同时出现前庭视动性眼震异常，特别是出现凝视性眼震或追踪试验异常者，常提示肿瘤较大，压迫小脑或脑桥。

过度通气试验阳性的眼震表现可分为兴奋型和麻痹型。兴奋型：眼震快相朝向听神经瘤的患侧；麻痹型：快相朝向健侧；双向型，比较少见，快相首先朝向健侧经 30~40s 间隔，后转向患侧。据报道，当神经没有发生脱髓鞘改变，听神经瘤体积较小时，多表现为兴奋型眼震；神经正常结构遭到破坏，听神经瘤体积较大时，多表现为麻痹型眼震。过度通气试验阳性的患者比阴性患者的听神经瘤体积大。

(2) 耳石器功能检查 - 前庭诱发肌源性电位（VEMP）：cVEMP 通过从颈肌记录前庭诱发电位，反映同侧球囊 - 前庭神经核通路功能的完整性，可以间接评价前庭下神经、球囊的功能；oVEMP 通过从眼外肌记录前庭诱发电位，反映同侧前庭上神经到对侧眼外肌的前庭眼动反射，间接评价椭圆囊和前庭上神经的功能。关于 VEMP 检查在诊断听神经瘤方面的作用评价有差异，即使在一些病例上听力检查和冷热水试验都是正常的，VEMP 检查也可以出现异常的表现。VEMP 检查在判断肿瘤大小，肿瘤来源，以及为后续治疗方式的选择及判断预后方面提供一定的帮助。cVEMP 正常而 oVEMP 异常，推测肿瘤可能来源于前庭上神经；反之，肿瘤可能来源于前庭下神经。

前庭诱发肌源性电位通过引出率、潜伏期长短以及幅值的高低、波幅比等参数的异常情况来评价外周前庭感受器的功能。VEMP 检查的敏感性随着肿瘤的体积增大而逐渐增强。有一项研究显示，当 cVEMP 和 oVEMP 这两个检查出现异常时，可推测肿瘤的大小在 2.0cm 以上。有研究显示，听神经瘤的最大径在 3cm 以上的患者，患侧 VEMP 的引出率明显偏低。另外，肿瘤同侧的波幅比也与肿瘤的大小有明显的正相关性，肿瘤增大的患者会出现不同程度的波幅降低与潜伏期延长。

(3) 视频头脉冲试验（vHIT）：评估 6 个半规管的功能，其中增益水平、是否出现病理性扫视是最常用的评估参数。后半规管和球囊由前庭下神经支配，椭圆囊、外半规管和前半规管由前庭上神经支配。听神经瘤患者患侧 3 个半规管的增益较健侧都有不同程度的降低，其中前半规管较外半规管和后半规管的增益异常率更低。肿瘤的大小与外半规管的增益水平呈负相关，肿瘤越大则外半规管的增益越小。前半规管和后半规管的增益水平与肿瘤大小的相关性很弱，肿瘤在 1.4cm 以上的患者，vHIT 诊断的敏感性大于 59%，前庭上和前庭下神经均受损的比例达 92%，只有前庭上或前庭下神经受累的比例仅有 4%。

(4) 感觉统合测试（SOT）：人体通过前庭觉、本体觉和视觉三大感觉系统传入信息，经综合判断、整合后感知身体的正确空间位置。SOT 在动态平衡台上完成，通过控制患者睁眼闭眼、周围视物移动，脚下位移等条件改变，设定 6 种条件（C1~C6），分别完成不同条件下的测试，用于评价前庭觉、视觉、本体觉三大反射系统的功能，患者身体重心摆动幅度越小，得分越高。C1 评估视觉、前庭觉、本体觉，C2 和 C3 评估前庭觉和本体觉，C4 评估视觉和前庭觉，C5 和 C6 评估前庭觉。

SOT 主要用来评价听神经瘤患者肿瘤大小与平衡感觉系统控制平衡能力的关系。听神经瘤患者与正常人比较，姿势反应会有明显的异常，其中肿瘤的大小对平衡的控制有警示作用，听神经瘤的最大径在 3cm 以上的患者，与听神经瘤直径在 1.4cm 以下的和直径在 1.5~2.9cm 的患者相比较，SOT 的 C5+C6 平衡得分明显低。另有研究同样显示听神经瘤的大小会影响 C6 条件的改变。以上研究结果均提示，听神经瘤的大小与前庭觉的损害呈现明显的正相关。

3. 听神经瘤的影像学评估　CT 平扫检查多可以发现等密度或低密度内耳道或近桥小脑角团块影，瘤体影像可呈圆形、椭圆形或不规则的形状，或者肿瘤边缘欠光滑；如果肿瘤发生囊性变，还会呈现外部较光滑的囊壁，内部呈高低密度分层的影像学表现；若出现混杂的高密度影像，还可以提示肿瘤内部有出血征。增强 CT 示，实质部分大多呈高密度影表现，囊性变区则多呈低密度的不强化表现。除此之外，应注意观察肿瘤周边组织受压表现，是否出现第四脑室的变形和移位、脑水肿，以及桥小脑池、环池、桥前池等脑组织出现闭塞或增宽，脑干受压等占位性病变，尤其在发现大听神经瘤（直径>3cm）时更要注意这些方面。总体来说，增强 CT 对于直径>2cm 的听神经瘤阳性率较高，可达 80%。

MRI 是诊断听神经瘤主要、首选的方法，体检经 MRI 检查偶然发现听神经瘤的比例为 0.02%~0.07%，体检发现听神经瘤往往都比较小，且未出现明显的临床症状。用于检查发现听神经瘤推荐的检查序列为 MRI 高分辨率 T_2 加权与增强 MRI T_1 加权，标准的 T_1、T_2 MRI FAIR 序列，DWI MRI 轴面、冠状面和矢状面检查，囊变的液性成分可表现为 T_2 高信号、实质成分 T_1 高信号，出血时表示两者均为高信号。增强 MRI 发现内耳道及脑桥角区占位常被认为是诊断听神经瘤的“金标准”。高分辨率 3D MRI 经斜矢状位检查可以发现听神经瘤精确的位置，对于判断肿瘤来源提供直接的证据，即使肿瘤很小也能够被发现，这种方法也更进一步提高了听神经瘤的发现率。

继内淋巴造影增强 3D MRI 直观显示内耳积水之后，先后有研究发现听神经瘤的患者同时存在内淋巴积水的报道。一项经 T_2 加权 3D FIESTA-C 序列的 3T MRI 检查发现，约 30% 的患者出现听神经瘤侧的球囊积水扩张的表现，尤其是双侧同时出现内淋巴积水的患者会出现眩晕与对侧内淋巴积水明显相关的报道。这一发现认为，听神经瘤患者反复出现的眩晕问题也不一定完全是前庭神经受肿瘤压迫而产生，不能排除是由内淋巴积水造成的可能。

4. 听神经瘤的听力学评估

(1) 纯音测听：是了解听力情况最基本的检测方法。早期的听神经瘤，听力下降可能不明显或仅有轻度减退，双耳可能出现不对称的听力，最敏感的是发现连续2个频率的耳间听阈差值大于10dB，或是任意1个频率差值大于15dB；听神经瘤侧的听力大多表现为高频听力下降，个别表现为低频听力下降，而后听力损失逐渐加重，可出现全频的听力下降乃至全聋。

听神经瘤常出现言语识别率与纯音听阈不匹配现象，言语识别下降的程度较听阈更明显；言语识别率在增加言语声强刺激到一定程度后不升反而下降的情况，表现为蜗后性聋的回跌典型现象，回跌系数多在0.45~1.00。

(2) 音衰变试验：大多数听神经瘤患者出现蜗后病变的同侧音衰表现，即短时间即可出现声音适应而表现听阈提高的现象。音衰出现的频率越多提示病变越重，当肿瘤较大压迫脑干时对侧的音衰异常也会出现。声反射的异常对听神经瘤的诊断也有一定的意义，可出现声反射消失、阈值提高、潜伏期改变。

(3) ABR的异常有时会早于CT检查发现。听神经瘤患者的ABR表现有：Ⅰ波后波形消失、双侧Ⅴ波潜伏期差值或Ⅰ~Ⅴ波间期耳间差值>0.4ms；当纯音听阈显示轻中度听力损失，ABR的表现为Ⅰ波存在、Ⅴ波消失，或Ⅰ~Ⅴ波间期延长>4.5ms，提示蜗后病变可能；中度或极重度听力损失，ABR仅出现Ⅰ波或Ⅲ波，抑或仅Ⅲ波消失，但Ⅰ~Ⅴ波间期延长>4.5ms。对于发现大听神经瘤，ABR的敏感性是95.6%，发现小的听神经瘤的敏感性为85.8%，肿瘤越大，ABR的异常表现比例越高，ABR的结果与内耳道的占比状态没有统计学差异，患者年龄的大小与ABR的结果没有关联。听力损失的程度与听神经瘤的大小无明显相关性，蜗后病变不是引起听力下降的唯一原因。

(4) 耳声发射：由于听神经瘤在压迫听神经的同时也会不同程度地压迫内听动脉，影响内耳血供而对耳蜗造成一定的损害。耳声发射能否正常引出既可以推断当前的耳蜗功能状态，也可以预估术后听力保存的可能性。早期小听神经瘤可表现出听力下降但耳声发射正常，提示当前疾病状态并未累及耳蜗功能。术后经耳声发射检查发现其正常引出，代表术后听力恢复。

(5) 耳蜗电图：听神经瘤为蜗后性病变，压迫内听动脉可能会使耳蜗功能受损，耳蜗电图可表现为-SP异常增大、AP波形异常，包括AP异常增宽、多峰异常，甚至AP消失。耳蜗受损不明显时，耳蜗电图也可表现正常或接近正常。

5. 鉴别诊断

(1) 突发性聋：突然发生的一侧听力下降、耳鸣、耳闷，伴或不伴眩晕，MRI检查未发现内耳道及桥小脑角区占位表现。

(2) 梅尼埃病：一种发病原因及发病机制不明、以内淋巴积水为主要病理学特征的内耳病变，主要临床表现为反复发作性眩晕、波动性听力下降、耳鸣和/或患耳闷胀感。眩晕持续时间多为数十分钟到数小时，最长者一般不超过12h，结合典型的病史特征、听力学检查特点及内耳钆造影发现内淋巴积水可诊断。

(3) 桥小脑角其他肿瘤：桥小脑角脑膜瘤，多起源于岩骨后面静脉窦的蛛网膜粒细胞，多见于40岁以上成年人，MRI T_1加权稍低信号或等信号，T_2加权混杂不均匀钙化高信号影，造影剂增强后可见肿瘤周边的强化影，以三叉神经、听神经和面神经的损害及小脑功能障碍最常见。桥小脑角的胆脂瘤，主要表现为MRI T_1加权低信号或等信号，T_2加权高信号，造影剂增强后无强化，形态不规则，但边界清楚，好发于岩尖部，常沿蛛网膜下间隙缓慢生长，常以三叉神经痛起病。

(4) 面神经瘤：主要有闭眼困难、口角歪斜、面肌运动瘫痪等周围性面瘫的表现，且面瘫症状出现早，

CT 检查面神经鞘瘤为呈膨胀性改变的面神经管缺损。面神经纤维瘤主要表现为面神经管增粗，走行于面神经骨管内。磁共振成像可以显示全程面神经走行途径，并显示面神经瘤从乳突扩展到腮腺的情况。

四、听神经瘤的治疗策略

目前听神经瘤的治疗方式主要有 3 种：①随访观察；②显微外科手术切除；③放射治疗，包括立体定向放射外科治疗和立体定向放射治疗。

听神经瘤的基础治疗策略仍是随访观察，尤其针对体检或无意中发现的无症状的小听神经瘤（肿瘤直径在 1cm 以下的），从发现听神经瘤之后，每年随访，监测听神经瘤的生长情况，并注意观察有无明显的临床症状发生。当肿瘤生长速度较快（生长速度超过 2mm/ 年）或开始出现听力下降或听力下降的程度逐渐加重、耳鸣持续并加重、平衡功能障碍、眩晕发作或发生其他脑神经并发症时，考虑采取积极的治疗方式如显微手术或是放射治疗等方式；随访观察治疗适合年龄比较大，或者身体状况较差且不能耐受手术的患者。

在采取积极治疗听神经瘤的手术方式时要评估术后治疗的可能效果，如完整切除肿瘤的可能性、肿瘤术后的复发率、患者的生存率、脑神经功能改变以及患者术后的生活质量（主要包括头晕及不稳感）等方面。

显微外科治疗可以采用合适的手术入路尽可能地完整切除肿瘤，但要注意对面神经的保护，防止造成面瘫；根据患者术前听力（同侧和对侧）以及肿瘤大小的情况，结合患者的年龄和全身健康状况，判断是否有保留听力的可能，选择经颅中窝或乙状窦后的保留听力手术入路，或经迷路的不保留听力手术入路。近年来，听神经瘤术中监测的开展，耳蜗电图、电刺激听性脑干诱发电位（elec-trically evoked auditory brainstem responses，EABR）在术中的联合应用，对肿瘤较大或者已经没有实用听力的患者，术中考虑保留耳蜗结构和耳蜗神经，若术中监测发现听神经功能正常的情况下，可以同期植入人工耳蜗，起到恢复患耳听力的效果。随着耳内镜在中耳手术中的广泛应用，可以借助耳内镜视野的灵活性实现联合显微镜经迷路后径路切除中等大小（15~20mm）的听神经瘤，尽可能完整切除听神经瘤，并保护周围神经、血管和组织的完整性，减少术后并发症。针对跨耳蜗型的听神经瘤，可以实现在耳内镜下耳囊入路，行听神经瘤及部分耳蜗切除后，同期行人工耳蜗植入手术，仍可以获得良好听力。

放射治疗避免了手术切口的损伤，伽马刀是比较常用的手段，适用于肿瘤直径在 3cm 以下的患者，以及年龄较大、全身条件较差而不能耐受手术的患者。放射治疗并不能完全消除肿瘤，通过诱导无血管坏死的原理，使肿瘤停止生长或生长变慢，放射治疗控制肿瘤生长的成功率在 88%~98%。目前的研究结果表明，放射治疗的患者术后 2~5 年听力仍有比较高的保存率（50%~75%），5 年之后听力保存率会下降到 25%~50%。

五、听神经瘤干预治疗后的前庭功能障碍特点及处理策略

1. 听神经瘤术后并发症及前庭功能特点　神经瘤术后并发症的关注经历了保命（生命）- 保面（面神经）- 保留听力（残余听力）的历程。随着医学技术的发展及人们对治疗效果要求的提高，听神经瘤术后的生活质量问题，包括术后发生头晕和平衡失调的问题逐渐被重视，寻求积极的处理方式变得十分必要。听神经瘤术后眩晕与平衡失调的发生率可达 30%~80%，其中约 90% 的眩晕发生在术后 2 个月内。术后早期会出现头晕、视物旋转、恶心、呕吐，不敢睁眼等急性眩晕发作的表现，在排除术后并发脑水肿或脑干、小脑等中枢性损伤后可不予处理，1~2 周后急性眩晕多可以缓解。随着时间进程眩晕发作呈减少趋势，仅有 10% 的患者会在术后很长一段时间内有平衡障碍，有些则终身伴随该症状。

2. 听神经瘤术后眩晕的处理策略　听神经瘤切除术后，单侧前庭传入减少或彻底消失，尤其对术

前前庭功能较好且手术切断前庭神经的患者，会出现类单侧前庭神经传入神经阻滞（unilateral vestibular deafferentation，UVD）的表现，出现眩晕及平衡失调。术后积极开展前庭康复训练，充分发挥其前庭代偿能力，对实现较早解决患者术后眩晕及走路不稳情况有非常重要的意义。

前庭康复的过程包括其他非前庭感觉输入和认知行为策略增强，使得患者控制平衡的能力增强。在前庭代偿方面，心理因素起着重要的作用，Bowman 比较了代偿良好和代偿不佳的患者的个性特征，发现代偿不良的患者在身体意识（注意身体感觉）上的评分高于对照组。患者的认知水平以及情绪因素对前庭康复的效果也会产生不同程度的影响。

影响术后平衡功能障碍及发作特点的因素包括患者的年龄、性别以及术前是否存在眩晕或平衡失调、对侧前庭功能状态以及手术治疗方式等。不同年龄的患者对症状的耐受程度以及术后的恢复情况也各有不同，通常较年轻的患者代偿能力较强，容易摆脱这类症状，年龄大的患者术后不容易恢复。听神经瘤患者对侧前庭功能正常时，术后很快容易实现前庭功能代偿；如果患者对侧前庭功能已丧失，术后可能会出现长期的站立不稳和摇晃感，需要较长时间去实现前庭代偿，或不能实现代偿。立体定向放射治疗后，约 1/4 的患者会有平衡障碍，显微手术之后听神经瘤患者的头晕和平衡失调改善的长期效果至少与放射治疗的效果相似，尽管眩晕评分无明显的统计学差异，但主观的头晕改善率明显比放射治疗的效果明显。

六、听神经瘤诊治的争议和相关眩晕问题的新进展

1. 听神经瘤诊治的争议　目前对听神经瘤首选治疗方案的策略仍存在一定的争议，尤其对于肿瘤直径< 1.5cm 的听神经瘤患者的处理方式，目前尚无定论。主要集中在是否应尽早行干预治疗、选择手术摘除还是行放射治疗。前者的争议在于：一方认为小听神经瘤一般无明显的严重临床症状且由于其生长缓慢，而手术本身存在造成颅内感染、出血、颅内高压，术后丧失听力的风险，主张行随访、观察；另一方则认为，目前的手术技术处理 1.5cm 以下的小听神经瘤安全性相对较高，且保留听力的可能性也比较大，再则听神经瘤的生长趋势为逐渐变大，对听觉和前庭觉的破坏作用逐渐增加且不可逆，因此建议尽早手术是比较好的选择。后者的争议在于：对小听神经瘤到底首选立体定位放射治疗还是先行手术摘除，目前也没有定论。相比手术切除，放射治疗尽管避免了手术切口感染、出血及手术损伤邻近组织结构的可能，然而接受放射疗后容易出现内耳道狭窄、放疗切除周围组织坏死感染，且放射治疗仅是控制肿瘤生长，存在肿瘤再生长及放疗诱发恶性肿瘤发生的可能。

2. 听神经瘤相关眩晕问题的诊疗新进展　应用内淋巴造影增强 3D MRI，有些学者发现听神经瘤患者同时存在内淋巴积水的可能，这对治疗听神经瘤伴眩晕问题提出了新的思考：对小听神经瘤伴有眩晕发生的患者，应经高分辨率 MRI 检查，了解是否存在内淋巴积水的可能，优先考虑行利尿药及改善内耳微循环等对症处理的方式来解决眩晕问题，而不是着急行手术切除。

为解决听神经瘤切除术后出现的眩晕和平衡失调问题，有学者探索在听神经瘤切除前，进行预前庭康复训练以及在听神经瘤手术前行患侧庆大霉素化学迷路切除，对听神经瘤切除术后前庭功能的恢复效果存在争议。

3. 重视前庭康复对听神经瘤患者眩晕及平衡障碍干预的临床意义　听神经瘤生长缓慢，眩晕的发生由于前庭代偿的存在，患者往往前庭反应不明显，鉴于预前庭康复对患者术后眩晕和平衡恢复效果的作用，提示及早发现听神经瘤，关注其相关的眩晕问题，及时评估其前庭储备能力，适时激活其前庭代偿效能，尽可能挖掘中枢前庭代偿能力，采取合理的方式予以干预，术后积极开展规范有效的康复训练，对减少并缩短听神经瘤切除术后出现的眩晕及不稳问题，提高患者术后的生活质量有积极的意义。

（郭　平　李文妍）

参考文献

[1] STANGERUP SE, TOS M, THOMSEN J, et al. True incidence of vestibular schwannoma? Neurosurgery, 2010, 67(5): 1335-1340.

[2] VANDELANGENBERG R, DEBONDT BJ, NELEMANS PJ, et al. Predictors of volumetric growth and auditory deterioration in vestibular schwannomas followed in a wait and scan policy. Otol Neurotol, 2011, 32(2): 338-344.

[3] VANDELANGENBERG R, DEBONDT BJ, NELEMANS PJ, et al. Follow-up assessment of vestibular schwannomas: volume quantification versus two-dimensional measurements. Neuroradiology, 2009, 51(8): 517-524.

[4] SOMERS T, CASSELMAN J, DECEULAER G, et al. Prognostic value of magnetic resonance imaging findings in hearing preservation surgery for vestibular schwannoma. Otol Neurotol, 2001, 22(1): 87-94.

[5] HUO Z, CHEN J, WANG Z. Prognostic factors of long-term hearing preservation in small and medium-sized vestibular schwannomas after microsurgery.Otol Neurotol, 2019, 40(7): 957-964.

[6] HENTSCHEL M, ROVERS M, MARKODIMITRAKI L, et al. An international comparison of diagnostic and management strategies for vestibular schwannoma. Eur Arch Otorhinolaryngol, 2019, 276(1): 71-78.

[7] KARCH-GEORGES A, VEILLON F, VUONG H, et al. MRI of endolymphatic hydrops in patients with vestibular schwannomas: a case-controlled study using non-enhanced T2-weighted images at 3 Teslas. Eur Arch Otorhinolaryngol, 2019, 276(1): 1591-1599.

[8] MOAYER R, ISHIYAMA GP, KARNEZIS S, et al. High resolution three-dimensional delayed contrast MRI detects endolymphatic hydrops in patients with vertigo and vestibular schwannoma. Otol Neurotol, 2017, 39(1): e39-e44.

[9] SWEENEY AD, CARLSON ML, SHEPARD NT, et al. Congress of neurological surgeons systematic review and evidence-based guidelines on otologic and audiologic Screening for patients with vestibular schwannomas. Neurosurgery, 2018, 82(2): E29-E31.

[10] VALAME DA, GORE GB. Role of cervical vestibular evoked myogenic potentials (cVEMP) and auditory brainstem response (ABR) in the evaluation of vestibular schwannoma. Braz J Otorhinolaryngol, 2017, 83(3): 324-329.

[11] METSELAAR M, DEMIRTAS G, IMMERZEEL TV, et al. Evaluation of magnetic resonance imaging diagnostic approaches for vestibular schwannoma based on hearing threshold differences between ears: added value of auditory brainstem responses. Otol Neurotol, 2015, 36(10): 1610-1615.

[12] 李兴启，王秋菊. 听觉诱发反应及应用. 2版. 北京：人民军医出版社，2015.

[13] RUCKENSTEIN MJ, CUEVA RA, MORRISON DH, et al. A prospective study of ABR and MRI in the screening for vestibular schwannomas. Am J Otol, 1996, 17(2): 317-320.

[14] CUEVA RA. Auditory brainstem response versus magnetic resonance imaging for the evaluation of asymmetric sensorineural hearing loss. Laryngoscope, 2004, 114(10): 1686-1692.

[15] POLLOCK BE, DRISCOLL CL, FOOTE RL, et al. Patient outcomes after vestibular schwannoma management: a prospective comparison of microsurgical resection and stereotactic radiosurgery. Neurosurgery, 2006, 59(1): 77-85.

[16] 吴皓. 听神经瘤. 上海：上海科学技术出版社，2018.

[17] CARLSON ML, HABERMANN EB, WAGIE AE, et al. The changing landscape of vestibular schwannoma management in the United States--a shift toward conservatism. Otolaryngol Head Neck Surg, 2015, 153(3): 440-446.

[18] BUSS EJ, WANG TJC, SISTI MB.Stereotactic radiosurgery for management of vestibular schwannoma: a short review. Neurosurg Rev, 2021, 44(2): 901-904.

[19] GOLFINOS JG, HILL TC, ROKOSH R, et al. A matched cohort comparison of clinical outcomes following microsurgical resection or stereotactic radiosurgery for patients with small-and medium-sized vestibular schwannomas. J Neurosurg, 2016, 125(6): 1472-1482.

[20] FOOTE KD, FRIEDMAN WA, BUATTI JM, et al. Analysis of risk factors associated with radiosurgery for vestibular schwannoma. J Neurosurg, 2001, 95(3): 440-449.

[21] HANSASUTA A, CHOI CYH, GIBBS IC, et al. Multisession stereotactic radiosurgery for vestibular schwannomas: single-institution experience with 383 cases. Neurosurgery, 2011, 69(6): 1200-1209.

[22] INOUE Y, OGAWA K, KANZAKI J. Hearing improvement after tumor removal in a vestibular schwannoma patient with severe hearing loss.Eur Arch Otorhinolaryngol, 2003, 260(9): 487-489.

第二十章 药物前庭毒性及眩晕

一、概述

1. 定义　药物诱发的眩晕，即由药物因素导致的眩晕，本质上是药物对前庭系统造成损伤并表现出相应的临床症状。临床上，药物引起的前庭功能受损主要表现为平衡不稳、振动幻视，并非眩晕，因此本章节选择用药物的前庭毒性来代替“药物中毒性眩晕”这一概念。

一般大众对于药物耳毒性的理解大多还停留在药物导致的耳蜗毒性，即听觉系统受损，更简单点说，就是听力减退、耳鸣等症状。事实上，药物的耳毒性还包括另一个重要的方面，前庭毒性（vestibulotoxicity），即药物造成的前庭系统受损，主要表现为平衡不稳、振动幻视、眩晕等前庭功能障碍。

2. 简史　1944 年，Schatz、Bugie 和 Waksman 首次报道从土壤放线菌中分离出链霉素。链霉素是广谱革兰氏阴性菌的抗生素，同时其对结核分枝杆菌效果明显，从而成为抗结核病的标志性药物，在当时挽救了无数的结核病患者。Waksman 因发明链霉素而获得诺贝尔生理学或医学奖。在对链霉素治疗的结核病患者的随访中发现其明显的副作用，包括肾毒性和耳毒性。当时有一位因关节结核接受链霉素治疗的患者，该患者也是一名医生，他首次记录了自己的前庭毒性反应，即在散步时感觉周围物体也是活动的而看不清楚周围物体。进一步的研究则表明这是由于链霉素破坏前庭毛细胞所导致。

本章主要围绕药物前庭毒性的临床表现、监测方法、治疗方案以及最近研究进展予以阐述。

二、前庭毒性药物及发生率

多年前，临床医师和药师就发现了有些药物服用后会引起头晕或眩晕，然而从早期到现在，非专科的医师并不能准确区别头晕和眩晕，因此报道中罗列的药物不良反应中“头晕”一项，其中有一部分很可能是眩晕。据文献报道，可能引起眩晕或头晕的药物主要包括以下 14 个类别，其中报道比较多的是氨基糖苷类以及铂类化疗药。

1. 氨基糖苷类　如庆大霉素、链霉素、妥布霉素、卡那霉素、阿米卡星等。

2. 其他抗感染药类　①萘啶酸、环丝氨酸、异烟肼、大环内酯、林可霉素、米诺环素、硝基呋喃妥因、磺胺甲噁唑和两性霉素 B；②氟胞嘧啶、甲氟喹、奎宁、达拉那韦等。

3. 化疗药物　如硼替佐米、顺铂、达沙替尼、氟维司群、来那度胺、米托坦、尼洛替尼、紫杉醇、卡巴他赛、泊马度胺和长春花生物碱等。

4. 磷酸二酯酶 -5 抑制剂　如西地那非、他达拉非和伐地那非。

5. 镇痛药　如萘比隆和阿片类药物。

6. 非甾体抗炎药　如阿司匹林、对乙酰氨基酚、吲哚美辛等。

7. 心血管类药物　如苯扎贝特、妥拉唑林、奎尼丁、雷诺嗪和加压素。

8. 内分泌学中使用的药物　如氯米芬和乌利司他。

9. 胃肠病学中使用的药物　如奥美拉唑和硫糖铝。

10. 免疫抑制药物　如卡那单抗。

11. 肌肉松弛剂　如甲硫脲和替扎尼定。

12. 神经精神药物 ①苯二氮草类药物，如地西泮、拉考沙胺和左乙拉西坦；②锂、苯妥英、普瑞巴林、雷沙吉兰、利鲁唑、芦非酰胺和司来吉兰。

13. 风湿病学中使用的药物 如别嘌醇、非布索坦、柳氮磺吡啶、双膦酸盐、地诺单抗和特立帕肽。

14. 泌尿科使用的药物 如黄酮酸酯和哌唑嗪。

药物引起的前庭毒性的发生率尚不能确定，即便是研究最广泛的氨基糖苷类药物，其导致的前庭毒性的真实发生率也仍不明确。发病率的变化可能与患者自身不同风险因素、实验室评估如何量化前庭毒性以及医务人员对其临床认识等相关。氨基糖苷类前庭毒性的传统危险因素包括：①药物相关因素，包括使用已知前庭毒性药物，且治疗疗程超过 14d；②患者相关因素，如线粒体 1555G 突变、治疗前或治疗中发生的肾功能不全、血清氨基糖苷水平升高、年龄以及耳毒性的既往史等；③医师相关因素，如其他耳毒性药物同时使用，如利尿药、万古霉素、大环内酯类药物等，未识别前庭系统受损的早期症状。

此外，关于药物安全剂量的说法一直是有争议的。在最近发表的关于 103 名庆大霉素前庭毒性患者的综述中，Ahmed 等提出真正意义上的安全剂量或许并不存在。

三、前庭毒性的临床表现

尽管不同药物的前庭毒性表现或有不同，但由于氨基糖苷类药物在临床上使用的广泛性，对它的研究也最全面和深入，因此笔者拟借此管中窥豹，对药物前庭毒性表现予以介绍，也希望借由此文，让更多的医生对于药物的前庭毒性有更深入的认识和了解。

1. 前庭毒性通常表现为平衡不稳、振动幻视（头部运动引起的视物模糊），有些患者可表现为天旋地转样的眩晕。

2. 鼓室局部注射庆大霉素后第 3 天，大部分患者表现出持续性眩晕症状，可伴恶心、呕吐、平衡不稳，但不伴有耳闷耳胀等不适。多数患者在眩晕持续 2~5d 后逐渐减轻。

3. 平衡障碍，在暗处或在不平坦的地面上行走时会加重。

4. 易发生跌倒，大多很难恢复到和从前一样的体力活动水平。

如果在早期没有识别，它将继续发展，对前庭系统造成不可逆的损害。关于全身用药后何时出现显著的耳毒性临床表现没有明确报道，这可能与药物的浓度、频次、患者自身情况都有关。

四、前庭毒性的作用机制及危险因素

耳蜗器官和前庭器官在解剖上毗邻，接受相同的血管供血、神经支配及液体供应。因此，有些药物的耳蜗毒性和前庭毒性是同时存在的。对于眩晕的患者，谨慎或者避免使用已知具有耳蜗毒性的药物，以防前庭系统功能进一步受损。反之，对于有听觉疾病的患者，也应谨慎或者避免使用已知具有前庭毒性的药物。

已有研究表明，氨基糖苷类药物通过以下途径破坏内耳的毛细胞，继而引起听觉系统和前庭系统功能障碍：①抑制线粒体蛋白质的合成；②导致谷氨酸能受体过表达；③生成自由基；④增强 NMDA 受体的作用等。圆窗膜的通透性对局部使用氨基糖苷类药物的疗效有显著影响，中耳感染等因素会对圆窗膜的通透性有显著影响。

铂类是另一类常见的耳毒性药物，然而文献中关于铂类药物前庭毒性的报道远少于关于耳蜗毒性的报道。临床上，关于铂类药物导致平衡不稳、振动幻视、眩晕等的研究报道也比较少。顺铂诱导的人类耳毒性在耳蜗中比在前庭中更为主要。顺铂治疗后明确的前庭功能障碍在当前文献中尚未得到一致的报道。内耳毛细胞似乎具有固有的特征，使它们容易直接暴露于顺铂。然而，现有文献表明，顺铂在不同部位可能通过不同的药物转运模式穿过血迷宫屏障，或者耳蜗和前庭器官毛细胞对顺铂的摄取程度不同。耳蜗内电位也可能增加水合铂通过阳离子转运蛋白或机械电转导通道进入耳蜗毛细胞的摄取。虽然VOR通常不受影响，但顺铂的其他前庭影响（如生化破坏）是可能的。

此外，前庭耳蜗毒性具有剂量依赖性。使用时间越长、频次越高、浓度越大，前庭耳蜗毒性发生的可能性及严重程度越大。前庭耳蜗毒性同时还具有基因易感性。已发现*A1555G*、*961delT+C[n]*、*T961G*、*956-960insC*等基因突变和氨基糖苷类药物导致的耳毒性有相关性，然而目前尚不了解这些基因突变在正常人群中的发生率。因此在临床上详细询问耳聋家族史，有助于筛查这些易感人群。

形态学上，药物前庭毒性基础研究表明，耳毒性药物首要破坏壶腹嵴顶和囊斑的微纹区毛细胞，毛细胞的损失具有由中央向外周递减的特点。不同氨基糖苷类药物对于前庭和耳蜗的损伤程度有所差异，比如庆大霉素的前庭毒性较耳蜗毒性更显著。关于局部和全身用药，目前研究发现二者导致的耳毒性病理改变是类似的，而壶腹嵴都是最易受损的区域。

五、前庭毒性的评估方法

有些药物，尽管已知它有潜在的前庭毒性，但临床中尚没有更好或者更安全的替代。此时可以通过合适的监测手段来最大程度减少药物的前庭毒性。

2017年，Handlesman等对一组71例全身使用氨基糖苷类药物的患者的研究结果表明，听力受损和前庭受损并没有显著的相关性，因此药物前庭耳蜗毒性的监测需要同时涵盖听力和前庭测试。全身用药后所导致的前庭功能受损可能是单侧的，也可能是双侧的。

肾功能监测结果已被证实不能有效监测氨基糖苷类的耳毒性。在一篇使用庆大霉素的病例系列报道中，49名出现前庭毒性患者中有22名患者（45%）的肾功能正常。因此，寻找更加有效的氨基糖苷类监测方法，进而防止氨基糖苷类前庭耳蜗毒性仍然是一个需要解决的问题。目前还没有一种可以安全地预防所有接受治疗的患者发生前庭毒性的方案。如果没有更安全的替代疗法，则必须告知所有氨基糖苷类药物治疗的患者，可能发生平衡不稳和头动时视物模糊等潜在的副作用。治疗过程中，医务人员还必须实时评价正在使用的氨基糖苷类是否仍然合适（尤其是前庭毒性在很大程度上取决于用药的持续时间）。

合适的评估方法应该具有稳定性和敏感性，同时也要考虑到患者接受各项检查的可行性。目前的评估主要包括3个层面，即功能评估量表、床旁查体及实验室检查。

1. 功能评估量表　目前常用的包括眩晕障碍量表（DHI）、眩晕障碍量表-儿童版（Vanderbilt Pediatric Dizziness Handicap Inventory for Patient Caregivers，DHI-PC）以及儿童前庭症状问卷（Pediatric Vestibular Symptom Questionnaire，PVSQ）。

2. 床旁查体　因为患者自身疾病、医疗机构设备以及检查费用等诸多原因，很多患者无法到实验室进行系统的前庭功能评估。此时有目的性的床旁检查可以对患者的情况做初步评估。目前临床主要进行的床旁检查包括以下几项：

（1）动态视敏度：患者先保持头位不动时，看视力表，明确可以看清楚的最小字符。再嘱咐患者左右或者上下以1~2Hz的频率转动头部，随后确认患者可以看清楚的最小字符，如果前后看清楚的最小字符差距显著，提示患者可能存在振动幻视。

（2）甩头试验：简易的做法是，嘱咐患者头正位、注视前方，测试者快速将头甩向一侧，角度不大于30°，观察是否存在反向扫视，若出现反向扫视提示患者前庭功能受损。

（3）摇头试验：患者左右摇头十余秒，突然停下，查看是否有眼震，如果出现，眼震快相指向前庭功能兴奋侧。

(4) 姿势控制:包括静态的姿势控制(如 Romberg 试验)以及动态的姿势控制(如 Fukuda 踏步试验)。

3. 实验室检查 相较于床旁查体,实验室检查具有可量化、标准统一、利于比较等诸多优势。目前主要的前庭功能检查包括温度试验、旋转试验、头脉冲试验、前庭诱发肌源性电位、姿势描记仪。

六、药物前庭毒性在临床上的应用

近年来,鼓室内注射庆大霉素越来越普遍地用于治疗难治性梅尼埃病,并取得了良好的眩晕控制率。其作用机制简单而言,就是通过鼓室内注射低浓度的庆大霉素部分破坏前庭毛细胞,降低前庭系统的敏感性,进而减轻疾病发作时的前庭症状,以达到控制眩晕的目的。

七、预防和治疗

前庭毒性的危险因素包括:①药物相关因素,如用药时长;②患者相关因素,如肾功能不全、患者耳毒性药物基因易感性、血药浓度、年龄、既往的耳毒性病史;③医务人员的因素,如和其他耳毒性药物联用,没有在早期识别前庭受损表现。

这三方面做到了控制,就可以最大限度减少患者前庭毒性的伤害。

在预防和治疗药物的前庭耳蜗毒性方面,主要的动物实验结果包括:PI3K 和凋亡蛋白抑制剂可以调节庆大霉素诱导的斑马鱼侧线毛细胞死亡;吸氧可防止豚鼠静脉内注射顺铂引起的耳毒性;生物碱可防止氨基糖苷毒性;与多种抗氧化剂或铁螯合剂共同治疗可以减轻氨基糖苷类的耳蜗和前庭毒性;抗自由基剂对动物中氨基糖苷类引起的耳毒性具有保护作用等。然而目前尚没有任何一种药物经临床证实是有效的。

前庭康复是目前较被认可的改善前庭毒性预后的重要治疗方法。前庭康复的目的是在前庭外周系统受损时,促进中枢神经系统的补偿和替代,促进适应,并促进对前庭功能障碍有关症状的习服。具体目标和治疗计划则基于全面治疗评估的结果,因此拥有一支经验丰富的跨学科团队至关重要。

八、药物诱发前庭毒性诊断和治疗中的争议

药物前庭毒性常导致双侧前庭功能下降,患者表现为平衡障碍、姿势不稳或振动幻视。这些症状不似单侧前庭功能下降患者产生的剧烈的眩晕。此外,双侧前庭功能下降也容易被中枢代偿或视觉、本体觉替代,使临床症状更加不明显。接受常见耳毒性药物(氨基糖苷类或顺铂类)治疗的患者往往身体虚弱,运动能力欠佳,耳毒性药物导致的这些症状容易被隐蔽。耳毒性药物导致的耳蜗毒性表现为听力下降,很容易被觉察。然而,听力受损和前庭功能受损没有相关性,有患者双侧前庭功能受损,但听力可正常。而也有患者听力明显受损,但前庭功能正常。其中前庭功能受损可以是单侧受损,也可为双侧受损,有些无法定侧。尽管临床上用于评估前庭功能的方法较多,然而缺乏相对精准、早期检测药物前庭毒性的评估方法,药物前庭毒性的早期诊断率低。

有关药物的前庭毒性应该引起临床更多的关注并设计更高质量的临床研究,目前的研究缺乏综合评估前庭功能的损伤以及明确相关危险因素,如累积剂量、既往前庭功能异常、年龄、外周神经病变。目前无法明确所有前庭功能检查项目中哪一项最敏感和最适合早期发现并检测前庭功能损伤。

九、展望

药物导致的前庭毒性因受多重因素影响,其真实发生率尚不明确。由于药物前庭毒性相关症状的复

杂性和隐匿性，很多药物诱发的眩晕被低估，没有及时得到干预。

此外，很多药物的前庭毒性具有积聚和延迟性，即在停药后前庭系统受损仍继续发展，目前重视不够。在临床实践中，在使用前尽可能地对接受已知有前庭耳毒性药物治疗的患者进行前庭功能评估，同时在使用过程中进行频繁的评估，每次评估都应记录患者的前庭症状，若有变化及时干预，以期最大程度地减小前庭功能损伤。

（戴春富　张毅博）

参考文献

[1] Drug-induced true vertigo and balance disorders. Prescrire Int, 2015, 24(156): 18.

[2] CHIMIRRI S, AIELLO R, MAZZITELLO C, et al. Vertigo/dizziness as a drugs' adverse reaction. J Pharmacol Pharmacother, 2013, 4(Suppl 1): S104-S109.

[3] CAMPBELL KCM, PRELL CGL. Drug-induced ototoxicity: diagnosis and monitoring. Drug Saf, 2018, 41(5): 451-464.

[4] HANDELSMAN JA. Vestibulotoxicity: strategies for clinical diagnosis and rehabilitation. Int J Audiol, 2018, 57(sup4): S99-S107.

[5] VANHECKE R, VANROMPAEY V, WUYTS FL, et al. Systemic aminoglycosides-induced vestibulotoxicity in humans. Ear Hear, 2017, 38(6): 653-662.

[6] PRAYUENYONG P, TAYLOR JA, PEARSON SE, et al. Vestibulotoxicity associated with platinum-based chemotherapy in survivors of cancer: a scoping review. Front Oncol, 2018(8): 363.

[7] PRAYUENYONG P, KASBEKAR AV, HALL DA, et al. Audiovestibular clinician experiences and opinions about cisplatin vestibulotoxicity. Eur Arch Oto-Rhino-Laryngology, 2020, 277(12): 3283-3293.

[8] PRAYUENYONG P, BAGULEY DM, KROS CJ, et al. Preferential cochleotoxicity of cisplatin. Front Neurosci, 2021, 15(7): 1-8.

第二十一章 各类综合征

第一节 大前庭水管综合征

一、概述

1. 定义　大前庭水管综合征(LVAS)是一种先天性内耳畸形疾病。临床上将只有前庭水管扩大畸形,不伴有其他内耳发育异常和其他器官系统的异常,伴感音神经性听力损失的患者诊断为 LVAS。

2. 病因　LVAS 是一种常染色体隐性遗传性非综合征型听力障碍性疾病,具有遗传特性。在中国 LVAS 患者中,*SLC26A4* 基因检出率为 92.1%,携带率为 3%。但是 *SLC26A4* 基因突变具有频谱广泛性及遗传异质性,报道的突变位点已超过 240 个。而且 *SLC26A4* 基因突变如何导致大前庭水管及感音神经性聋的具体机制尚未明确。

3. 发病率　LVAS 约占内耳畸形的 31.5%。儿童和青少年的发病率为 1%~12%,是导致青少年进行性听力下降的重要病因之一。

二、简史

大前庭水管(large vestibular aqueduct,LVA)现象最早在 1791 年由 Carlo Mondini 教授解剖颞骨时发现。1969 年,Valvassori 首次报道大前庭水管的患者有类似梅尼埃病的症状。1978 年,Valvassori 和 Clemis 分析 3 700 例患者的颞骨影像学特征,发现 50 例(约 1.4%)的患者前庭水管扩大,并伴有听觉和前庭功能障碍,同时测量扩大的前庭水管的直径为 1.5~8.0mm,提出前庭水管前后直径超过 1.5mm 为异常扩大的观点,并将其命名为 LVA,后结合伴有听力下降等临床症状,将其命名为 LVAS。

三、病理与发病机制

1. 大前庭水管形成的原因　目前有两种学说:

(1) 在胚胎第 5 周,前庭水管发育至最大,后有一缩窄过程,因缩窄过程受阻而导致大前庭水管。

(2) 胚胎晚期至出生后前庭水管发育受阻而形成扩大畸形:Pyle 研究了 48 例人类胚胎颞骨,发现整个胚胎期前庭水管呈持续性非线性生长,管的内外口和长度随着妊娠期的增加而增大,但并未达到最大。他认为前庭水管的扩大主要发生在出生后。故目前对于前庭水管扩大原因多倾向于第 2 种学说。

2. 前庭水管扩大导致感音神经性聋的发病机制　目前仍不明确,有 3 种假说。

(1) 内淋巴液反流学说:前庭水管扩大时,多伴有内淋巴管及内淋巴囊的异常扩大,突然的颅内压变化迫使内淋巴囊内液体反流入耳蜗,内淋巴囊内的淋巴液蛋白质含量较膜迷路其他部位的淋巴液含量高,故当囊内高渗的淋巴液流入耳蜗,导致耳蜗损伤而出现感音神经性聋。

(2) 膜迷路破裂及外淋巴瘘学说:LVAS 患者的膜迷路壁非常薄,突发的压力变化很容易发生膜壁破裂,导致内外淋巴混合,损伤毛细胞而产生感音神经性聋。

(3) 前庭水管缓冲颅内压学说：脑脊液压力变化波及内耳，正常情况下脑脊液压力变化可被狭窄的前庭水管及蜗水管缓冲，当前庭水管扩大而蜗水管正常时，快速的颅内压变化导致耳蜗暂时压力失衡，造成膜迷路损伤或蜗内瘘管，出现感音神经性聋。笔者的研究也发现，骨导水管和内淋巴囊的宽度与听力下降的程度无明显相关性，也进一步说明前庭水管扩大并不是感音神经性聋的直接原因。

四、诊断

1. 诊断依据　LVAS 主要以患者的临床症状、听力学、影像学及相关基因学检查为诊断的重要手段。

(1) 临床症状：患儿在出生时听力筛查可正常，发病年龄为从出生后至青春期任何年龄段，多数为出生后几年内发病，可表现为学语后听力损失，言语发育迟缓。其诱因包括头颅外伤、感冒、气压性创伤或其他使颅内压增高的因素等，发病突然或隐匿，其中 81%~94% 的患者为双侧发病，双耳听力可不对称。临床表现为波动性、进行性或突发性感音神经性听力损失，也有部分检查结果表现为混合性聋，可伴有耳鸣、眩晕、平衡失调等内耳症状。这些病史及症状对诊断 LVAS 具有重要参考价值。

(2) 辅助检查

1) 影像学检查：颞骨 CT 和 MRI 检查能够证实患侧前庭水管扩大，已成为本病诊断的“金标准”。

颞骨 HRCT 检查：通常首选轴位颞骨 HRCT 检查。Valvassori 诊断标准为当半规管总脚到前庭水管外口 1/2 处直径>1.5mm 即诊断为前庭水管扩大。Cincinnati 诊断标准认为 VA 外口宽度应大于 2.0mm，或半规管总脚到前庭水管外口 1/2 处直径> 1mm。Reussner 等认为，应着重以如下征象及临床资料作为诊断依据：①外半规管或总脚层面显示岩骨后缘有深大三角形或裂隙状、边缘清晰的明显骨缺损影；②骨缺损影内端即前庭水管近段与前庭或总脚直接相通；③前庭水管中段的前后径≥1.5mm，且边缘清晰；④临床上常有先天性感音神经性聋。以上诊断标准在之后的研究中不断被反复测试，有研究显示 Cincinnati 的诊断标准比 Valvassori 的诊断标准敏感性更高。

MRI 检查：正常内淋巴囊的骨外大部分不能为 MRI 所显影，而所有前庭水管扩大的患者，其内淋巴囊尤其是骨外部分的内淋巴囊均有明显的扩大，并认为 CT 报道的前庭水管扩大并不代表内淋巴管和囊扩大，而此病的发病机制在于内淋巴管和囊的改变。因此认为，高分辨 MRI 检查可进一步明确骨外部分内淋巴囊有无扩大，从而提高临床诊断率。MRI 诊断内淋巴囊扩大的标准为内淋巴囊骨内部分中点的最大宽度大于 1.5mm。另外，扩张的内淋巴囊与乙状窦位置相近，形态相似，在断面影像上不易鉴别，需要行 MRI 进一步鉴别诊断。尽管 MRI 具有更高的诊断价值，但其对骨迷路显示欠佳且普及率较低，使得颞骨 HRCT 检查仍为诊断 LVAS 的主要影像学检查方法。

2) 纯音测听：提示双耳听力损失多不对称，多为中至重度或极重度感音神经性聋。近些年来，因听力学技术的发展与成熟，越来越多的学者发现 LVAS 大多表现为混合性聋。多呈中高频下降型听力曲线，部分呈平坦型、W 型。大多数 LVAS 患者声阻抗正常，呈 A 型，但纯音测听结果多存在低频气骨导差，属于蜗性“传导性聋”。镫骨肌反射部分可引出。这一特点构成 LVAS 典型的听力学特征，是诊断 LVAS 的重要依据之一。

3) ABR 及耳声发射检测：ABR 检查显示声诱发短潜伏期负反应波（acoustically evoked short latency negative response，ASNR），即在潜伏期 3ms 左右记录到一个具有特征性的负反应波。先前研究显示约 75% 的 LVAS 患者的 ABR 检查结果出现特征性的 ASNR，短纯音 ABR 声刺激模式在 LVAS 患者可获得更高的 ASNR 引出率，对于 LVAS 的早期临床诊断具有一定的价值。畸变产物耳声发射检查结果，除个别频率 4kHz 引出外，其余均未引出。

4) 前庭诱发肌源性电位（VEMP）：颈性前庭诱发肌源性电位（cVEMP）反映球囊前庭下神经通路的

功能；眼性前庭诱发肌源性电位（oVEMP）反映椭圆囊前庭上神经通路的功能。研究显示，大多数LVAS患耳的cVEMP和oVEMP均表现为高振幅和/或低阈值现象，而且有研究显示cVEMP的敏感度要高于oVEMP。

5）基因学检测：LVAS有明显的家族聚集倾向，研究表明*SLC26A4*基因突变与LVA密切相关。但由于众多因素的相互作用及LVA相关基因的突变形式及位点的多样化，基因检测目前主要应用于产前诊断及遗传咨询，仅作为诊断的辅助工具。

2. 鉴别诊断

(1) 先天性内耳畸形：也可表现为先天性听力下降，可应用影像学检查确诊。

(2) 听神经病：患者口述双耳听不清说话声，有言语交流的困难，且多自幼起病；无耳毒性药物及噪声接触史，可有耳聋家族史；纯音测试结果与言语测试结果不匹配，言语识别损失大于听力损失；ABR测试一般无法引出5波；影像学检查无异常。

五、治疗

虽然LVAS是一种先天发育障碍性疾病，但由于其所导致的听力损伤多发生在出生以后，可呈波动性、渐进性或突发性听力下降，因此早期积极的预防及治疗多有一定效果。

1. 预防　患儿出生后尽早行基因筛查，可以从轻至中度耳聋患儿中筛选出LVAS病例，为其提供重要的预见性临床措施，进行正确的生活指导，有望保护现有听力。由于LVAS为常染色体隐性遗传性疾病，有家族遗传倾向，婚前耳聋基因检测可以为该家系的后代遗传咨询与婚育指导提供理论依据及科学手段，有效地防止聋儿出生。一旦确诊LVAS，对于有残余听力的患儿，应积极采取预防措施，避免感冒、头部外伤、用力擤鼻，不宜参加竞技性体育活动，勿用耳毒性药物，远离噪声等诱因，以防听力进一步下降。

但是，目前新生儿听力筛查在落后地区普及率低，耳聋基因检测位点尚未涵盖全部致聋基因，产前诊断仍未临床推广，LVAS的预防任重道远。

2. 药物治疗　听力急剧下降时应用药物治疗对部分患者有效。治疗目的主要为改善内耳微循环和细胞膜通透性，可应用多种维生素，适量使用泼尼松或地塞米松，也可采用配伍能量合剂的方案，包括细胞色素C、ATP和辅酶A等，疗程一般为3～4周。但是其是否能有效减缓并恢复LVAS患者的听力损失，均有待进一步研究。

3. 佩戴大功率助听器　对于听力损失较重者，在系统治疗的基础上佩戴助听器观察3个月，如听力好转即可选配大功率助听器，对于助听器无效的患者，则建议人工耳蜗植入。

4. 人工耳蜗植入　当助听器无法达到有效听力补偿效果或仍下降至极重度感音神经性聋时，行人工耳蜗植入手术是改善听力的唯一方法，其通常可以达到理想的听力言语康复效果。

5. 语言训练　根据患者的实际情况，应当酌情加强听力下降患儿的言语训练，使之在学语期能保持良好的实用听力，为言语训练创造条件。

六、大前庭水管综合征诊疗的争议

随着HRCT、MRI及听力学检测技术的不断完善，LVAS已被临床医师熟知。分子生物学研究的深入、遗传性聋相关基因的探究和人工耳蜗植入术的兴起，也使LVAS在诊治方面有了显著的突破。但是，LVAS临床表现、进展和预后表现形式多样，仍然是一个存在争议的疾病。

1. 影像学诊断标准的争议　对于LVAS的影像学诊断标准尚存在一定争议，由于正常个体之间前庭水管宽度存在差异，根据Valvassori和Cincinnati的诊断标准均可能存在一定的漏诊误诊。后续也有一些学者认为前庭水管扩大标准为外口宽度应大于1.9mm，或半规管总脚到前庭水管外口1/2处直径大于0.9mm。

2. 听力下降诱发因素的争议　LVA患者的听力下降诱因有很多，包括头部外伤、气压伤、上呼吸道感染、噪声、高热、剧烈运动等，对于此类诱因仍需要进一步统计分析。Alemi等通过系统回顾和meta分析23项研究（1 115例大前庭导水管综合征）发现，进行性感音神经性聋在LVAS中较为常见，尚无有力证据证实头部外伤是其独立危险因素。

3. 激素治疗的争议　尽管激素已应用于LVAS的治疗，但到目前为止，对于波动性或进行性听力下降的LVAS患者，尚没有前瞻性试验证实全身应用激素或鼓室内注射激素的有效性。

七、未来的实践与研究方向

1. 完善相关临床研究　LVAS疾病各方面尚存在一定的争议，为解决这些问题，需要从临床出发，设计随机、双盲对照的临床试验，解决相应的临床问题。

2. 拓展基础研究，进一步揭示LVAS的发生机制　虽然目前为止，对于LVAS的病因及病理机制有一些学说或初步的探究，但其病理生理机制尚不明确。深入的基础研究有利于揭示疾病的本质，从而为疾病的治疗提供理论基础。

第二节　上半规管裂综合征

一、概述

1. 定义　上半规管裂综合征（superior semicircular canal dehiscence syndrome，SSCD）是指因前骨半规管骨壁的先天性或后天性骨质缺损所导致的一种综合征，常表现为眩晕、不稳感、听觉过敏、自声增强、传导性耳聋、搏动性耳鸣和耳闷等前庭与耳蜗症状。头晕可能由声音（Tullio现象）或压力诱发（Hennebert的征兆）。

2. 病因　上半规管裂综合征发病机制尚存在争议。有研究显示，上半规管裂综合征患者可存在*Netrin-1*、*HMX3*等基因的突变，也可能为后天形成，抑或是多种因素共同作用的结果。

前半规管裂系为中颅窝颅中窝底覆盖前半规管顶面的骨质缺损所致。一般认为，前半规管裂可能由前半规管顶部骨质先天性发育不全造成。儿童前半规管裂发生率明显高于成人。许多学者观察到，前半规管裂的CT发现率在婴幼儿较高，但在3岁以上儿童开始降低。且前半规管裂常常双侧发生，一侧有前半规管裂者其对侧亦出现或半规管顶骨质变薄者占到1/3~1/2。这些均支持先天性发育异常学说。上半规管裂综合征累及双侧者约占25%，这也符合先天性异常的特征。尽管曾有家族性上半规管裂综合征的病例报道，但上半规管裂综合征明显的遗传关系并未确定。

前半规管裂也可能在后天形成。CT观察显示，一些高龄患者其前半规管顶部表面骨质变薄，甚至有报道显示前半规管裂可随年龄加重，这些则支持前半规管裂为后天形成的理论。一些学者认为，前半规管裂的发生可能与头部外伤或气压伤有关，前半规管表面薄层骨质可因外伤而裂开。

3. 发病率　前半规管裂裂隙较窄，且多位于前半规管顶壁中部。高分辨率CT（HRCT）研究显示前半规管裂的发生率为3%~10%，国外报道的数据差异较大（0.5%~27.3%）。颞骨解剖研究显示，其发生率为0.4%~0.7%，另有1.3%的病例骨壁菲薄（<0.1cm）。而骨壁菲薄（<0.1cm）时，HRCT可能出现骨壁缺

损的假阳性。因此，颞骨解剖及病理研究或手术探查报告的前半规管裂发生率明显低于影像学研究的发生率或发现率。许多前半规管裂可无明显临床症状，因此前半规管裂发生率并不等同于上半规管裂综合征发生率。上半规管裂综合征在一般人群中的发生率尚无确切的数据。近期一多学科眩晕诊疗中心大样本研究报告显示，在其 17 000 余例眩晕与头晕病例中，上半规管裂综合征所占比例不到 1%。SCD 发病以中年人居多，与年龄及性别无关。

HRCT 及听力学检测技术有助于 SSCD 在临床中的诊断。随着手术治疗的逐渐完善，也使 SSCD 在治疗方面有了显著的突破。

二、简史

1998 年，Minor 等首次报道了 8 例病例，表现为声音和压力可诱发眩晕、振动幻视或平衡障碍，颞骨 CT 显示前半规管裂隙。随后，多项研究开始报道该罕见疾病，从而对该疾病有了初步的认识。同年，Minor 报道了颅中窝入路行前半规管裂修复术。后续经乳突径路、内镜手术行 SCD 堵塞术、覆盖术及戴帽术，圆窗龛封堵术或圆窗封固术等新的术式也被应用。

三、病理与发病机制

一般认为，SSCD 发病的病理生理机制可以“第三活动窗”理论来解释。正常情况下，镫骨底板所附着的卵圆窗负责内耳传入声音的调节，而圆窗则负责声及声能由内耳鼓阶的释放。当存在有 SCD 时，在卵圆窗和圆窗之外则出现了所谓的“第三窗”，而扰乱了内淋巴液的正常动力学模式，当受到强声刺激或中耳与颅内压力增加时，正常的声及声能传导路径发生改变，非经正常的耳蜗路径而经迷路这条低阻抗传导路径进行传导，从而导致听力减退及骨导听觉过敏，并可诱发眩晕及眼震的出现。

四、诊断

1. 诊断依据

（1）临床表现：SSCD 临床表现不尽相同。典型 SSCD 患者可表现有耳蜗与前庭症状，但有些患者可仅表现有耳蜗症状或前庭症状。

1）听觉过敏与自声增强：约 1/4 的 SSCD 患者诉有骨导听觉过敏相关症状，多表现为自声增强。患者可能会描述能听到自己眼睛运动的声音、心跳声、关节运动等声音。

2）听力减退：其听力减退常表现为低频传导性、感音神经性、混合性听力减退，镫骨肌反射正常。一些患者尚可表现有耳闷胀感。

3）眩晕与眼震：多数患者可表现有前庭症状，如患者出现慢性平衡障碍和眩晕症状。部分患者会出现站立不稳、易倾倒等平衡功能紊乱症状。眩晕可呈发作性，其眩晕发作可由强声刺激所诱发，有些患者明显不能耐受外界环境噪声。强声刺激不仅可诱发眩晕症状，还可诱发眼震，即出现所谓 Tullio 现象，患者还常表现有强声刺激所诱发的失衡或视物晃动、视野偏斜等症状，其诱发症状可反复发生，持续时间较短暂。眩晕与眼震也可由中耳或颅内压力的增加（如屏气用力、咳嗽、打喷嚏、擤鼻涕、捏鼻鼓气）所诱发，即出现所谓的 Hennebert 征。

（2）辅助检查

1）前庭诱发肌源性电位（VEMP）：对 SSCD 有较好的诊断价值，尤其是 oVEMP 对诊断 SSCD 有较好的特异性和敏感性。因此，VEMP 可作为一项必要的 SSCD 诊断试验。SSCD 患者常表现为 VEMP 阈值降低、波幅增大。

2）HRCT：对发现 SCD 是一种十分有价值的方法。CT 层厚应小于 1mm，最好在 0.625mm 以下，且应在前半规管平面重组，否则 SCD 难以被发现或出现假阳性结果。斜矢状位 0.5mm 的螺旋 CT 诊断价值较高（图 21-1）。MRI 也可用于 SCD 的诊断与评价。

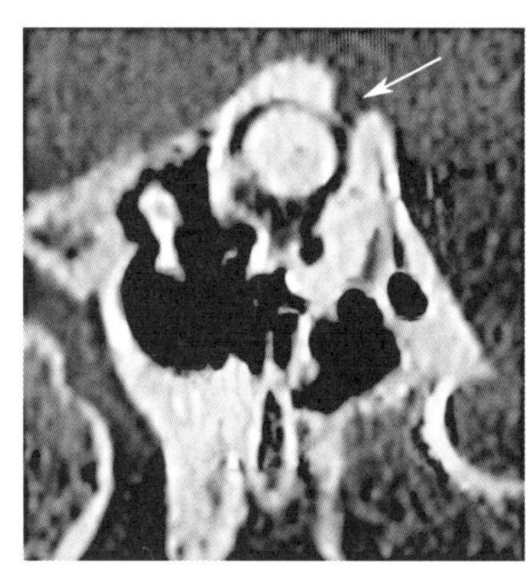
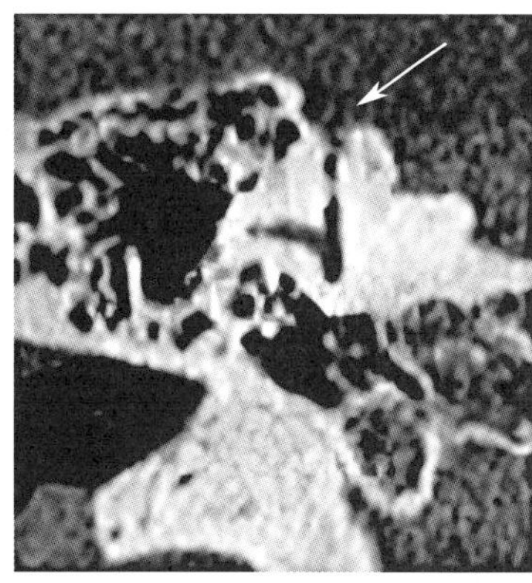

图 21-1 前半规管裂（颞骨 CT 前半规管平面重建二维图像和冠状位图像）
白色箭头所指为骨壁缺损处。

2. 鉴别诊断

⑴ 梅尼埃病：患者可表现为反复眩晕及低频听力减退，但是梅尼埃病为反复波动性听力下降，头晕多无明显诱因，VEMP 检查多表现为阈值升高、波幅变小，内耳钆造影多显示内淋巴积水。

⑵ BPPV：部分患者可表现为体位改变时眩晕及眼震，但其眼震特点可能不符合 BPPV 特征，而且经多次复位治疗效果差，可进一步结合 VEMP 及影像学检查诊断。

此外，还需要与外半规管瘘管、耳硬化等相互鉴别。

五、治疗

SSCD 的治疗选择取决于患者症状的严重程度，如仅有偶发症状或症状较轻微者可采取保守治疗。对于症状较重伴有明显功能障碍者，保守治疗无效，影响到患者的正常学习、工作和生活时，可考虑手术治疗。SSCD 儿童选择手术治疗应慎重，因 3 岁以下儿童其前半规管可能仍处于发育过程之中，应予以观察及保守治疗，包括试配助听器。双侧 SCD 在选择手术治疗时，应先选择有症状一侧或症状较重一侧手术。

1. 保守治疗　保守治疗措施包括随访观察，避免诱因并可进行前庭康复治疗。避免外界强声或噪声刺激以减少诱发因素，可使其相关症状得到改善。同时，应防止头部及耳部外伤以防 SCD 加重。目前 SSCD 尚无有效的治疗药物，但可采用前庭抑制剂对症治疗。

2. 手术治疗　适用于保守治疗无效、无法忍受临床症状的患者。通常可采用 SCD 修补手术，以消除“第三活动窗”而达到治疗目的。术式及手术径路的选择可依据患者的颞骨解剖特点和手术医师的手术经验与技巧而定。术式可经乳突径路、较小颅中窝开孔入路或内镜手术行 SCD 堵塞术、覆盖术及戴帽术等，术后患者眩晕、自声增强等症状明显改善，复查听力均无下降，前庭功能均明显改善。有研究统计分析显示，SCD 堵塞术的效果优于覆盖术。近年来，有些学者尝试采用新的手术入路及术式来治疗 SSCD，如外耳道入路圆窗龛封堵术或圆窗封固术，也收到较好的效果，这类手术尤适用于伴有明显声音过敏的患者，但此类手术的长期效果尚有待于观察。

SSCD 的病因尚未完全明确，因此，对其病理机制更深入的了解，才能利用更精确的诊断工具和治疗策略，更合理地对 SSCD 进行诊断和治疗。

第三节 少见眩晕相关综合征

Cogan 综合征（Cogan's syndrome，CS）最初于 1945 年由 Cogan 提出，并将其定义为类似梅尼埃病的“非梅毒性角膜基质炎（nonsyphilitic interstitial keratitis）及前庭听觉功能障碍综合征”。CS 是一种罕见的慢性炎症性疾病，主要累及眼、听觉以及前庭系统，主要表现为非梅毒性基质性角膜炎、突发听力下降、前庭功能障碍以及系统性血管炎等。迄今为止，CS 病因尚不明确，有 20% 的患者有上呼吸道感染病史。一般认为，CS 为自身免疫性疾病。美国国家健康协会的 Haynes 等的研究表明 CS 患者的沙眼衣原体抗体滴度较正常人明显升高，因此沙眼衣原体感染可能是其病因。CS 主要在青年人发病，发病年龄可为 3~64 岁，以 23~29 岁为主，无性别差异。由于其罕见性、发病时的临床症状非特异性及缺乏验证性诊断试验而常常被误诊。目前 CS 无明确的诊断标准，无确定的实验室诊断方法，主要依据眼部炎症、内耳症状、系统性血管炎症状、血清梅毒抗体阴性以及相关辅助检查来确定诊断，若合并有全身症状，须与其他自身免疫性疾病及感染疾病相鉴别（感染如梅毒、病毒、衣原体、Lyme 病等；结缔组织与血管炎性疾病如类肉瘤病、多关节炎、巨细胞动脉炎、韦格纳肉芽肿病、大动脉炎、复发性多软骨炎、类风湿关节炎、青少年原发性关节炎、强直性脊柱炎、自身免疫性感音神经性聋等）。CS 的诊断困难，临床表现多种多样，目前还没有针对 CS 的明确的治疗手段。CS 治疗方案的选择取决于累及的器官、系统及疾病的严重程度。目前可供选择的治疗手段有药物治疗，对于药物治疗效果不佳者需考虑手术治疗。

Dandy 综合征又称前庭性视觉障碍性或视觉识别障碍性综合征。1941 年 Walter E. Dandy 首次报道梅尼埃病患者切断双侧前庭神经后，行动时出现振动幻视、外物假运动现象，夜间走路不稳，当患者静止不动时该现象消失。后来双侧前庭功能低下（bilateral vestibular hypofunction，BVH）引起的该类疾病被称为 Dandy 综合征。耳毒性药物、脑桥小脑角肿瘤、梅尼埃病、感染、颅底创伤、手术等均可引起 BVH，出现 Dandy 综合征的症状。患者双侧前庭功能丧失或低下时，特异性前庭眼动反射（VOR）功能出现障碍，当头部运动时，眼球无法实现与头部运动相反的方向移动，导致视网膜成像不稳定，出现振动幻视、视物不清。除此之外，还有一部分为未知病因的特发性 Dandy 综合征，普遍认为与双侧 VOR 消失有关。根据病史、症状及相关检查可确诊。对于 Dandy 综合征，以对因、对症治疗为主；前庭康复训练可加速前庭代偿，同时防止发生意外跌伤。

Paget 病又称变形性骨炎，1877 年由英国 James Paget 医生首次报道。Paget 病以骨骼一个或多个区域破骨细胞介导的骨吸收增加伴有骨骼修复不良，进而导致骨重建失调和骨转换增加为主要特征。颅骨病变累及颞骨时可致上鼓室、外耳道、内耳道狭窄。内耳感受器及血管纹呈萎缩性病变，球囊、椭圆囊继发积水，半规管壶腹萎缩。内淋巴液的血液循环障碍、生化改变、骨质增厚等均可造成内耳功能障碍，表现为听力及平衡功能障碍。Paget 病有明显的地域性和家族性特征。在西欧、北美等地区较多见，在英国曼彻斯特地区发病率尤其高，亚洲国家发病较少。欧美国家流行病学研究显示该病多见于中老年人，主要发病年龄在 60 岁左右，55 岁以下发病者罕见，发病率随年龄增长而增加。尸检发现 40 岁以上人群患病率约 3%，以多处骨损害为主，单骨性 Paget 病仅占 10%~20%。Paget 病的病因尚未完全明确，有证据表明其发病受遗传因素和环境因素的影响。对于遗传因素，受累患者常有阳性家族史，呈常染色体显性遗传。研究报告在 25%~40% 的家族性 Paget 病和 5%~10% 的散发性病例中存在 *SQSTM1* 基因的突变。此外，

CSF1、*TM7SF4*、*NUP205*、*OPTN*、*TNFRSF11A*、*PML*、*RIN3* 均为该病的易感基因。对于环境因素，有研究认为麻疹病毒或其他副黏病毒感染与 Paget 病有关，应用 Paget 病患者和小鼠模型的研究显示，麻疹病毒感染可能通过影响 *SQSTM1* 基因而产生 Paget 病的病理性特征。另外，局部的创伤以及环境中的毒素也可能与该病相关。Paget 病的诊断主要依靠患者的临床表现、影像学表现和血液生化检查，三者结合可达到早期准确诊断的目的。需与老年性听觉功能下降、恶性肿瘤等相鉴别，此外，当临床上怀疑该病时，应排除甲状旁腺功能亢进性骨病、骨纤维异常增生症、骨巨细胞瘤、骨肉瘤、多发性骨髓瘤及前列腺癌骨转移等可能。有报道本病可与甲状腺功能亢进性骨病、骨巨细胞瘤等合并发生。目前为止，双膦酸盐是治疗 Paget 病的主要方法，此外还有矫正性治疗和手术治疗。

综上所述，眩晕疾病并非一种独立的疾病，众多眩晕疾病都伴有其他症状、体征，而眩晕有可能仅是某种疾病临床表现的一部分。也因此，眩晕疾病存在诊断难、治疗难的问题。尤其对于罕见眩晕综合征，临床上不常见而容易被忽视，而作为耳鼻咽喉科的医生，应该从交叉学科入手更深入地认识眩晕疾病，从而对眩晕疾病做出正确的诊断及治疗。

（史夙铭 王武庆）

参考文献

[1] 兰兰，于黎明，陈之慧，等 . 短潜伏期负反应诊断前庭水管扩大的意义 . 听力学及言语疾病杂志，2006，14(4)：241-244.

[2] 侯明月，李磊，梅玲，等 . 不同声刺激模式对大前庭导水管综合征患者短潜伏期负反应引出率的比较 . 中国耳鼻咽喉颅底外科杂志，2017，23(3)：238-242.

[3] BERRETTINI S，FORLI F，BOGAZZI F，et al. Large vestibular aqueduct syndrome：audiological，radiological，clinical，and genetic features. Am J Otolaryngol，2005，26(6)：363-371.

[4] ELBADRY MM，OSMAN NM，MOHAMED HM，et al. Evaluation of the radiological criteria to diagnose large vestibular aqueduct syndrome. Int J Pediatr Otorhinolaryngol，2016(81)：84-91.

[5] VALVASSORI GE，NAUNTON RF，LINDSAY JR. Inner ear anomalies：clinical and histopathological considerations. Ann Otol Rhinol Laryngol，1969，78(5)：929-938.

[6] VALVASSORI GE，CLEMIS JD. The large vestibular aqueduct syndrome. Laryngoscope，1978，88(5)：723-728.

[7] GOPEN Q，ZHOU G，WHITTEMORE K，et al. Enlarged vestibular aqueduct：review of controversial aspects. Laryngoscope，2011，121(9)：1971-1978.

[8] MADDEN C，HALSTED M，MEINZENDERR J，et al. The influence of mutations in the SLC26A4 gene on the temporal bone in a population with enlarged vestibular aqueduct. Arch Otolaryngol Head Neck Surg，2007，133(2)：162-168.

[9] VIJAYASEKARAN S，HALSTED MJ，BOSTON M，et al. When is the vestibular aqueduct enlarged? A statistical analysis of the normative distribution of vestibular aqueduct size. AJNR Am J Neuroradiol，2007，28(6)：1133-1138.

[10] LI Y，KONG Y，XU T，et al. Speech development after cochlear implantation in infants with isolated large vestibular aqueduct syndrome. Acta Otolaryngol，2019，139(11)：990-997.

[11] MINOR LB，SOLOMON D，ZINREICH JS，et al. Sound-and/or pressure-induced vertigo due to bone dehiscence of the superior semicircular canal. Arch Otolaryngol Head Neck Surg，1998，124(3)：249-258.

[12] STEENERSON KK, CRANE BT, MINOR LB. superior semicircular canal dehiscence syndrome. Semin Neurol, 2020, 40(1): 151-159.

[13] WALSH EM. Current management of superior semicircular canal dehiscence syndrome. Curr Opin Otolaryngol Head Neck Surg, 2020, 28(5): 340-345.

[14] BI WL, BREWSTER R, POE D, et al. Superior semicircular canal dehiscence syndrome. J Neurosurg, 2017, 127(6): 1268-1276.

[15] CHILVERS G, MCKAY-DAVIES I. Recent advances in superior semicircular canal dehiscence syndrome. J Laryngol Otol, 2015, 129(3): 217-225.

[16] MAU C, KAMAL N, BADETI S, et al. Superior semicircular canal dehiscence: diagnosis and management. J Clin Neurosci, 2018(48): 58-65.

第二十二章　眩晕相关的耳部肿瘤

导致眩晕的肿瘤有很多种，其中中枢性肿瘤包括：桥小脑角肿瘤、小脑肿瘤、第四脑室肿瘤、脑干肿瘤以及颞叶肿瘤等，分别具有相关的颅内症状及体征，关于这些疾病诊疗参见相关专著。听神经瘤相关的眩晕参见本书第十九章。本章节主要描述与周围性眩晕有关的肿瘤。

眩晕主要是由于肿瘤直接破坏或者刺激半规管壶腹、前庭包括椭圆囊和球囊，以及肿瘤压迫或者浸润前庭神经等，临床表现特点如下：

1. 眩晕程度轻重不一　发病时，眩晕程度轻重不一，表现为周围性眩晕的特点，如果肿瘤同时侵犯脑干、前庭神经核团等导致伴发中枢性眩晕，则表现为混合性或中枢性眩晕为主的特点。

2. 眼震　在疾病的不同阶段，眼震快相可有变化：前庭功能受激惹期，表现为前庭功能亢进，眼震快相偏向患侧；当前庭及前庭功能受到严重破坏导致功能降低时，眼震快相则偏向健侧。

3. 平衡障碍　眩晕发作时伴有不同程度的平衡障碍，随着疾病进展，逐渐会有一定程度的平衡功能代偿；如果肿瘤增大明显，压迫脑干等，可导致持续性平衡功能障碍。

4. 自主神经功能紊乱　眩晕发作时可伴有自主神经功能紊乱症状如恶心、呕吐、心慌等；眩晕发作的间歇期，可表现为自主神经功能正常状态。

5. 耳鸣和听力障碍　当肿瘤破坏内耳结构和功能，眩晕的同时常伴有耳鸣和听力障碍。

6. 周围性面神经麻痹　颞骨内面神经肿瘤或者其他肿瘤，以及桥小脑角的肿瘤，当压迫面神经导致面神经功能损伤后，表现为不同程度的面神经纤维变性，出现周围性面神经麻痹症状及体征。

导致眩晕的肿瘤有多种，对于非听神经源性肿瘤，造成的眩晕症状相似，治疗原则为首先按照各种肿瘤本身的处理原则进行治疗，对于肿瘤切除术后产生的平衡障碍，可以进行康复治疗。

第一节　面神经鞘瘤

一、概述

1. 定义　面神经鞘瘤（facial nerve schwannoma，FNS）也被称为面神经瘤，是一种施万细胞（Schwann cell）来源的肿瘤，可以发生在面神经走行的所有位置。颞骨内的 FNS 比颅内和颞骨外的 FNS 都常见。

2. 组织病理学　面神经鞘瘤又称施万细胞瘤，主要由施万细胞构成。施万细胞由神经嵴细胞分化而成，其中包括有髓鞘和无髓鞘。面神经鞘瘤和前庭神经鞘瘤在组织病理学上表现相似。神经鞘瘤大体上表现为粉色的有包膜圆形或椭圆形团块。肿瘤切面呈现黄色或灰黄色。在显微镜下，肿瘤由 AntoniA 和 AntoniB 区组成，AntoniA 区细胞为梭形，呈栅栏状排列。在 AntoniB 亚群中，细胞稀少，基质呈网状，具有脂肪变性的囊性区域和具有蜂窝状外观的多态性细胞占主导地位，偶见 Verocay 小体。

3. 流行病学　FNS 非常罕见，远比前庭鞘瘤罕见得多。据报道，其发病率为（15.5~22.1）/100 万。FNS 平均发病年龄为 43~51 岁，有性别差异，男女比为 1∶2，中年女性多见，无侧别偏向。面神经鞘瘤包膜完整，生长缓慢，大约 1.4mm/ 年（0.7~2.6mm/ 年），不易恶性变。

二、临床表现

1. 面瘫 临床表现为渐进性面瘫，早期无症状及体征，逐渐出现外周性面瘫。

2. 面部运动感觉异常 面部抽搐，疼痛，麻木。

3. 听力下降、耳鸣 不同程度或性质上的听力损失，当瘤体影响或破坏听骨链和鼓膜时出现传导性听力损失；如果面神经瘤位于或侵犯迷路段、内耳道段，并压迫听神经或侵犯破坏了内耳迷路，将会导致感音神经性聋。

颅内 FNS 的表现和前庭神经鞘瘤相似，包括感音神经性听力损失、耳鸣和前庭功能障碍。面神经鞘瘤生长缓慢，一般不容易恶性变，颞骨内按起源降序排列为膝状神经节、水平段、垂直段、内耳道段和迷路段。如果肿瘤起源于膝状神经节或者岩大神经，它可能部分位于岩骨中，大部分位于颅中窝。颞段面神经鞘瘤最常见表现为面瘫，其次是听觉功能下降和前庭功能障碍。

三、辅助检查

1. 影像学检查 当怀疑患者患有面神经肿瘤时，应对患者进行影像学检查。MRI 和 CT 可以帮助鉴别诊断。

内耳道和颞骨中高分辨 MRI 成像是评估面神经鞘瘤主要的方式。面神经鞘瘤像前庭神经鞘瘤一样，病灶在 T_1 像中呈现等信号影，与软组织相仿（图 22-1），在 T_2 像中呈现低信号影（图 22-2），增强下呈现等信号或高信号影（图 22-3）。典型的面神经鞘瘤呈椭圆形占位病变，并且病灶内部信号一般不均一，大的肿瘤组织容易出现液化坏死，有时呈囊性变；磁共振增强为高信号或者混杂信号。

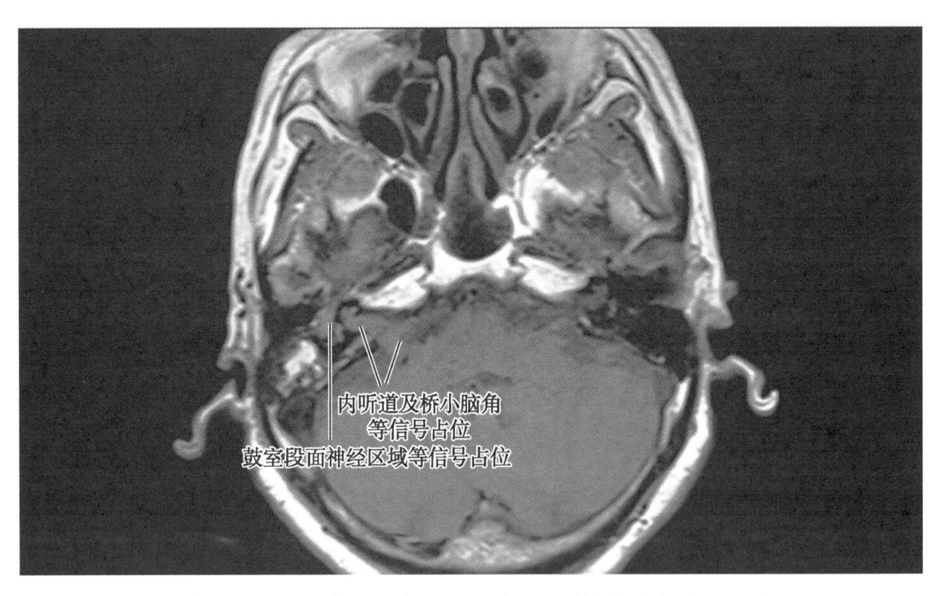

图 22-1 T_1WI 右侧面神经桥小脑角段及鼓室段等信号占位

CT 可见面神经骨管局限性破坏，显示破坏的区域沿着面神经的径路，软组织密度的膨胀性肿块，也可表现为不规则占位。

2. 面神经功能检查

(1) 神经电兴奋试验（neural excitability，NET）：10mA 刺激无反应为失神经支配；两侧差大于 3.5mA 提示面神经不可逆改变。

(2) 肌电图（electromyography，EMG）及面神经电图（electroneurography，ENoG）：肌电图记录不到面

肌活动,表示面神经完全麻痹。面神经变性的程度是以健侧面神经电图的振幅与患侧面神经电图的振幅比来表示,可表现不同程度的面神经变性,甚至完全变性。

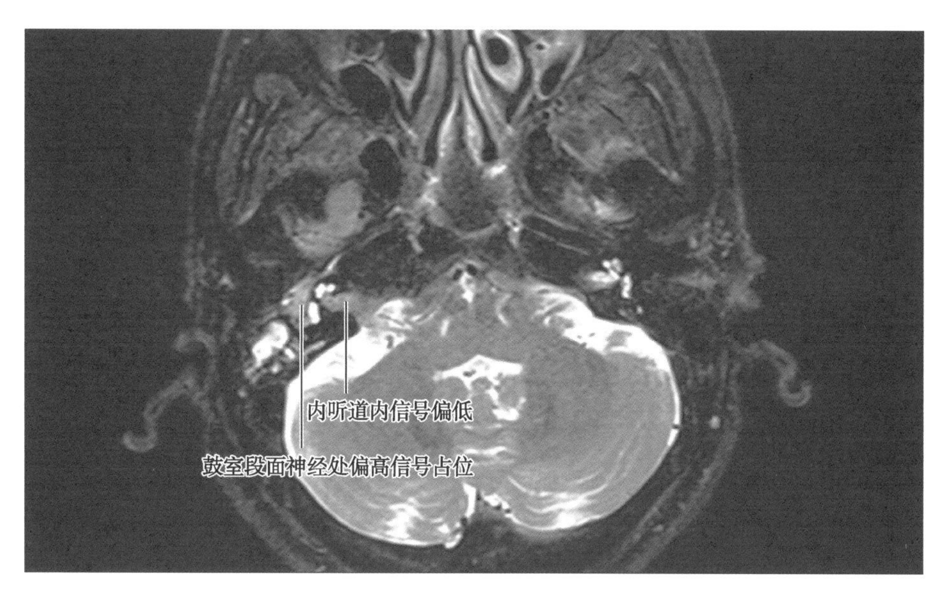

图 22-2 T_2WI 右侧面神经桥小脑角段及鼓室段等信号占位

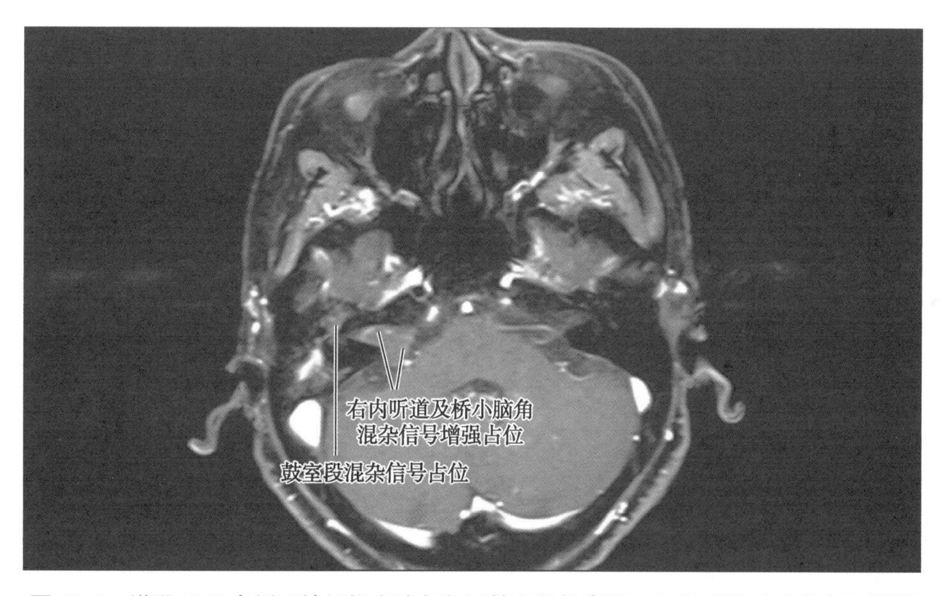

图 22-3 增强 MRI 右侧面神经桥小脑角段及鼓室段偏高信号占位,说明病变组织有增强

桥小脑角的面神经鞘瘤和前庭神经鞘瘤在影像与临床表现上都难以鉴别。尤其对于术前面神经功能正常的患者,术中可以通过面神经检测来判断肿瘤的来源。这可以帮助手术医生在术中选择最好的手术方案,并且 ENoG 和 EMG 可以用来检测术后面神经的恢复。

四、治疗

1. 观察 面神经鞘瘤切除后会导致不可逆的面神经功能障碍,并且现有的手段重建面神经功能并不理想。当患者面神经功能正常或者轻度下降时,观察是首选。但长时间随访有运动神经和运动神经终末板损失的可能。在患者随访观察中,可以采用电生理方法检查面神经功能。

2. 放射治疗 放射治疗的目的是防止进一步的肿瘤生长，并保持残留的面神经功能，而不需要手术干预。放射治疗的风险包括未能控制肿瘤生长、面神经功能进一步恶化、听力下降、恶性变。

3. 手术治疗 治疗的主要目的是尽可能完全切除肿瘤并保护面神经功能。位于桥小脑角（cerebellopontine angle，CPA）及内耳道面部功能不佳的大肿瘤（House-Brackmann 分级 > Ⅳ级），可以通过经迷路、经耳囊、颅中窝径路、乳突 - 颅中窝联合径路来切除肿瘤，术中切除肿瘤连同肿瘤在内的面神经，显露两端正常的面神经残端，可采用面神经移植术，面神经 - 舌下神经吻合等方式恢复面神经功能。经迷路和经耳囊入路对远端面神经颞骨段提供了一个更有利的术野暴露，有利于进一步进行面神经修复。

第二节 迷路内神经鞘瘤

一、概述

1. 定义 前庭神经鞘瘤（vestibular schwannoma，VS）可发生于前庭或耳蜗神经的任意分支和任一节段，常见于小脑桥小脑角和内耳道。VS 也可以生长在内耳迷路段，即迷路内神经鞘瘤（intralabyrinthine schwannoma，ILS）。迷路内神经鞘瘤的临床特点及诊疗方式与一般的 VS 不同，是一种特殊的类型。迷路内神经鞘瘤是一种罕见的良性肿瘤，一般位于耳蜗、前庭、半规管。Mayer 首先提出“迷路内神经鞘瘤”这个概念，一般存在两种形式的迷路内神经鞘瘤，一种是原发的，来自终末端的耳蜗或者前庭神经施万细胞；另一种是继发的，来自前庭神经鞘瘤扩张型生长自蜗轴或筛斑区。

2. 流行病学 随着 MRI 技术的提高，迷路内神经鞘瘤的发现率和诊断率明显提高。近期一项以美国明尼苏达县 590 万人口为基础的临床流行病学研究显示，近 10 年发病率为 0.81/10 万，近 5 年发病率为 1.1/10 万。ILS 平均发病年龄为 49~54 岁，无明显性别差异和侧别优势。

二、临床表现

ILS 典型症状为眩晕、头晕、耳鸣、听力下降等，这与其他耳科疾病类似。感音神经性听力下降是 ILS 最常见的症状，发生率为 66%~100%。多数患者听力下降呈进行性加重。多数患者的听力下降程度较重，呈中至重度听力下降。耳鸣是 ILS 第二常见的症状，发生率为 50%~96%。47%~71% 的患者伴发前庭症状，如眩晕、头晕以及平衡障碍。

三、影像学检查

迷路内神经鞘瘤的诊断主要是通过 MRI，有部分神经鞘瘤依靠术中诊断，CT 对疾病的诊断价值有限。ILS 的 MRI 特点为 T_1 增强影像上可见病灶局限型增强（图 22-4），T_2 影像上呈现同一部位低强度信号（图 22-5）。MRI 诊断 ILS 具有较高的敏感性和特异性，可以在 MRI 观察病灶的范围、体积，由于 ILS 生长缓慢，也可以用作患者的随访观察。

四、诊断

ILS 的诊断较为困难，主要依靠影像学检查。其症状表现、听力和前庭功能检查缺少特异性。ILS 容易误诊为其他内耳疾病，患者一般在发病后平均72.5个月后才被诊断出来。

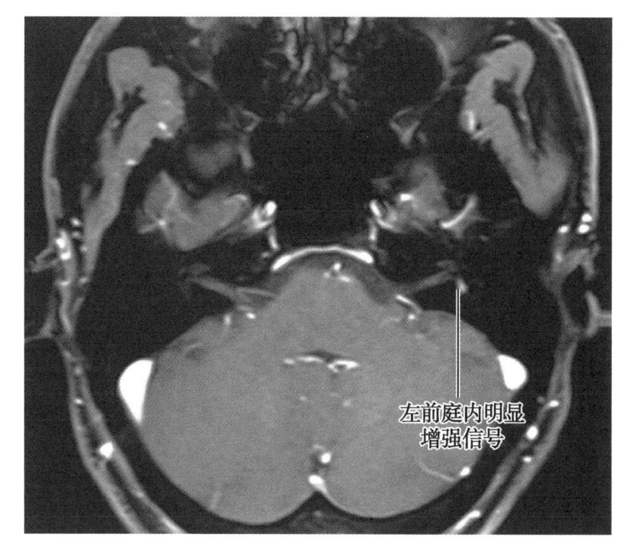

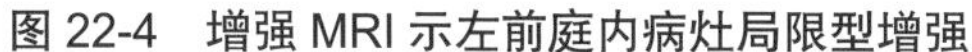

图22-4　增强MRI示左前庭内病灶局限型增强

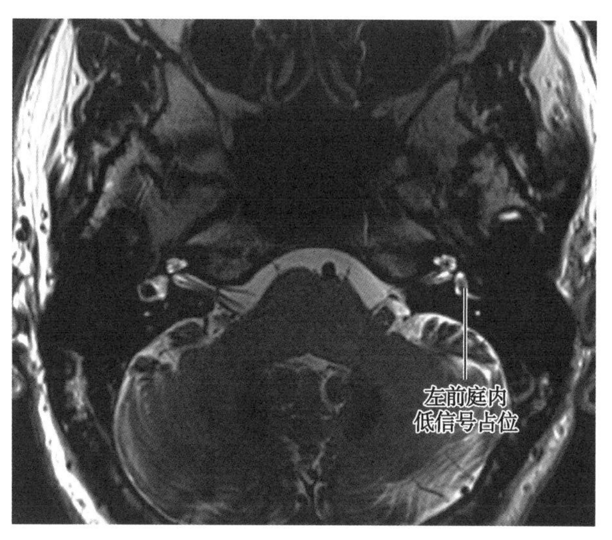

图22-5　T_2WI左前庭内病灶局限型低信号影

五、治疗

对于迷路内神经鞘瘤的治疗，以往的病例报道显示，随访观察和手术是其最常用的两种治疗方式。其中手术治疗主要以治疗眩晕为主，主要治疗方式包括鼓室内注射庆大霉素和手术切除病灶，手术治疗往往造成听力丧失，仅对听力丧失患者适用，眩晕控制建议采用鼓室内注射庆大霉素，方法和梅尼埃病的鼓室内注射庆大霉素相同。放射治疗也是一种可选择的治疗方式。由于治疗方式有限并且临床表现多样化，迷路内神经鞘瘤的诊断和治疗仍具有很多的挑战。

对于迷路内神经鞘瘤导致听力下降的患者，进行耳蜗植入治疗是可行的。耳蜗植入手术可在切除肿瘤术中时进行或者在肿瘤切除术一段时间后进行，但是术后带来的耳蜗区域的纤维化会导致耳蜗植入困难。

患者的前庭症状各异。前庭功能检查对患者疾病的诊断和定位并且指导治疗非常重要。平衡康复治疗可以有效地缓解稳定或静态前庭丧失时的不平衡或眩晕。前庭症状可能会自发地或由于治疗而得到改善。对于顽固性或眩晕恶化的表现并提示是外周导致眩晕的患者，必要时可能需要前庭消融或手术治疗。

第三节　颞骨副神经节瘤

一、概述

1. 定义　副神经节瘤(paraganglioma)也叫血管球瘤，是中耳最常见的肿瘤，也是颞骨常见的肿瘤，在头颈部肿瘤中占比不到1%。副神经节瘤从副神经节组织发育而来，本身起源于神经嵴细胞，并且有相似的功能和组织学外观。

2. 病因学　颈静脉球肿瘤起源于位于颈静脉孔内的颈静脉球外膜壁中的副神经节细胞。它们生长缓慢，通常是良性的，仅 1%~5% 是恶性的。

3. 病理　副神经节瘤通常大体上为呈现紫红色、血管丰富的分叶组织，肿瘤有包膜呈实性。组织学特征为大小各异的 zellballen 结构：在血管高度丰富的基质中，支柱细胞围绕巢状主细胞。尽管其是良性肿瘤，但具有较强的侵袭性。

4. 分类　颞骨副神经节瘤占头颈副神经节瘤的 30%，在颞骨内，副神经节瘤最常出现于 2 个部位：颈静脉球外膜和中耳 Jacobson 神经的鼓室丛。颈静脉球体瘤起源于颈静脉球的穹顶，累及颈静脉孔区结构。鼓室体瘤主要累及鼓室腔，沿 Jacobson 神经走行。

5. 流行病学　颈部副神经节瘤好发于居住在高原的中年女性，发病率约为 3.3/10 万，可发病于各年龄段的人群，通常男性患者发病更早。在头颈部副神经节瘤中，44%~48% 为颈动脉体瘤，16%~24% 为颈静脉球体瘤，20% 为鼓室体瘤，8% 为迷走神经球瘤。

二、辅助检查

1. 影像学检查　对诊断副神经节瘤至关重要，有助于疾病分期和治疗。中耳出现红色的搏动性肿块不是颞骨副神经节瘤的唯一特征，甚至在两种颞骨副神经节瘤颈静脉球体瘤和鼓室体瘤，临床表现也可以完全相同。高分辨率 CT 仍然是诊断副神经节肿瘤的首选检查，CT 上可显示肿瘤和肿瘤对骨质的破坏，边缘不规则（图 22-6）。颈静脉球周围的侵蚀被认为是颈静脉球体瘤的特征，它由静脉边缘的副血管细胞引起。在评估肿瘤的软组织成分时，增强 MRI 通常优于 CT。在对比增强 MRI 成像中，副神经节瘤的特征表现是在 T_1 加权序列等信号或混杂信号（图 22-7），T_2 加权序列中出现明显的胡椒盐征，即明显的肿瘤腔内流空效应（图 22-8），钆造影 MRI 可呈现明显强化（图 22-9，图 22-10）。血管造影用于颈静脉体瘤，应等到术前再做，可在一次检查中完成诊断和治疗（栓塞）。血管造影可以显示供血动脉、血供的丰富程度、动静脉短路的程度等。磁共振静脉成像（magnetic resonance venography，MRV）是液体流动敏感性 MRI，颈静脉球乙状窦不显影（图 22-11，图 22-12）有助于诊断。

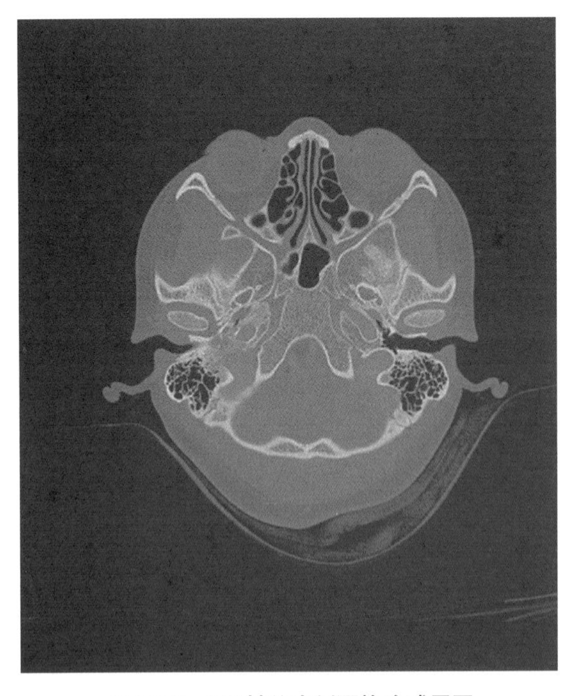

图 22-6　CT 轴位右侧颈静脉球周围骨质破坏，边缘不规则

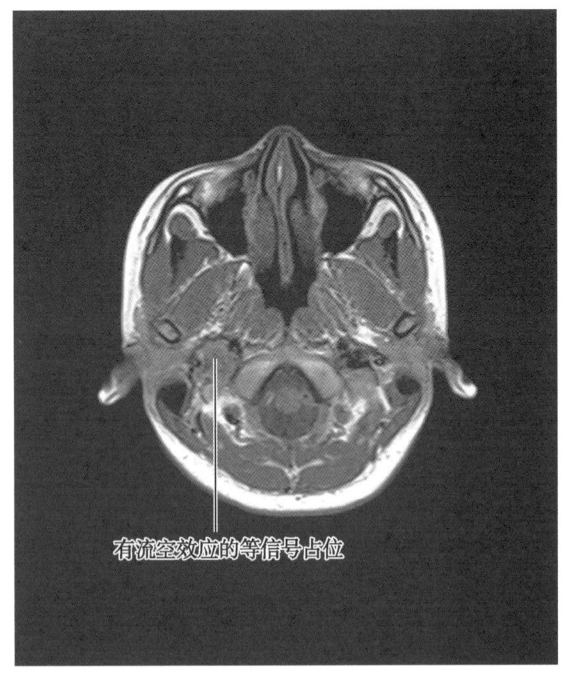

图 22-7　T_1WI 右侧颈静脉球区软组织影，有流空效应

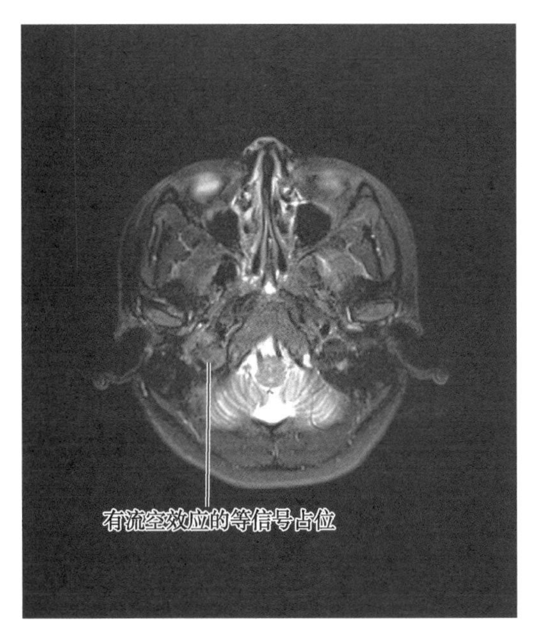

图 22-8　T_2WI 右侧颈静脉球区软组织影，混杂信号，有流空效应，称为“胡椒盐征”

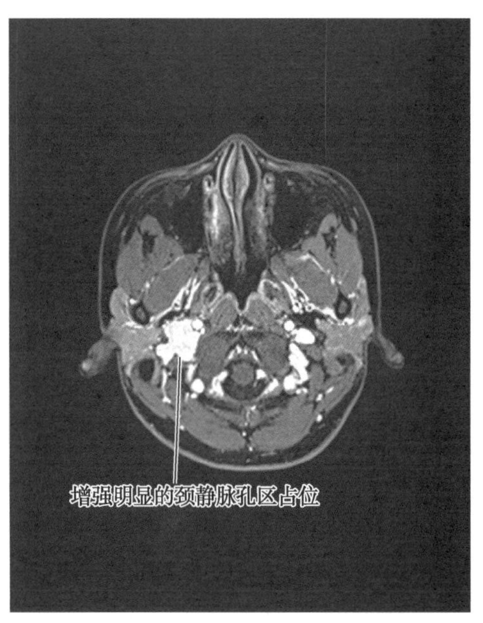

图 22-9　T_1 增强 MRI（轴位）右侧颈静脉球区软组织影，增强明显，高信号

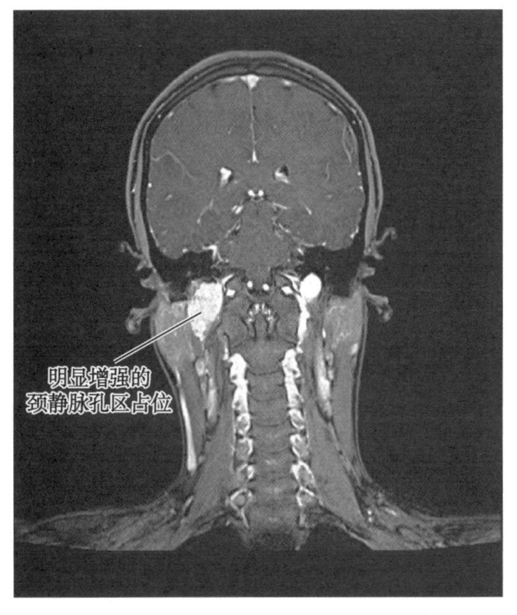

图 22-10　T_1 增强 MRI（冠状位）右侧颈静脉球区软组织影，增强明显，高信号

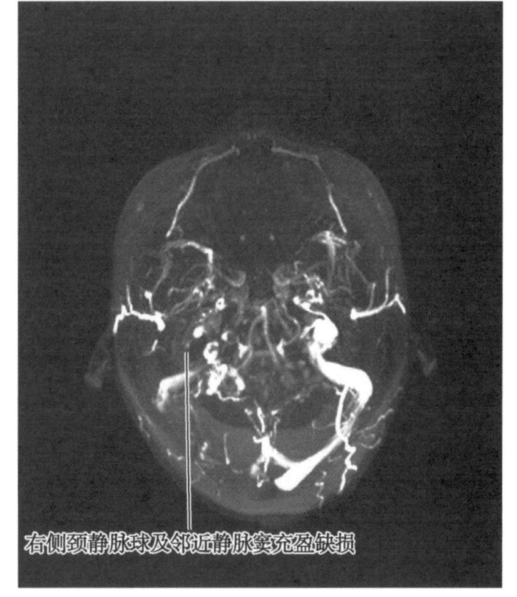

图 22-11　MRV（轴位）右侧颈静脉球乙状窦不显影

2. 其他检查　颈部副神经节瘤只有 1% 存在内分泌特性。术前可进行儿茶酚胺释放检测。

三、常见的种类、临床表现及治疗

1. 鼓室体瘤

（1）临床表现

1）症状：通常出现搏动性耳鸣（81.4%），主观听觉损失（77.1%）和耳闷胀感（70.2%），而耳痛和眩晕并不常见，但也有报道眩晕为首发症状的病例。鼓膜过度生长肿瘤可导致偶发性耳道血性分泌物或出血（9.6%）。

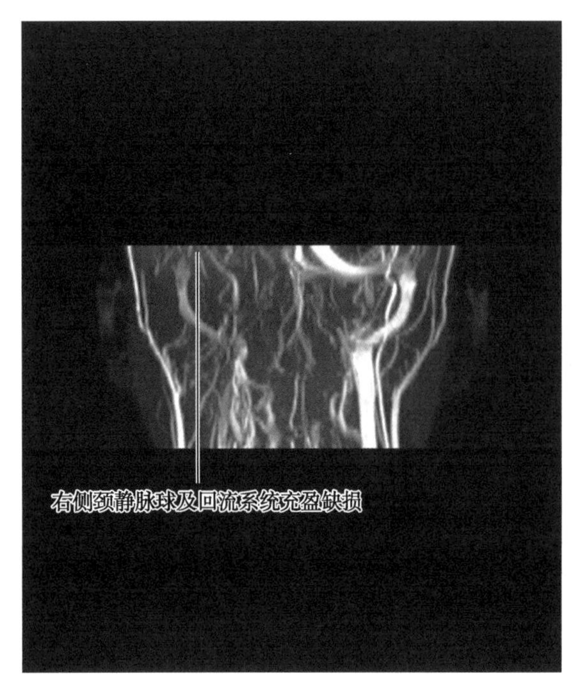

图 22-12 MRV（冠状位）右侧颈静脉球乙状窦不显影

少数患者肿瘤生长在咽鼓管内可导致鼻出血。

2）体征：耳镜检查可透见鼓室内的红色搏动性肿块。

(2) 治疗：鼓室体瘤一旦确诊，应积极治疗，大多主张手术治疗。根据瘤体大小，主要手术方式包括外耳道入路、经乳突面神经隐窝入路等，对于瘤体不大的鼓室体瘤，可以在耳内镜下经耳道入路微创手术切除肿瘤。

2. 颈静脉球体瘤

(1) 临床表现：颈静脉球体瘤早期可无症状。70% 的患者累及中耳，从而引起最常见的症状：搏动性耳鸣、耳痛、耳闷。颈静脉孔肿瘤生长引起后组脑神经功能障碍，表现为声嘶、吞咽困难和肩膀无力。眩晕，面瘫和头痛也可出现。

(2) 治疗

1）观察：因为肿瘤生长缓慢，观察也是一种选择，65% 的肿瘤保持稳定，大约 40% 的肿瘤表现出平均每年 0.9mm 的增长。如果决定进行观察，则需要定期进行增强 MRI 检查。

2）手术治疗：根据肿瘤的位置和大小，手术方式包括完壁式或开放式乳突根治术、经迷路径路，颞下窝径路、经耳蜗径路或者联合径路。对于有功能性脑神经缺损的年轻健康患者，首选的治疗方法是手术切除。术前数字减影血管造影（digital subtraction angiography，DSA）栓塞术通常在手术前 24~72h 进行。约 80% 的患者可以彻底切除肿瘤，但可能导致脑神经损伤。60% 的患者术后可能出现涉及第Ⅸ，Ⅹ，Ⅺ和Ⅻ对脑神经的损伤。次全切除已被更频繁地采用，目的在于在尽量改善与疾病相关症状的同时，减少颅脑神经的损伤。次全切除后，对残留肿瘤进行放射治疗可产生更好的结果，同时降低复发率和死亡率。

3）放射治疗：可用于双侧颈静脉球体瘤，并且可以作为与次全切除术相关的辅助手段，或作为手术效果不佳或双侧疾病患者的主要治疗方式，控制率高达 90%。

第四节 脑 膜 瘤

一、概述

1. 定义 脑膜瘤是颅内最常见的肿瘤之一，占所有颅内神经系统肿瘤的 1/3，也是第二常见的桥小脑角区肿瘤。它们来自脑膜的蛛网膜帽状细胞，通常生长缓慢，很少恶性。脑膜瘤通常女性多发，男女比为 1：2，通常在 50~60 岁被诊断。

2. 病因和危险因素 脑膜瘤的危险因素包括 2 型神经纤维瘤病（NF2），具有 NF2 的脑膜瘤具有高侵袭性，这是一种常染色体显性疾病，通常与 22 号染色体长臂的细胞遗传学上可见的缺失有关。NF2 的特征是在患者中有时出现多个鞘膜瘤、脑膜瘤和胶质瘤。

3. 病理及分类 脑膜瘤大体上呈边界清楚，粉 - 灰色球形结节状团块，切面呈现“砂粒样”。镜下可

以发现肿瘤是蛛网膜帽状细胞起源，可见砂粒体样改变。脑膜瘤倾向于沿着静脉窦走行或靠近神经孔生长。颞外脑膜瘤最常见，通常起源于桥小脑角。尽管对颞骨的侵犯通常继发于颞叶脑膜瘤，也可以来源于内耳道、颈静脉孔、膝状神经节和岩大岩小神经沟。少数情况下，脑膜瘤可以完全位于内耳道内，从而与内耳道内的前庭神经鞘瘤相似。

二、辅助检查

影像学检查

(1) MRI：T_1（图 22-13）和 T_2（图 22-14）加权 MRI 的特征信号改变以及对邻近结构的解剖扩展，有助于鉴别其他肿瘤和非恶性肿瘤。由于没有血脑屏障，脑膜瘤通常在 T_1 加权增强 MRI 上表现出造影剂的明显增强。MRI 可以显示蛛网膜层以及与大脑的黏附关系，有助于在脑组织中进行肿瘤的手术解剖。浸润性硬脑膜切除的范围选择与硬脑膜的病理变化有关，可以通过增强 MRI 上的硬脑膜尾征来判断（图 22-15）。

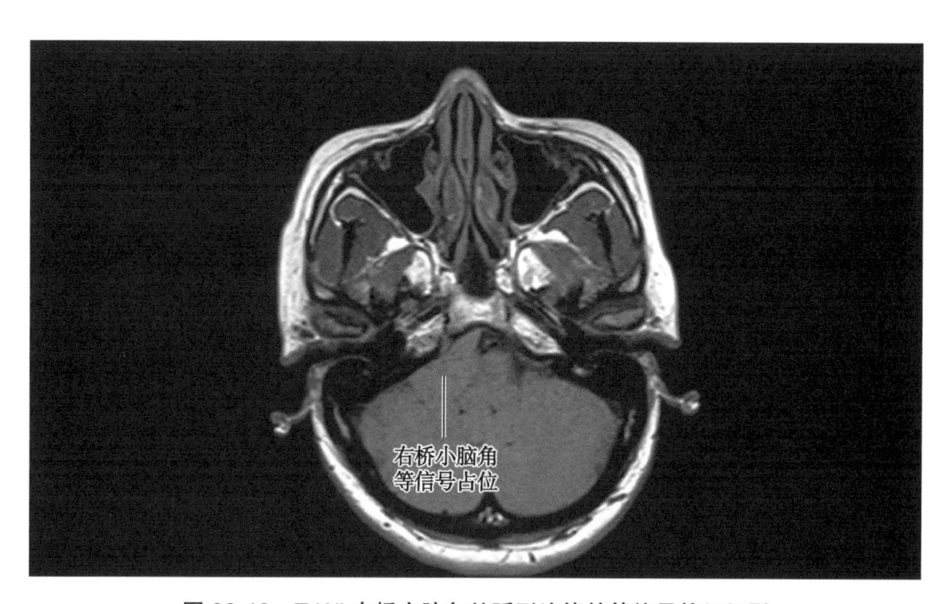

图 22-13　T_1WI 右桥小脑角处弧形边缘的等信号软组织影

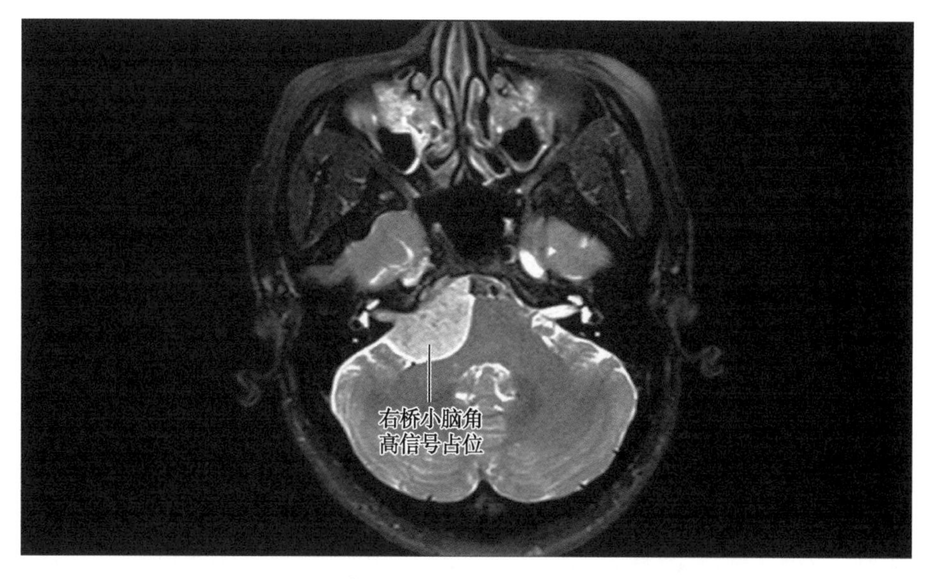

图 22-14　T_2WI 右桥小脑角处弧形边缘的高信号软组织影

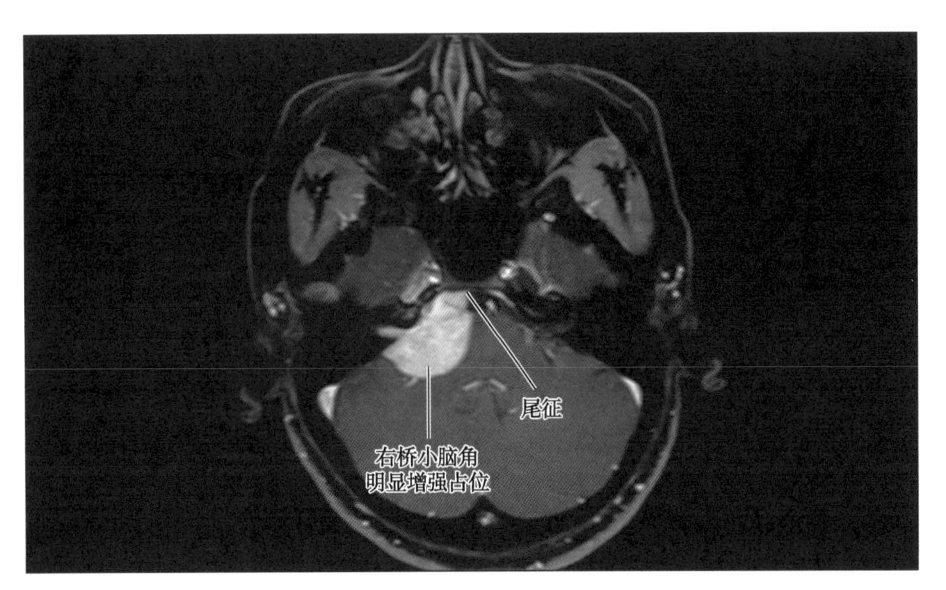

图 22-15 增强 MRI 右桥小脑角处弧形边缘的高信号软组织增强影

(2) CT：可提供关于骨质增生、破坏和浸润的信息。CT 也能检测到肿瘤的钙化，常见于老年患者，提示肿瘤生长缓慢。

三、临床表现

主要症状包括：进行性听力下降、头晕、眩晕、耳鸣、耳道溢液、耳痛、面肌力减弱或者味觉减退、复视或者视力下降、吞咽困难、构音障碍、发声障碍，恶心、呕吐、面部疼痛或感觉异常、眼球突出、下肢偏瘫或者截瘫以及耳前肿块或颈部肿块等。尽管听力减退、眩晕和耳鸣是桥小脑角肿瘤最常见的主诉，但有研究表明脑膜瘤只有 40% 出现听力下降，而听神经瘤则有 90% 以上出现听力损失。累及中耳的脑膜瘤可能出现鼓膜充血、传导性听力下降以及面神经受累。颈静脉孔脑膜瘤出现搏动性耳鸣、中耳肿物和后组脑神经功能障碍。

四、治疗

1. 观察并进行对症治疗 典型的脑膜瘤一线治疗方案是手术治疗，部分患者考虑等待观察策略，定期进行临床和 MRI 随访。考虑观察的因素包括：脑膜瘤直径＜2.5cm，没有神经症状，脑 CT 示钙化，脑磁共振示信号强度低。

2. 手术治疗 对于正在生长或引起症状的肿瘤，最大安全手术切除仍然是脑膜瘤治疗的原则。然而，完全切除的可能性受到一些因素制约，包括肿瘤的位置；肿瘤累及硬膜静脉窦、动脉、脑神经和脑或侵入重要的组织；以及其他影响手术安全的因素。

根据肿瘤特征可以选择一系列手术路径，包括颅中窝径路、乙状窦后径路、经迷路径路、经耳蜗径路和经迷路 - 枕下径路。

3. 放射治疗 虽然手术治疗仍然是核心，但是放射治疗已经逐渐成为一些脑膜瘤的首选方式，尤其是位于被血管包绕的颅底病变，如视神经鞘或海绵窦。如果增强 MRI 成像典型的病例，并且患者不能耐受手术，则可以单独提供放射治疗。分次和低分次的立体定向放射治疗，无论是单剂量或多剂量，都被证明对肿瘤有较高的控制率，5 年控制率高达 85%~100%。放射治疗特别适合小于 3cm 的顽固性肿瘤的治疗。

第五节　三叉神经鞘瘤

一、概述

1. 定义　三叉神经鞘瘤(trigeminal schwannoma, TS)是颅内仅次于前庭神经鞘瘤的第二常见的神经鞘瘤，占颅内肿瘤的 0.8%~8%。大多数来源于半月神经节，也可来源于三叉神经根近端或者远端分支，最常见的分支是三叉神经眼支。

2. 流行病学　主要发病年龄为 30~40 岁，但可以发生在任何年龄，包括儿童，其中女性更容易发病。

3. 肿瘤分类　根据肿瘤起源与解剖位置可将 TS 分为 3 型。A 型：起源于半月神经节，主要位于颅中窝；B 型：起源于三叉神经根部，主要位于颅后窝；C 型：位于中颅后窝，呈“哑铃”或“沙漏”形。

4. 病理学　绝大多数散发，其中有一小部分患者与 2 型神经纤维瘤病有关，但三叉神经鞘瘤偶尔发生。鞘瘤的经典组织学表现和在前庭鞘瘤中一致，都有 Antoni A 和 Antoni B。

二、临床表现

常见的症状为同侧面部感觉障碍，通常为麻木，也可有疼痛或感觉异常。90% 的三叉神经鞘瘤有三叉神经 1 支或 2 支分布区的感觉减退伴角膜反射减弱或消失，30%~40% 有咀嚼肌轻度无力。3 支均为完全性感觉缺失者常提示半月神经节受到侵犯。

累及海绵窦者有复视，累及眶尖者有眼球突出和视野缺损，Meckel 隐窝的三叉神经鞘瘤可有鞍旁或三叉神经旁综合征。

颅中窝肿瘤可破坏耳咽管致传导性耳聋，可累及面神经管致面部麻木。主要位于颅后窝者常有桥小脑角综合征，包括听力丧失、头晕和步态异常等。大的颅后窝肿瘤可有听力受损、面肌无力、共济失调、强直状态、饮水呛咳、声音嘶哑和上腭反射消失。其他症状包括局灶性癫痫发作。

三、影像学检测

MRI 检查 T_1 低或等信号(图 22-16)，T_2 高信号(图 22-17，图 22-18)，可有囊变，增强为均质、环状或不规则强化(图 22-19，图 22-20)，跨颅中窝和颅后窝生长者同侧岩尖脂肪信号消失为其特征，或同侧 Michel 腔扩大、变形；小者可见局部脑池增宽并于脑池内见肿瘤影。

CT 检查示肿瘤多起自 Michel 腔的三叉神经节，跨颅中窝和颅后窝生长；少数起自颅后窝的神经根或眶尖区；平扫为颅中窝和 / 或颅后窝的圆形或卵圆形或哑铃形包块，密度可高、可低、可相等或混杂或为囊性，骨窗可见岩骨尖骨质破坏，可经卵圆孔、圆孔或眶上裂向颅外或眶内生长，造成相应孔、裂的扩大破坏；增强扫描呈均一或环状强化，边缘清楚、锐利。

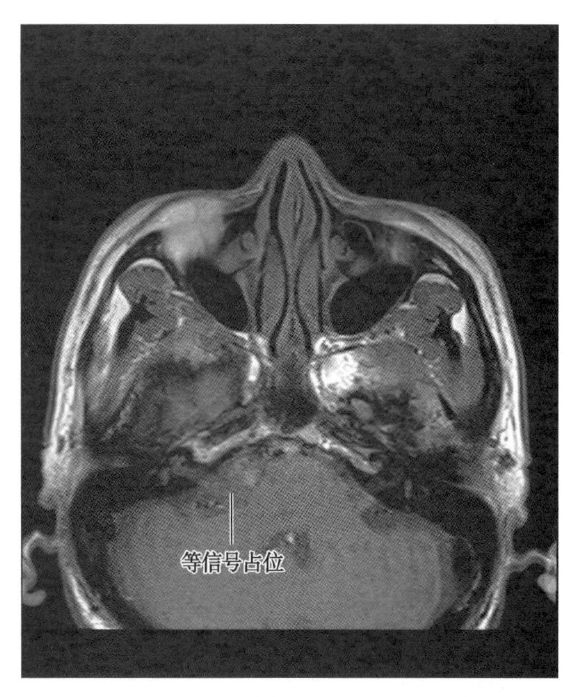

图 22-16　T_1WI 右桥小脑角区 Michel 腔附近等信号占位

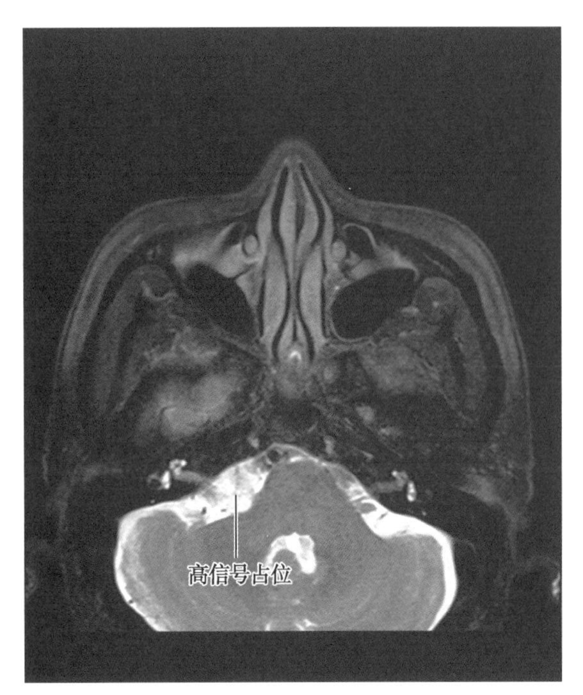

图 22-17　T_2WI（轴位）右桥小脑角区 Michel 腔附近高信号占位

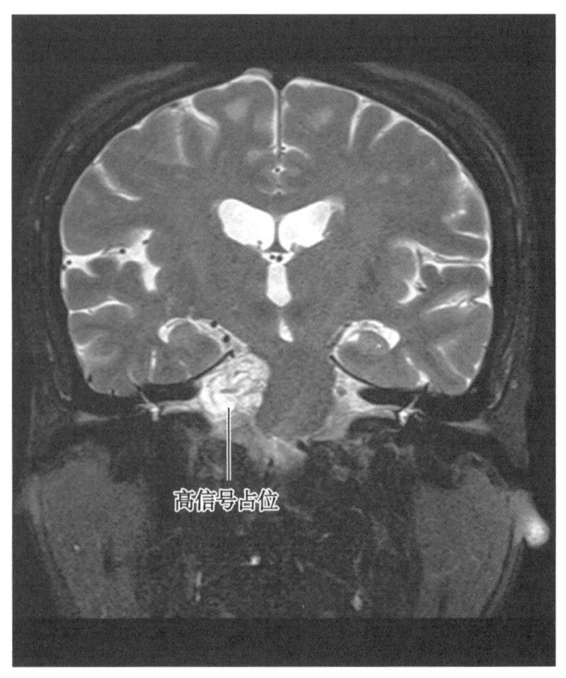

图 22-18　T_2WI（冠状位）右桥小脑角区 Michel 腔附近高信号占位

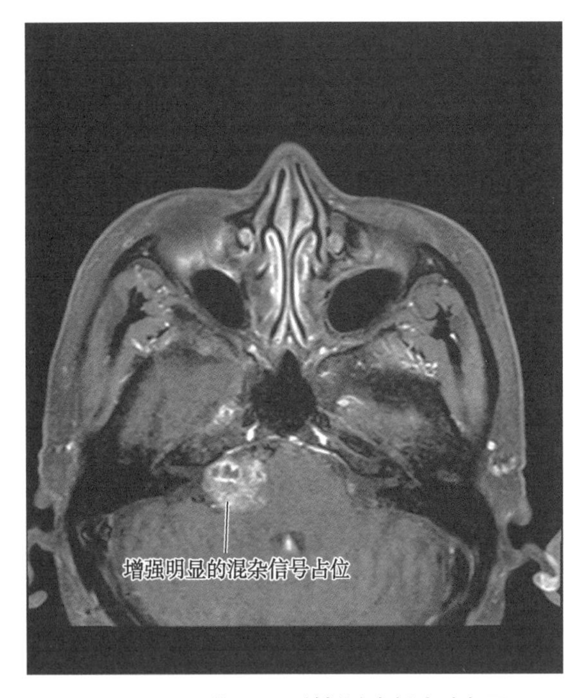

图 22-19　增强 MRI（轴位）右桥小脑角区 Michel 腔附近混杂信号增强占位

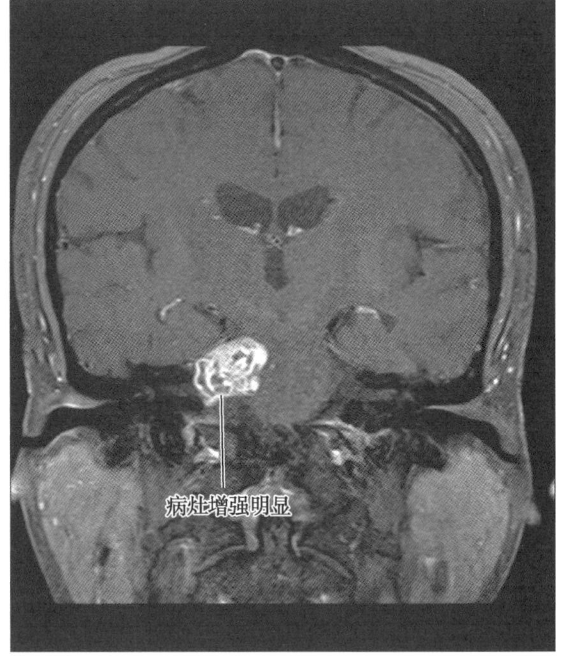

图 22-20　增强 MRI（冠状位）右桥小脑角区 Michel 腔附近高信号增强占位

脑血管造影颈动脉岩部进入海绵窦前的部分向下内方移位，提示肿瘤起源于颅中基底动脉向后方和对侧移位，岩静脉抬高。

四、治疗

完全切除肿瘤并保留脑神经功能的显微神经外科及神经内镜手术是理想的治疗方法。

第六节 内淋巴囊肿瘤

一、概述

1. 定义 内淋巴囊肿瘤(endolymphatic sac tumour,ELST)又称为Hefner瘤(Hefner tumour)、内淋巴囊源性低级别腺癌(low-grade adenocarcinoma of endolymphatic sac origin,LGAES)。ELST为起源于内淋巴囊上皮,内淋巴囊源性非转移性腺癌,生长缓慢,广泛侵犯岩骨,占岩骨病灶的2%。

2. 流行病学 ELST是一种低度恶性上皮性肿瘤,好发于成人,文献报道发病年龄最小4岁,最大80岁,平均年龄40岁,女性略多于男性。

3. 病因 ELST或散发,或为常染色体显性遗传呈家族性聚集。这与von Hippel-Lindau(VHL)病相关,通常是由肿瘤抑制因子转录基因的突变引起的,在散发的ELST患者中也可以发现*VHL*基因突变。在VHL患者中有3.6%~16%合并内淋巴囊肿瘤,1/3的内淋巴囊肿瘤与VHL相关。

二、临床表现

ELST患者的临床表现为听力损失,眩晕耳鸣和面神经瘫痪,听力损伤通常为首发症状,以渐进性感音神经性聋为主,其中约1/3的患者出现眩晕,1/4患者出现步态不稳。

三、影像学检查

ELST早期位于内淋巴囊内,后期破坏大部分岩骨(包括中耳),延伸到颅后窝进入脑桥小脑角。其特征性影像学表现是伴有骨质破坏的内耳迷路肿物;CT扫描ELST多表现为以迷路后区为中心的软组织肿块,边界欠清晰,伴有颞骨岩部的“蜂窝状”溶骨性骨质破坏,向前庭发展侵蚀(图22-21)。CT通常提示前庭水管附近肿物或骨质破坏和向前庭发展侵蚀。ELST在MRI上通常表现为实性或者囊实性,通常伴有空洞(图22-22~图22-24),在钆造影剂下呈不均一的增强(图22-25,图22-26)。

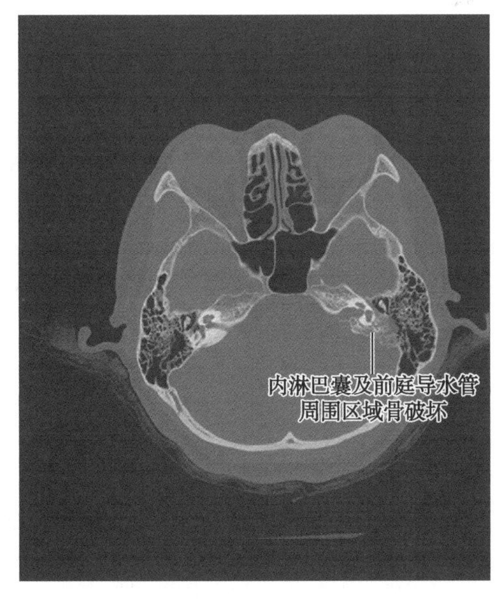

图22-21 CT(轴位)迷路后区为中心的软组织肿块,边界欠清晰,伴有颞骨岩部的“蜂窝状”溶骨性骨质破坏,向前庭发展侵蚀

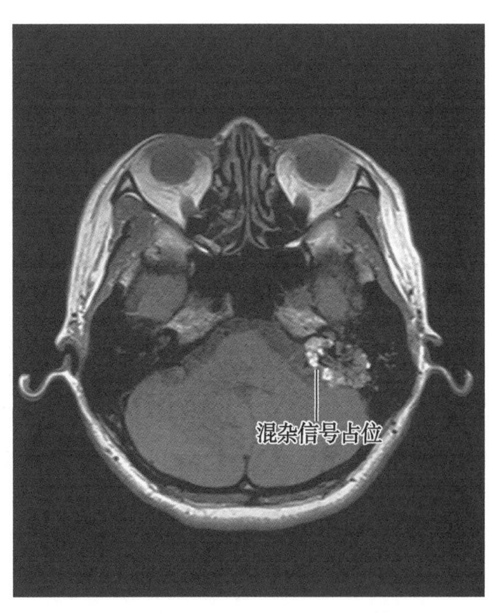

图22-22 T_1WI(轴位)左侧内淋巴囊邻近岩骨区域混杂信号占位,实性或者囊实性

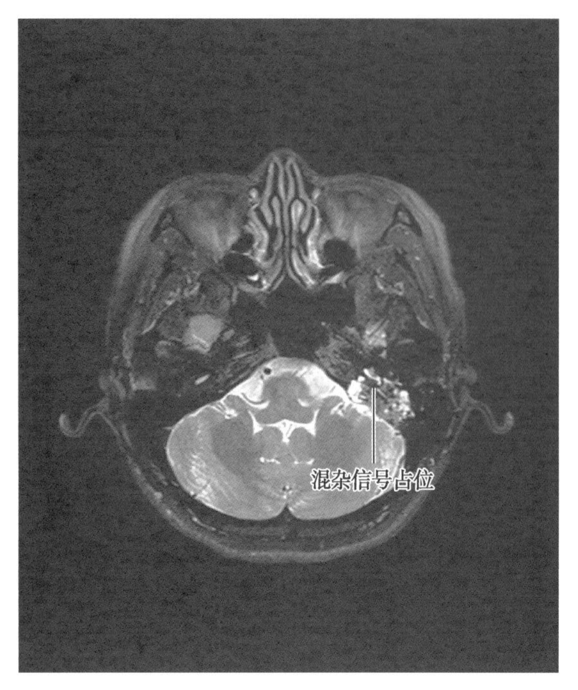

图 22-23　T_2WI（轴位）左侧内淋巴囊邻近岩骨区域混杂信号占位，实性或者囊实性

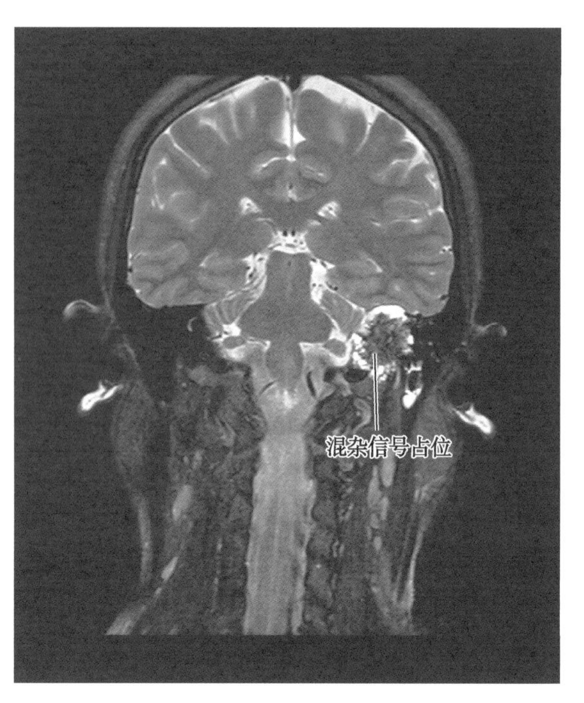

图 22-24　T_2WI（冠状位）左侧内淋巴囊邻近岩骨区域混杂信号占位，实性或者囊实性

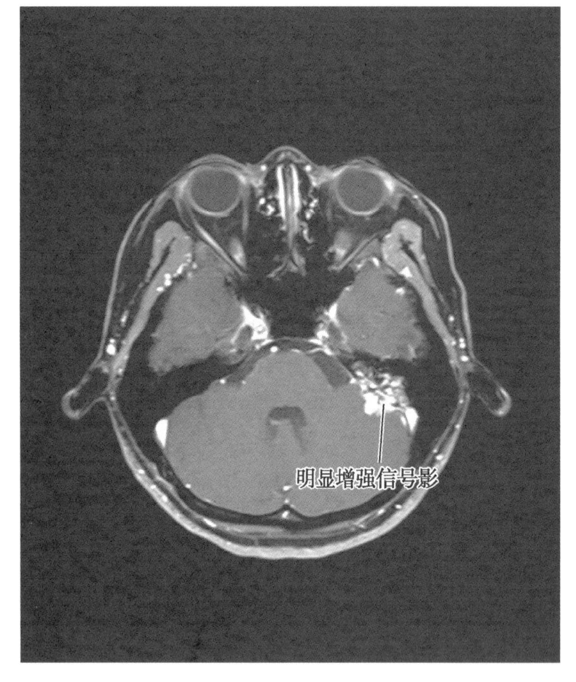

图 22-25　增强 MRI（轴位）左侧占位呈不均一的增强混杂信号影

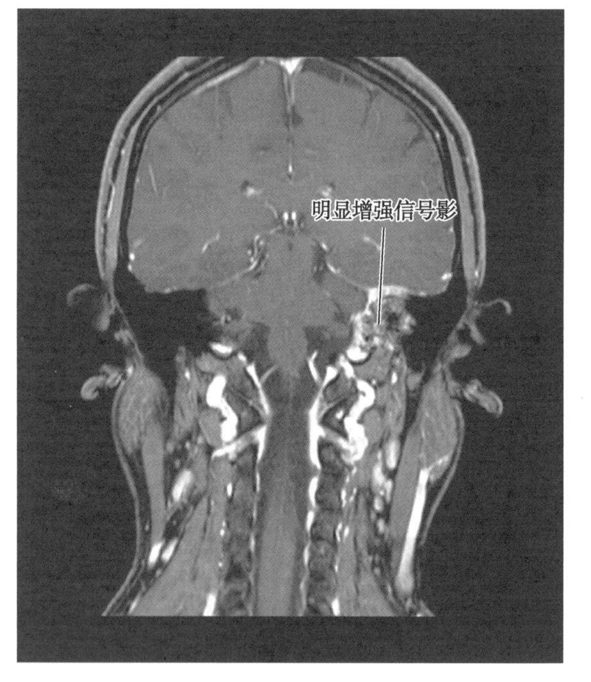

图 22-26　增强 MRI（冠状位）左侧占位呈不均一的增强混杂信号影

四、治疗

治疗以手术切除为主。推荐早期手术预防听力下降。ELST 血供的主要来源为颈外动脉分支，丰富的血供导致术中容易出血，术前有必要进行血管造影和预防性栓塞。放疗的使用指征包括不能耐受手术和不可切除的患者。

（林海亮　倪玉苏）

参考文献

[1] PATHMANABAN ON, SADLER KV, KAMALYASL ID, et al. Association of genetic predisposition with solitary schwannoma or meningioma in children and young adults. JAMA Neurol, 2017, 74(9): 1123-1129.

[2] HILTON DA, HANEMANN CO. Schwannomas and their pathogenesis. Brain Pathol, 2014, 24(3): 205-220.

[3] MCRACKAN TR, RIVAS A, WANNA GB, et al. Facial nerve outcomes in facial nerve schwannomas. Otol Neurotol, 2012, 33(1): 78-82.

[4] YANG W, ZHAO J, HAN Y, et al. Long-term outcomes of facial nerve schwannomas with favorable facial nerve function: tumor growth rate is correlated with initial tumor size. Am J Otolaryngol, 2015, 36(2): 163-165.

[5] HASEGAWA T, KATO T, KIDA Y, et al. Gamma Knife surgery for patients with facial nerve schwannomas: a multiinstitutional retrospective study in Japan. J Neurosurg, 2016, 124(2): 403-410.

[6] DOSHI J, HEYES R, FREEMAN SR, et al. Clinical and radiological guidance in managing facial nerve schwannomas. Otol Neurotol, 2015, 36(5): 892-895.

[7] CARLSON ML, DEEP NL, PATEL NS, et al. Facial nerve schwannomas: review of 80 cases over 25 years at Mayo Clinic. Mayo Clin Proc, 2016, 91(11): 1563-1576.

[8] QUESNEL AM, SANTOS F. Evaluation and management of facial nerve schwannoma. Otolaryngol Clin North Am, 2018, 51(6): 1179-1192.

[9] CAMPOSPAIVA AL, DESALLES AA, DINIZ JM, et al. Gamma Knife radiosurgery for transmodiolar schwannoma. World Neurosurg, 2020(143): 118-120.

[10] SALZMAN KL, CHILDS AM, DAVIDSON HC, et al. Intralabyrinthine schwannomas: imaging diagnosis and classification. AJNR Am J Neuroradiol, 2012, 33(1): 104-109.

[11] CHOUDHURY B, CARLSON ML, JETHANAMEST D. Intralabyrinthine schwannomas: disease presentation, tumor management, and hearing rehabilitation. J Neurol Surg B Skull Base, 2019, 80(2): 196-202.

[12] GOSSELIN É, MANIAKAS A, SALIBA I. Meta-analysis on the clinical outcomes in patients with intralabyrinthine schwannomas: conservative management vs. microsurgery. Eur Arch Otorhinolaryngol, 2016, 273(6): 1357-1367.

[13] LEE SU, BAE YJ, KIM HJ, et al. Intralabyrinthine schwannoma: distinct features for differential diagnosis. Front Neurol, 2019(10): 750.

[14] MARCHIONI D, DEROSSI S, SOLOPERTO D, et al. Intralabyrinthine schwannomas: a new surgical treatment. Eur Arch Otorhinolaryngol, 2018, 275(5): 1095-1102.

[15] RALLI M, NOLA G, FUSCONI M, et al. Ocular vestibular evoked myogenic potentials and intravestibular intralabyrinthine schwannomas. Ear Nose Throat J, 2018, 97(7): e21-e25.

[16] PLONTKE SK, KÖSLING S, RAHNE T. Cochlear implantation after partial or subtotal cochleoectomy for intracochlear schwannoma removal-a technical report. Otol Neurotol, 2018, 39(3): 365-371.

[17] WOOLEN S, GEMMETE JJ. Paragangliomas of the head and neck. Neuroimaging Clin N Am, 2016, 26(2): 259-278.

[18] BOEDEKER CC, HENSEN EF, NEUMANN HP, et al. Genetics of hereditary head and neck paragangliomas. Head Neck, 2014, 36(6): 907-916.

[19] NEUMANN HPH, YOUNG WF, ENG CJR. Pheochromocytoma and paraganglioma. N Engl J Med, 2019, 381(6): 552-565.

[20] SANNA M,FOIS P,PASANISI E,et al. Middle ear and mastoid glomus tumors(glomus tympanicum):an algorithm for the surgical management. Auris Nasus Larynx,2010,37(6):661-668.

[21] WANNA GB,SWEENEY AD,CARLSON ML,et al. Subtotal resection for management of large jugular paragangliomas with functional lower cranial nerves. Otolaryngol Head Neck Surg,2014,151(6):991-995.

[22] CARLSON ML,SWEENEY AD,WANNA GB,et al. Natural history of glomus jugulare:a review of 16 tumors managed with primary observation. Otolaryngol Head Neck Surg,2015,152(1):98-105.

[23] LI J,WANG S,ZEE C,et al. Preoperative angiography and transarterial embolization in the management of carotid body tumor:a single-center,10-year experience. Neurosurgery,2010,67(4):941-948；discussion 948.

[24] CARLSON ML,SWEENEY AD,PELOSI S,et al. Glomus tympanicum:a review of 115 cases over 4 decades. Otolaryngol Head Neck Surg,2015,152(1):136-142.

[25] SWEENEY AD,CARLSON ML,WANNA GB,et al. Glomus tympanicum tumors. Otolaryngol Clin North Am,2015,48(2):293-304.

[26] PAI BS,BYSANI PR,NAGARAJ NM. A middle path in the surgical management of glomus jugulare:lessons learnt from a short series. Asian J Neurosurg,2019,14(1):96-101.

[27] FATIMA N,POLLOM E,SOLTYS S,et al. Stereotactic radiosurgery for head and neck paragangliomas:a systematic review and meta-analysis. Neurosurg Rev,2021,44(2):741-752.

[28] WIEMELS J,WRENSCH M,CLAUS EB. Epidemiology and etiology of meningioma. J Neurooncol,2010,99(3):307-314.

[29] WILLIAMS EA,SANTAGATA S,WAKIMOTO H,et al. Distinct genomic subclasses of high-grade/progressive meningiomas:NF2-associated,NF2-exclusive,and NF2-agnostic. Acta Neuropathol Commun,2020,8(1):171.

[30] OSAWA T,TOSAKA M,NAGAISHI M,et al. Factors affecting peritumoral brain edema in meningioma:special histological subtypes with prominently extensive edema. J Neurooncol,2013,111(1):49-57.

[31] REGELSBERGER J,HAGEL C,EMAMI P,et al. Secretory meningiomas:a benign subgroup causing life-threatening complications. Neuro Oncol,2009,11(6):819-824.

[32] OYA S,KIM SH,SADE B,et al. The natural history of intracranial meningiomas. J Neurosurg,2011,114(5):1250-1256.

[33] STADE F,DITTMAR JO,JÄKEL O,et al. Influence of(68)Ga-DOTATOC on sparing of normal tissue for radiation therapy of skull base meningioma:differential impact of photon and proton radiotherapy. Radiat Oncol,2018,13(1):58.

[34] MAGILL ST,RICK JW,CHEN WC,et al. Petrous face meningiomas:classification,clinical syndromes,and surgical outcomes. World Neurosurg,2018,114:e1266-e1274.

[35] TOLISANO AM,LIN K,ISAACSON B. Jugular foramen meningioma. Otol Neurotol,2018,39(3):e222-e223.

[36] LEE E J,PARK JH,PARK ES,et al. “Wait-and-See” strategies for newly diagnosed intracranial meningiomas based on the risk of future observation failure. World Neurosurg,2017,107:604-611.

[37] KALAMARIDES M,PEYRE M. Dramatic shrinkage with reduced vascularization of large meningiomas after cessation of progestin treatment. World Neurosurg,2017,101:814.e7-814.e10.

[38] SUN S Q,HAWASLI AH,HUANG J,et al. An evidence-based treatment algorithm for the management of WHO Grade Ⅱ and Ⅲ meningiomas. Neurosurg Focus,2015,38(3):E3.

[39] OYA S,KAWAI K,NAKATOMI H,et al. Significance of Simpson grading system in modern meningioma surgery:integration of the grade with MIB-1 labeling index as a key to predict the recurrence of WHO Grade Ⅰ meningiomas.

J Neurosurg, 2012, 117 (1): 121-128.

[40] PRABHU VC, MELIAN E, GERMANWALA AV, et al. Cranial base meningiomas. World Neurosurg, 2018 (109): 258-262.

[41] PATIBANDLA MR, LEE CC, SHEEHAN J. Stereotactic radiosurgery of central skull base meningiomas-volumetric evaluation and long-term outcomes. World Neurosurg, 2017 (108): 176-184.

[42] CHO M, JOO JD, KIM IA, et al. The role of adjuvant treatment in patients with high-grade meningioma. J Korean Neurosurg Soc, 2017, 60 (5): 527-533.

[43] GOEL A, SHAH A, MUZUMDAR D, et al. Trigeminal neurinomas with extracranial extension: analysis of 28 surgically treated cases. J Neurosurg, 2010, 113 (5): 1079-1084.

[44] CHAMP CE, MISHRA MV, SHI W, et al. Stereotactic radiotherapy for trigeminal schwannomas. Neurosurgery, 2012, 71 (2): 270-277 ; discussion 277.

[45] SAMII M, ALIMOHAMADI M, GERGANOV V. Endoscope-assisted retrosigmoid intradural suprameatal approach for surgical treatment of trigeminal schwannomas. Neurosurgery, 2014, 10 (Suppl 4): 565-575 ; discussion 575.

[46] BATHLA G, HEGDE AN. The trigeminal nerve: an illustrated review of its imaging anatomy and pathology. Clin Radiol, 2013, 68 (2): 203-213.

[47] MAKARENKO S, YE V, AKAGAMI R. Natural history, multimodal management, and quality of life outcomes of trigeminal schwannomas. J Neurol Surg B Skull Base, 2018, 79 (6): 586-592.

[48] RYU J, LEE SH, CHOI SK, et al. Gamma knife radiosurgery for trigeminal schwannoma: a 20-year experience with long-term treatment outcome. J Neurooncol, 2018, 140 (1): 89-97.

[49] BAUSCH B, WELLNER U, PEYRE M, et al. Characterization of endolymphatic sac tumors and von Hippel-Lindau disease in the International Endolymphatic Sac Tumor Registry. Head Neck, 2016, 38 (Suppl 1): E673-E679.

[50] LE H, ZHANG H, TAO W, et al. Clinicoradiologic characteristics of endolymphatic sac tumors. Eur Arch Otorhinolaryngol, 2019, 276 (10): 2705-2714.

[51] SYKOPETRITES V, PIRAS G, GIANNUZZI A, et al. The endolymphatic sac tumor: challenges in the eradication of a localized disease. Eur Arch Otorhinolaryngol, 2021, 278 (7): 2297-2304.

[52] KIM HJ, HAGAN M, BUTMAN JA, et al. Surgical resection of endolymphatic sac tumors in von Hippel-Lindau disease: findings, results, and indications. Laryngoscope, 2013, 123 (2): 477-483.

[53] MENDENHALL WM, SUÁREZ C, SKÁLOVÁA, et al. Current treatment of endolymphatic sac tumor of the temporal bone. Adv Ther, 2018, 35 (7): 887-898.

[54] CARLSON ML, THOM JJ, DRISCOLL CL, et al. Management of primary and recurrent endolymphatic sac tumors. Otol Neurotol, 2013, 34 (5): 939-943.

第四部分　其他

第二十三章　儿童良性阵发性眩晕

一、概述

1. 定义　儿童良性阵发性眩晕（benign paroxysmal vertigo of childhood，BPVC）多发生在 4 岁以内的儿童，表现为无明显诱因的阵发性眩晕，多持续数秒到数分钟，可伴有面色苍白、出汗、呕吐、眼震等症状。患儿症状可自行缓解，是一种具有自限性的常见前庭疾病。发作期患儿意识清醒，且眩晕发作过后患儿表现完全正常，神经系统查体无异常发现。国际头痛协会于 2013 年将 BPVC 定义为儿童期偏头痛的先兆。

2. 流行病学　关于 BPVC 的流行病学数据相对较少，目前尚缺乏大数据的调研。文献报道，本病的总体发病率为 2%±2.6%，男女发病率相似。McCaslin 等报道，BPVC 一般在 4 岁以前发病，8 岁以后就很少出现。一项英国苏格兰的流行病学调查研究显示，在 2 165 名学龄儿童中，14.5% 的儿童有过眩晕或头晕发作，符合 BPVC 的约有 2.1%。Gioacchini 等通过总结 10 篇文章，分析了 724 名头晕 / 眩晕儿童，发现 18.7% 的患儿为 BPVC，是发病率最高的疾病（17.6% 的患儿为前庭性偏头痛，14% 的患儿为头部外伤，7.6% 的患儿为前庭神经炎，4.1% 的患儿为精神性眩晕）。Russell 等研究了 314 名每年至少发作过一次眩晕的儿童，符合 BPVC 诊断的约有 14.3%。Davitt 等通过数据库检索，研究总结了 2 726 名儿童眩晕患者，发现儿童 5 种最常见的眩晕疾病为前庭性偏头痛（约占 23.8%），儿童良性阵发性眩晕（约占 13.7%），特发性眩晕（约占 11.7%），迷路炎 / 前庭神经炎（约占 8.47%），创伤后眩晕（约占 8.36%）。

3. 诊断和治疗中确定与有争议的观点

(1) 确定的观点：BPVC 的诊断可参照 2013 年国际头痛协会发布的 ICHD-3 诊断标准。但目前对 BPVC 的研究尚不多，缺乏标准和有效的治疗方案。

(2) 有争议的观点：在诊断过程中，BPVC 发作时是否累及神经系统仍需要临床进一步验证。对于 BPVC 的治疗，有研究学者认为该疾病有自限性，不需要药物治疗，但有学者认为抗偏头痛药物对患儿有效。

二、诊疗历史

BPVC 最早于 1933 年由 Wyllie 和 Schlesinger 首次报道，于 1964 年由 Basser 进行较为详细的描述，主要特征为阵发性眩晕，发作间期听力学、前庭功能及神经系统检查均正常。以往也有学者称之为儿童周期性综合征、偏头痛等位症、偏头痛先兆等。Al-Twaijri 等学者于 2012 年提出 BPVC 相当于偏头痛或者是偏头痛的前期表现。

三、病因和发病机制

BPVC 发生的病因和发病机制目前尚不清楚，大部分学者认为本病是偏头痛的一种“儿童亚型”。Batuecas-Caletrío 等通过跟踪随访 27 例 BPVC 患者 15 年以上，发现发作时的平均年龄为 3 岁 11 个月，停止发作时间为 5 岁 7 个月。有 9 名患者在成年期出现偏头痛，而且 19 人有偏头痛家族史。这些儿童偏头痛的患病率明显高于普通人群，并且提出 BPVC 是儿童期偏头痛的先兆。

Salami 等认为刚出生的婴儿视觉系统尚未发育成熟，出生后将会在儿童时期继续发育至成熟。而视觉系统在躯体维持平衡中起到重要作用，视觉系统的“异常”导致双眼的信息汇集失败，会引起儿童眩晕。但这个原因是否是 BPVC 的病因之一，还有待考证。

有学者认为 BPVC 因缺乏解剖结构改变的证据，提出离子通道病可能是其可能的病因。离子通道病是一种由离子通道的结构或功能异常而引起的疾病，有人推测内耳和中枢离子通道缺陷也可引起外周或中枢前庭症状；可以治疗几种离子通道病的碳酸酐酶抑制剂，对偏头痛的治疗同样有效，提示作为偏头痛前兆的 BPVC 可能与离子通道疾病有关。

国外学者前瞻性地调查研究了 22 名患有 BPVC 的儿童，发现所有患儿的肌酸激酶同工酶（creatine kinase isoen zymes-MB，CK-MB）值均升高，且 7 名儿童阵发性眩晕在随访期间康复，CK-MB 值也随之恢复正常。此外，他们还检测了患儿血浆的肌酸激酶、谷草转氨酶和心肌肌钙蛋白，发现 31.8% 的患儿肌酸激酶轻度升高，63.6% 的患儿谷草转氨酶轻度升高，但是所有患儿的心肌肌钙蛋白水平正常。他们推测 BPVC 可能与肌肉疾病有关。

Filippopulos 等调查研究 1 482 名学龄儿童，发现性别、压力、颈肩部肌肉疼痛、睡眠时间和偏头痛均是儿童相关眩晕的独立影响因素，并且提出针对这些风险因素采取相应的干预措施是必要的。Zhang 等研究发现高频刺激率听性脑干诱发电位（ABR）与 BPVC 有一定的相关性，发现 BPVC 患儿的高刺激率 ABR 异常率明显高于正常儿童，且 2 周内有眩晕发作的患儿的高刺激率 ABR 异常率高于 2 周内无眩晕发作的患儿。

四、病理生理机制

既往很多学者认为 BPVC 的主要病理生理机制可能是在各种相关病因影响下，外周至中枢前庭系统短暂性缺血，从而引起一过性眩晕。目前，更多学者支持该病的病理生理机制与前庭性偏头痛的发病相关。

五、诊断

1. 诊断依据

(1) 临床表现

1) 发作性眩晕：多表现为突然发作的眩晕，持续数秒至数分钟，发作时不能活动，坐立不稳，但意识始终清醒，发作期间不伴听力下降、耳鸣、耳闷等症状。

2) 其他伴随症状：眩晕发作时常伴有面色苍白、出汗、呕吐等自主神经症状以及眼震的表现。

(2) 辅助检查

1) 基本检查：耳镜检查示鼓膜、外耳道等结构通常正常。

2) 听力学检查：包括纯音测听、声导抗、耳蜗电图、耳声发射（OAE）、听性脑干反应（ABR）等，通常无特殊。

3）前庭功能检查：包括自发性眼震、凝视眼震、视动、平滑追踪、扫视、位置试验、冷热试验、旋转试验、摇头试验、头脉冲试验、前庭自旋转试验、前庭诱发肌源性电位（VEMP）、主观垂直视觉 / 主观水平视觉、动静态平衡台及步态测试等。

眩晕发作期可观察到自发性眼震，发作间期眼震消失。既往有文献报道，认为 BPVC 的前庭功能通常正常。但近年来，通过研究 36 名 BPVC 患儿，有学者发现视频头脉冲试验（vHIT）结果显示 25% 患儿存在异常，提示部分患儿存在外周前庭病变。Zhang 等研究发现 32.1% 患儿的前庭诱发肌源性电位（VEMP）存在异常，14.3% 冷热试验存在异常，并认为前庭下神经通路比前庭上神经通路损伤重。Chang 等通过研究 20 名 BPVC 患儿，发现 35% 冷热试验结果存在异常，50% VEMP 结果异常。发病间歇期动静态平衡台及步态测试通常无异常。

4）影像学检查：耳部 CT、脑 CT 无异常。

5）脑电图：通常无异常。

2. 鉴别诊断

(1) 癫痫发作：曾有文献报道 2% 的癫痫患儿应诊断为 BPVC。当患儿失张力发作时，肌肉张力突然消失，难以维持身体自身的平衡，往往会出现摔倒、肢体不协调的表现，加上儿童缺乏对症状的准确描述，无法辨别眩晕和肌张力消失所致的猝倒，进而出现临床误诊。与癫痫发作相比，BPVC 患者发作时意识清醒，脑电图检查正常，没有典型的脑部异常放电。BPVC 患儿通常会有偏头痛家族史，运用偏头痛药物可得到一定的改善，抗癫痫药物无效。

(2) 梅尼埃病：常见于青、中年人群，是一种以反复发作的眩晕、波动性听力下降并伴有耳鸣、耳闷为特征的特发性内耳疾病。发作期听力学和前庭功能检查有阳性发现。BPVC 虽然也可以引发眩晕，但通常发作时间短，不伴有听力下降与耳蜗病变，听力学检查与前庭功能试验有助于与梅尼埃病的鉴别诊断。

(3) 良性阵发性位置性眩晕：又称为耳石症，是最常见的外周性前庭疾病，通常 40 岁以后高发，且发病率随年龄增长而呈逐步上升趋势。患者相对于重力方向改变头位（如抬头、低头、起床、躺下、翻身等）时，会突然出现短暂的眩晕（通常不超过 1min），且伴有恶心、呕吐等自主神经症状，多不伴有耳鸣及听力损伤，治疗以手法复位为主。

(4) 前庭神经炎：是常见的急性外周前庭疾病之一，为前庭神经的非特异性炎症，以成年人较多见。患者发病前 2 周左右常有上呼吸道病毒感染史，累及前庭神经则引起突然发作的严重眩晕，伴恶心或呕吐，表现有自发性眼震，但听力无明显异常，一般 2 周内恢复。听力学、前庭功能评估及有时必要的影像学检查和脑脊液检查有助于鉴别诊断。

(5) 偏头痛：是一种常见的疾病，常发生于儿童和青春期，并且中青年期为发病高峰，女性多见，偏头痛也是引发眩晕的重要原因之一。由偏头痛引起的眩晕在眩晕患儿中的比例高达 35%，在 BPVC 人群中约有 24% 的患儿患有偏头痛，即便自愈仍然有 15% 的 BPVC 患儿成年后出现偏头痛；甚至有一些学者认为 BPVC 是偏头痛的一种亚型。

3. 诊断标准

(1) 第 3 版国际头痛疾病分类（ICHD-3）中的 BPVC 诊断标准

1）至少 5 次满足 2）和 3）的发作。

2）每次眩晕发作前无征兆，一发作即达顶峰并且持续数分钟到数小时，可自发缓解，发作时无意识障碍。

3）至少一项下列症状：①眼震；②共济失调；③呕吐；④面色苍白；⑤恐慌感。

4）发作间期神经体格检查、听力学检查都正常。

5）不符合其他前庭性疾病诊断。

（2）BPVC 的诊断常需要排除以下疾病：

1）外周性疾病：如梅尼埃病、良性阵发性位置性眩晕、前庭神经炎、突发性聋伴眩晕等。可通过听力学、前庭功能评估及必要的影像学检查等排除。

2）中枢性疾病：如听神经瘤、癫痫等，可通过头颅 MRI/CT、脑电图等检查以排除。

4. 对诊断标准的评价　BPVC 的诊断主要建立在排除其他疾病的诊断基础上。该疾病主要好发于 4 岁以内的儿童，但许多患儿无法清晰地交流，所以诊断标准中的患儿症状有可能会被遗漏，这会影响临床医生的正确诊断。因此医生需要与患儿父母强调，要时刻关注其发病表现，并且详细记录。

5. 诊断中确定和有争议的观点

（1）确定的观点：BPVC 的主要症状是发作性眩晕，持续时间短，可自行缓解，发作时常伴有自主神经症状，发作间期完全正常。

（2）有争议的观点：虽然多数患儿在发作过程中并无意识障碍和神经系统改变，但是也有文献报道少数患儿可在发作期间有些脑电图的异常表现，因此患儿发作期间是否累及神经系统还需要临床进一步验证。大多数文献报道 BPVC 的预后良好，症状常在青春期前自动消失，但也有文献报道部分患儿在青春期仍持续发作，认为几乎所有的 BPVC 患儿长大后会有典型的偏头痛。

六、治疗

1. 内科治疗

（1）急性期

1）一般急性期不需要治疗，因为发病时间短，可以让患儿注意休息，避免刺激。

2）必要时对症治疗，如口服补液或静脉补液，给予镇静安神以及止吐药等。

（2）非急性期

1）放松心情，减少情绪及精神刺激，有规律地睡眠及锻炼身体。

2）饮食控制：远离奶酪、巧克力、咖啡因、酒精等食物。

3）预防治疗药物主要有抗偏头痛药物，抗焦虑治疗药物等。

2. 手术治疗　目前对 BPVC 通常不采取手术治疗，暂无相关文献提及手术治疗。

3. 前庭康复治疗　目前无明确文献针对 BPVC 的前庭康复治疗进行系统的研究，但临床上发现前庭康复对间歇期的 BPVC 儿童具有一定的效果，可使患儿的姿势稳定性提高。

4. 最新指南建议、最新指南修订的关键点　目前对 BPVC 的治疗缺乏相关指南。

5. 笔者对治疗的评价　对 BPVC 无系统治疗方案，虽然部分患者对抗偏头痛治疗有效，但因为此病有自愈倾向，所以药物治疗效果仍不明确。然而眩晕发作会影响儿童身心发育，所以探索 BPVC 的有效治疗和预防方案尤为重要。

6. 治疗中确定和有争议的观点

（1）确定的观点：目前对 BPVC 的研究尚不多，缺乏规范、有效的标准化治疗方案。

（2）有争议的观点：有的学者认为，BPVC 因为有自限性，不需要治疗，只需要减轻压力、规律生活即可。而有的学者认为需要预防偏头痛等药物治疗以及有规律的前庭康复训练。

七、展望

BPVC 的病因和发病机制至今仍然不明确，该疾病的转归也缺乏系统性研究。因此，规范认识，制定统一的诊断标准，并在此基础上探索该病的病理生理机制和有效的治疗方式，是今后研究发展的方向。

（王 璟 周玉娟）

参考文献

[1] DRIGO P，CARLI G，LAVERDA AM. Benign paroxysmal vertigo of childhood.Brain Dev，2001，23（1）：38-41.

[2] LANZI G，BALOTTIN U，FAZZI E，et al. Benign paroxysmal vertigo of childhood：a long-term follow-up. Cephalalgia，1994，14（6）：458-460.

[3] MCCASLIN DL，JACOBSON GP，GRUENWALD JM. The predominant forms of vertigo in children and their associated findings on balance function testing. Otolaryngol Clin North Am，2011，44（2）：291-307.

[4] RUSSELL G，ABU-ARAFEH I. Paroxysmal vertigo in children--an epidemiological study. Int J Pediatr Otorhinolaryngol，1999，49（ Suppl 1）：S105-S107.

[5] GIOACCHINI FM，ALICANDRICIUFELLI M，KALECI S，et al. Prevalence and diagnosis of vestibular disorders in children：a review. Int J Pediatr Otorhinolaryngol，2014，78（5）：718-724.

[6] DAVITT M，DELVECCHIO MT，ARONOFF SC. The differential diagnosis of vertigo in children：a systematic review of 2726 cases. Pediatr Emerg Care，2020，36（8）：368-371.

[7] BRODSKY J，KAUR K，SHOSHANY T，et al. Benign paroxysmal migraine variants of infancy and childhood：transitions and clinical features. Eur J Paediatr Neurol，2018，22（4）：667-673.

[8] GELFAND AA. Episodic syndromes of childhood associated with migraine. Curr Opin Neurol，2018，31（3）：281-285.

[9] LAGMAN-BARTOLOME AM，LAY C. Pediatric migraine variants：a review of epidemiology，diagnosis，treatment，and outcome. Curr Neurol Neurosci Rep，2015，15（6）：34.

[10] PRASAD M. Benign paroxysmal vertigo of childhood is a precursor of migraine. Arch Dis Child Educ Pract Ed，2014，99（5）：165.

[11] BATUECASCALETRIO A，MARTINSANCHEZ V，CORDEROCIVANTOS C，et al. Is benign paroxysmal vertigo of childhood a migraine precursor? Eur J Paediatr Neurol，2013，17（4）：397-400.

[12] SALAMI A，DELLEPIANE M，MORA R，et al. Electronystagmography finding in children with peripheral and central vestibular disorders. Int J Pediatr Otorhinolaryngol，2006，70（1）：13-18.

[13] RÖDÖÖ P，HELLBERG D. Creatine kinase MB（CK-MB）in benign paroxysmal vertigo of childhood：a new diagnostic marker. J Pediatr，2005，146（4）：548-551.

[14] FILIPPOPULOS FM，ALBERS L，STRAUBE A，et al. Vertigo and dizziness in adolescents：risk factors and their population attributable risk. PLoS One，2017，12（11）：e0187819.

[15] ZHANG D，FAN Z，HAN Y，et al. Benign paroxysmal vertigo of childhood：diagnostic value of vestibular test and high stimulus rate auditory brainstem response test. Int J Pediatr Otorhinolaryngol，2012，76（1）：107-110.

[16] 张莉，刘冰，刘海红，等．高刺激率 ABR 与儿童良性阵发性眩晕的相关性．中华耳科学杂志，2015，13（3）：416-418.

[17] CHANG CH，YOUNG YH. Caloric and vestibular evoked myogenic potential tests in evaluating children with

benign paroxysmal vertigo. Int J Pediatr Otorhinolaryngol, 2007, 71(3): 495-499.

[18] HINDLEY D, ALI A, ROBSON C. Diagnoses made in a secondary care "fits, faints, and funny turns" clinic. Arch Dis Child, 2006, 91(3): 214-218.

[19] WEISLEDER P, FIFE TD. Dizziness and headache: a common association in children and adolescents. J Child Neurol, 2001, 16(10): 727-730.

[20] ALTWAIJRI WA, SHEVELL MI. Pediatric migraine equivalents: occurrence and clinical features in practice. Pediatric Neurol, 2002, 26(5): 365-368.

[21] Headache Classification Committee of the International Headache Society (IHS). The International Classification of Headache Disorders, 3rd edition. Cephalalgia, 2018, 38(1): 1-211.

[22] Society HCCO. The International Classification of Headache Disorders, 3rd edition (beta version). Cephalalgia, 2013, 33(9): 629-808.

[23] GELFAND AA. Episodic syndromes that may be associated with migraine: A.K.A. "the childhood periodic syndromes". Headache, 2015, 55(10): 1358-1364.

第二十四章 眩晕有关的脑血管疾病

一、概述

1. 与眩晕有关的脑血管疾病　由中枢神经系统原发疾病导致的眩晕约占20%,其中以前庭性偏头痛和血管性病因最为常见,其中血管性疾病引起眩晕的发病率随着年龄的增长逐渐攀升,可达眩晕病例总数的11%~13%。首发症状为眩晕或临床表现仅为孤立性眩晕的脑血管疾病通常由累及脑干和小脑的病变引起,而累及前庭皮质的病变较少引起。根据病因可将其分为缺血性脑血管病,如椎基底动脉系统短暂性脑缺血发作、椎基底动脉供血不足、锁骨下动脉盗血综合征、小脑或脑干的梗死,出血性脑血管病如小脑或脑干出血,以及其他脑血管病。当出现眩晕的患者如果有血管性疾病危险因素时,应该考虑排查脑血管源性的可能,因为此类患者复发脑卒中风险较高,预后不良,早期及时将孤立性眩晕的脑血管疾病患者识别出来并进行危险因素的干预将有助于减轻疾病的发作并改善预后。

其中,发生于后循环(即颅外和颅内椎基底动脉系统及大脑后动脉)的栓塞、动脉粥样硬化性闭塞、颈内和颈外段的椎动脉夹层、盗血综合征等累及脑干的缺血时,眩晕常作为主要的临床表现,但眩晕往往并不是唯一表现。可引起眩晕发作的脑干缺血疾病常见的有累及脑干的短暂性脑缺血发作(TIA)、旋转性椎动脉综合征、延髓背外侧综合征(Wallenberg综合征)以及小脑下前动脉(AICA)受累导致的内听动脉梗死等。

小脑出血或梗死时也可引起突然的强烈的眩晕,伴恶心和呕吐。若伴有肢体共济失调症状时易提示小脑疾病,若病变位于更靠内侧或下方时较少发生共济失调,则难以从临床表现上与前庭神经炎进行区分。通常小脑病变时患者倒向病变侧,眼球震颤也明显向病变侧,与迷路病变或前庭神经炎可以区分,而且急性小脑病变时步态受损往往更严重。小脑梗死和出血常发生于60岁以上和有血管疾病危险因素的人群中。

不同的血管性病因导致的孤立性眩晕症状也有差别,既可以是急性前庭综合征,也可以表现为发作性前庭综合征。对于出现眩晕的患者,当其较为年长和/或伴有血管性危险因素时,通常建议在初诊时使用HINTS试验初筛患者,当中枢性眩晕的可能性较高时,可能需要进行神经影像学检查来排除血管性病变。CT检查可排除出血类疾病,如不能立即进行MRI的患者最好尽快行CT检查,以防患者病情突然恶化。

2. 定义及分类　脑血管疾病(cerebrovascular disease)是指各种原因所致的脑血管病变或血流障碍引发的脑功能障碍,包括血管腔闭塞、血管破裂、血管壁损伤或血液成分异常引起的神经功能障碍。

脑卒中是指急性脑血管病,分为出血性卒中和缺血性卒中。出血性卒中包括脑出血和蛛网膜下腔出血。缺血性卒中是由于脑局部血液循环所导致的神经功能缺损综合征,症状持续至少24h或存在经影像学证实的新发梗死灶,其引起的神经系统局灶性症状和体征与受累脑血管的血供区域相一致。当脑缺血的症状持续数分钟至数小时,且无CT或MRI显示的新发梗死病变,则称为短暂性脑缺血发作。

3. 流行病学　我国的流行病学资料表明,近年来脑血管疾病在人口死因顺序中居前两位,发病率和死亡率明显高于心血管病。2011年脑卒中高危人群筛查和干预项目调查显示,我国脑卒中患病率达1 880/10万,并以每年8.1%的速度增长。《中国居民营养与慢性病状况报告(2015年)》显示我国居民每年因脑卒中死亡人数近200万，死亡率约为140.3/10万，占总死亡的22.8%。2016年城市和农村居民心脑血管疾病死亡分别占全部死因的43.16%和45.50%。2017年全球疾病负担报告显示，脑卒中是中国伤残调整生命年（disability adjusted life year，DALY）的首位原因。我国脑血管疾病总体地理分布呈现北高南低、东高西低的发病趋势。急性脑血管病即脑卒中的发病，尤其是出血性脑卒中发病具有明显的季节性，在寒冷季节发病率高，发病高峰时间是清晨至中午。根据国内的流行病学资料，脑卒中的发病率和死亡率男性显著高于女性，男女之比为（1.1~1.5）：1。发病类型和死亡患者均以缺血性脑卒中为主，而中青年病例中出血性脑卒中的发病率及死亡率高于60岁以上病例。随着人们生活方式的改变及人口的老龄化，脑卒中的发病年龄有提前趋势，但高发年龄逐渐向后推迟。还有研究表明，脑血管疾病的发病情况与社会经济状况、职业及种族等有关。

二、危险因素及预防

大量研究表明，减少脑血管病危害最有效的方法是重视一级预防，即针对脑血管病的危险因素积极进行早期行为干预。

主要是控制危险因素，其中可干预性危险因素是脑卒中预防主要针对的目标，包括高血压、心脏病、糖尿病、血脂异常、高同型半胱氨酸血症、吸烟、酗酒、肥胖、动脉粥样硬化、口服避孕药物、肺炎衣原体感染、情绪应激、抗凝治疗等，其中又以高血压为最重要的环节。不可干预性危险因素包括年龄、性别、种族、遗传因素如伴皮质下梗死和白质脑病的常染色体显性遗传脑动脉病、Fabry病、*COL4A1*基因相关的脑出血、常染色体显性遗传性多囊病、关节松弛皮肤脆弱综合征Ⅳ型等。

1. 脑血管病一级预防　是指发病前的预防，即通过早期改变不健康的生活方式，积极主动地筛查及控制各种危险因素，从而达到使脑血管病不发生或推迟发生的目的，如防治高血压、心脏病、糖尿病、血脂异常、动脉粥样硬化、高同型半胱氨酸血症，戒烟限酒、控制体重，适度锻炼合理膳食等。

2. 脑血管病二级预防　是针对发生过脑卒中或短暂性脑缺血发作（TIA）的患者，通过寻找脑卒中事件发生的原因，对所有可干预的危险因素进行治疗，从而达到降低脑卒中复发危险性的目的。研究表明，对已发生脑卒中或TIA的患者，应该选择必要的影像学检查或其他实验室检查以明确患者脑卒中的类型及相关危险因素，积极开展科学、合理的二级预防。

需要注意的病因包括但不限于以下疾病：大动脉疾病如颈动脉狭窄或闭塞、颅外椎动脉狭窄、颅内大动脉粥样硬化、夹层；小动脉闭塞；心源性栓塞，如心房颤动、心肌梗死合并左心室血栓、心力衰竭、风湿性二尖瓣疾病、其他二尖瓣和主动脉瓣病变、人工心脏瓣膜、感染性心内膜炎、卵圆孔未闭和房间隔膨出瘤；主动脉粥样硬化；以及一些血液病如抗磷脂综合征、遗传性易栓症、镰状细胞病等。

3. 控制危险因素　即对可干预的危险因素进行病因学预防，基本同一级预防。

4. 手术和介入治疗　对于症状性颈内动脉颅外段粥样硬化性中重度狭窄（50%~99%）患者，可根据具体情况考虑行颈动脉内膜切除术（carotid endarterectomy，CEA），也可考虑行颈动脉支架成形术（carotid angioplasty and stenting，CAS）。对于症状性椎动脉颅外段粥样硬化性狭窄的患者，如在接受积极、合理的内科治疗后仍出现相应症状，可根据情况考虑行血管内支架成形术。对于症状性颅内大动脉粥样硬化性狭窄的患者，狭窄程度小于70%时不推荐行血管内介入治疗，狭窄程度在70%~99%时，可在全面评估获益和风险的基础上酌情选择介入治疗。

对高危人群及患者进行脑血管病预防的同时，还应该对公众加强宣传教育，使其充分了解脑卒中的发病危险因素，并认识到脑卒中后对于个人、家庭及社会的危害，从而加强自我保健意识。对高危患者需定期体检，增加患者对药物治疗的依从性。

三、首发或孤立性眩晕的缺血性脑血管疾病的临床表现

1. 椎基底动脉系统短暂性脑缺血发作 短暂性脑缺血发作(TIA)是指由于脑或视网膜局灶性缺血所致的、不伴急性梗死的短暂性神经功能缺损发作。TIA 起病突然,迅速出现局灶性神经功能缺损,临床症状一般多在 1~2h 内恢复,不遗留神经功能缺损症状和体征,且影像学上没有急性脑梗死的证据。多有反复发作的病史,每次发作时的临床表现基本相似。TIA 的发病机制多样,微栓塞及短时间的阻塞、狭窄部位血流动力学改变所致的短暂低血流量、血液成分改变导致的微血管淤滞、血管炎、淀粉样变、发育畸形、夹层、盗血综合征等多种因素均可成为引起 TIA 的原因。

累及椎基底动脉系统 TIA 的最常见症状是眩晕、恶心和呕吐,大多数不伴有耳鸣,为脑干前庭系统缺血的表现,因听神经核与前庭神经核并非由同一条分支动脉供血,故仅有少数伴有耳鸣,为迷路动脉缺血的症状。椎基底动脉供血不足时,不同的上下行传导束因血流障碍而出现功能性损害,可造成多种不同但互相重叠的临床综合征,表现多样,通常缺乏刻板或固定的形式。因此,虽然椎基底动脉系统 TIA 时最常出现眩晕,但不伴有其他后循环缺血症状的孤立性眩晕仅有少数为 TIA。此时的眩晕可表现为发作性前庭综合征。

2. 脑梗死(cerebral infarction) 又称缺血性脑卒中(cerebral ischemic stroke),是指因脑部血液循环障碍,缺血、缺氧所致的局限性脑组织的缺血性坏死或软化。脑梗死是脑血管病中最常见的一种类型,约占全部急性脑血管病的 70%。

脑梗死按病灶血管的临床表现可分为 4 型:全前循环梗死、部分前循环梗死、后循环梗死和腔隙性梗死。其按病因不同又可分为 5 型:大动脉粥样硬化型、心源性栓塞型、小动脉闭塞型、其他明确病因型和不明原因型,其中前 3 种为最主要的 3 种病因。

以下仅简要介绍易首发眩晕症状的脑梗死。

本病中老年患者多见,病前有脑梗死的危险因素,如高血压、糖尿病、冠心病及血脂异常等。部分病例在发病前可有 TIA 发作。

(1) 前循环缺血:由于前庭皮质受累较少引起眩晕且尚未充分明确前庭神经核的大脑投射,与前循环缺血有关的眩晕病例报道较少。有少量研究显示,顶叶岛叶皮质和颞上沟或颞中沟代表前庭皮质,可接受来自半规管和耳石的传入纤维,Brodmann 6 区皮质受刺激可出现眩晕。通常情况下,前庭皮质可以被内耳冷热水灌注或胸锁乳突肌直流电刺激所激活,也可以在部分视野视动刺激时被激活,主要由大脑中动脉供血的该区域前庭和听觉皮质的梗死或出血等急性病变引起,此时主观视觉垂直线向对侧倾斜,患者有身体侧倾、步态不稳,罕见恶心、旋转性眩晕不伴眼震以及其他脑干和小脑体征。

(2) 内听动脉血栓形成(迷路卒中):内听动脉血栓形成导致的眩晕起病急,呈突发性、剧烈旋转性,可伴恶心、呕吐、虚脱,若同时有前庭耳蜗动脉受累,则伴有耳鸣、耳聋。但单纯的内听动脉闭塞不伴有脑干和小脑体征。由小脑下前动脉或基底动脉分出的供应内耳血液的内听(迷路)动脉管径小又缺乏侧支,供血不足时可导致前庭迷路和耳蜗管的损害。

(3) 小脑上动脉闭塞综合征:小脑上动脉闭塞导致的眩晕较少,呈发作性、旋转性,常伴有病灶侧小脑性共济失调及 Horner 征,病灶对侧面部及半身痛温觉障碍。小脑上动脉分支于脑基底动脉上端,灌注区不含与前庭神经核及小脑绒球小结叶等与眩晕密切相关的部位。

(4) 小脑下前动脉(AICA)闭塞综合征:小脑下前动脉闭塞导致的眩晕发作严重,可伴有同侧耳聋,单侧听力障碍为此综合征最为重要的特征性指征。小脑下前动脉发源于基底动脉下 1/3,灌注小脑前内侧部及脑桥下部外侧部,且内耳(迷路)动脉的血供大部分来源于小脑下前动脉(62.7%),因此小脑下前动脉的闭塞直接影响前庭系统的血供。

(5) 延髓背外侧综合征(即 Wallenberg 综合征):由小脑下后动脉(posterior inferior cerebellar artery, PICA)闭塞造成。

小脑下后动脉闭塞导致的眩晕较多(约占 83.3%),多呈急性、剧烈、旋转性眩晕,常伴水平性或混合性眼震及恶心、呕吐(前庭神经下核受累),病后表现为交叉性浅感觉减退(三叉神经脊束核及脊髓丘脑束受累)、小脑性共济失调(小脑脊髓束受累)、患侧软腭及声带麻痹、声嘶、吞咽困难(疑核及核下纤维受累)等。由于小脑下后动脉为椎动脉的终末部分支,灌注小脑半球、蚓部的下半部与延髓的背外侧部较易发生动脉粥样硬化,使得动脉管腔逐渐变窄,造成局部低灌注。此类患者的症状可与急性外周性前庭系统疾病非常相似,被称为假性急性前庭综合征或假性前庭神经炎,需要与良性内耳疾病所致眩晕鉴别。

(6) 基底动脉尖部综合征:基底动脉尖部综合征是因基底动脉顶端分出 2 对血管,以此为中心的直径 2cm 范围内 5 条血管交叉部位,即左、右大脑后动脉,左、右小脑上动脉和基底动脉顶端,血管闭塞引起的血液循环障碍而出现的一组临床综合征。临床表现根据不同血管受累程度不同而复杂多样,首发症状多以眩晕为主,常伴呕吐、视物模糊、不同程度的意识障碍、眼球运动障碍和瞳孔改变。

(7) 后循环分水岭梗死:后循环分水岭梗死指小脑前动脉、小脑下后动脉、小脑上动脉由于管腔狭窄、闭塞等多种原因引起其灌注压同时降低,使多个血管灌注交界区首先发生严重局限性缺血而导致的梗死。血压降低时可发生眩晕,有时伴有复视等其他脑神经功能缺损症状。

(8) 大脑中动脉病变:大脑中动脉病变导致的眩晕发生率极少,曾有一例报道为大脑中动脉灌注的后岛部局限性脑梗死引发旋转性眩晕、恶心及步行障碍。有研究发现,在 140 例大脑中动脉、颈内动脉的脑梗死或 TIA 患者中,仅 8% 有眩晕症状。

3. 脑动脉盗血综合征(steal syndrome) 是指各种原因引起的动脉狭窄或闭塞时,其远端动脉压力明显降低,因虹吸作用而使邻近动脉的血流逆行至较低血压的动脉以代偿其血供,被盗动脉的供血减少并引起其供血区的缺血,当出现临床症状或体征时称为“盗血”综合征。根据病灶血管不同,主要有锁骨下动脉盗血综合征、颈动脉盗血综合征、椎基底动脉盗血综合征 3 种类型,引起相关动脉供血区缺血症状。若颈动脉系统发现病变影响到了侧支循环的代偿功能时,其中尤以锁骨下动脉盗血综合征最易引起眩晕。

锁骨下动脉盗血综合征(subclavian artery steal syndrome)指一侧锁骨下动脉或无名动脉在其近心端发出椎动脉前狭窄或完全闭塞时,患侧椎动脉血液逆流(甚至将对侧椎动脉部分血液也盗取过来)至锁骨下动脉远心端供应患侧上肢,因此引起椎基底动脉供血不足的症状。最常见的原因为动脉粥样硬化,多为老年患者;其次为动脉炎,如多发性大动脉炎、结节性动脉周围炎、感染性动脉炎等,多为较年轻的患者。主要临床表现分为 3 方面。①椎基底动脉供血不足的症状和体征:如眩晕、晕厥、视物模糊、复视、共济失调、构音障碍、吞咽障碍、头痛、肢体感觉或运动异常等。②上肢缺血的症状和体征:如上肢活动后无力而休息后好转、发冷感、疼痛、感觉异常、皮肤苍白或发紫,上肢抬高时症状加重;患侧桡动脉、肱动脉或锁骨下动脉搏动减弱或消失,患侧血压较健侧低 20mmHg 以上。③其他体征:如锁骨上区、锁骨下动脉区域可闻及收缩期血管杂音。发作通常短暂而且偶尔是由于运动缺血的手臂引起。进行双上肢血压对比、经颅多普勒超声(transcranial Doppler, TCD)检查、动脉彩超等均有助于诊断,确诊依靠血管造影。

盗血综合征的治疗根据病变部位及病因而定,可针对动脉粥样硬化及动脉炎进行相应治疗。尽量避免使用血管扩张药,因其可加重盗血。当症状反复、影响日常生活或工作时,可考虑手术治疗,如内膜切除术、血管内成形术和支架植入术等。

四、首发或孤立性眩晕的出血性脑血管疾病的临床表现

脑出血(intracerebral hemorrhage,ICH)是指原发性非外伤性脑实质内出血,也称自发性脑出血,占急性脑血管病的20%~30%,急性期病死率为30%~40%,是急性脑血管病中病死率最高的。在脑出血中大脑半球出血约占80%,脑干和小脑出血约占20%。最为常见的是高血压合并细小动脉硬化破裂导致的脑出血,其余的病因有血管畸形、动脉瘤、淀粉样变、血管炎、抗凝或溶栓治疗、创伤等。

蛛网膜下腔出血(subarachnoid hemorrhage,SAH)是指脑底部或脑表面血管破裂后,血液流入蛛网膜下腔引起相应临床症状的一种脑卒中,又称为原发性蛛网膜下腔出血。继发性蛛网膜下腔出血指脑实质内出血、脑室出血、硬膜外或硬膜下血管破裂致血液流入蛛网膜下腔。

脑出血常发生于50岁以上患者,多在活动中情绪激动时突然起病,少数在安静状态下发病。患者一般无前驱症状,少数可有头晕、头痛及肢体无力等。发病后症状在数分钟至数小时内达到高峰,血压常明显升高。

小脑出血导致的重度眩晕呈旋转性,并伴有剧烈头痛、恶心、呕吐、平衡不稳,常有注视方向性眼球震颤。

脑干轻度小量出血可以眩晕及头痛为主要症状,尤其是极为罕见的延髓部位微小出血灶,临床上仅有眩晕和恶心、呕吐、视物旋转,与内耳疾病难以鉴别。

蛛网膜下腔出血的中老年患者可仅以眩晕为首发主要表现,伴轻度头痛,起病突然。

五、脑血管病因的眩晕诊断

在通常情况下,因主诉眩晕的就诊患者中脑血管病因的可能仅有3%~7%,但脑血管疾病由于其复发的高风险以及高致残率的不良预后,如果被早期识别并进行处理,能够明显改善疾病的进程与预后。作为脑血管相关的眩晕中重难点,表现为孤立性眩晕的小脑下后动脉病变极易被漏诊或误诊为急性周围前庭系统疾病,在早期研究中误诊率可高达28%。其原因如下:病史询问不详尽,神经系统体格检查不彻底导致初诊对于阳性体征(如眼球震颤、辨距不良及直线行走困难等)的发现率偏低,还有易被忽视的神经影像学检查,以及早期CT检查对于微小病变的敏感度欠佳等。目前普遍认为眼球运动的床旁检查法比单纯评估卒中风险或早期MRI检查在预测小脑卒中时具有更高的敏感性。

1. 问诊　在接诊眩晕患者时需关注其问诊及体格检查中神经系统相关症状的表述。推荐的问诊重点应涉及以下方面:眩晕是否为急性持续性或反复性发作、眩晕持续时间、眩晕的诱发是否与头位或体位的变化有关,甚至头部的运动是诱发眩晕还是加重眩晕等。

前庭外周病变(如前庭神经炎)的患者通常在症状达到最大强度前有较长的进展时间,多以小时或天计算,而后循环卒中患者常有迅速急性发病的特征,可以在数秒至数分钟内达到高峰,之后陆续出现伴随症状。

在实际中大部分脑血管疾病造成的眩晕常伴随肢体运动或感觉异常、言语不清或表达异常、有步态或站立不稳的共济失调表现、视物模糊或听力下降等其他脑神经损害的体征有助于定位在中枢的诊断。但对于少数孤立性眩晕症状的脑血管疾病患者,需要重点关注鉴别后循环的病变与前庭神经炎。

对于高血压、心脏病、糖尿病、血脂异常、高同型半胱氨酸血症、吸烟、饮酒、肥胖等心脑血管病危险因素的病史询问能给予诊断很大的提示。老年患者还需要询问冠状动脉或颈动脉的粥样硬化情况、支架置入术病史,年轻患者的脑出血风险也不容忽视,如有外伤、剧烈运动、偏头痛、既往眩晕病史也不能遗漏。

2. 体格检查　在患者能配合的情况下优先进行生命体征、脑神经以及肢体或躯干共济失调情况的查体,尤其要注意患者的异常表现可能十分轻微,有时只是轻微的主诉不适或稍微活动笨拙、姿势不稳,甚

至易被肢体无力所掩盖。

3. 辅助检查　常规进行高血压、心脏病、糖尿病的排查，以及血常规、血生化、凝血功能等必要检查来评估心脑血管危险因素。

(1) 前庭功能检查：目前备受推崇的是头脉冲 - 眼震 - 眼偏斜（HINTS）三步床旁检查法，为正常的水平方向头脉冲试验、方向变化的眼震和眼偏斜反应。依据头脉冲试验是否有中枢损伤所致的前庭眼动反射缺陷、眼震随凝视位置不同而改变方向、偏斜试验在眼球去遮盖时观察 Skew 综合征情况来区分外周性眩晕与脑干、小脑缺血性眩晕。

当双侧头脉冲试验正常、变换方向的眼震、Skew 综合征是提示脑干或小脑损伤；而一侧头脉冲试验异常、单向性水平性旋转性眼震并且幅度随着向快相方向的凝视增加、没有偏斜提示为周围性损伤。例外的是内听动脉闭塞时 HINTS 试验眼球运动无法鉴别，此时急性前庭综合征伴有前庭损伤侧的新发听力损失可能为提示脑卒中的线索。

而如果患者对于部分检查难以配合时，眼球运动和眼震的检查则更为重要。水平方向变化性凝视性眼震、垂直性凝视性眼震、扭转性眼震（尤其不同方向凝视时扭转方向变化的眼震）常提示脑干或小脑病变。值得注意的是，对于急性持续的眩晕与反复发作性的眩晕，相同的眼震表现却对应提示着不同的诊断。对于发作性的患者，Dix-Hallpike 试验诱发的上跳扭转型眼震提示 BPPV，而对于急性持续的患者，上跳扭转型眼震可能提示中枢性病因，多为脑干卒中。

还有研究者在 HINTS 中增加了听力检查，称为 HINTS PLUS 检查，进一步提升了检查的灵敏度。还有临床上视频头脉冲试验（vHIT）重复性好，易耐受，耗时短，更加优化了 HINTS 检查。

(2) 影像学检查：如前文所示，突发的听力损失可以提示内听动脉的闭塞，因此在患者同时有多种心脑血管危险因素与突发听力下降，尤其伴随双侧耳鸣时，应积极行脑部 MRI-DWI 序列和颅内 MRA 或 CTA 检查，以检查基底动脉下段发出小脑下前动脉的狭窄情况，可评估前庭系统是否有缺血可能；以及是否合并有颅内段椎动脉的狭窄。必要时可行主动脉弓上 CTA 和 MRA 筛查颅外段椎动脉的情况。动脉粥样硬化、椎基底动脉扩张延长症、椎基底动脉梭形动脉瘤、脑干小脑海绵状血管瘤、心源性的栓子都被报道过能引起孤立性眩晕。

合并多种心脑血管病危险因素病史的患者，应优先选择头部平扫 CT 检查，高度怀疑血管病变时也应完善 CTA 检查。

对于缺血性病变患者，发病 4.5h 内的脑卒中患者，在急诊头部 CT 排除颅后窝出血或其他溶栓禁忌证后，可考虑重组组织型纤溶酶原激活剂（recombinant tissue type plasminogen activator，rt-PA）静脉溶栓治疗，超早期溶栓的治疗时间窗紧迫，更加需要接诊医生在短时间内明确诊断。有条件行急诊头部 MRI 可完善头部磁共振 DWI 和 ADC 序列以及 MRA 检查，对于脑干、小脑及微小病灶的诊断优于 CT 检查。功能性 MRI，如弥散加权成像（DWI）和灌注加权成像（perfusion weighted imaging，PWI）可以在发病后的数分钟内检测到缺血性改变，DWI 与 PWI 显示的病变范围相同区域，为不可逆性损伤部位，DWI 与 PWI 的不一致区为缺血半暗带，若能及时进行溶栓治疗，对抢救缺血半暗带有决定性作用。

无创性检查 MRA 对于小血管的显影不够清晰，尚不能代替 CTA 或 DSA 的检查，必要时 DSA 检查可以明确后循环动脉闭塞、动脉瘤、血管痉挛或动脉夹层等病因。此外无创性的颈动脉和椎动脉超声或经颅多普勒超声也可以辅助评估急性卒中，评估血管狭窄程度、侧支循环情况，进行微栓子的监测，对于预后判断有参考意义。

若患者在症状发生后 72h 内才就诊，头部 CT 对于后循环梗死的灵敏度有限，此时头部 MRI-DWI 序列也常有假阴性结果，可能与后循环缺血的症状和体征不符，建议择期复查脑部 MRI-DWI 和 ADC 序列，往往提示延髓或小脑中线附近的小病灶。

在急性脑出血的诊断中，常规MRI不如CT灵敏，需应用梯度回波技术和平面回波敏感加权技术观察急性脑实质出血。标准的MRI序列（T_1、T_2和质子相）对发病数小时内的脑梗死不敏感。而在病史提示头痛等脑出血可能时，CT可准确显示出血的部位、大小、脑水肿情况及是否破入脑室等，有助于指导治疗和判定预后。早期血肿在CT上表现为圆形或椭圆形的高密度影，边界清楚。

4. 鉴别诊断　后循环梗死及小脑出血导致的急性前庭综合征需要与其他急性前庭表现的疾病相鉴别，如前庭神经炎及急性单侧前庭病；突发性聋合并前庭功能损害；中枢神经系统脱髓鞘疾病等。前两者可依靠HINTS等前庭检查鉴别，后者需要依据病灶与供血动脉分布范围有差异，血清及脑脊液中能检测到特异性免疫抗体阳性等指标鉴别。

而后循环TIA、微小梗死灶、蛛网膜下腔出血等导致的发作性前庭综合征需要与其他发作性的眩晕疾病相鉴别，如梅尼埃病，前庭性偏头痛等。主要依靠血管影像学检查鉴别。

六、治疗原则

即使是最轻微的、就诊时往往已经没有临床症状的TIA，作为卒中的高危因素，也必须引起足够重视来进行规范治疗。干预治疗所有已发现的心脑血管疾病高危因素，建立起健康的生活方式是所有治疗的基础。

最大的挑战是迅速区分缺血性脑血管疾病和出血性脑血管疾病，因为两者的急性处理走向近乎相反的方向。

对于缺血性脑血管疾病的常用药物治疗，依据病情选用：抗血小板聚集药物如阿司匹林、氯吡格雷等；抗凝药物如肝素、华法林等；钙通道阻滞剂增加血流量改善微循环；降纤治疗针对高纤维蛋白血症患者；以及一些中药等营养神经治疗。

脑梗死的治疗应根据不同的病因、发病机制、临床类型、发病时间等确定治疗方案，实施以分型、分期为核心的个体化治疗原则。在一般内科支持治疗的基础上，可酌情选用改善脑循环、脑保护、抗脑水肿、降颅内压等措施。在时间窗内有适应证者可行重组组织型纤溶酶原激活剂（rt-PA）或尿激酶（urokinase，UK）溶栓治疗。有条件的医院应该建立卒中单元将患者收入治疗。

外科治疗可在紧急状态下开颅减压，切除部分梗死灶以尽可能保全正常组织。介入性治疗包括颈内外血管经皮腔内血管成形术及血管内支架植入等，其与溶栓治疗的结合已经越来越受到重视。

而脑出血急性期患者最好能收入卒中单元治疗，给予持续生命体征监测、对症治疗。基本治疗原则：脱水降颅内压，减轻脑水肿；调整血压；纠正凝血异常，防止继续出血；保护血肿周围脑组织；促进神经功能恢复；防治并发症。

外科治疗的主要目的是清除血肿，降低颅内压，挽救生命，其次是尽可能早期减少血肿对周围脑组织的损伤，降低致残率。同时应针对脑出血的病因，如脑动静脉畸形、脑动脉瘤等进行治疗。主要采用的方法有以下几种：去骨瓣减压术、小骨窗开颅血肿清除术、钻孔或锥孔穿刺血肿抽吸术、内镜血肿清除术、微创血肿清除术和脑室出血穿刺引流术。目前对手术适应证和禁忌证尚无一致意见。

七、未来的实践与研究方向

1. 普及基层医院中枢性眩晕诊疗技能培训，减少治疗延迟　随着各项影像学技术的发展，脑血管疾病的早期诊断准确率有了极大的提高，给后续的治疗赢得了有利的时间窗。目前的研究重点也在于如何高效运转各级医疗机构的卒中单元（stroke unit）以达到脑血管疾病的早期识别、早期诊断、早期治疗，从而极大改善预后现状。

2. 建立诊断模型，早期识别脑血管疾病相关眩晕　而对于已首发或者仅发作孤立性眩晕的脑血管疾病患者，如何能够被接诊医生第一时间发现识别是重中之重。当临床症状难以给出有效指向性结论时，针对脑血管疾病的高危因素将患者病情评定分层可能是一个不错的选择。

在回顾性研究中，脑血管因素导致的孤立性眩晕或首发症状为眩晕的患者发病年龄、吸烟率、合并糖尿病、高血压、冠心病、高低密度脂蛋白胆固醇血症、既往有 TIA 或卒中的发病率均显著高于非中枢性眩晕患者。

根据心脑血管疾病危险因素制定的相应评分可对患者的卒中发生风险进行分层，常用的有 ABCD 评分系统，包括 ABCD、$ABCD^2$、$ABCD^3$ 及 $ABCD^3$-I。其中，A 为年龄，B 为血压，C 为临床症状，D 为症状持续时间、糖尿病、双重（7d 内）TIA，I 为影像检查，$ABCD^2 \geqslant 4$ 分提示中危甚至高危卒中风险。在某项涉及 190 例脑血管疾病相关眩晕患者的回顾性研究中，$ABCD^2 \geqslant 4$ 分的敏感性为 61.1%，特异性为 62.3%。

其他评分量表也提示了类似的结果。采用 Essen 卒中风险评分量表（Essen stroke risk score，ESRS）时，脑血管源性眩晕与前庭周围性眩晕或偏头痛性眩晕相比，ESRS >3 分有显著差异。按照增加了心房颤动、颈动脉成像、同型半胱氨酸血症和低密度脂蛋白胆固醇的改良 ESRS 评分，即 SRS 评分时，SRS >7 分在脑血管源性眩晕与其他病因眩晕比较中有显著差异。

3. 加强相关疾病的病理生理机制研究，降低后遗症风险　此外，眩晕患者相比无眩晕患者发生卒中或心血管事件的风险更高。在一项随访研究中发现，因孤立性眩晕症状住院的患者在 4 年随访期间发生卒中或心血管事件的风险较普通人群高出 3.01 倍。一项回顾性研究也显示，221 例表现为孤立性眩晕的患者 10 年随访期间发生卒中的比例高达 11%。如能在早期进行脑血管疾病的干预，能显著降低脑血管源性眩晕患者再发卒中的比例。

目前对于后循环缺血患者临床表现为孤立性眩晕与表现为典型综合征的患者是否面临相似的卒中风险，仍有待进一步研究。

合眩晕患者的临床表现与相关的前庭系统解剖供血有助于定位致眩晕的血管病灶，依靠完整的问诊、体格检查及辅助检查能极大程度上降低与眩晕相关脑血管疾病的误诊漏诊风险，继而再深入探查血管病变的病因并对因治疗，才能最终防止眩晕患者心脑血管事件的发生。

（任冬冬）

参考文献

[1] ARSAVA EM，BALLABIO E，BENNER T，et al. The Causative Classification of Stroke system：An international reliability and optimization study. Neurology，2010，75（14）：1277-1284.

[2] CAPLAN LR. Dissections of brain-supplying arteries. Nat Clin Pract Neurol，2008，4（1）：34-42.

[3] CAPLAN LR，WITYK RJ，GLASS TA，et al. New England Medical Center Posterior Circulation registry. Ann Neurol，2004，56（3）：389-398.

[4] CUA B，MAMDANI N，HALPIN D，et al. Review of coronary subclavian steal syndrome. J Cardiol，2017，70（5）：432-437.

[5] DABUS G，GERSTLE RJ，PARSONS M，et al. Rotational vertebrobasilar insufficiency due to dynamic compression of the dominant vertebral artery by the thyroid cartilage and occlusion of the contralateral vertebral artery at C1-2 level. J Neuroimaging，2008，18（2）：184-187.

[6] DEVEBER G, ANDREW M, ADAMS C, et al. Cerebral sinovenous thrombosis in children. N Engl J Med, 2001, 345 (6): 417-423.

[7] DIETERICH M, BRANDT T. Why acute unilateral vestibular cortex lesions mostly manifest without vertigo. Neurology, 2015, 84 (16): 1680-1684.

[8] DONAS KP, MAYER D, GUBER I, et al. Endovascular repair of extracranial carotid artery dissection: current status and level of evidence. J Vasc Interv Radiol, 2008, 19 (12): 1693-1698.

[9] DOUFEKIAS E, SEGAL AZ, KIZER JR. Cardiogenic and aortogenic brain embolism. J Am Coll Cardiol, 2008, 51 (11): 1049-1059.

[10] FLEMMING KD, BROWN RDJR, PETTY GW, et al. Evaluation and management of transient ischemic attack and minor cerebral infarction. Mayo Clin Proc, 2004, 79 (8): 1071-1086.

[11] HEMPHILL JC3RD, GREENBERG SM, ANDERSON CS, et al. Guidelines for the management of spontaneous intracerebral hemorrhage: a guideline for healthcare professionals from the American Heart Association/American Stroke Association. Stroke, 2015, 46 (7): 2032-2060.

[12] HO CY, DOUGLASAKINWANDE AC, RANKIN JL. Multichannel computed tomography angiography and its role in the evaluation of rotational vertebrobasilar insufficiency. J Comput Assist Tomogr, 2008, 32 (1): 151-155.

[13] HYON JY, YEO HE, SEO JM, et al. Objective measurement of distance visual acuity determined by computerized optokinetic nystagmus test. Invest Ophthalmol Vis Sci, 2010, 51 (2): 752-757.

[14] KERNAN WN, OVBIAGELE B, BLACK HR, et al. Guidelines for the prevention of stroke in patients with stroke and transient ischemic attack: a guideline for healthcare professionals from the American Heart Association/American Stroke Association. Stroke, 2014, 45 (7): 2160-2236.

[15] KIM HA, LEE H. Isolated vestibular nucleus infarction mimicking acute peripheral vestibulopathy. Stroke, 2010, 41 (7): 1558-1560.

[16] KIM JS. Pure lateral medullary infarction: clinical-radiological correlation of 130 acute, consecutive patients. Brain, 2003, 126 (Pt 8): 1864-1872.

[17] LABROPOULOS N, NANDIVADA P, BEKELIS K. Prevalence and impact of the subclavian steal syndrome. Ann Surg, 2010, 252 (1): 166-170.

[18] LARSEN CC, ASTRUP J. Rebleeding after aneurysmal subarachnoid hemorrhage: a literature review. World Neurosurg, 2013, 79 (2): 307-312.

[19] LEE CC, SU YC, HO HC, et al. Risk of stroke in patients hospitalized for isolated vertigo: a four-year follow-up study. Stroke, 2011, 42 (1): 48-52.

[20] LOVELOCK CE, ANSLOW P, MOLYNEUX AJ, et al. Substantial observer variability in the differentiation between primary intracerebral hemorrhage and hemorrhagic transformation of infarction on CT brain imaging. Stroke, 2009, 40 (12): 3763-3767.

[21] OCHOA VM, YEGHIAZARIANS Y. Subclavian artery stenosis: a review for the vascular medicine practitioner. Vasc Med, 2011, 16 (1): 29-34.

[22] PERRY JJ, SPACEK A, FORBES M, et al. Is the combination of negative computed tomography result and negative lumbar puncture result sufficient to rule out subarachnoid hemorrhage?. Ann Emerg Med, 2008, 51 (6): 707-713.

[23] RABINSTEIN AA, FRIEDMAN JA, WEIGAND SD, et al. Predictors of cerebral infarction in aneurysmal subarachnoid hemorrhage. Stroke, 2004, 35 (8): 1862-1866.

[24] ROTHWELL PM, WARLOW CP. Timing of TIAs preceding stroke: time window for prevention is very short.

Neurology,2005,64(5):817-820.

[25] SAPOSNIK G,BARINAGARREMENTERIA F,BROWN RDJR,et al. Diagnosis and management of cerebral venous thrombosis:a statement for healthcare professionals from the American Heart Association/American Stroke Association. Stroke,2011,42(4):1158-1192.

[26] SCHALLER B,GRAF R. Cerebral venous infarction:the pathophysiological concept. Cerebrovasc Dis,2004,18(3):179-188.

[27] SEARLS DE,PAZDERA L,KORBEL E,et al. Symptoms and signs of posterior circulation ischemia in the New England medical center posterior circulation registry. Arch Neurol,2012,69(3):346-351.

[28] STROUSE JJ,HULBERT ML,DEBAUN MR,et al. Primary hemorrhagic stroke in children with sickle cell disease is associated with recent transfusion and use of corticosteroids. Pediatrics,2006,118(5):1916-1924.

[29] WIJDICKS EF,KALLMES DF,MANNO EM,et al. Subarachnoid hemorrhage:neurointensive care and aneurysm repair. Mayo Clin Proc,2005,80(4):550-559.

[30] ZINKSTOK SM,VERGOUWEN MD,ENGELTER ST,et al. Safety and functional outcome of thrombolysis in dissection-related ischemic stroke:a meta-analysis of individual patient data. Stroke,2011,42(9):2515-2520.

第二十五章 耳源性眩晕的外科治疗

眩晕是临床上最常见的症状之一，其机制复杂，致病原因多样，大多数周围性眩晕经过药物和前庭康复治疗均可获得较为满意的疗效。只有少数周围性眩晕需外科手术干预，常见的需要手术干预的致病原因包括梅尼埃病、难治性良性阵发性位置性眩晕（BPPV）、上半规管裂综合征等。本章对常见周围性眩晕疾病尤其是梅尼埃病的外科治疗及其最新进展进行综述。

一、梅尼埃病的外科治疗

梅尼埃病是一种原因不明的以内淋巴积水为主要病理特征的内耳疾病，主要的临床表现为反复发作性眩晕、波动性听力下降、耳鸣和耳闷胀感。由于其病因和病理生理学机制尚不清楚，如何精准地诊断和有效地治疗至今仍是亟待解决的难题。目前治疗以非手术治疗为主，主要目的在于控制眩晕发作，减缓听力下降和改善耳鸣、耳闷胀感等。对于部分保守治疗无效的患者可采用外科手段干预，目前临床已开展的手术方式有：内淋巴囊手术、半规管阻塞术、前庭神经切断术和迷路切除术等。

1. 内淋巴囊手术　内淋巴囊是内淋巴管的末端膨大部分。其一半位于前庭水管内，称骨内部，其中含有大量毛细血管和结缔组织；另一半位于两层硬脑膜之间，称硬脑膜部。与耳蜗和前庭不同的是，内淋巴囊腔隙中没有感觉上皮，管腔上皮主要有两种不同的细胞类型：富含线粒体的细胞和富含核糖体的细胞，前者具有离子转运活性，后者具有分泌活性。根据动物实验的细胞学特征和功能研究，内淋巴囊在调节离子稳态和内淋巴液体积方面发挥重要作用。除此之外，它还参与内耳免疫反应，消除各种内耳细胞碎片和漂浮的耳石碎片。

内淋巴液是由内耳暗细胞分泌，暗细胞主要分布在血管纹上皮细胞间隙、椭圆囊斑和壶腹嵴周围，球囊内没有暗细胞。内淋巴液的循环有辐射流和纵向流两种学说。辐射流学说认为耳蜗内淋巴循环是以局部的辐射方式进行，即局部的暗细胞分泌，再由局部的暗细胞吸收。前庭的内淋巴循环是由椭圆囊和壶腹嵴周边的暗细胞分泌并就地重吸收。纵向流学说认为内淋巴液被耳蜗血管纹暗细胞分泌后，向蜗底流动，经耳蜗连合管汇入球囊，再经内淋巴管抵达内淋巴囊，最后在内淋巴囊内由内淋巴囊上皮细胞重吸收。注入内淋巴的标志物在内淋巴中的运动是扩散而不是流动（标志物在内淋巴的运动速度为0.004~0.007mm/min，其流速接近于零），表明大部分的离子交换是通过局部机制完成的，而与纵向流机制无关。一般认为辐射流循环和纵向流循环可能同时存在，辐射流循环是淋巴液离子交换的必要条件；在内淋巴液体积无剧烈变化时，纵向流基本不存在，在内淋巴体积有剧烈改变时，内淋巴液可以朝着蜗底或蜗顶纵向流动。

内淋巴积水是梅尼埃病主要的病理学表现，但内淋巴积水的机制尚未完全清楚，内淋巴循环（纵向流或辐射流循环）任何一个环节异常都有可能引起积水；内淋巴囊细胞的离子通道功能异常也有可能导致内淋巴积水。内淋巴囊存在多种离子通道，如 Na^+-K^+-Cl^- 同向转运体，Na^+-Cl^- 协同转运体等，多篇文献报道了水通道蛋白（aquaporin，AQP）在内耳的表达，这些离子通道的功能障碍可能会造成内淋巴积水；另外，梅尼埃病患者血浆血管升压素水平较正常人明显升高，部分患者体内免疫复合体和自身抗体水平明显升高，提示这些因素可能会影响内淋巴积水。

迄今，内淋巴积水是梅尼埃病的原因还是后果，仍不清楚。

在颞骨解剖和内耳钆造影磁共振观察到梅尼埃病患者都存在内淋巴积水，因为纵向流学说，因此早年外科医生们想通过内淋巴囊手术来减轻内淋巴积水从而控制眩晕发作。1927 年，Portmann 首次将内淋巴囊切开减压手术用于治疗眩晕患者。之后很多学者报道了内淋巴囊手术的相关术式，至今为止内淋巴囊手术已衍生出十余种术式，但国内外常用的术式主要有内淋巴囊减压术、内淋巴囊引流术、内淋巴管阻塞术等。

内淋巴囊减压术：在全身麻醉条件下行单纯乳突切除术后，暴露乙状窦、后半规管和面神经，乙状窦、颅后窝和后半规管周围的内淋巴管被轮廓化，在 Donaldson 线和内淋巴管延长线周围找到内淋巴囊，然后从耳囊上部至内淋巴囊下方约 5mm 处对内淋巴囊本身和周围硬脑膜进行减压。

内淋巴囊引流术：患者全身麻醉后行耳后切口，显微镜下将乳突轮廓化，暴露外半规管、后半规管，在后半规管后下及乙状窦前方，即 Donaldson 线的假想延长线处磨出骨质，暴露内淋巴囊壁，沿内淋巴囊走行寻找内淋巴管。将内淋巴囊壁切开，并将其向前掀开至岩骨后缘，使之完全开放。在确认无脑脊液漏后，在内淋巴囊处放置明胶海绵固定。将耳后皮瓣复位，逐层缝合切口。

内淋巴管阻塞术：患者全身麻醉后行单纯乳突切除术，清晰显露乙状窦与后半规管下缘的内淋巴囊。打磨硬脑膜和内淋巴囊使骨壁变薄，此时内淋巴囊已完全轮廓化和充分减压。不要切开内淋巴囊和 / 或将其剥离开硬脑膜后窝，暴露出内淋巴囊主体，然后从内淋巴囊内侧的迷路后分离前庭水管盖骨和硬脑膜后窝，以暴露前庭水管的上、下界以及其起源于内淋巴囊的主体。在暴露的内淋巴管周围用定位仪器夹住，注意避免损伤硬脑膜。最后用小钛夹夹堵前庭水管。

内淋巴囊手术对梅尼埃病的眩晕的控制率为 35%~90%。但是，由于安慰剂效应和疾病的自然进展等混杂因素，这些支持内淋巴囊手术的研究证据等级较低。Silverstein 等对比了梅尼埃病自然病程发展和内淋巴囊手术，认为内淋巴囊手术效果和自然病程无差异。在两项双盲、随机、对照试验研究中，Bretlau 比较了内淋巴囊分流术和单纯乳突切除术的疗效，结果发现内淋巴囊分流术和安慰剂手术组的眩晕控制率没有差异。Thomse 同样发现内淋巴囊减压术和安慰剂组症状改善无差异。2020 年，美国耳鼻咽喉 - 头颈外科学会（AAO-HNS）的梅尼埃病临床实践指南不推荐使用内淋巴囊减压术，因为其手术效果无法确定，小型对照研究与大型、数量较多的非对照研究结果不一致。目前的内淋巴囊手术都是为了减少积水和内淋巴压力而展开的，尽管动物模型发现急性或慢性积水造成的内淋巴压力变化几乎可以忽略不计，但是目前尚无直接检测梅尼埃病患者内淋巴压力的相关报道。内淋巴囊手术能否改善积水也存在争议，许多研究表明内淋巴囊术后患者积水状况并没有改善，患者术后症状的改善可能与手术没有关系。

总之，目前的研究无法充分证明内淋巴囊手术有效，但也无法证明此术式无效。我们总结既往研究以及从其病理生理机制上分析，认为内淋巴囊手术对于梅尼埃病患者可能是无效的，但仍需要进一步动物实验和大型随机临床试验的证据来证明。

2. 半规管阻塞术　最早用于治疗难治性良性阵发性位置性眩晕（BPPV）。Gonzalo 总结了 1990—2017 年半规管阻塞术用于治疗难治性 BPPV 的 14 项研究，共 271 位患者，100% 的患者均能有效消除眩晕，其中有 15 位患者（5.5%）术后出现听力下降。它部分破坏前庭功能（半规管），阻断内淋巴在半规管的流动以消除壶腹嵴受刺激产生的眩晕，而保留耳石器功能和听力。Nam 阻塞外半规管后的组织病理学检查显示，骨缺损被新形成的骨替代，淋巴管周围间隙和淋巴管内间隙保持阻断状态，膜性内淋巴管愈合形成完全盲管，而术后动物听力不受影响。Rabbitt 的研究表明，完全闭塞的管腔不会影响半规管的敏感性，在堵塞条件下，个体传入对全身旋转仍然表现出强大的放电率调节。半规管阻塞对传入响应的影响可以模拟为硬度增加，时间常数减小和描述半规管动力学的传递函数的增益，这些反应在主动头部旋转时比较明显，与运动的频率一致。Yin 等通过内淋巴积水的动物实验表明,3 个半规管阻塞术能够消除半规管对旋转和温度刺激的反应,且实验动物术后听力无明显受损,能够对静态不平衡进行快速而完全的代偿,说明 3 个半规管阻塞术有望控制梅尼埃病导致的眩晕。

半规管阻塞术一般采用耳后切口,轮廓化乳突腔,暴露出 3 个半规管,使用磨光钻磨薄半规管表面骨质,显露出蓝线,尽量不损伤骨内膜和膜迷路,半规管中间开窗(大小 1~2mm),使用颞肌筋膜填塞,骨蜡或胶原蛋白原胶封闭开窗,表面使用胶水固定或者骨粉覆盖,避免半规管瘘。

有研究报道了 3 例 3 个半规管阻塞术治疗内淋巴囊术后复发的梅尼埃病患者,2 例眩晕控制 A 级,1 例 B 级。另一研究报道半规管阻塞术治疗 29 例 3、4 期顽固性梅尼埃病患者,短期疗效确切,眩晕控制率 100%,术后 25 例(86.2%)患者听力无明显变化,2 例(6.9%)听力提高,2 例(6.9%)听力下降。一项研究报道了 79 例行半规管阻塞术的患者,长期疗效稳定,2 年随访眩晕控制率为 98.7%,听力保存率为 70.9%。一项研究对 15 例行半规管阻塞术的梅尼埃病患者随访 2 年后发现眩晕控制率为 100%,其中 A 级 11 例,B 级 4 例。Charn Gill 等报道了 3 例难治性梅尼埃病患者,3 个半规管阻塞术后 2 例单侧患者眩晕控制 A 级,1 例双侧患者眩晕控制为 B 级;1 例患者患耳出现 30dB 的听力损失,2 例患者听力无明显变化。Lin 等比较了半规管阻塞术和内淋巴囊减压术对于 4 期梅尼埃病的眩晕控制效果,发现半规管阻塞术明显优于内淋巴囊减压术(完全控制率 88.9% vs 35.7%)。

3 个半规管阻塞术后,患者可能会出现短暂或持久的平衡功能障碍,因此术后前庭功能康复训练对患者平衡康复具有重要意义。总体来说,半规管阻塞术并发症少,术后反应轻,前庭代偿建立快且更为完全,是治疗梅尼埃病的重要进展。近些年来,对半规管阻塞术疗效的研究发现其眩晕控制率均在 90% 左右,有望成为梅尼埃病外科治疗的一线手术。但是目前关于半规管阻塞术在梅尼埃病中的疗效研究仍相对较少,需要大型的双盲随机对照试验来确定其的有效性。

3. 前庭神经切断术　通过切断前庭神经消除紊乱的前庭冲动传入,经过前庭中枢代偿缓解症状。其理论依据是前庭神经切断后,阻断了异常前庭信息传入,通过中枢代偿使术后眩晕消除。前庭神经切断术理论上可以治疗一切单侧前庭外周性眩晕,实施该手术需要对侧前庭功能良好。其优点是眩晕控制率高,保存听力;缺点是多需要开颅手术,手术风险较大。若术中前庭神经切除不完全,仍存在眩晕发作的可能。

前庭神经切断术常用的可有乙状窦后入路选择性前庭神经切断术,经迷路后入路等。乙状窦后入路前庭神经切断:可选耳后切口和耳内切口,沿肌骨膜外侧分离皮下组织至乙状窦平面,“工”形切开肌骨膜瓣,显露颅骨,显露颅后窝脑板。用高速电钻在乙状窦后方、横窦下方磨开一个 2cm×3cm 的骨窗,显露脑膜。快速静脉滴注甘露醇后,“X”形切开硬脑膜,释放脑脊液,显露脑桥小脑角,确认听神经、面神经及其周围血管的位置关系。沿听神经表面纵行血管纹分离听神经前庭部分,显微手术剪剪除 2~4mm,对位缝合硬脑膜,缝合切口,加压包扎。

关于前庭神经切断的报道亦相对较少,Setty 等报道内镜下乙状窦后入路手术,进行了最低程度的开颅手术,术后 92% 的患者眩晕完全控制,听力保留率为 82.9%。鉴于此术式的破坏性,前庭神经切断仅用于有可用听力,对侧前庭功能良好,对其他治疗均无效的难治性梅尼埃病患者。

梅尼埃病好发于 40~50 岁,老年人较少发病,仅 10% 左右的患者发病年龄大于 65 岁,患者听力和前庭功能减退主要发生在病程的前 5~10 年,后期眩晕发作频率减少,因此梅尼埃病的治疗应主要针对此部分人群。而老年人需要前庭功能维持平衡,完全破坏前庭功能将会影响他们的老龄生活,因此笔者不支持此破坏性术式。且虽然目前手术死亡率和并发症发生率已经显著降低,但其风险相对其他术式高,随着新的治疗方法的出现以及对前庭功能保护的重视,该术式目前已较少使用。

4. 迷路切除术　手术的要点是切除或破坏所有前庭感觉上皮,适用于听力近于丧失或无残存听力，特别是经其他手术无效者。迷路切除术可分为外科手术切除和氨基糖苷类耳毒性药物化学切除(chemical labyrinthectomy)以及超声、激光或冷冻的物理切除。其优点是不需要开颅，手术风险较小，眩晕控制率较高；缺点是不保存听力。术后眩晕消除机制与前庭神经切断术类似，阻断了异常前庭信息传入，通过中枢代偿使术后眩晕消除，不同点在于信息阻断部位不同，前者是在前庭器官传入神经即前庭神经，后者是直接破坏前庭器官。

迷路切除术是彻底切除导致眩晕发作的半规管和耳石器官的异常感觉神经上皮，成功减轻眩晕的概率达 95%，用于单侧晚期梅尼埃病、无可用听力、长期保守治疗难以控制持续存在的眩晕，特别是伴致残性耳石危象(即跌倒发作)患者。迷路切除术的禁忌证为手术耳是唯一有残余听力耳和 / 或双侧梅尼埃病，以及另一耳前庭功能减退。

经外耳道迷路切除：患者全身麻醉后取健侧卧位，做耳后切口，做耳道皮瓣，切除部分鼓环，暴露后部的中鼓室，鼓索神经通常保留，切除砧骨或将其置于鼓室上隐窝，然后切除镫骨肌腱和镫骨，球囊斑被吸出，用钩针在前庭上部清扫，并探查半规管壶腹，以便进一步切除壶腹嵴。待上述过程完成后，用明胶海绵吸入链霉素溶液植入前庭，外耳道皮瓣复位并固定包扎。

迷路切除术的并发症是前庭功能和听力完全丧失，同期植入人工耳蜗可部分恢复听力，中枢前庭功能代偿可能需要数周到数个月的时间，如果对侧继发梅尼埃病可能导致双侧前庭功能障碍。患者可能出现长期姿态不稳或头晕，手术耳可能出现耳鸣或耳鸣加重，手术风险包括脑脊液漏、面瘫等。Canzi 报道了 4 例迷路切除同期耳蜗植入的患者，术后患者眩晕完全控制，听力从 86.2dB 恢复至 32.5dB，耳鸣改善。迷路切除术是梅尼埃病所有治疗中最具破坏性的，目前已经很少使用，手术完全破坏了患耳的耳蜗和前庭功能，在临床上慎用。

综上所述，目前大多数梅尼埃病患者仍以保守治疗为主，对于保守治疗无效的患者可采用手术治疗，但是应该严格把握手术的适应证和术式的选择。内淋巴囊手术虽然符合生理要求，手术破坏性小，但是其效果不确切，更可能是一种安慰性手术。3 个半规管阻塞术通过阻断内淋巴在半规管的流动以消除壶腹嵴受刺激产生的眩晕，而保留耳石器功能和听力，此术式损伤小，疗效比较确切，但仍需要大型随机对照试验来证明其有效性和安全性。前庭神经切断和迷路切除等破坏性手术在选择之前应充分考虑到患者的残余听力、中枢代偿能力等，特别是老年患者。

二、难治性 BPPV

BPPV 俗称耳石症，是由于移位的耳石在半规管内移动刺激前庭感受器所引起的眩晕。几乎所有 BPPV 症状通过耳石复位、习服训练等均可得到缓解，仅极少数物理治疗无效，症状反复发作的 BPPV 可能需要手术干预。笔者认为 BPPV 需要手术治疗的概率极低，理由：①耳石的平均直径是 30~50μm，脱落的耳石碎片直径更小，膜半规管的直径是 250μm，耳石的直径远小于膜半规管的直径，极易复位；②耳石碎片会脱落到半规管内，理论上就能回到椭圆囊中；③耳石在内淋巴液中存在溶解现象；④过去没有复位方法之前，耳石脱落导致的眩晕都是自行恢复的。

在曾经报道的治疗 BPPV 的手术中，后壶腹神经切断术因并发症较多，手术失败率高，近些年来已较少使用。随着对 BPPV 发病机制研究的深入，难治性 BPPV 可通过手术阻塞半规管来治疗，其原理为：手术封闭嵴顶和阻塞半规管内淋巴的流动，通过阻止嵴顶的刺激活动来缓解眩晕。目前应用最多的是后半规管阻塞术，Jason A 等研究的 65 例难治性 BPPV 患者经后半规管阻塞术后眩晕均得到完全缓解，术后听力改变轻微。难治性 BPPV 是一种罕见的疾病，手术治疗仅适用于非常特殊的情况，此类患者需要进行精确的前庭和影像学检查，以确定其具体的病理生理学机制。

三、上半规管裂综合征

1998 年，Minor 等报道了第一例半规管裂综合征（SSCD）。SSCD 的患者可能会因强声和 / 或通过改变中耳或颅内压力（如咳嗽、打喷嚏或屏气）的操作而感到眩晕和振动幻视（已知为静止的物体明显晃动）。这种综合征的听觉表现包括自声增强（增加自己声音的共鸣），对骨传导的声音过敏以及在听力测试中显示的明显的传导性听力损失。有些患者仅有前庭症状和体征；有些人既有听觉也有前庭表现；还有一些患者只有听觉主诉。

前半规管裂（又称上半规管裂）如图 25-1 所示，原本封闭的前半规管骨壁出现裂缝，导致第三窗效应，对于外界声音的听觉传导将出现能量泄漏，引起传导性耳聋。另外，由于内淋巴的流动更加容易，导致骨导增强。当强声刺激、颅内压改变时，内淋巴容易流动，导致眩晕。疾病的治疗主要是解决耳聋和眩晕的症状。

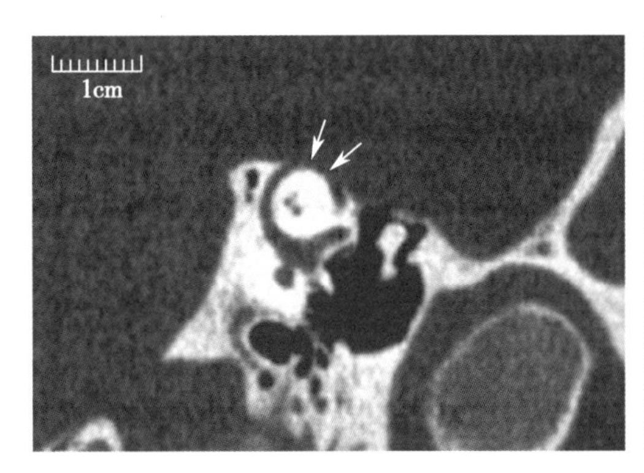

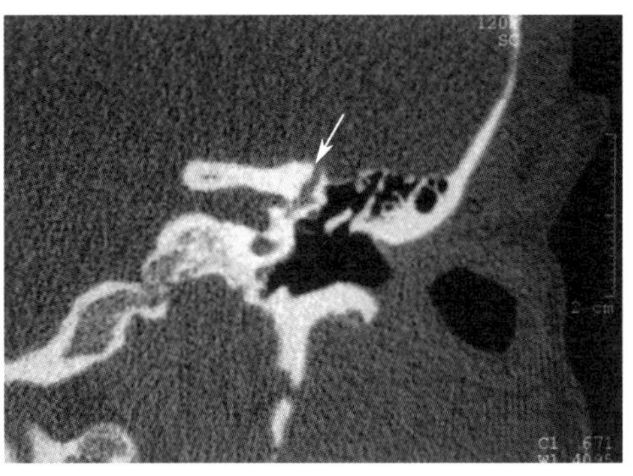

图 25-1 前半规管裂

颞骨 CT 前半规管平面重建二维图像和冠状位图像，白色箭头所指为骨壁缺损处。

半规管裂可以出现在任一半规管，多见于前半规管。半规管裂综合征临床确诊后，可以嘱咐患者避免诱发性刺激如强声或屏气等升高颅内压的行为，或者给予一些镇静类药物减轻前庭系统的反应。对于那些保守治疗后仍无法缓解，或者症状严重以致明显影响生活质量的患者才考虑手术干预。值得注意的是，大部分确诊为 SSCD 的患者最终并未接受手术治疗。

前半规管裂的手术入路主要包括颅中窝入路和乳突入路。

1998 年，Minor 报道了颅中窝入路行前半规管裂修复术，简单步骤为经颅中窝颞下硬膜外入路暴露前半规管顶壁，采用筋膜填塞缺损处。此后，其他作者报道了使用肌肉、骨蜡、骨粉等作为填塞物。由于术前 CT 存在假阳性，颅中窝入路可以在修复前完全窥清并确认缺损部位，这是颅中窝入路的优势。

颅中窝入路的优点还包括不用磨开乳突骨质，不用暴露周围颅底结构，直达弓状隆起缺损处。这有利于暴露周边的骨质，修复相关的天盖缺损或者脑膜脑膨出。颅中窝入路的缺点在于需要暴露中颅底、牵拉颞叶，因此增加了相关风险。当弓状隆起缺损很薄（蓝线）或者沿着下斜形脑板走行，就很难识别缺损区。此时，必须要磨除周边的颅底骨质以及显著牵拉才可看到。过度牵拉可导致硬脑膜撕裂、脑脊液漏以及脑损伤。充分暴露前半规管缺损的内侧面也增加了面神经损伤的概率。有报道 SSCD 患者中，高达 38.% 的病例有面神经膝状神经节处骨管缺损。

相比于颅中窝入路，耳科医生更倾向于经乳突径路行半规管阻塞术。因为这个径路耳科医生更熟悉，同时相比于开颅，该径路可以降低创伤。据报道，通过骨屑或者颞肌筋膜填塞于骨缺损处，可以获得 90% 前庭觉和听觉症状的改善。尽管如此，该径路因为对缺损暴露有限，对于那些气化差的颞骨、颞窝低位或者同部位脑板缺损面积较大者并不十分适宜。对于视野受限的病例，可在术中使用内镜辅助扩大视野。

经乳突入路避免了开颅，颅内并发症的风险更低，住院时间也更短。缺点是裂损区较颅中窝入路更难以暴露，不能看清整个缺损的位置和范围。另一个限制是，当脑板明显低位时，更难做到安全地暴露半规管裂缺损，因此术前CT尤其重要。

关于修复缺损骨质，先后报道过填塞术（canal plugging）、管壁重建（canal resurfacing）和封盖术（capping）。这几种修复术式通过颅中窝入路和乳突入路均可完成，可一种或多种联合使用。填塞术，即通过破损骨壁将填塞物塞入管腔封堵。管壁重建，即用筋膜、软骨膜、软骨等重建或再覆盖颅中窝缺损骨质。用骨水泥重建缺损的骨壁被定义为封盖术。Vlastarakos等纳入了64例手术进行meta分析，认为堵塞及覆盖的成功率显著高于贴补（分别为97%，95%和50%）；也有学者认为使用骨水泥等封闭前半规管裂口，既能消除症状又可保存半规管正常生理功能。Gioacchini等的研究认为手术治疗总体成功率为93.3%，不同入路及裂隙修复方式在成功率及并发症发生率方面无统计学差异。

部分学者提出圆窗加强术，增加内耳系统的阻抗，降低了整体的超顺应性以及压力相关的内淋巴移位。但是圆窗封堵不能解决颅内压改变带来的症状，同时可能对听力产生损伤，笔者不建议采用这种形式。

关于移植物的选择亦有争议。常用的移植物包括自体移植物如筋膜、肌肉、骨屑、软骨膜等和非自体移植物如硅胶等。对SSCD术后复发的几例病例分析发现，缺损处的骨移植物可以被吸收，这提示SSCD患者的整个颞骨都是异常的，因此用颅骨移植物做重建有较高的被吸收的风险。鉴于手术失败主要是因为移植物被吸收或者移位的缘故，一些术者更倾向于使用骨源性替代品或者硅橡胶而非自体移植物。也有术者尝试用骨-筋膜移植物，取得了满意的结果。

对于半规管裂的修复手术，遗留再小的空隙都会残留症状，所以手术方案的设计应该确保管壁的完全确定性修复。修复材料应嵌入管缝并黏合紧密，仅在半规管裂上方覆盖材料，将导致术后效果不佳。

借助于内镜技术，大多数患者可以经乳突入路完成手术，乳突入路相对颅中窝入路创伤更小，出血更少，并发症减少。

对于脑板低位的患者，可以对前半规管的前部和后部各打一个孔，进行半规管填塞，同样可以获得好的疗效。

前半规管裂术后的并发症：前庭功能下降和听力减退是上半规管裂综合征修复术后最明显的并发症。填塞术后的前半规管功能受损常见。经颅中窝入路填塞术后早期，约1/3的患者出现更全面的前庭功能下降，缺损面积越大，风险越高。这或许与术中外淋巴移位或遗漏以及内淋巴重新分布有关。这些症状随着时间缓解，约11%的患者在术后6周揭示仍有前庭受损。考虑到SSC的功能，一些术者倾向于重建管壁而非填塞管腔。采用骨水泥封盖或许提供了一个可行的方案，减少术后前庭副反应的同时获得症状缓解。

术后严重的听力下降并不常见，且与填塞或重建术式无关。有报道，经颅中窝入路行半规管阻塞术后，约25%的患者出现了轻度的高频感音神经性聋而并没有言语识别率改变。早期的技术强调完全阻塞前半规管（又称上半规管）膜迷路，这或者导致了术后听力减退的发生率更高。相比于其他填塞物，用骨碎屑填塞术后听力下降发生率较低。对于二次手术的患者，术后听力下降发生的概率更高，这或许和术区粘连、分离硬脑膜时损伤膜迷路有关。有耳蜗或者镫骨手术史的患者，术后听力下降的发生率会更高。

双侧SSCD、缺损面积大、有偏头痛病史的患者，术后症状恢复的时间更长。面神经功能障碍、脑脊液漏和其他神经病变发生少见。

有些患者初次手术后临床症状不缓解，需要行修复手术。Sharon等报道了21例行修复手术的上半规管裂综合征患者。他们在术中发现填塞物或覆盖物都未能完全封闭缺损处。这或许是因为初次手术填塞物不足或者术后移位、吸收所致。这一发现提示术者，修复时填塞物或覆盖物的面积要比缺损预估面积显著大些，术后效果可能会更可靠些；同时也提示，如果填塞和覆盖两种技术同时使用，效果可能更可靠。因此笔者建议，填塞物超出缺损边缘 2~3mm，一则确保填塞物的稳固，二则考虑到缺损边缘的骨质比较薄，可能会传递压力。

四、总结

对于大多数外周性眩晕疾病，不需要手术干预。半规管裂当症状明显时，是目前唯一值得手术干预的外周性眩晕疾病。良性阵发性位置性眩晕多数可以经复位治疗，如果复位治疗无效，首先应考虑诊断是否正确。梅尼埃病患者大多数可以通过改变生活方式，保守治疗取得效果。手术方式对于梅尼埃病，有效的干预措施都可能对前庭功能产生损伤，对于需要破坏前庭功能的患者，首选庆大霉素化学切除，手术的选择要谨慎，并告知患者真实的有效率和可能的并发症，和患者充分沟通后由患者选择进行。

（王　会　王武庆）

参考文献

[1] KIM SH，NAM GS，CHOI JY，et al.Pathophysiologic findings in the human endolymphatic sac in endolymphatic hydrops：functional and molecular evidence. Ann Otol Rhinol Laryngol，2019，128（6 Suppl）：76-83.

[2] 吴彩琴 . 内淋巴积水豚鼠前庭器的形态变化及外膜半规管力学建模与分析 . 上海：复旦大学，2012.

[3] SALT AN，THALMANN R，MARCUS DC，et al. Direct measurement of longitudinal endolymph flow rate in the guinea pig cochlea. Hear Res，1986，23（2）：141-151.

[4] SALT AN，DEMOTT JE.Endolymph volume changes during osmotic dehydration measured by two marker techniques. Hear Res，1995，90（1-2）：12-23.

[5] SALT AN.Regulation of endolymphatic fluid volume. Ann N Y Acad Sci，2001（942）：306-312.

[6] MORI N，MIYASHITA T，INAMOTO R，et al. Ion transport its regulation in the endolymphatic sac：suggestions for clinical aspects of Ménière’s disease. Eur Arch Otorhinolaryngol，2017，274（4）：1813-1820.

[7] BEITZ E，ZENNER H，SCHULTZ JE. Aquaporin-mediated fluid regulation in the inner ear. Cell Mol Neurobiol，2003，23（3）：315-329.

[8] KITAHARA T，HORII A，MISHIRO Y，et al. Changes in plasma inner ear hormones after endolymphatic sac drainage and steroid-instillation surgery（EDSS）. Nihon Jibiinkoka Gakkai Kaiho，2002，105（5）：557-563.

[9] DEREBERY MJ.Allergic management of Ménière’s disease：an outcome study. Otolaryngol Head Neck Surg，2000，122（2）：174-182.

[10] PORTMANN G.The saccus endolymphaticus and an operation for draining the same for the relief of vertigo. 1927. J Laryngol Otol，1991，105（12）：1109-1112.

[11] LIU F，HUANG W，CHEN Q，et al. Noninvasive evaluation of the effect of endolymphatic sac decompression in Ménière’s disease using magnetic resonance imaging. Acta Otolaryngol，2014，134（7）：666-671.

[12] 陈彪，石颖，拱月，等 . 内淋巴囊乳突引流术治疗梅尼埃病的远期疗效分析 . 临床耳鼻咽喉头颈外科杂志，2018，32（2）：138-142.

[13] 宇雅苹，杨仕明，韩东一，等 . 内淋巴囊引流术治疗梅尼埃病的远期疗效 . 中华耳鼻咽喉头颈外科杂志，2007，42（3）：173-176.

[14] PENG A, HU J, WANG Q, et al. Modulation of hearing function following the downgrading or upgrading of endolymphatic hydrops in Ménière's disease patients with endolymphatic duct blockage. PLoS One, 2020, 15(10): e0240315.

[15] SALIBA I, ASMAR MH. Endolymphatic duct blockage for refractory Ménière's disease: assessment of intraoperative CSF leak on short-term surgical outcomes. Acta Otolaryngol, 2018, 138(10): 886-892.

[16] LIM MY, ZHANG M, YUEN HW, et al. Current evidence for endolymphatic sac surgery in the treatment of Ménière's disease: a systematic review. Singapore Med J, 2015, 56(11): 593-598.

[17] ITO T, INUI H, MIYASAKA T, et al. Three-dimensional magnetic resonance imaging reveals the relationship between the control of vertigo and decreases in endolymphatic hydrops after endolymphatic sac drainage with steroids for Ménière's disease. Front Neurol, 2019(10): 46.

[18] XU J, YI H, LI X, et al. Effects of endolymphatic sac decompression combined with posterior tympanotomy with local steroids for intractable Ménière's disease. Acta Otolaryngol, 2020, 140(4): 258-261.

[19] HIGASHISHINGAI K, IMAI T, OKUMURA T, et al. Change in endolymphatic hydrops 2 years after endolymphatic sac surgery evaluated by MRI. Auris Nasus Larynx, 2019, 46(3): 335-345.

[20] BENTO RF, CISNEROS JC, OLIVEIRA-FONSECA ACDE. Endolymphatic sac drainage for the treatment of Ménière's disease. J Laryngol Otol, 2017, 131(2): 144-149.

[21] SILVERSTEIN H, SMOUHA E, JONES R. Natural history vs. surgery for Ménière's disease. Otolaryngol Head Neck Surg, 1989, 100(1): 6-16.

[22] PULLENS B, VERSCHUUR H, BENTHEM VAN. Surgery for Ménière's disease. Cochrane Database Syst Rev, 2013(2): CD005395.

[23] ZHANG Y, CUI YH, HU Y, et al. Changes in endolymphatic hydrops visualized by magnetic resonance imaging after sac surgery. J Huazhong Univ Sci Technolog Med Sci, 2016, 36(5): 736-740.

[24] ITO T, INUI H, MIYASAKA T, et al. Relationship between changes in hearing function and volumes of endolymphatic hydrops after endolymphatic sac drainage. Acta Otolaryngol, 2019, 139(9): 739-746.

[25] CHUNG JW, FAYAD J, LINTHICUM F, et al. Histopathology after endolymphatic sac surgery for Ménière's syndrome. Otol Neurotol, 2011, 32(4): 660-664.

[26] CORVERABEHAR G, GARCÍADELACRUZ MA. Surgical treatment for recurrent benign paroxysmal positional vertigo. Int Arch Otorhinolaryngol, 2017, 21(2): 191-194.

[27] NAM BH, YOON SK, PARK CI. Transection and occlusion of lateral semicircular canal in guinea pigs. Ann Otol Rhinol Laryngol, 1997, 106(12): 1082-1086.

[28] RABBITT RD, BOYLE R, HIGHSTEIN SM. Influence of surgical plugging on horizontal semicircular canal mechanics and afferent response dynamics. J Neurophysiol, 1999, 82(2): 1033-1053.

[29] SADEGHI SG, GOLDBERG JM, MINOR LB, et al. Effects of canal plugging on the vestibuloocular reflex and vestibular nerve discharge during passive and active head rotations. J Neurophysiol, 2009, 102(5): 693-703.

[30] YIN S, YU D, LI M, et al. Triple semicircular canal occlusion in guinea pigs with endolymphatic hydrops. Otol Neurotol, 2006, 27(1): 78-85.

[31] ZHANG D, FAN Z, HAN Y, et al. Triple semicircular canal plugging: a novel modality for the treatment of intractable Ménière's disease. Acta Otolaryngol, 2016, 136(12): 1230-1235.

[32] YIN S, CHEN Z, YU D, et al. Triple semicircular canal occlusion for the treatment of Ménière's disease. Acta Otolaryngol, 2008, 128(7): 739-743.

[33] 梁旭晖，王辉兵，李健，等．半规管阻塞术治疗3、4期梅尼埃病的疗效观察．临床耳鼻咽喉头颈外科杂志，2017，31(4):272-276.

[34] 陈元星，孙勍，李健，等．半规管阻塞术治疗梅尼埃病15例疗效分析．临床耳鼻咽喉头颈外科杂志，2020，34(4):337-339.

[35] GILL C，MUZAFFAR J，KUMAR R，et al. Triple canal occlusion for the treatment of Intractable Ménière's disease. Otol Neurotol，2021，42(1):116-120.

[36] 韩琳，司峰志，余力生，等．内淋巴囊减压术与半规管填塞术治疗4期梅尼埃病的疗效比较．临床耳鼻咽喉头颈外科杂志，2016，30(1):12-14.

[37] 路文，时海波，于栋帧，等．乙状窦后径路前庭神经切断术对梅尼埃病患者听力的影响．中国中西医结合耳鼻咽喉科杂志，2011，19(6):392-394.

[38] SETTY P，BABU S，LAROUERE MJ，et al. Fully endoscopic retrosigmoid vestibular nerve section for refractory Ménière's disease. J Neurol Surg B Skull Base，2016，77(4):341-349.

[39] BASURA GJ，ADAMS ME，MONFARED A，et al.Clinical practice guideline:Ménière's disease. Otolaryngol Head Neck Surg，2020，162(2 Suppl):S1-S55.

[40] PYYKKÖ I，NAKASHIMA T，YOSHIDA T，et al. Ménière's disease:a reappraisal supported by a variable latency of symptoms and the MRI visualisation of endolymphatic hydrops. BMJ Open，2013，3(2):e001555.

[41] HUPPERT D，STRUPP M，BRANDT T. Long-term course of Ménière's disease revisited. Acta Otolaryngol，2010，130(6):644-651.

[42] 喻妮．经外耳道迷路切除术．国外医学．耳鼻咽喉科学分册，1991，(06):379-380.

[43] CANZI P，MANFRIN M，PEROTTI M，et al. Translabyrinthine vestibular neurectomy and simultaneous cochlear implant for Ménière's disease. Acta Neurochir(Wien)，2017，159(1):123-130.

[44] BEYEA JA，AGRAWAL SK，PARNES LS.Transmastoid semicircular canal occlusion:a safe and highly effective treatment for benign paroxysmal positional vertigo and superior canal dehiscence. Laryngoscope，2012，122(8):1862-1866.

[45] VLASTARAKOS PV，PROIKAS K，TAVOULARI E，et al.Efficacy assessment and complications of surgical management for superior semicircular canal dehiscence:a meta-analysis of published interventional studies. Eur Arch Otorhinolaryngol，2009，266(2):177-186.

[46] GIOACCHINI FM，ALICANDRICIUFELLI M，KALECI S，et al.Outcomes and complications in superior semicircular canal dehiscence surgery:a systematic review. Laryngoscope，2016，126(5):1218-1224.

[47] MØLLER MN，KIRKEBY S. Cayé-Thomasen，innate immune defense in the inner ear - mucines are expressed by the human endolymphatic sac. J Anat，2017，230(2):297-302.

[48] ZIYLAN F，KINACI A，BEYNON AJ，et al. A comparison of surgical treatments for superior semicircular canal dehiscence:a systematic review. Otol Neurotol，2017，38(1):1-10.

[49] YAMAUCHI D，HARA Y，HIDAKA H. How I do it:underwater endoscopic ear surgery for plugging in superior canal dehiscence syndrome. J Laryngol Otol，2017，131(8):745-748.

[50] XIE Y，SHARON JD，PROSS SE，et al. Surgical complications from superior canal dehiscence syndrome repair:two decades of experience. Otolaryngol Head Neck Surg，2017，157(2):273-280.

[51] WARD BK，CAREY JP，MINOR LB.Superior canal dehiscence syndrome:lessons from the first 20 years. Front Neurol，2017(8):177.

[52] TRIEU V，PELARGOS PE，SPASIC M，et al. Minimally invasive middle fossa keyhole craniectomy for repair of

superior semicircular canal dehiscence. Oper Neurosurg (Hagerstown), 2017, 13 (3): 317-323.

[53] SILVERSTEIN H, VAN ESS MJ. Complete round window niche occlusion for superior semicircular canal dehiscence syndrome: a minimally invasive approach. Ear Nose Throat J, 2009, 88 (8): 1042-1056

[54] SILVERSTEIN H, KARTUSH JM, PARNES LS, et al.Round window reinforcement for superior semicircular canal dehiscence: a retrospective multi-center case series. Am J Otolaryngol, 2014, 35 (3): 286-293.

[55] SHARON JD, PROSS SE, WARD BK, et.al. Revision surgery for superior canal dehiscence syndrome. Otol Neurotol, 2016, 37 (8): 1096-1103.

[56] POWELL HR, KHALIL SS, SAEED SR. Outcomes of transmastoid surgery for superior semicircular canal dehiscence syndrome. Otol Neurotol, 2016, 37 (7): e228-e233.

[57] PALMA DIAZ M, CISNEROS LESSER JC, VEGA ALARCÓN A. Superior semicircular canal dehiscence syndrome-diagnosis and surgical management. Int Arch Otorhinolaryngol, 2017, 21 (2): 195-198.

[58] NIKKARESFAHANI A, WHELAN D, BANERJEE A. Occlusion of the round window: a novel way to treat hyperacusis symptoms in superior semicircular canal dehiscence syndrome. J Laryngol Otol, 2013, 127 (7): 705-707.

[59] MUELLER SA, VIBERT D, HAEUSLER R. Surgical capping of superior semicircular canal dehiscence. Eur Arch Otorhinolaryngol, 2014, 271 (6): 1369-1374.

[60] MINOR LB, SOLOMON D, ZINREICH JS, et al. Sound-and/or pressure-induced vertigo due to bone dehiscence of the superior semicircular canal. Arch Otolaryngol Head Neck Surg, 1998, 124 (3): 249-258.

[61] MINOR LB. Superior canal dehiscence syndrome. Am J Otol, 2000, 21 (1): 9-19.

[62] MIKULEC AA, POE DS, MCKENNA MJ.Operative management of superior semicircular canal dehiscence. Laryngoscope, 2005, 115 (3): 501-507.

[63] MA XB, ZENG R, WANG G, et al.Transmastoid approach for resurfacing the superior semicircular canal dehiscence with a dumpling structure. Chin Med J (Engl), 2015, 128 (11): 1490-1495.

[64] GIOACCHINI FM, ALICANDRICIUFELLI M, KALECI S, et al.Outcomes and complications in superior semicircular canal dehiscence surgery: a systematic review. Laryngoscope, 2016, 126 (5): 1218-1224.

[65] CHUNG LK, UNG N, SPASIC M, et al.Clinical outcomes of middle fossa craniotomy for superior semicircular canal dehiscence repair. J Neurosurg, 2016, 125 (5): 1187-1193.

[66] CHENG YS, KOZIN ED, LEE DJ. Endoscopic-assisted repair of superior canal dehiscence. Otolaryngol Clin North Am, 2016, 49 (5): 1189-1204.

[67] CARTER MS, LOOKABAUGH S, LEE DJ. Endoscopic-assisted repair of superior canal dehiscence syndrome. Laryngoscope, 2014, 124 (6): 1464-1468.

[68] BI WL, BREWSTER R, POE D, et al. Superior semicircular canal dehiscence syndrome. J Neurosurg, 2017, 127 (6): 1268-1276.

[69] MOODI HA, MAKKI FM, MCNEIL M, et al. Transmastoid resurfacing of superior semicircular canal dehiscence. Laryngoscope, 2011, 121 (5): 1117-1123.

[70] AGRAWAL Y, MINOR LB, SCHUBERT MC, et al.Second-side surgery in superior canal dehiscence syndrome. Otol Neurotol, 2012, 33 (1): 72-77.

第二十六章 前庭康复

人类的前庭系统古老而神秘，发挥着运动感知、视觉维持、空间导航、情绪认知等诸多复杂、关乎生存的功能。前庭康复起源于19世纪40年代初期，英国的Cawthorne和Cooksey是开创这个领域的先驱。Cawthorne和Cooksey针对眩晕疾病的治疗提出了以锻炼为基础的疗法，称为前庭物理疗法（vestibular physical therapy），也称为前庭康复治疗或前庭康复（VRT）。VRT是针对前庭受损患者所采用的非药物、非创伤性、不同于一般通用运动，具有高度专业化设计的训练方法，旨在提高患者的前庭觉、视觉和本体感觉对平衡的协调控制能力，调动中枢神经系统的代偿功能，缓解前庭疾病患者的眩晕或头晕等不适症状，改善凝视功能、姿势控制、肢体协调活动等能力，并最终提高眩晕患者的生活质量。对于外周性前庭功能异常患者，VRT治疗安全且有效，业已逐渐成为除药物、手术以外的又一重要治疗手段。随着高质量研究证据的积累，2007年Cochrane图书馆发表了系统综述，从严谨的循证医学视角证明了前庭康复的有效性和安全性，并于2011年、2015年两度更新。2016年美国物理治疗学会发布《外周前庭功能减退患者前庭康复的临床实践指南》，2022年4月更新版指南发布。

一、前庭康复的历史与现状

起初，前庭康复是针对脑外伤、迷路损伤以及单侧/双侧前庭功能障碍的患者，以运动锻炼（physical exercise）、心理练习（mental exercise）、作业疗法（occupational therapy）为主要内容，甚至还包括社会安置（social settlement）；从创立之时便融入了综合干预的现代化康复理念，奠定了多学科协作的实践雏形。随着时代变迁，VRT的内容逐渐演进。以提高独立生活和劳动能力为主要目标的作业疗法派生出新的体系，心理练习逐渐融入认知行为疗法。运动锻炼成为VRT的核心内容，以Cawthorne-Cooksey练习法为原型，不断迭代、修正、扩展，去掉了部分危险的（如闭眼上、下楼梯）或缺乏循证证据支持的训练（如单纯的扫视和平滑追踪），丰富了视-眼动训练、多感觉整合、总体平衡训练、跌倒防治等，引入了多种前庭辅助、增强和/或替代的新兴技术。治疗方式上，由最初的群体化、通用化逐步迈向现今的个体化、精准化，凸显针对性的康复运动，解决特征性的功能缺陷。

目前的VRT方案主要包括：前庭眼动反射（VOR）适应为基础的凝视稳定性训练；重复刺激、逐渐脱敏为特点的习服训练；增强整体平衡的协调性与步态训练；提高耐力的一般性锻炼。实践过程中，多采用“裁剪式、集束化”的方式，即基于全面评估，选用其中一种或若干种模块组合作为个体化的起始方案，阶梯式递增难度，再根据纵向评估的结果动态调整内容、强度、时程、方法。不论是外周性、中枢性或混合性病变，凡是自发前庭代偿不良者均是前庭康复的适应证。除了前庭功能障碍以外，VRT应用领域逐渐扩展到诸多以运动或平衡功能受限为表现的疾病，如头部创伤后遗留的头晕和不稳、周围神经病变、脑卒中、帕金森病、共济失调、多发性硬化等。

二、前庭康复的作用机制与实践应用

前庭系统强有力的代偿潜力、平衡系统巨大的可塑性是VRT的根基。VRT独特的价值在于：提高运动过程中清晰视物的能力，减轻眩晕症状，减少不稳/失衡，帮助回归正常生活，减少社会疏离。普遍认为，前庭适应、前庭习服、感觉替代是VRT的主要机制。

前庭适应需要通过前庭眼动反射练习来修正。凝视稳定性训练是 VRT 的经典动作,需要两种感官刺激:视觉及头部运动。通过视网膜滑动引起的误差信号诱导前庭适应,增加前庭反应的增益,最为有效的是水平和垂直平面头部移动时眼固定于视靶,侧倾平面(roll plane)上的练习对 VOR 增益的改变不大。前庭习服是中枢学习过程,主要用于视觉 / 运动敏感的症状。反复暴露于症状诱发的情景,包括特定的动作或视觉环境,可导致反应强度降低,这是习服训练的基础,具体机制和神经回路尚不清楚。习服一旦形成可维持一段时间,重复训练可维持更久。但双侧前庭功能缺失不是习服锻炼的适应证,因为前庭习服旨在减少对前庭信号的不必要反应,无助于提高凝视或姿势稳定性。还要警惕的是,老年人应当避免某些习服动作(如快速起身),以免引起直立性低血压。习服训练早期会加重症状,导致依从性降低,临床应用时需做好充分的解释。感觉替代是使受损的前庭功能得以替代的备选机制,通过视觉、本体觉、颈 - 眼反射等途径来实现。因频率特征的缘故,感觉替代的适用环境有限。比如,在光线差的环境、凹凸不平的地面,视觉和本体觉替代效用明显不足。颈 - 眼反射也仅在很低的频率(<0.5Hz)起作用,对头部运动期间视物稳定的帮助不大。对于单侧前庭功能障碍来说,可以通过前庭代偿达到控制平衡,感觉替代的意义不大。对于双侧前庭功能丧失的患者而言,感觉替代显然扮演了重要角色,但具体机制目前所知甚少,视觉的过度利用被认为发挥了主要作用。

多数情况下,姿势稳定性练习是 VRT 的重要模块,其核心思想是:在保证不跌倒的前提下充分挑战更高难度的平衡任务。训练方法可概括为:去除或改变视觉提示、干扰本体感觉(例如,泡沫垫或移动平台)的条件下站立、行走、转身等,基于运动学习的理论反复强化,提高综合运用视觉、躯体感觉的信息,增强前庭信号及中央预编程的形成。步速<0.8m/s 提示需要进行步态训练。步态练习过程中可以同时结合头部运动(如点头、摇头),以纠正前庭功能障碍患者惯于采取的在运动过程中不转头的"保护性策略",同时还可以纠正过度注视。

考虑到日常活动中常涉及同时执行两项或两项以上的任务(如边走边看、边走边拿东西),"双重任务"的理念逐渐引入康复领域,即在运动过程中同时执行计算、记忆、阅读等认知性任务,旨在"注意力竞争"的状态下提高姿态与平衡控制能力。但研究发现,年轻人和老年人的平衡策略似乎有所不同:年轻人在双重任务中姿势平衡表现好,但老年人表现较差。对这些结果的解释是,将注意力从姿势任务上转移会使年轻人的躯干控制更加自如,而老年人却在姿势任务的优先顺序和代偿策略中耗费了大量能量。总体来看,有初步的线索提示"双重任务"可增进平衡康复的总体效果,但尚需更多的高质量随机对照研究进行佐证,特别是针对不同年龄层的人群。目前欧洲一项"前庭功能障碍患者认知 - 运动双任务方案"的多中心研究正在进行,可望不久带来新的证据。

良性阵发性位置性眩晕(BPPV)的手法复位治疗属于 VRT 的一个特殊分支,也最令人瞩目。手法复位治疗是BPPV的首选治疗,VRT适用于复位后持续头晕、姿势异常,以及拒绝或不适合复位治疗的患者,尤其适用于合并平衡障碍和跌倒高风险人群。结合笔者团队近年临床研究结果,推荐综合应用复位治疗和 VRT,前者旨在短期内迅速解除眩晕症状,后者用于改善复位后残余头晕和不稳。

三、前庭康复改善眩晕症状的临床证据

VRT 在单侧 / 双侧前庭功能障碍中应用效果研究是最活跃的方向。主要研究结果在 2022 年美国物理治疗协会《外周前庭功能减退患者前庭康复的临床实践指南》中有充分归纳,总结如下:①前庭康复可为急性或亚急性单侧前庭功能减退的患者带来明确和实质性的益处,越早开始效果越好;②慢性单侧 / 双侧前庭功能低下的患者也可以从前庭康复中获益;③单独进行扫视和平滑追踪练习无效,还可能造成时间的浪费和有效治疗的延迟。

2016年以后，又有一些高质量的随机对照研究陆续开展。①对于前庭神经炎(VN)，前庭康复与激素治疗同等有效，激素似乎能加快急性期症状的缓解，但对长期预后没有额外的好处；联合使用VRT和激素是否有更大获益？一项研究显示联合疗法没有比使用单一疗法有更大的益处，另一项研究的结论则相反，但这些分歧似乎不会撼动前庭康复在VN治疗中的重要地位。② VRT显著减少老年人跌倒的次数。试验组进行动态平衡和视动训练，对照组不接受任何VRT干预，仅鼓励走路以改善一般身体状况；12个月随访时，试验组跌倒次数从康复前1年的10.96次降至3.03次，对照组跌倒次数无明显改变。③对于老年人平衡障碍的前庭康复(采用动态平衡台进行)，5个疗程与10个疗程的效果相当，该研究首次回答了康复时程的问题。

鉴于前庭康复的实操特性，开展设盲的随机对照试验实属不易。过去10年间，有4项在社区慢性眩晕人群中开展的VRT实效研究引人注目。系列研究证实，年龄≥50岁的慢性眩晕患者，前庭康复优于常规治疗(对症药物治疗、宣教等)。在实现方式上，书面宣传册、互联网两种方式都显示了可行性、有效性和成本 - 经济学效益。随后，又有学者在慢性前庭综合征患者(眩晕持续1个月以上)中重复了该项研究，得出了一致的结论。新近一项类似研究，在方案设计上有了长足的进步：基于多学科评估，采用量身定制的前庭康复，经过为期6个月的干预后，试验组眩晕残障指数显著下降。上述4项研究共计纳入了超过1 000名受试者，大样本、随机、单盲、低失访，以及较长时间的观察期，提供了高质量的研究证据。这些新的临床研究证据带来了治疗范式的重大改变：对于慢性眩晕，运动而不是吃药。

新的研究热点还包括VRT对精神心理性 / 功能性眩晕的作用。毕竟这类患者数量可观、迁延难愈。至此，缺乏高质量的研究证据。一方面因为这类术语混乱，而且一直在变，不利于研究的深入；另一方面也因为病理机制不甚明晰。但基于对这类眩晕特点的初步理解，VRT的功效似乎可以轻易推导出来。以持续性姿势 - 知觉性头晕(PPPD)为例，近期发表的回顾性研究提供了充分的佐证：适应、习服训练显著减少了视觉诱发症状、减轻了运动敏感性、帮助患者恢复日常生活。另一个存在争议的问题是，VRT对于发作性眩晕(如梅尼埃病和前庭性偏头痛)能否有益，虽然相关的研究数量不少，但因方法学上的缺陷，尤其是没有选择合适的对照，结论尚不明确。

四、前庭康复训练方案

1. Cawthorne-Cooksey训练　卧位时，眼球运动先慢后快，头部运动先慢后快，最后闭眼；坐位时，除眼部和头部运动外，需完成耸肩、转肩及向前弯腰从地上拾物动作；站位时，除完成坐位相关动作外，需加做在睁眼和闭眼状态下从坐位到站位，高于眼平面的双手互掷小球，低于膝盖平面的双手互掷小球，坐位到站位并同时转身；运动条件下，围住一人环行并向圆圈中心的人扔出大球和接受扔回的大球，先睁眼后闭眼进行屋内行走，先睁眼后闭眼进行上坡和下坡，先睁眼后闭眼进行上下台阶。

2. 个体化前庭康复训练　以运动为基础，通常包括凝视稳定性训练、习服训练和平衡及步态练习3种不同的训练方式。

(1) 凝视稳定性训练：是基于前庭眼动反射适应和代偿原理而提出的。基于前庭适应的凝视稳定性训练方法，是在水平或垂直头部运动的同时，保持对目标的视觉固定，可诱导前庭眼动反射有缺陷的患者产生视网膜滑动，提高前庭反应增益。

1) 外周性前庭康复方法：对于耳源性眩晕患者，通常仅需采用外周性前庭康复。①摇头固视：水平或垂直方向转动头时，眼睛要一直注视正中位固定的视靶，头眼方向相反；②交替固视：在两个固定静止的视靶之间水平或垂直方向转头时，眼睛随着交替注视两个不同方向的视靶，头眼方向相同；③分离固视：两个固定静止的视靶，头眼同时对准一侧视靶，头不动；眼睛转向另一侧视靶，造成头眼之间的分离距离，看清视靶后再快速转头，过程中保持视靶清晰；④反向固视：手持视靶水平或垂直方向移动，眼睛固视视靶并随之移动，头向视靶移动相反的方向移动。

以上训练均应持续 1~2min，速度由慢逐渐加速。当 VOR 完全损害时，如双侧前庭完全性损害患者，可通过促进颈 - 眼反射（COR）代替低频 VOR。方法：两个静止视靶，转颈后头先对准视靶，眼睛随后跟进固视同一视靶，反复训练 2min。

2）中枢性前庭康复方法：① VOR 抑制，即视靶缓慢水平或垂直移动，头眼同时同步跟踪视靶，持续 1~2min；②反扫视，即随机示意两个视靶中的一个视靶，头静止不动，眼睛向示意视靶相反的方向快速扫视，以能看清反向视靶为宜；③记忆 VOR，即头眼同时对准中心静止视靶，闭目转头（任意方向），固视记忆视靶位置，睁眼时记忆视靶距离中心视靶越近越好，转头幅度由小到大；④记忆扫视，即在各方向和位置设置多个视靶，记住其中一个视靶后闭目，头眼转至正中位，在闭目的情况下头保持不动，通过眼动扫视重新固视记忆中的视靶。视靶距离有两种，远视靶可在 1~2m 的墙上或物体上，近视靶可拿在手上，一臂距离。视靶上最好有醒目的字，能看清为好。

（2）习服训练：是在相当一段时间内利用反复暴露于诱发症状的刺激，以此来减少姿势变化引起的头晕。训练前应根据引起症状的特定运动或环境来制订习服训练方案。训练过程中，个体进行多次姿势或视觉运动，从而激发轻度至中度症状；随着系统地反复暴露于轻微、暂时的眩晕症状后，患者头晕会逐渐减轻。故此训练可适用于没有明确诊断、但具有良性病因的位置性眩晕患者。最近常用的方法包括虚拟现实训练或视动刺激，这两种方法通过操纵刺激参数（如速度、刺激运动的方向、刺激的大小 / 颜色以及对参与者的指示）提供不同等级的刺激，适用于视觉性、高敏感性反应患者。而目前认为双侧前庭功能丧失的患者则不适合进行习服训练；某些习服训练如快速起立，老年人应避免，因为该运动可能引起直立性低血压。

（3）平衡及步态练习：旨在促进使用视觉和 / 或本体感觉来替代缺失的前庭功能。平衡练习包括改变视觉（例如，视力分散或移除）和 / 或输入本体感觉（如软垫或移动的表面）的条件下维持平衡状态，并可进一步增加难度，在改变支撑基础的环境下进行上述训练（如 Romberg、Tandem、单腿静态站立），通过站立时重心偏离稳定位置改善重心控制和平衡恢复功能。平衡及步态练习主要是让患者在行走时穿插头部运动（如扭头、转弯等）或在行走时完成相应的任务。一些前庭康复装置也可用于平衡及步态练习，如视觉鼓及虚拟现实系统等。相对于一般训练，虚拟现实训练可在安全和相对容易控制的条件下提供更具挑战性的环境，从而大大增强了训练效果。

根据 2022 年美国物理治疗协会《外周前庭功能减退患者前庭康复的临床实践指南》，专家建议临床医生 / 康复师为患者制订家庭凝视稳定训练计划，每天至少 3 次，每天至少 12min，对于慢性前庭功能减退患者每天至少 20min；建议临床医生 / 康复师应在患者前庭康复治疗前期提供监督与指导，以便患者了解和学习如何进行自我康复训练。对于没有严重影响活动性的合并症的患者和有急性或亚急性单侧前庭功能减退的患者，每周应进行 1 次监督治疗，为期 2~3 周；对于慢性单侧前庭功能减退者可每周治疗 1 次，为期 4~6 周；对于双侧前庭功能减退者可每周治疗 1 次，为期 8~12 周。

五、前庭康复评估

在进行前庭康复治疗前，需进行前庭相关的评估，目前虽然有多种测量方法，但具体到功能的哪些方面应该加以评估，学界并没有达成共识。国际功能、残疾和健康分类眩晕核心系列（International Classification of Functioning, Disability and Health Core Set for vertigo）评估 4 方面的因素，分别是身体功能（body functions）、身体结构（body structures）、活动和参与（activities and participation）以及环境因素

(environmental factors)。眩晕医生 / 康复师可根据其提出的评估建议内容，对患者进行康复前功能评价和康复后效果评价。

1. 身体结构与功能方面

(1) 动态视敏度(DVA)：又称动态视力，是前庭功能低下的一项重要评价手段。尤其是对于振动幻视的患者，该检查不仅可以作为其功能障碍的客观依据，也可作为患者前庭功能康复训练疗效重要的参考指标。测量方法：以固定的速度进行头动，同时降低视力表视标的大小，测量其视敏度(视力)。

(2) 凝视稳定性试验(gaze stabilization test，GST)：测量方法为看视力表上固定大小的视标，同时增加头动速度，测量其视敏度(视力)。

(3) 强化 Romberg 试验：又称踵趾站立试验，即测量改变站立支持面时的静态平衡。试验方法：受试者一足的足跟置于另一足的足趾前端呈直线，观察其睁、闭眼时身体的摇摆。此检查至少应重复 3 次，以确保结果的可靠性。

(4) 感觉统合测试(SOT)：主要通过前庭眼动反射(VOR)和前庭脊髓反射(VSR)测评技术完成。SOT 包括 6 种测试条件，条件 1~3 是在支撑面稳定，分别在睁眼、闭眼及睁眼 + 视景晃动条件下测试；条件 4~6 是在支撑面活动时，分别在睁眼、闭眼及睁眼 + 视景晃动条件下测试。根据 6 种条件下的身体重心变化，测评受试者应用前庭、视觉、本体觉保持平衡的能力。

(5) 摇头 - 感觉统合测试(HS-SOT)：在 SOT 基础上增加头部运动，并与头部呈直立静止时相比，测量头动时的姿势控制能力。

(6) 改良感觉相互作用和平衡临床试验(mCTSIB)：处于多种感觉条件时，对站立平衡中的视觉或 / 和本体感觉进行干扰，如睁眼 / 闭眼、站立坚硬 / 柔软站立面，以此造成感觉冲突状态，可以评估姿势控制能力和外周感觉系统在维持平衡中的作用。试验方法：前 2 次站立于坚硬平面上，视觉条件依次为睁眼、闭眼；后 2 次站立于海绵之上，视觉条件分别与前 2 次相同，记录姿势稳定性的变化。

(7) 功能性前伸测试(functional reach test)：通过测定受试者向前伸臂的能力来评定其平衡功能状况。测试方法：在与肩水平的墙面上固定一直尺，受试者站在墙边(勿靠墙)并保持稳定，抬起手臂，尽可能沿着与直尺平行的方向前伸，记录手臂向前到达的最大距离。

(8) 运动敏感性商(motion sensitivity quotient，MSQ)：用于测量前庭障碍患者的运动引起的头晕，使用一系列 16 种快速头或身体改变中的运动诱发眩晕，记录每个位置头晕的严重程度(0~5 分)和持续时间(5~10s 为 1 分，11~30s 为 2 分，>30s 为 3 分)，计算 MSQ(总得分 × 有症状的位置数 /20.48)，根据原始症状强度调解强度得分 MSQ：0~10 为轻度；11~30 为中度；31~100 为重度。

(9) 眩晕症状量表(vertigo symptoms scale，VSS)：分为眩晕症状量表和自主焦虑症状量表，分别评估前庭系统疾病相关症状和由自主神经或躯体焦虑引起的症状，适用于所有眩晕患者自评 1 年内的眩晕严重程度。国内已有中文翻译版。

2. 活动与参与方面

(1) 动态步态指数(dynamic gait index，DGI)：测试步行时其姿势稳定性及跌倒风险，包括 8 个项目，如以不同速度行走、步行中转头、跨越及绕行障碍物、上下台阶、快速转身等，每个项目分为 0~3 共 4 个等级，满分为 24 分，分数越高表示平衡及步行能力越好。

(2) 功能性步态评价(functional gait assessment，FGA)：由原 DGI 量表 8 项中的 7 项，再加上 3 项新项目，共 10 项组成。分别为：①水平地面步行；②改变步行速度；③步行时水平方向转头；④步行时垂直转头；⑤步行和转身站住；⑥步行时跨过障碍物；⑦狭窄支撑面步行；⑧闭眼行走；⑨向后退；⑩上下台阶等。每个项目分为 0~3 共 4 个等级，满分为 30 分，分数越高提示平衡及步行能力越好。

(3) 特定性活动平衡自信量表(activities-specific balance confidence scale，ABC)：评价在连续的日常

活动中不跌倒的平衡信心。量表包括16个条目,每个条目提问受试者做某件事情的信心。国内已有中文翻译版。

(4) 眩晕障碍量表(DHI):从躯体、情感和功能3方面对头晕/眩晕患者的主观感受进行量化计分,评估患者症状的严重程度及对生活质量的影响,并同时应用于康复疗效的评价。国内已有中文翻译版。

(5) 加利福尼亚眩晕问卷(UCLA dizziness questionnaire,UCLA-DQ):包括5项,旨在评估患者头晕的严重程度、频率和对生活质量及日常活动的影响,以及患者对头晕发作的恐惧程度。

(6) 眩晕障碍问卷(vertigo handicap questionnaire,VHQ):由头晕所致的残障结局汇总而来,评估躯体、社会活动(日常琐事、旅行、家庭事务、娱乐追求)的受限和中断以及社会支持或社会歧视和头晕引起的情感压力。

(7) 视觉模拟量表(visual analogue scale,VAS):在10cm线上,一端为0,另一端为10,将症状量化对应成强度。

(8) 视觉眩晕模拟量表(visual vertigo analogue scale,VVAS):在VAS评估量表的基础上改良后提出。利用一些复杂的环境如超市货架、十字路口、复杂图案地板等可能诱发视觉性眩晕的情境,定量测量视觉眩晕的强度。

3. 其他评估

(1) 平衡评价系统测试(balance evaluation systems test,BEST)及其简化版:包括预订姿势调整、姿势反应、方位觉和步态稳定4个维度,每个维度3~5个条目,共计14个条目。每个条目0~2分,0分代表差,1分代表中等,2分代表正常,满分28分,得分越高表示平衡功能越好,简便可靠。

(2) "起立-行走"计时测试(timed up and go test,TUG):一种快速定量评定功能性步行能力的方法,记录测试患者从座椅站起,向前走3m后折返回来的时间,并观察患者在行走中的动态平衡。得分为1分表示正常,2分表示极轻微异常,3分表示轻微异常,4分表示中度异常,5分表示重度异常。如果患者得分为3分或3分以上,则表示有跌倒的危险性。

(3) Berg平衡量表:侧重于活动能力中平衡与移动功能的测评,包括14个项目:由坐到站、独立站立、独立坐、由站到坐、床-椅转移、闭眼站立、双足并拢站立、站立位肢前伸、站立位从地上拾物、转身向后看、转身一周、双足交替踏台阶、双足前后站立、单腿站立。每个项目最低得分为0分,最高得分为4分,总分为56分。按得分分为0~20分、21~40分、41~56分3组,其对应的平衡能力则分别代表坐轮椅、辅助步行和独立行走3种活动状态;总分小于40分,预示有跌倒的危险性。

(4) 日常活动前庭功能障碍等级量表(vestibular disorders activities of daily living scale,VADL):在日常生活能力量表的基础上研制,用于评估眩晕和平衡障碍对患者日常生活活动的影响,包括功能(自我护理和亲密活动)、步行(步行和上下楼梯)和工具(家庭管理和娱乐活动)。

(5) 前庭活动与参与量表(vestibular activities and participation,VAP):测评前庭功能障碍对患者行走、体育活动、日常生活自理等方面的影响。国内已有中文翻译版。

(6) 前庭康复获益问卷(vestibular rehabilitation benefit questionnaire,VRBQ):从症状与生活质量两方面评估前庭功能障碍患者康复治疗的效果。共22个条目,分为3个分量表:头晕和焦虑(6个条目)、运动诱发头晕(5个条目)、生活质量(11个条目)。

(7) 前庭功能筛查工具(vestibular screening tool,VST):在VRBQ和DHI的基础上研制,用于快速评估急诊科主诉有眩晕的患者。

(8) 眩晕情景问卷(the situational vertigo questionnaire,SVQ):评估在视觉-前庭冲突或强烈视觉运动的环境中(如在超市、驾驶车辆途中、观看快速移动的物体等)眩晕症状的严重程度。

(9) 坐位到直立测试、步行速度测试。

六、前庭康复的实践应用

大量研究表明，前庭康复对于非进行性的、自发性前庭功能代偿不良的前庭疾病均有治疗意义，包括：①病变稳定的、位置诱发性眩晕为特征的外周性前庭病变患者；②多种因素所致的前庭功能障碍的患者，常见于老年人；③各种破坏性前庭手术术后，如迷路切除术、前庭神经切除术，所形成的急性单侧前庭功能障碍而代偿不全或代偿延迟的患者；④头部外伤后伴前庭功能障碍患者及心理疾病患者等的辅助治疗。对于不同程度的前庭功能损害，VR 锻炼应有所侧重，通常由康复师或医师根据患者病情，制订个性化康复方案。

1. 双侧前庭功能低下（BVH） 双侧前庭功能低下患者的症状一般包括振动幻觉、头晕、耳鸣等，但一般很少有真性眩晕，其病因主要为药物所致耳毒性。但近期美国的一项调查研究显示，在 100 000 名成年美国人中有 28% 患有 BVH，其中 44% 的患者症状与其驾驶习惯有关，56% 是因为其社会活动减少造成。前庭康复的目的在于利用其视觉功能及本体感觉来替代缺失或减少的前庭信号，从而改善平衡，但大多数患者因习惯形成而难以恢复到正常的功能水平，康复进程存在难以克服的平台期。

2. 多种综合因素所致的前庭功能障碍　该类患者多见于老年人，他们的眼震电图检查往往提示无前庭方面异常，但仍会出现眩晕和反复发生跌倒，大多是因为多系统功能障碍而引起的。VR 对于这类患者有很大帮助，尤其当无法进行其他疗法或其他疗法无效时，其重要性更为突出。针对此类患者，康复治疗师需要根据患者的个体情况对病情进行完整且正确的测评，从而做出适当的教育和指导。

3. 前庭神经炎　对于前庭神经炎患者，前庭康复的有效性已达成广泛共识，是前庭神经炎极为重要的治疗方案，而且越早启动效果越好。急性发作期就应当尽早康复，最初的康复可以在床上进行简单的头、眼训练，只要患者能耐受，就应当鼓励下床进行步态与平衡的训练。有研究表明，具有针对性的前庭康复治疗能显著提高前庭中枢的代偿能力，从而改善前庭神经炎患者的预后，效果确定。

4. 良性阵发性位置性眩晕（BPPV） 耳石复位与前庭康复训练具有协同作用，手法复位后早期行前庭康复治疗有助于患者眩晕症状的改善。在患有合并症（颈椎或胸椎疾病）的 BPPV 患者中，由于禁用耳石复位，患者需要服用抗眩晕药物，而前庭康复在这类患者中可以发挥关键作用，缓解其眩晕症状并且可以减少药物的摄取。据研究报道，27%~50% 的患者会在耳石复位后复发 BPPV，VR 可能因为不作用于 BPPV 的病理生理机制而不能降低复发率，但它可增加 BPPV 症状发作时的耐受性。

5. 梅尼埃病　前庭康复对于前庭功能稳定的梅尼埃病患者有效。有研究表明，可对以下 3 种情况的梅尼埃病患者进行前庭康复：①前庭神经切断术后的急性单侧前庭功能低下患者；②“未经治疗的”梅尼埃病或鼓室内注射庆大霉素后的进行性单侧前庭功能低下患者；③双侧发病的梅尼埃病患者。有学者指出，对于发作频繁的急性期梅尼埃病患者也应该早期进行前庭康复，但治疗目的以教育、预防和自我能力的提高为主，而非单纯地改善症状。

6. 前庭性偏头痛（VM） 前庭症状主要表现为自发性眩晕、位置性眩晕或头动诱发性眩晕，其次常见的症状为不耐受头动，也就是头动时可诱发或加剧不稳、运动错觉以及恶心的症状，中至重度的前庭症状每次可持续 5min~72h。研究证实，前庭康复治疗可用于提高 VM 患者的一般活动水平和降低跌倒风险，改善 VM 患者主观和客观预后，康复方案包括 VOR 和 VSR 的重复训练。

7. 中枢性前庭功能紊乱（central vestibular dysfunction，CVD） 主要由外伤、肿瘤等原因引起，由于其原发病灶的原因，前庭康复对其效果并不是十分显著，但持续的康复训练对其姿势稳定性有重要影响。临床研究中由复发缓解型多发性硬化症引起的眩晕患者，经过前庭康复训练后其平衡性及眩晕症状明显改善。

七、现存问题与发展方向

越来越多的研究证据表明，前庭康复对于前庭功能障碍患者的治疗安全有效。尽管部分患者在接受前庭康复训练早期会产生症状加重的可能，但前庭功能障碍患者若长期得不到有效的治疗，可能会出现病态代偿、心理障碍、行动不能、惧怕跌倒，早期行前庭康复干预的意义已得到充分肯定。

目前前庭相关疾病的病理生理机制、检测技术和治疗设备都取得了突破性的进展，从而使前庭疾病在精准化诊断和治疗等方面都取得了显著成效，但很多因素会影响前庭康复的成功率，临床医生 / 康复师需要评估自己的实践环境和临床技能，以制订最佳的个体化康复训练计划，从而使精准康复成为可能。此外，虽然现有证据证明前庭康复对很多继发性前庭功能障碍疾病的治疗及预后有肯定效果，但仍有大量临床医生忽视了前庭康复治疗的转诊，因此与转诊来源建立关系，以鼓励早期转诊患有外周前庭功能减退的患者显得尤为重要。然而，患者个体化康复方案的实施离不开治疗师的监督，因此，个体化康复训练方案的制订和实施需要在居住地周围的社区医疗站普及。

如今随着前庭康复治疗的推广，相关问题例如前庭康复基线评估、康复方案设计及选择策略、最低康复剂量、前庭代偿状况的精确评估，还需深入探讨，以期为未来前庭康复的临床应用提供依据与指导。

在未来，老年人前庭功能障碍的物理治疗日益受到重视。研究发现 80% 不明原因的跌倒者存在前庭功能障碍。老年人前庭功能障碍表现为双侧渐进性减退，由于同时伴有多重感觉和认知能力的减退，跌倒的风险显著增高，老年人对康复的需求更加迫切。伴随人口老龄化，老年性前庭功能障碍必将成为前庭康复的一个重要领域。

（吴沛霞　王辰楠　李华伟）

参考文献

[1] TJERNSTRÖM F，ZUR O，JAHN K. Current concepts and future approaches to vestibular rehabilitation. J Neurol，2016，263（S1）：65-70.

[2] MELDRUM D，HERDMAN S，MOLONEY R，et al. Effectiveness of conventional versus virtual reality based vestibular rehabilitation in the treatment of dizziness，gait and balance impairment in adults with unilateral peripheral vestibular loss：a randomised controlled trial. BMC Ear Nose Throat Disord，2012（12）：3.

[3] SHARMA KG，GUPTA AK. Efficacy and comparison of vestibular rehabilitation exercises on quality of life in patients with vestibular disorders. Indian J Otolaryngol Head Neck Surg，2020，72（4）：474-479.

[4] HAIN TC. Neurophysiology of vestibular rehabilitation. Neuro Rehabilitation，2011，29（2）：127-141.

[5] GOLDBERG JM，CULLEN KE. Vestibular control of the head：possible functions of the vestibulocollic reflex. Exp Brain Res，2011，210（3-4）：331-345.

[6] MELDRUM D，BURROWS L，CAKRT O，et al. Vestibular rehabilitation in Europe：a survey of clinical and research practice. J Neurol，2020，267（Suppl 1）：24-35.

[7] HAN BI，SONG HS，KIM JS. Vestibular rehabilitation therapy：review of indications，mechanisms，and key exercises. J Clin Neurol，2011，7（4）：184-196.

[8] 庄建华 . 从前庭病理生理学角度指导良性阵发性位置性眩晕的诊断与治疗 . 中国现代神经疾病杂志，2019，19（2）：75-80.

[9] 刘博，刘波 . 从最新前庭康复指南视角看临床实践的发展 . 中国耳鼻咽喉头颈外科，2019，26（6）：287-289.

［10］刘波．单侧前庭功能低下前庭康复治疗进展．中国耳鼻咽喉头颈外科，2019，26（3）：171-173.

［11］时海波．前庭代偿机制研究新进展及其临床意义．上海交通大学学报（医学版），2016，36（9）：1346-1350.

［12］HALL CD，HERDMAN SJ，WHITNEY SL，et al. Vestibular rehabilitation for peripheral vestibular hypofunction：an evidence-based clinical practice guideline：from the American physical therapy association neurology section. J Neurol Phys Ther，2016，40（2）：124-155.

［13］STAAB J. Behavioral aspects of vestibular rehabilitation. Neuro Rehabilitation，2011，29（2）：179-183.

［14］SONG JJ. Virtual reality for vestibular rehabilitation. Clin Exp Otorhinolaryngol，2019，12（4）：329-330.

［15］SIENKO KH，SEIDLER RD，CARENDER WJ，et al. Potential mechanisms of sensory augmentation systems on human balance control. Front Neurol，2018（9）：944.

［16］CHOW MR，AYIOTIS AI，SCHOO DP，et al. Posture，gait，quality of life，and hearing with a vestibular implant. N Engl J Med，2021，384（6）：521-532.

［17］WHITNEY SL，ALGHWIRI AA，ALGHADIR A. An overview of vestibular rehabilitation. Handb Clin Neurol，2016（137）：187-205.

［18］POTHULA VB，CHEW F，LESSER TH，et al. Falls and vestibular impairment. Clin Otolaryngol Allied Sci，2004，29（2）：179-182.

［19］HERDMAN SJ. CLENDANIEL RA. 前庭康复．吴子明，主译．4 版．郑州：河南科学技术出版社，2018.

［20］BERNARDDEMANZE L，DUMITRESCU M，JIMENO P，et al. Age-related changes in posture control are differentially affected by postural and cognitive task complexity. Curr Aging Sci，2009，2（2）：139-149.

［21］DANNEELS M，VAN HECKE R，LEYSSENS L，et al. 2BALANCE：a cognitive-motor dual-task protocol for individuals with vestibular dysfunction. BMJ Open，2020，10（7）：e37138.

［22］吴沛霞，刘建平，王武庆，等．良性阵发性位置性眩晕患者复位后残余症状的干预策略：单中心随机对照试验．中华耳鼻咽喉头颈外科杂志，2021，56（1）：41-46.

第二十七章 耳源性眩晕的大数据及人工智能诊断

一、概述

耳源性眩晕病因复杂、易反复发作，对患者的正常生活造成极大困扰；其临床诊断需要采集病史，内容繁多，体检及辅助检查数据庞大，涉及多学科多系统，诊断难度大，极易造成漏诊误诊。有研究表明，在眩晕患者得到正确的诊断和治疗前，其经历过5位以上的医生，而对于罕见病因导致的眩晕，即使经验丰富的专家也易出现误诊。以最常见的耳源性眩晕——良性位置性阵发性眩晕（BBPV）为例，大多数BPPV患者曾就诊过2个以上不同的科室，包括普通内科（82%）、神经内科（47%）和耳鼻咽喉科（57%）等。BPPV患者从疾病初发至最终诊断的平均时间为70个月，平均往返医院次数为8次。这类误诊和漏诊现象的存在无疑给社会和个人造成了极大的负担，浪费了大量的医疗资源。

近年来，随着医学大数据和人工智能技术在临床医学领域的应用，各项技术不断发展并日臻成熟。未来有望在耳源性眩晕"诊断难"问题上，实施大数据研究策略，利用人工智能诊断管理系统，高效整合处理临床数据，辅助临床诊断决策，将成为解决该疾病复杂性问题的重要方案之一。

本章节围绕大数据以及人工智能在耳源性眩晕诊断及治疗中的应用两方面加以阐述。

二、大数据技术

1. 大数据概述　大数据（big data）又名巨量资料，是指用传统的数据处理应用和软件无法处理的庞大或复杂的数据集。其特征包含数据量大（volume）、种类来源多样性（variety）、数据价值密度相对较低（value）、时效性要求高（velocity）和数据质量要求高（veracity）5大特性，或称为"5V"。由此可见，大数据技术的重大意义和价值不只是在于掌握庞大的数据信息，同时是对这些有意义的庞大数据进行一系列专业化处理，从而获得传统数据无法挖掘的宝贵信息。

我国于2014年12月2日正式成立了全国信息技术标准化技术委员会大数据标准工作组。2015年十八届五中全会首次提出推行国家大数据战略，2017年国务院发布的党的十九大报告中，也出现了"推动互联网、大数据、人工智能和实体经济深度融合"的表述。在医疗卫生领域，我国政府发布了一系列政策以促进医疗大数据行业的发展。2016年10月，在中共中央、国务院印发的《"健康中国2030"规划纲要》中，特别强调发展健康产业以及医疗大数据、培育健康医疗大数据应用的新生态模式。而在2021年3月发布的《中华人民共和国国民经济和社会发展第十四个五年规划和2035年远景目标纲要》中，大数据相关的信息技术已经从新兴技术转变为社会发展各领域中的重要应用技术。

2. 大数据关键技术　随着大数据时代的到来，全球数据量从2003年前5EB（exabytes）的总量到2016年的每分钟即可产生5EB数据的增量，同时数据增长率还在以每年超过60%的速度快速提升，光是从这样的数据量上就给传统的数据分析方式与硬件存储能力带来了巨大的挑战。另一方面，大量数据中的多元化数据类型，如半结构化、非结构化和多维度数据等，更是为数据挖掘、存储和管理技术提出了新的难题。以下从医学大数据挖掘技术和大数据存储与管理技术两方面简述大数据时代下获取有价值数据信息的关键技术与方法。

（1）大数据挖掘技术：Gatner小组认为，大数据挖掘是用模式识别、统计学、数学等方式过滤存储在数据库中大量的数据来发现新的、有意义的关系、模式和趋势的过程。由此可见，大数据挖掘是涵盖数据库技术、信息科学、可视化、机器学习和统计学等科学的一门交叉学科。数据挖掘的主要流程包含数据采集及预处理、特征提取与选择、模型构建、结果解释与评估等几个步骤。

(2) 大数据存储与管理技术：大数据因其庞大的数据量，需要特殊技术才能进行高效处理。目前正不断开发用于大数据处理的技术，主要有大规模并行处理数据库、分布式数据库、分布式文件系统、分布式存储系统、云计算平台等。

三、人工智能技术

1. 人工智能的定义及发展近况　人工智能（artificial intelligence，AI）是一门前沿的交叉学科，到目前为止还没有统一的定义，对于其定义一直有不同的观点。在国家标准化管理委员会发布的《人工智能标准化白皮书（2018 版）》中，人工智能被定义为：利用数字计算机或数字计算机控制的机器模拟、延伸和扩展人的智能，感知环境、获取知识并使用知识获得最佳结果的理论、方法、技术及应用系统。

自 20 世纪 50 年代开始，人工智能技术就开始被尝试在医学诊断领域进行开发以及应用。经过近几十年科技发展与不断探索，人工智能辅助下的医疗诊断系统逐渐完善，其拥有卓越的数据整合能力，高效的计算分析能力，在医学临床诊断与决策中的优势日渐显现。

2. 人工智能的核心技术

(1) 机器学习（machine learning）：是一门涉及多领域的交叉学科，涵盖了概率论、统计学、逼近理论、神经网络、凸分析、优化理论、算法复杂度理论等多学科。机器学习是人工智能的核心，它使计算机通过模拟人类的学习行为，获得新的知识和技能，不断改善自身的性能。

(2) 知识图谱（knowledge graph）：本质是揭示实体之间关系的结构化的语义网络，是一种图数据结构，以符号的形式描述世界中的事物及其相互关系。知识图谱将各式各样的信息进行整合连接，形成了庞大的关系网络，使从“关系”的角度去分析问题成为可能。

(3) 自然语言处理（natural language processing，NLP）：指在实现人与计算机之间以自然语言完成有效通信的理论和方法。自然语言处理并不是简单地研究自然语言，其目的在于研制有效、准确完成自然语言通信的计算机系统，尤其是软件系统。自然语言处理技术涉及的领域广泛，主要有机器翻译、语义理解以及问答系统等。

(4) 人机交互（human-computer interaction，HCI；或 human-machine interaction，HMI）：指的是人和计算机之间信息的交换，分为人到计算机以及计算机到人两部分，属于人工智能的重要外围技术。传统人机交互主要依赖于交互设备，例如键盘、鼠标、操纵杆、位置跟踪器、压力笔等输入设备，以及打印机、显示器、音箱等输出设备。人机交互方式有传统基本交互与图形交互，以及语音交互、体感交互、情感交互和脑机交互等。

(5) 生物特征识别（biometrics）：是一种通过个体的生理特征或行为特征对个体的身份进行识别认证的先进技术。其特征识别原理依赖于指纹、声纹、虹膜、掌纹、静脉、步态等个体生物特征的独特性。生物特征识别技术通过将事先保存的生物特征与被鉴别的生物特征对比，验证个体身份。

(6) 计算机视觉（computer vision）：是使用计算机和相关设备实现对人类视觉系统的模仿的一门科学，使得计算机有类似人类的提取、处理、理解和分析图片及视频的能力，就像人类或其他生物的视觉系统每天执行的任务一样。在自动驾驶、智能医疗、机器人等领域均需要借助计算机视觉从视觉信号中提取并处理信息。根据解决的问题，计算机视觉可分为计算成像学、三维视觉、图像理解、视频编解码和动态视觉。

四、眩晕智能诊疗方法

1. 疾病危险因素挖掘　许多眩晕疾病的病因至今仍然不明确。大数据虽然不能为病因提供直接的证据，但是大量规范收集和储存的病历资料可以帮助揭示疾病相关的危险因素，为探索病因提供有力的线索。Byun 等的大型回顾性队列研究从韩国国家医疗保险系统中提取出超过 17 万骨质疏松症患者的病历资料，与同一时期的 1∶1 对照组对比，在校正年龄、性别、收入、高血压和糖尿病患病率的影响后，骨质疏松症患者在 10 年内的 BPPV 发病率是非骨质疏松症患者的 1.75 倍，证明骨质疏松是 BPPV 的危险因素。另一项基于人群的队列研究，在匹配了年龄、性别和超过 10 种常见慢性病后，纳入超过 16 000 人的病历资料，计算出偏头痛患者的 BPPV 发病率是对照组的 2.03 倍。Bigelow 等对超过 2 万人的横断面研究显示，眩晕患者认知功能障碍的患病率是普通人群的 8.3 倍，认知障碍相关的活动受限比例是普通人群的 3.9 倍。

2. 病史资料挖掘　不同疾病导致的眩晕在临床表现方面的差异是临床医生诊断眩晕疾病的重要依据，但不同因素对各疾病的重要程度、对鉴别诊断的价值高低却很难被精确量化。大数据挖掘技术可以从患者临床特征的真实分布出发，进一步了解不同眩晕疾病的特点，提高诊断效率。基于这一点，很多研究通过问卷方式收集规范的相关病史资料并进行分析、建模，以帮助预测眩晕患者的诊断。

Zhao 等收集眩晕专科门诊的 619 位初诊患者填写的包含 163 个问题的详细问卷资料，通过 Logistic 回归分析，证实了病史资料对于预测眩晕患者的最终诊断有重要价值。其中眩晕症状的特征，包括眩晕发作的诱因、频率、持续时间和伴随症状等，在不同诊断的患者中分布有显著差异。在此基础上，Roland 等根据回归分析的结果对问卷条目进行筛选，利用简化后的 32 个问题构建了眩晕相关疾病的预测模型，对常见眩晕疾病的诊断预测准确率达到了 78.5%。

类似地，Friedland 等使用了一个包含 162 个变量的详细眩晕问卷，筛选出有诊断价值的少量问题。与前述研究的不同之处在于，这项研究通过 Logistic 回归模型给出了 BPPV、梅尼埃病和前庭性偏头痛的线性预测公式，其中每种疾病的相关预测因子不超过 5 个，每个因子有不同的权重。3 种疾病分别绘制了受试者操作特征曲线（receiver operating characteristic curve，ROC），BPPV、梅尼埃病和前庭性偏头痛的 ROC 曲线下面积（area under the ROC curve，AUC）分别达到 0.76、0.86 和 0.65。其中 BPPV 诊断公式的预测能力在另一个医学中心得到了进一步验证。在后续的研究中，研究者还对同样一份原始问卷使用了机器学习的方法进行建模，训练得到了 BPPV 诊断的决策树模型。不过在预测能力相近的情况下，该决策树模型会比线性诊断公式更加复杂。

3. 辅助检查特征挖掘　前庭功能检查是眩晕患者重要的辅助检查，其结果能够提示前庭系统功能损伤，帮助定侧、定位、定性诊断耳源性眩晕疾病。利用数据挖掘技术处理前庭功能检查的数据，可以帮助提高前庭功能损伤的诊断效率。

Priesol 等用机器学习算法处理常用的温度试验和旋转试验的检查数据，发现了其中单侧前庭功能损伤的特征。温度试验中半规管轻瘫和旋转试验的时间常数同时提示半规管损伤时，可以明确为单侧前庭功能损伤。但是当两个检查结果相矛盾时，则无法得出明确结论。临床实践中，约 30% 的患者上述两个检查结果矛盾，因而难以直接得到诊断。研究收集了麻省眼耳医院数据库中近十年所有做过温度试验和旋转试验的患者资料，对温度试验和旋转试验结果相矛盾的患者，用机器学习的方法对其前庭功能检查数据进行分析并预测诊断，结果显示，在专家根据临床信息确诊的 100 例患者中，预测效果最好的模型诊断准确率达到 76%。加上原有的 70% 明确诊断的病例，该方法使总诊断率提高到了 93.4%。模型同时揭示：在单侧前庭功能障碍的诊断中，最重要的参考指标是旋转试验的时间常数，而不是人们通常所认为的温度试验的结果。进一步地解读该模型发现，速度储存机制的正常与否可能是衡量外周前庭系统功能完整性最重要的指标。

4. 眼动智能识别　眩晕病因复杂，其诊疗涉及了大量的辅助检查数据，以往传统的处理模式极为耗费人力物力，且存在因经验等问题导致辅助检查的错误判读。近年来计算机视觉与机器学习技术飞速发展，通过引入机器视觉系统，完成对临床辅助检查图像信息的采集、存储、管理、识别已逐渐成为可能。辅助检查图像资料将得以有效管理和充分利用，为临床眩晕诊疗提供强有力的支持。

眼震，又称为眼球震颤，是一种非自主性眼球节律运动，在临床上是诊断眩晕症和前庭疾病的重要依据。眼震主要分为水平性眼震、垂直性眼震以及扭转性眼震。视频眼震视图（VNG）则是对这种眼球运动的记录，因其检测方便、成本低、不受患者主观情绪以及环境电磁信号干扰等优势，在临床上使用越来越普遍。VNG 系统主要采用红外线照明以及高速摄像头进行眼球运动影像的采集，通过观察眼震的影像识别其类别，用于临床的眩晕诊断。截至目前，临床上 VNG 的诊断因其检测视频帧率高，现有的计算机识别技术很难完成实时分析，仍依赖临床医生进行读图。近期复旦大学附属眼耳鼻喉科医院对眼动的智能化识别技术进行了成功的探索，VNG 自助诊断已成为现实。

五、眩晕智能系统与平台

1. 临床决策支持系统　EMBalance 是由来自英国、德国、希腊和比利时的全科医生、耳鼻咽喉科专家和神经病学专家共同开发的一个针对平衡功能障碍疾病的临床决策支持系统（clinical decision support system，CDSS）。与传统的决策支持系统不同的是，它是一种基于非知识的决策支持系统，依靠数据挖掘技术建立起自己的知识库。其模型的建立基于 985 位患者的 350 种不同的变量，包括流行病学信息、详细的病史、辅助检查资料等。其中症状特征，包括诱因、持续时间、发作间隔时间、伴随症状等都被详细记录。其数据挖掘过程分为 3 步：数据处理，特征选择和分类算法。

其输出结果包括：

(1) 在信息不足以给出诊断的时候，基于已有信息建议临床医生接下来需要进一步获取哪些信息（包括更详细的病史、辅助检查等）。并且根据可选择的资源不同，给家庭医生和专科医生提供不同的诊疗建议。

(2) 在有足够信息的情况下给出 2~3 个诊断建议和每个诊断的可能性，并且展示每个病例得到最终诊断所用到的基于决策树的诊断规则。系统最终得到的最佳模型对 BPPV、梅尼埃病、前庭性偏头痛的诊断预测准确率均在 80% 以上，其他 9 种疾病的预测准确率也都达到 70% 以上。

根据每个患者的情况提供对病情变化的预测，并推荐相应的治疗康复计划。其中包括药物治疗、功能锻炼以及生活方式建议等。

2. 眩晕诊疗专家系统　专家系统依赖于人工智能开发出的新的信息处理工具，能够利用某领域专家的知识来模拟专家的行为从而解决问题。人工智能专家系统主要包括 3 部分：①推理引擎，即一组用于表示推理方法的算法；②特定知识库，包含特定领域特有的事实、陈述和演绎的规则；③实测数据，包含关于该案例的可用信息或者待分析的情况。专家系统不要求人类编程预定义的算法，而是呈现知识，机器使用这些知识构建解决方案，并且可以通过明确推理证明所得结论，这是一种全新的使用计算机的方式。自 20 世纪 90 年代起，国内外科学家开始先后尝试开发人工智能专家诊疗系统用于前庭相关疾病以及眩晕的诊断。

(1) “VERTIGO” 专家系统与 “Carrusel” 专家系统：Mira 等在 1990 年左右开发了第一个计算机辅助眩晕诊断专家系统，命名为 “VERTIGO”，其包括依靠医学专家知识建立的规则、患者的病史与检查结果、诊断结果 3 个模块。VERTIGO 系统旨在分类和诊断各类形式的头晕与眩晕疾病，在 200 多个头晕病例中进行了诊断测试,但是由于该专家系统算法简单,所纳入的临床资料较少,所得的诊断结果宽泛,参考性较差。同时期,Gaviln 等基于 Prolog 语言开发出了“Carrusel”系统用来对前庭疾病进行诊断,该系统的诊断过程分为两步:第一步,根据患者的病史,给出可能的疾病;第二步,输入临床检查用于确定诊断结论。据报道,该系统对 170 位患者进行了测试,与参与研究的临床专家相比,准确率高达 97%。

(2)“ONE”专家系统:来自芬兰的神经耳科专家与计算机专家共同合作开发了“ONE”诊断系统。该系统的推理机制运用了多种模式识别算法,包括 k-NN、FL、GA 和 DT 等。该系统涵盖的临床数据属性经过不断的完善,最后高达 94 个,涵盖了症状、体征、病史、神经耳科学、听力学以及影像学检查结果,Miettinen 等在初步“ONE”的基础上建立贝叶斯概率模型对眩晕疾病进行了分类。相比较于“VERTIGO”和“Carrusel”这类最早的眩晕专家诊断系统,“ONE”的推理是建立在病史、症状以及检查结果的基础上,对每种疾病的症状、体征和检查结果进行加权评分,由疾病特征识别出最可能的诊断,利用模糊逻辑的手段解决了信息缺失的问题,明显提高了诊断结果的可靠性与特异性,是目前较为完备的眩晕诊断的 AI 专家系统,目前仍在不断扩充和完善中。

有研究将专家系统“ONE”的眩晕诊断结果与医师诊断结果进行对比,发现医师平均诊断准确率为 69%,而“ONE”专家系统则为 65%,专家系统已经可以作为临床诊断的参考,用于临床教学以及基层医院的诊断中。随着人工智能技术的不断发展,专家系统知识库的不断扩充,专家系统的诊断准确率将不断提高,对临床的诊断将具有重大的参考意义,并将成为临床医生诊断与治疗的重要工具。

(3) 基于 DUCG 的专家系统:王宁宇教授等在动态不确定因果图(dynamic uncertain causality graph, DUCG)理论的基础上,建立了一个包含 22 种常见眩晕疾病的病因鉴别诊断系统。该系统通过模块化的方法建造了知识库,不仅涵盖了临床资料数据,还将疾病的病理变化、疾病的高危因素、可能的发病机制等在系统中进行表达和推理。该模型包含 249 个变量、527 条因果链。该系统主要有以下优势:①参数和信息的不完备对推理结论的准确性影响较小;②模型的参数既可从主观信度取值,又可从统计数据取值;③推理过程和结论均通过图形,形象化地以病理生理机制的形式呈现,结论更易理解;④因果图本身具备强大的疾病预测以及类别分型能力。在诊断的准确率方面,据 ONE 的研发者公布,ONE 在信息不完备状态和完备状态下眩晕诊断准确率分别为 65% 和 69%,而在 DUCG 系统下这 2 个值分别达到 81.7% 和 88.3%。

(4) 基于 iPad 的“medx”专家诊疗系统:Feil 等基于 iPad 设计了“medx”专家诊疗系统,其理论基础是最近出现的“星座推理(constellatory reasoning)”的方法,在问诊过程中医生通过简单的手指滑动操作即可系统、快速地采集患者的病史、临床和实验室检查,并在 iPad 上直观完整地体现。同时系统会自动根据症状寻找最佳匹配诊断并确定诊断优先级,模仿了专家的实际思维方式,拥有较高的准确性,对于常见眩晕疾病的诊断准确率高达 90%,但对于某些疾病,例如前庭性偏头痛等的敏感性较低。

3. 院级眩晕大数据与人工智能平台建设　大数据与人工智能技术已开始慢慢融入医院日常工作的方方面面,但是现阶段大多数智能系统与软件仍然像孤岛一样分散在医院的个别科室甚至是个别医生手中,然而构建融合多学科资源、多模态数据、多中心设备的新型智能医院必然要将各类智能孤岛整合成一个有序的整体,因此建立院级大数据与人工智能平台势在必行。这里以国内某顶级耳鼻喉科医院的平台为例予以介绍。

此平台主要细分为三大主要部分,包括眩晕大数据治理平台、眩晕临床研究大数据中心和眩晕研究大数据分析平台,从医院业务、科研等方面为医院的智能化变革助力。

(1) 眩晕大数据治理平台

1) 眩晕数据采集引擎:根据采集数据的范围及要求,以患者为中心设计标准、统一的临床研究大数据模型。历史数据集成将在医院提供的备份库进行,实时数据采集将使用数据库复制技术(如 OGG 等)

对生产系统数据库业务数据表进行复制，在建立的复制库上进行数据抽取，从而保证对生成系统数据库的性能无影响。

2）临床数据治理引擎：基于先进的自然语言处理、知识图谱、机器学习等AI引擎，实现各类临床数据的结构化、标准化和归一化等处理。针对数据驱动的临床研究场景，能够将医院积存的海量临床数据自动结构化、标准化成可被临床研究直接分析、利用的科研数据。

系统基于专病数据模型对临床文本数据做颗粒化、后结构化处理，运用人工智能结合医学知识图谱自动转化非结构化文本数据，以满足回顾性查询所需的数据细化程度。同时针对提取出的医学信息，结合医学知识图谱自动完成数据的标准化，进一步提升数据的可用性、可交互性。医学自然语言处理可视化展示示例见图27-1。

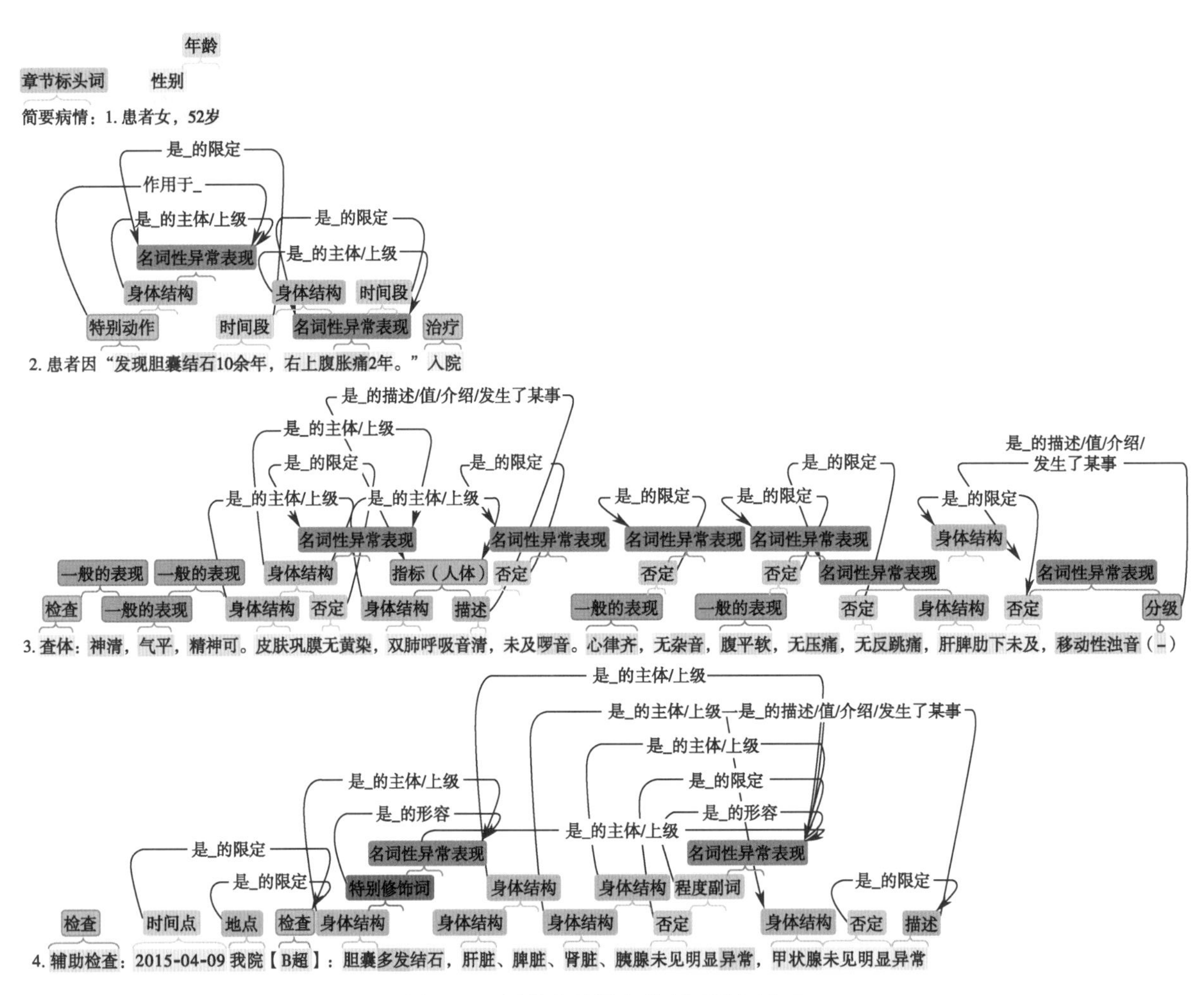

图27-1　医学自然语言处理可视化展示

3）医疗术语标准规范管理：将医疗数据分为医疗基础数据和医疗指标类数据。对于已结构化的基础数据或指标类与国家标准、国际标准或行业标准分别进行映射，从而实现已结构化变量的标准化。例如基础数据变量如诊断、手术编码等可与ICD、SNOMED-CT进行交叉映射，临床信息中所见、操作、微生物、药物等与SNOMED-CT进行交叉映射，药物名称与国家药品监督管理局平台药品基本数据库进行映射；对于指标类变量如检验指标项与LOINC、SNOMED-CT进行交叉映射。

（2）眩晕临床研究大数据中心

1）通用数据标准集：通用数据标准集的建立旨在将各业务系统对同一指标的不同表述进行统一。文本数据经人工智能自然语言处理技术完成后结构化，通过对应医学术语标准集进行术语的归一化及标准化，保证信息提取的准确性及一致性，将不同表述经过数据治理后纳入通用数据模型框架。

2）眩晕专病数据集：在繁杂的临床数据中提取眩晕专病的数据集，首先是制定面向眩晕专病的专用数据模型。依据当前医院眩晕专病的数据情况及研究方向，并结合国内外眩晕疾病数据模型进行整理荟萃用于参考借鉴，从而构建符合实际研究需要的眩晕专病数据集。

3）大数据中心：经过数据治理形成的结构化、标准化数据，通过对通用数据模型和专病数据模型进行分类管理，可灵活支持面向临床、科研等不同的需要。该中心存储了从患者入院到出院过程中产生的相关数据，也存储了患者出院之后的随访数据，主要包括患者特征数据、病种数据、治疗方案、治疗状态数据及在该过程中产生的管理类数据。

(3) 眩晕研究大数据分析平台

1）智能检索：临床研究中的一个重要步骤，即对大量的患者进行有效的检索筛选，以定位其中符合特定临床研究所需的患者。这个过程通常而言需要临床研究人员对大量的病历进行阅读与筛选，耗费大量的时间精力，并且极易出现信息的遗漏。

智能病例检索将基于自然语言处理和机器学习方法，以及数据治理的成果，对患者进行精准、细颗粒度的建模，从而快速定位和筛选满足特定条件的患者。

2）患者专病科研视图：患者专病科研视图实现患者诊疗活动的全程历史记录的多视角浏览界面，可将医生关注的临床信息以患者为中心进行全方位地展现，包括门急诊、住院、体检的基本信息、就诊记录、各种检查检验报告等所有临床信息，为医务人员的临床研究提供全面数据支持。

3）临床研究数据导出：临床研究大数据分析平台的数据可以Excel、CSV、SAS、SPSS、CDISC等多种数据格式导出，兼容常用的统计软件，并支持国际上临床试验的CDISC常用标准。用户可以自定义筛选所需的变量和配置过滤条件，导出过程中可进行数据分析、校验。

4）临床研究数据采集：通过CRF编辑器，可利用基本控件如表格、文本、选择框、日期等进行眩晕专病相关CRF的设计，如基本信息、人口学资料、就诊信息、生命体征、院方随访等。

针对患者的院内数据，系统可提供临床科研表单的自动内容录入工具，临床研究人员可使用电子CRF工具录入课题需要的统计资料。

5）数据探查分析：智能统计分析模块嵌套了医学统计中绝大多数的统计方法，能够依据数据类型自动选择最合适的统计方法，并且自动生成统计报告。其中，统计报告包含标准三线表、统计结果描述、统计图形等。除了传统统计方法之外，智能统计分析模块还嵌套了多种主流的机器学习模型，帮助医生快速构建精度更高的疾病预后与诊断模型，同时基于构建的机器学习模型对患者进行个体化的疾病预测。

选择待分析的变量后，点击“运行”即可进行描述性分析。系统可自动识别变量类别，根据不同变量类别展示对应统计报告参数并支持统计指标的扩展。选择分组变量与待分析变量后，点击“运行”即可进行描述性分析。可自动识别变量类别，根据不同变量类别展示对应统计指标并支持统计指标的扩展。根据数据分布特点自动匹配合适的统计学方法进行分析，自动判断结果有无意义。差异性分析界面见图27-2。

6）临床研究随访：系统给特定的眩晕专病患者发送调查问卷，通过用户填写的方式收集患者数据，并且医护人员可以随时查看、调阅与监控患者的随访时间及每次随访所提供的相关信息。

7）数据权限安全管理：数据安全隐私管理包括数据权限控制、数据去隐私化、数据解密等。该方案涉及的所有临床数据均存储在医院的核心机房内，接受统一监管。在面向临床研究和患者服务方面均遵循医疗行业的伦理规范和信息安全等级保护规范，仅提供业务所需最小数据集，同时进行访问审计。例如在临床研究场景中，对于一类患者信息（姓名、家庭地址、身份证）进行加密，避免患者隐私泄露。

新建任务

方案模型

- Pearson卡方
- Pearson校正卡方
- Fisher精确概率
- Ridit分析
- Wilcoxon秩和检验
- Kruskal-Wallis H检验
- CMH检验
- t检验
- 校正t检验
- 单因素方差分析
- LSD检验
- Bonferroni检验
- Tukey检验

图形展示

- Turkey法分组箱线图
- 分组误差条形图
- 分组柱形图
- 堆积柱形图

B

差异性分析

应用→

图 27-2　差异性分析界面

8）AI 智能诊断：筛选的人群来自全院门诊眩晕患者，利用症状为眩晕且已经确诊的患者进行模型构建和模型测试。通过长期的临床数据积累，将会获得高质量的眩晕专病数据库。而进一步利用专病数据可以对眩晕疾病数据进行分析，通过机器学习技术等进行 AI 预测模型构建，从而应用于新患者的智能诊疗。智能诊疗模型构建路线见图 27-3。

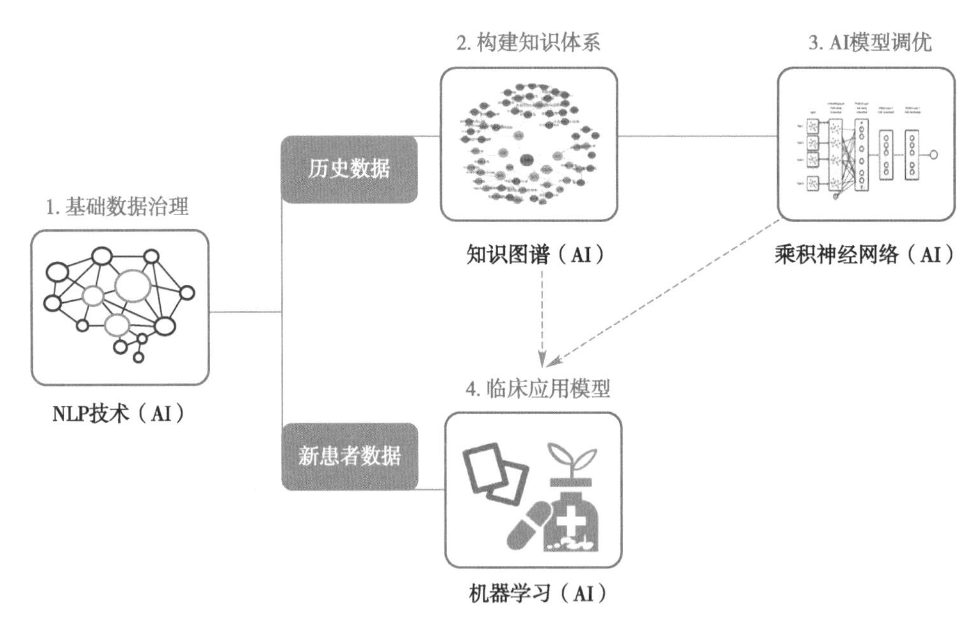

图 27-3　智能诊疗模型构建路线

六、未来展望

近年来，关于眩晕的基础和临床研究发展迅速，前庭功能检查技术的发展、前庭疾病诊断和治疗方法的不断革新，人类对前庭疾病的认识正在不断加深。数据存储方式、数据挖掘技术等方面的不断发展，使得将人工智能技术用于眩晕疾病的诊疗成为可能。研发眩晕人工智能专家诊疗系统，可以对疾病数据进行深度学习以及挖掘，利用人工智能容错性、自适应性和并行处理性等优点对眩晕疾病进行快速而精确的诊断，提高眩晕疾病诊疗的效率和质量，降低医疗成本。人工智能无疑是未来医疗的发展方向以及趋势，完善的人工智能专家诊疗系统将成为医生临床诊疗的良好辅助工具，有效提高医疗服务质量、降低医疗成本，促进前庭医学的发展。

（马芃遥　周凌霄　孙　珊　余方舟）

参考文献

[1] NEUHAUSER HK，LEMPERT T. Vertigo：epidemiologic aspects. Semin Neurol，2009，29（5）：473-481.

[2] MOONEY SJ，PEJAVER V. Big data in public health：terminology，machine learning，and privacy. Annu Rev Public Health，2018（39）：95-112.

[3] CHALLEN R，DENNY J，PITT M，et al. Artificial intelligence，bias and clinical safety. Bmj Qual Saf，2019，28（3）：231-237.

[4] HE J ，BAXTER SL，XU J，et al. The practical implementation of artificial intelligence technologies in medicine. Nat Med，2019，25（1）：30-36.

[5] HIRSCHBERG J，MANNING CD. Advances in natural language processing. Science，2015，349（6245）：261-266.

[6] YOUNG T，HAZARIKA D，PORIA S，et al. Recent trends in deep learning based natural language processing. IEEE Comput Intell M，2018，13（3）：55-75.

[7] CHAQUET J M，CARMONA EJ，FERNANDEZ-CABALLERO A. A survey of video datasets for human action and activity recognition. Comput Vis Image Und，2013，117（6）：633-659.

[8] CHAUDHRY SA，NAQVI H，FARASH MS，et al. An improved and robust biometrics-based three factor authentication scheme for multiserver environments. J Supercomput，2018，74（8）：3504-3520.

[9] VOULODIMOS A，DOULAMIS N，DOULAMIS A，et al. Deep learning for computer vision：a brief review. Comput Intel Neurosci，2018（2018）：7068349.

[10] BYUN H，CHUNG JH，LEE SH，et al. Increased risk of benign paroxysmal positional vertigo in osteoporosis：a nationwide population-based cohort study. Sci Rep，2019，9（1）：3469.

[11] BIGELOW RT，SEMENOV YR，DULAC S，et al. Vestibular vertigo and comorbid cognitive and psychiatric impairment：the 2008 National Health Interview Survey. J Neurol，Neurosurg Psychiatry，2016，87（4）：367-372.

[12] EXARCHOS TP，RIGAS G，BIBAS A，et al. Mining balance disorders' data for the development of diagnostic decision support systems. Comput Biol Med，2016（77）：240-248.

[13] DEGREY AD. Artificial intelligence and medical research：time to aim higher?. Rejuvenation Res，2016，19(2)：105-106.

[14] GOGGIN LS，EIKELBOOM RH，ATLAS MD. Clinical decision support systems and computer-aided diagnosis in otology. Otolaryngol Head Neck Surg，2007，136（4 Suppl）：S21-S26.

[15] MIETTINEN K，JUHOLA M. Classification of otoneurological cases according to Bayesian probabilistic models. J Med Syst，2010，34（2）：119-130.

[16] VARPA K, JOUTSIJOKI H, ILTANEN K, et al. Applying one-vs-one and one-vs-all classifiers in k-nearest neighbour method and support vector machines to an otoneurological multi-class problem. Stud Health Technol Inform, 2011 (169): 579-583.

[17] DONG C, WANG Y, ZHANG Q, et al. The methodology of dynamic uncertain causality graph for intelligent diagnosis of vertigo. Comput Methods Programs Biomed, 2014, 113 (1): 162-174.

[18] ZHANG Q, DONG C, CUI Y, et al. Dynamic uncertain causality graph for knowledge representation and probabilistic reasoning: statistics base, matrix, and application. IEEE Trans Neural Netw Learn Syst, 2014, 25 (4): 645-563.

[19] FEIL K, FEUERECKER R, GOLDSCHAGG N, et al. Predictive capability of an iPad-based medical device (medx) for the diagnosis of vertigo and dizziness. Front Neurol, 2018 (9): 29.

[20] CHEN JH, ASCH SM. Machine learning and prediction in medicine - beyond the peak of inflated expectations. N Engl J Med, 2017, 376 (26): 2507-2509.